影像误诊病例分析

主 编 [德] K.-J. Lackner
　　　[德] K. B. Krug
主 译 赵 斌 柳 澄

山东科学技术出版社

译者名单

主　译　赵　斌　柳　澄
译　者（按姓氏笔画排序）

马　睿　王光彬　史宏璐　白　雪
孙　丛　孙珊珊　孙海涛　孙　博
杨先宏　李　宁　李继军　陈　颉
林祥涛　赵连新　胡建滨　胡　娜
高　飞　郭丽君　郭凌飞　满小妮

序 1

我很高兴受邀为 Klaus Lackner 和 Barbara Krug 主编的这本具有开创性的专著作序，我想更多从司法的角度而非医学的视角来完成这篇序言。法律与医学间长久以来存在着冲突，只有相互之间彼此理解、交流对话，冲突才可能缓解。在任何情况下，医生和律师有几个共同点：他们的工作分别是做诊断或分析事实与案例，然后寻找一种可靠的治疗方法或有关的法律标准，希望能圆满完成工作，找到治愈或满意解决事件的办法。

有时我们的努力失败了。高级法庭可以扭转一项司法判决，然后发回下级法庭重审，好令人羡慕的机制！但是这不适用于犯错误的医生。Gottfried Benn，一位医生兼作家在其临终前曾经写道："当你走进一所医院，你不知道你是否还能走出来。"

这本书带给我们的主题是医疗差错。对于医生或患者来说，绝对安全是不存在的。一段时间以前我对科隆大学诊所的主任（现已退休）说："一位医生在其职业生涯结束时能说他从没有因疏忽而伤害或治死一个患者，他就可以说相当幸运了。"他回答我说："这样的医生不存在。"可悲的是，每一位诚实的医生都不得不同意这种说法。

确实，对医生来说在现实生活中承认他们的差错非常困难。上述引证交流的内容源于我曾经必须参与的一项调查中，因为医疗记录被隐瞒了。

对于差错，医疗和法律的解决途径并不割裂，只是有些相反。但是医生在这种状况下必须抛开诊断和治疗，服从于法律程序，开始案例的事实调查。法律标准认为：医生是患者的生命和身体健康的担保人。从这一层面上讲，每一项干预操作要符合机体允许损伤的标准，没有患者的同意是不合法的，但一位医生不做应有和必要的干预也是应该被谴责的。所以当敌视法律系统时，医生就会将自己的工作看成项危险的活动。

这都可归结到患者身上，医生为他们工作，相关的医疗法律也是为他们服务。

抛开少数病例系在医疗行为外衣下的玩忽职守犯罪外，这一公正体系的基本目标是有针对性的专业防范。对这一防范系统的坚定支持，是为了防止将患者置于"危险境地"，只有在医生承认差错并准备从中接受教训时才能起到防范作用。

本书的写作初衷和目的也是用于预防。我希望它能让广大的读者受益并对所有的医疗专业起到应有的促进作用。

Leonie Kaufmann-Fund
科隆地区检察官办公室
高级地方检察官

序 2

差错总是不断发生,有些差错源于人类天性,可发生于决策过程的任何阶段。犯错误是人类理解力和能力发展的先决条件之一,它帮助我们学会怎样认识错误和怎样讨论错误。

德国标准化研究所(DIN)认为错误是"未满足预想需要的特殊值"。错误还被看成目的明确的人类行动结果相对于行动目标的偏移,因此,它能很快带给我们更高的医疗行动目标。很显然,不同情况下错误的性质是不同的,就像CD播放机的导线断裂与心脏起搏器的导线断裂是截然不同的一样。

鉴于潜在的原因导致了痛苦、残疾甚至少数病例的死亡,医疗差错是不应该发生的。但是,不论愿望有多好,差错是不能完全避免的。医生也是人,因此他们也会受情绪、性格特征和复杂程度不断增加的工作环境的潜在和明显的影响。人们理所当然地认为,医生应该可以忍受任何压力和疲劳;当然也认为医生在任何情况下都不应犯错误,但是医生确实会犯错误。

医学界长久以来一直对医疗差错这一主题保持沉默,谁愿意承认错误呢?我们在小学时就知道错误是缺陷,缺陷就是污点。但是也有许多其他领域在实施质量—风险管理系统上的完美成功先例,比如我们有目共睹的商业航空公司,他们认识到了这样一个发人深省的事实,哪怕是一个微小的错误也会导致上百人的死亡。

本质上需要提及两个核心问题:我们怎样避免犯错误?一旦发生,我们如何避免重犯?

为了避免差错,我们首先要分析工作流程、讨论参数、确定所有同仁都接受了良好的基本和进阶培训,即使上述做法仍不能消灭差错(现代质量管理系统委婉地称之为"不良事件")。当发生错误时,最急需的就是讨论它,其初衷不是揭露和惩罚犯错的机构,而是要构建以结果为导向的方法去解决问题。重复犯同样的错误昭示着愚蠢和对问题的愚昧无知,这在医学上是不应发生的。

对医生而言,错误必须公开讨论。传统上医疗行业一直很不愿意公开错误,原因诸多,不易合理解释。自我膨胀肯定是其中一个因素,还有害怕承担承认错误后的潜在后果。只有当医生能公开讨论错误,普通公众也才能学会接受医疗行为也是人类行为的理念。医疗机构必须构建一种认知文化,鼓励以解决问题为导向的对错误的分析。

本书完美地阐述了这一宗旨。

Markus A. Rotschild
科隆大学医院法医学科

前　言

没有人喜欢犯错误。诊所和医院已作出不懈努力以期能胜任其职责,尽管技术、决策正确,但是错误仍会发生。这确实受个体技术和熟练程度差别的制约,外部因素对决策质量也会有不利影响。在目前降低成本的压力下,发生医疗差错的风险增高了。鉴于人员削减和换班工作,经验丰富的医生总是供不应求;对年轻医生的高级培训和督导难度增大。当然,政策的初衷是在降低费用的同时又能维持稳定的保健质量。医院的质量管理结构正在发展和实施一些旨在保证质量的重点项目,但是这些项目的目的不是去捕捉常见的差错,明确缺乏哪些必要的技术培训,以便及时评估差错和提供教学反馈,而是与其他医院竞争。

错误难免发生。作为卫生保健专业人士,我们应该尽可能避免错误的发生,如果一旦发生,就不能让它重复。根据 Kohn 等的报道,美国医院每年死于医疗差错的患者多达 4 万到 10 万人。针对个别病案的评论不总是轻松的——这种感受我们在保险索赔时也曾经历。所以说最重要的一点,就是在医疗工作中倍加警惕。

我们应该这样对待错误:承认错误;公开讨论错误;从中学习;找出防范策略;实施和落实那些成熟的策略;检验策略的效果。

在放射科内查找错误可能会很困难,人们总会有掩盖错误的自然倾向。有时是临床医师或主任碰巧发现了错误,有时是当患者再被送来放射科检查或出现并发症时才发现最初的错误;还有些错误是由患者或他们的律师提出的。

要觉察错误关键要依赖于已受训同道的关注、解决问题的意愿和不惧怕对事件负责的精神。我们应该培养对差错进行讨论和预防的觉悟,同事之间应该成为彼此差错的敏锐而关键的主动发现者,而不是在有外部压力时才作出回应;必须调动他们提高自身和科内工作质量的积极性,此外没有其他更好的方法。要尊重受影响的患者,同事间进行对错误的公开讨论,以反思医疗服务中的过失。这一过程的目的不是要推卸责任,而是为预防错误而开放交流、传达信息、进一步继续教育和找出策略。患者期盼可靠性,这包括对违反规则的关注。我们对错误有多少悔恨,我们就能从错误中获得多少学习的机会和义务,以提高我们对患者安全的认识水平。

现有的病例总结基本汇总了近 10 年来的资料,大多数病例取自我们医院。有些最初源于其他医院放射科,影像结果系患者转院后获知。本书旨在提醒读者对放射科服务中潜在错误的关注,帮助他们保证不会重犯这些错误。

Klaus Lackner, Barbara Krug

缩写表

AAA	腹主动脉瘤	ESR	红细胞沉降率（血沉）
ACE	血管张力转换酶	ESWL	体外冲击波碎石
ACL	前交叉韧带		
ADC	表观弥散系数	FDG	^{18}氟 – 脱氧葡萄糖
AFP	甲胎蛋白		
AP	前后位	GOT	谷草转氨酶
ARDS	成人呼吸窘迫综合征	GPT	谷丙转氨酶
ASD	房间隔缺损	γGT	γ – 谷氨酰转移酶
ASIF	内固定研究协会		
AV	动静脉	Hb	血红蛋白
AVM	动静脉畸形	HCC	肝细胞肝癌
		IA	动脉内
β – HCG	β – 人绒毛膜促性腺激素	ICA	颈内动脉
BI – RADS	乳腺成像报告和数据系统	ICH	脑内出血
BPD	支气管肺发育不良	ICU	重症监护室
b.w.	体重	IDT	皮内实验
		IgE	免疫球蛋白 E
CBC	全血细胞计数	IgG	免疫球蛋白 G
CC	头—足	IL	白介素
CCT	颅脑计算机断层	IRDS	婴儿呼吸窘迫综合征
CDU	彩色多普勒超声	IV	经静脉
CHD	胆总管	IVP	经静脉肾盂造影
CLL	慢性淋巴细胞白血病		
CMV	巨细胞病毒	LAO	左前斜位
COPD	慢性阻塞性肺病	LDH	乳酸脱氢酶
CRP	C 反应蛋白	LHD	左肝管
CSF	脑脊液	LLD	左侧卧位
CT	计算机断层		
CUP	未知原发癌	MALT	黏膜相关淋巴组织
CVC	中心静脉导管	MCA	大脑中动脉
		MIBG	^{131}碘 – 间碘苄胍
DCIS	原位管状腺癌	MLO	中间外侧斜位
DSA	数字减影血管造影	MRI	磁共振成像
DWI	弥散加权成像		
		NHL	非霍奇金淋巴瘤
ECG	心电图	NSCLC	非小细胞肺癌
EEG	脑电图	NSE	神经元特异性烯醇化酶
ERC	内镜逆行胆管造影		
ER	急症室	PA	后前位

PAOD	周围动脉阻塞性疾病	**SCLC**	小细胞肺癌
PEEP	呼气末正压	**SEP**	体层诱发电位
PET	正电子发射体层成像	**SSM**	表浅播散型黑色素瘤
PML	进行性多灶性白质脑病	**STIR**	短T1反转回复序列
PSA	前列腺特异抗原	**SUV**	标准摄取值
PTA	经皮血管腔内血管成形术		
PTCD	经皮肝穿刺胆道引流	**TACE**	经动脉化疗栓塞
PTT	部分凝血素时间	**TB**	结核
		TFE	快速场回波
RAO	右前斜位	**TIA**	一过性缺血发作
R－CHOP	化疗方案包括美罗华、环磷酰胺、阿霉素、长春新碱和泼尼松	**TIPS**	经颈静脉肝内门体静脉分流
		TL	靶灶
REE	经食管超声心动图	**TSE**	自旋回波序列
RHD	右肝管	**TUR P**	经尿道前列腺电切术
RIS	放射信息系统		
ROI	感兴趣区	**UOQ**	外上象限
RSNA	北美放射学会		
RSV	呼吸道合胞病毒	**VSD**	室间隔缺损
RT	放射技师		
		WBC	白细胞计数
SAH	蛛网膜下腔出血	**WHO**	世界卫生组织

本书中列举的许多病例，对于想了解更多的读者来讲，涉及一些需要更深一步学习的专题。这些跨学科的专题涉及技术层面、成像参数和步骤、组织鉴别诊断、应用解剖、病理学、病理生理学和各种疾病的治疗选择。

弥散与灌注成像 …………………… 5	机械性肠梗阻与功能性肠梗阻 …… 188
缺血性脑病 ………………………… 9	上消化道点片 …………………… 190
脑积水 …………………………… 14	肠套叠 …………………………… 191
蛛网膜下腔出血 ………………… 17	腹膜炎 …………………………… 194
弥散加权成像（DWI） …………… 20	腹部空腔脏器穿孔 ……………… 201
多发性硬化 ……………………… 20	举例说明欧盟委员会提议的97/43/
颅脑CT（CCT） ………………… 28	EURATOM指南是如何成为国家
永存左上腔静脉 ………………… 41	法律的 ……………………… 207
法洛四联症 ……………………… 44	S-100β肿瘤标志物 …………… 211
肺结核 …………………………… 49	尿生成 …………………………… 215
豪斯菲尔德单位和窗宽、窗位设置 … 56	散射线 …………………………… 218
TEE、螺旋CT及MRI在主动脉夹层	肾积水/肾盂积脓 ………………… 222
诊断中的准确性 ……………… 60	肾母细胞瘤（Wilms瘤） ………… 225
纵隔肿块放射学征象 …………… 62	成神经细胞肿瘤：神经母细胞瘤，节
胸腺瘤 …………………………… 65	神经母细胞瘤，节细胞神经瘤 …… 226
结节病 …………………………… 72	肾缺血的病理生理学 …………… 233
纵隔肿瘤 ………………………… 77	男性生殖细胞肿瘤 ……………… 235
肺炎和肺段隔离症 ……………… 80	骨盆环骨折伴发损伤 …………… 239
CT引导下肺活检 ………………… 86	骨挫伤 …………………………… 252
支气管镜检查 …………………… 86	颅脑创伤 ………………………… 255
周围型肺癌Ⅰ …………………… 89	脊柱骨折的分类 ………………… 255
漏诊的肺结节 …………………… 93	骨转移 …………………………… 260
周围型肺癌Ⅱ …………………… 98	舟状骨骨折 ……………………… 265
纵隔淋巴结转移 ………………… 108	前列腺癌 ………………………… 274
急性呼吸窘迫综合征 …………… 113	代谢成像：正电子发射体层成像（PET） …… 278
肺栓塞/肺缺血 ………………… 113	导管原位癌（DCIS） …………… 279
支气管肺发育不良（BPD） ……… 118	欧盟委员会签发的放射安全指导 … 284
中央静脉导管插入术的并发症 … 118	化脓性肌炎（热带性与非热带性） … 289
增强动力学 ……………………… 120	造影剂的迟发副反应 …………… 290
乳腺MR（MRM） ………………… 126	血管造影和介入放射治疗中并发症的处理
芯针及真空穿刺活检 …………… 132	……………………………… 302
乳腺间期癌钼靶X线筛查 ……… 135	动静脉畸形 ……………………… 306
原位导管癌（DCIS） …………… 142	介入放射学在治疗蛛网膜下腔出血中的
静脉气栓 ………………………… 146	作用 …………………………… 312
急性胆囊炎 ……………………… 149	诱发电位 ………………………… 319
恶性黑色素瘤 …………………… 152	金黄色葡萄球菌 ………………… 324
RECIST 1.1标准 ………………… 153	肝硬化腹水 ……………………… 340
急性胰腺炎和慢性胰腺炎急性发作的	经动脉化疗栓塞（TACE） ……… 344
CT征象 ……………………… 157	医源性气胸 ……………………… 355
胰周和胰腺结核 ………………… 159	卧位胸片 ………………………… 355
睾丸精原细胞瘤的淋巴转移 …… 162	
放射碘治疗前的气管平片检查 … 181	

目 录

1 颅脑 ················ 1

正常表现/动静脉畸形/动脉瘤/蛛网膜
　下腔出血 ·························· 2
脑沟/脑梗死 CT 断面 ················ 5
年龄及一般表现/新发脑缺血/陈旧性梗死 ··· 7
外伤后脑出血/海绵状血管瘤/肿瘤 ······· 11
正常变异/动静脉畸形/动脉瘤/蛛网膜
　下腔出血 ························· 15

药理作用/原发脑肿瘤/多发性硬化 ········ 19
颅内出血的病因:高血压/动静脉畸形/
　动脉瘤/胶质母细胞瘤 ················ 22
手术后:小脑梗死/肿瘤残余/血肿/脓肿 ····· 25
颅脑 CT:转移瘤的排除 ················ 27
口底癌/软组织脓肿/骨髓炎 ············· 29

2 胸部 ················ 33

手术后正常表现? ···················· 34
不显影的中心静脉导管/错位的中心静脉
　导管/中心静脉导管放置失败 ········· 36
内脏反位? ························· 37
起搏器安装正常表现/断线/绝缘失效 ····· 38
错位的 CVC? ······················ 40
正常术后表现/纵隔肿块 ··············· 43
肺炎/肺静脉充血/肺气肿 ·············· 46
肺炎/肿瘤/空洞 ···················· 48
胸腔积液/肺不张 ···················· 51
肺炎渗出/肺转移 ···················· 53
胸膜下脂肪/胸腔积液/肺内浸出 ········ 55
主动脉夹层/主动脉壁血肿/纵隔血肿 ···· 57
主动脉夹层穿孔/纵隔静脉出血 ········· 59
正常纵隔/假性肿瘤/恶性淋巴瘤/淋巴结
　转移 ···························· 61
胸腺瘤随访 ························ 64
结节病/支气管肺癌/恶性淋巴瘤 ········ 70

因易栓症/霍奇金病/非霍奇金淋巴瘤/
　胸腺瘤/胸腺癌引起的血栓 ·········· 74
正常肺部表现/肺段隔离症 ············· 79
肺淋巴瘤/肺炎/脓肿 ················· 81
支气管肺癌/炎性假瘤 ················ 84
正常影像学表现/支气管肺炎/瘢痕/
　支气管肿瘤 ······················ 87
支气管肺癌/肺转移瘤/胸膜硬化结节/
　肋骨转移瘤/包裹性胸腔积液 ········ 90
肿瘤学阴性结果/转移/支气管癌 ········ 92
原发病灶未知的孤立肺转移/良性假肿瘤/
　周围型支气管肺癌 ················ 95
肺癌/瘢痕组织 ····················· 99
炎性假瘤/支气管癌 ················· 103
正常肺门纵隔表现/瘢痕/支气管癌复发/
　淋巴结转移/恰当诊断/过度诊断 ···· 105
无用肺/局部缺血/肺炎/癌性淋巴管炎/
　急性呼吸窘迫综合征 ············· 110

脑膜炎/脑膜肉芽肿病/脑膜肿瘤扩散/
  脑出血/中央静脉导管疾病/
  中央静脉导管错位 ……………… 115

心肌挫伤/心肌梗死 ………………… 119
溃疡性组织细胞淋巴瘤/恶性黑色素瘤 …… 121

3 乳腺 …………………………… 123

正常乳腺影像/乳腺癌 ……………… 124
纤维囊性改变/乳腺癌 ……………… 126
乳腺癌/小囊性纤维囊性变 ………… 130

乳腺肿瘤？…………………………… 134
乳腺癌？……………………………… 137
病理报告的修正？…………………… 140

4 腹部 …………………………… 143

肝脏、胰腺和腹膜后 ……………… 143

经静脉注入对比剂的并发症 ………… 144
血栓形成/流动效应 ………………… 147
急性胆囊炎/胆囊收缩 ……………… 148
正常表现/局灶性肝脂肪浸润/肝转移 …… 150
结肠癌/转移/炎性假瘤 …………… 155
囊性胰腺癌/胰腺囊腺瘤/胰腺炎症或胰周
  炎性假瘤 …………………………… 158
腹膜后淋巴结转移 …………………… 161
正常表现/腹膜后淋巴瘤 …………… 163
血肿/恶性淋巴瘤/复杂肾囊肿 …… 165
经皮肝穿刺胆道引流的并发症 ……… 167
经皮肝穿刺胆道引流的并发症 ……… 170
CT 导引下活检的并发症 …………… 174

胃肠道 ……………………………… 179

口服碘对比剂还是硫酸钡 …………… 180
离子型/非离子型碘化对比剂 ……… 182
胃肠穿孔/功能性十二指肠狭窄 …… 184
腹主动脉夹层动脉瘤/肠梗阻与肠炎 … 187
麻痹性肠梗阻/机械性肠梗阻/穿孔 …… 189
扩张小肠袢/机械性肠梗阻/麻痹性肠梗阻/

乙状结肠憩室/脓肿 ………………… 192
恰当的诊断检查/漏诊/过度诊断 …… 195
小肠/大肠机械性肠梗阻 …………… 197
腹腔内气体？………………………… 199
胃切除术后表现/结肠穿孔/术后脓肿/
  肠梗阻 …………………………… 203
腹腔内游离气体/肠扭转不良/正常表现 … 205
腹部摄片/透视检查 ………………… 207
转移/阴性肿瘤发现 ………………… 209

泌尿生殖道 ………………………… 213

肾实质损害/对比剂应用方式失误 …… 214
检查技术中的四种错误 ……………… 217
尿路梗阻/肾盂旁肾囊肿 …………… 219
肝炎/胰腺炎/肾炎/胃肠道感染 …… 221
肾母细胞瘤/神经母细胞瘤/
  节细胞神经瘤 …………………… 223
肾细胞癌/嗜酸细胞瘤 ……………… 228
孤立肾急性肾衰竭的血管再通：
  正确指征？明智的介入技术？…… 230
性腺外绒毛膜癌/瘢痕残留/淋巴结转移/
  成熟畸胎瘤 ……………………… 234
损伤的范围？………………………… 236

5 脊柱 241

正常表现/骨损伤 242	漏诊/适当的诊断 253
移位/假性移位 244	评价脊柱不稳的风险:CT、X线或二者都需要? 257
新发/陈旧齿突骨折 247	
正常表现/骨折 251	平片/MRI 排除骨转移 259

6 肌骨系统 263

骨损伤? 264	适当的检查/过度诊断/漏诊 276
内固定术后随访/再骨折/误差 267	过度诊断/误诊 281
退行性变/溶骨性病变 271	化脓性血栓/化脓性肌炎/疟疾 287
骨转移:CT/普通平片 273	对比剂的不良反应? 290
检查技术的缺陷? 275	适当的风险披露?正确的检查技术? 292

7 血管系统 295

血管痉挛/血栓形成/对比剂反应 296	经颈静脉肝内门体分流术的并发症? 338
栓塞并发症 304	结肠癌肝转移:经动脉化疗栓塞的并发症? 341
介入过程中的并发症 308	
后交通动脉漏斗部的颈内动脉动脉瘤 316	肝破裂,肝内/肝外血肿/肝动脉造影 345
死因分析:脑缺血/肺栓塞/心肌梗死 318	肝细胞肝癌:经动脉化疗栓塞的并发症 348
肾动脉狭窄? 320	
肾动脉 PTA 和支架的并发症 322	血管内异物 351
PTA 和支架过程中血管穿孔 325	气胸/纵隔血肿/肺梗死 353
动脉溶栓治疗的并发症? 329	静脉输液港置入术并发症? 356
外周动脉溶栓治疗的并发症 332	肿瘤栓塞并发症 358
脊柱所致的后背痛/腹膜后血肿 336	

索引 362

1

颅 脑 *Cranium*

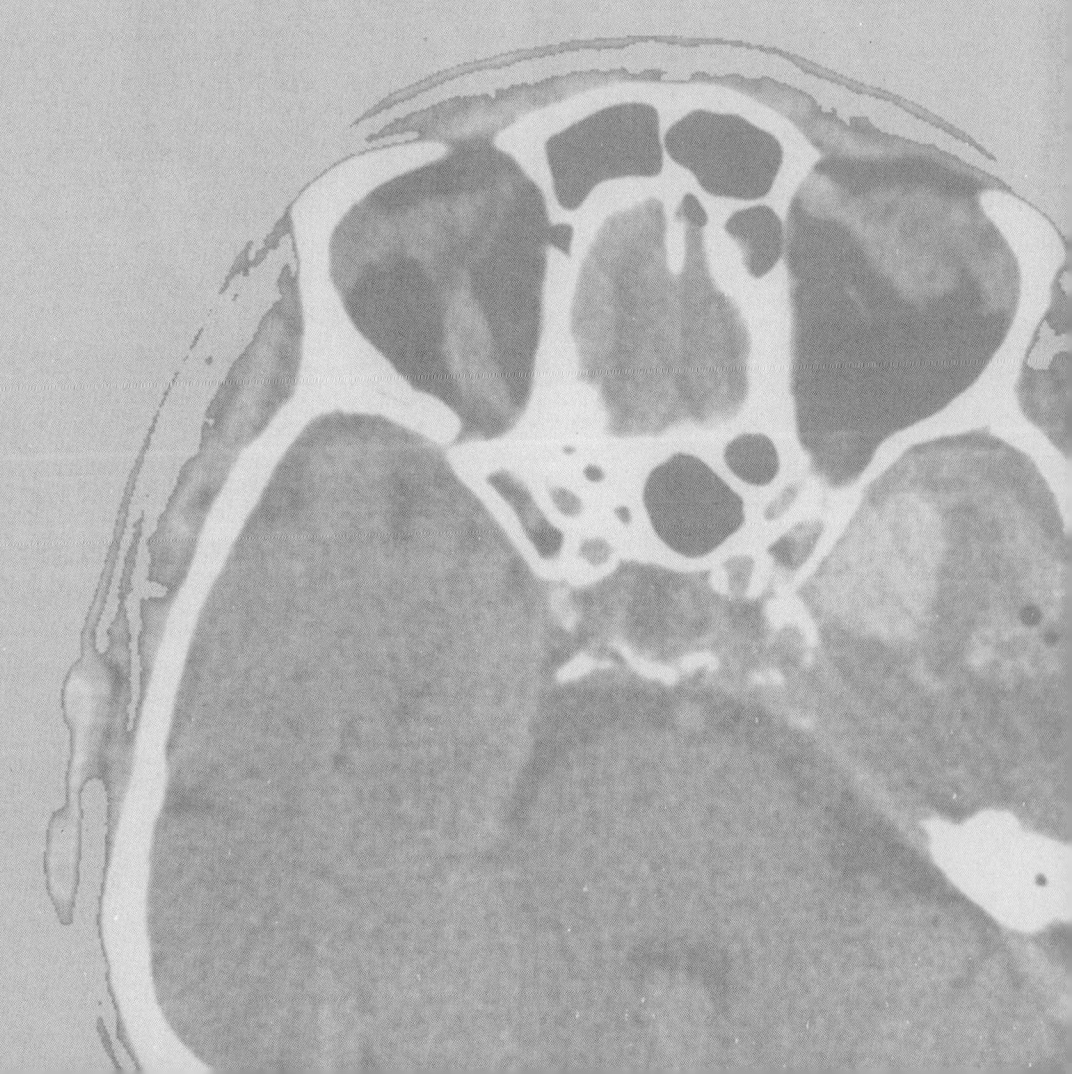

正常表现/动静脉畸形/动脉瘤/蛛网膜下腔出血

病史与临床检查结果

一位31岁的男性患者因为急性发作的剧烈头痛入院,这是他首次出现这种症状,入院后行腰椎穿刺和急诊CT检查,结果显示脑脊液呈淡红色,而CT扫描诊断为正常(图1.1),但因入院时头痛严重,这位患者被留院观察。

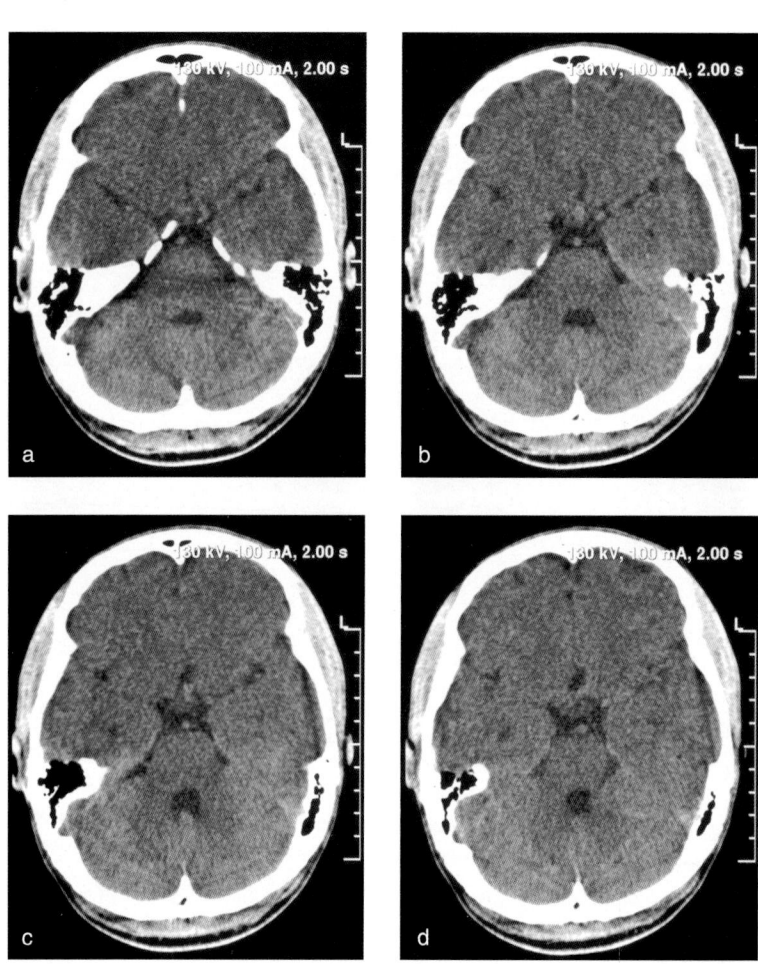

图1.1 急诊CT扫描被诊断为正常

病例追踪与总结

该患者入院第一晚没有出现类似症状,但于次日早晨再次出现头痛。再行CT检查时,发现了累及额部的蛛网膜下腔新鲜出血以及脑水肿(图1.2)。因怀疑该患者存在前交通动脉动脉瘤破裂而将其转入神经外科。

后经CTA确诊,确实是前交通动脉动脉瘤破裂造成了本次蛛网膜下腔出血(图1.3)。该患者于当日接受了动脉瘤弹簧圈栓塞介入术(图1.4),没有出现任何手术并发症。

误判分析与防范策略

该患者的临床表现和淡红色的脑脊液符合急性蛛网膜下腔出血的特点。在年轻患者中引起急性蛛网膜下腔出血的最常见的原因就是位于Willis环的动脉瘤破裂。前交通动脉最易受累(30%~40%),其次是颈内动脉的末端(20%~30%)、大脑中动脉分支处(10%~20%)、基底动脉(5%~10%)、椎动脉(<5%)。少数情况下,蛛网膜下腔出血与动静脉畸形出血有关。对现有病例进行回顾性分析发现动脉瘤在最初的CT

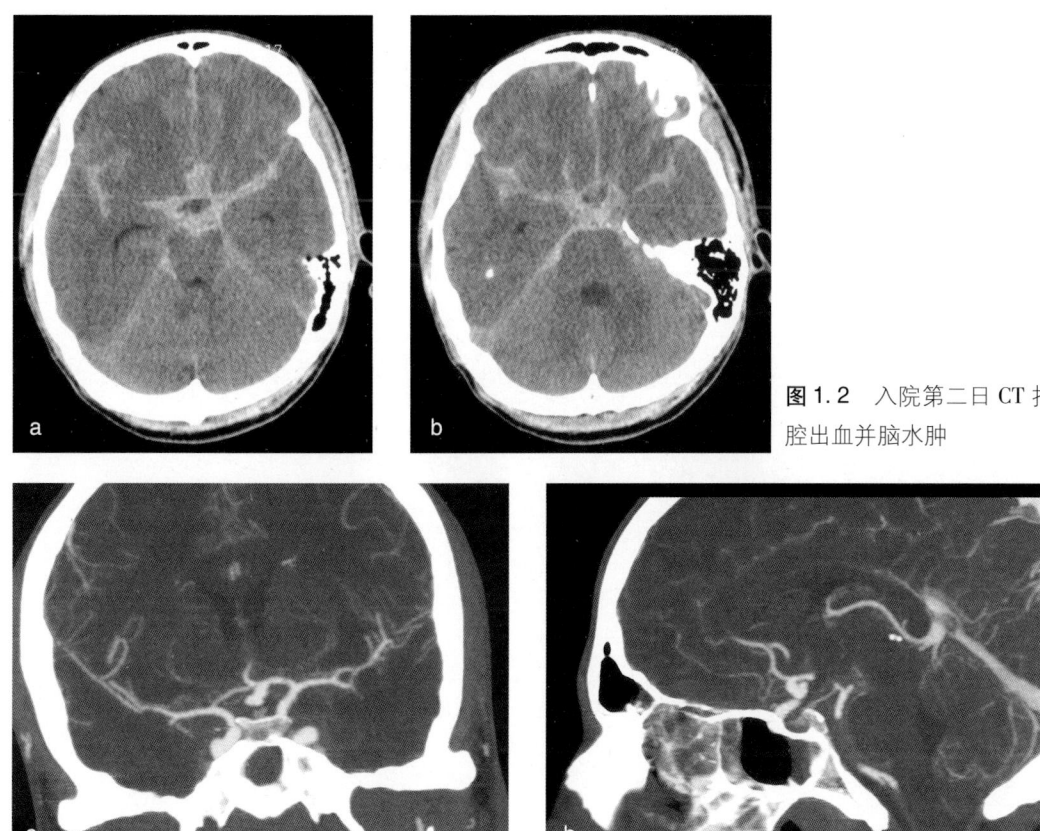

图1.2 入院第二日CT扫描示蛛网膜下腔出血并脑水肿

图1.3 CTA确诊了前交通动脉动脉瘤。a.冠状位重建图像;b.矢状位重建图像

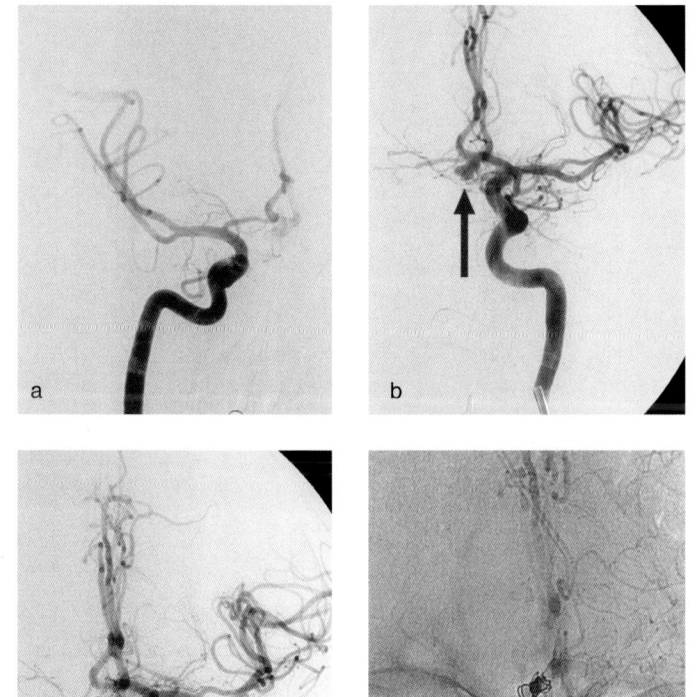

图1.4 动脉瘤弹簧圈栓塞介入术。a.介入治疗前DSA示通过右侧大脑前动脉,动脉瘤处对比剂显影微弱;b.介入治疗前DSA示通过左侧大脑前动脉,动脉瘤处对比剂明显显影(剪头);c.介入治疗后DSA示动脉瘤夹闭;d.介入治疗后DSA示动脉瘤处管腔内金属夹

图像上表现为一高密度灶(图1.5),但是这个征象太模糊以致于漏诊。

发病数小时内的超急性期蛛网膜下腔出血不易被CT检查所发现,因为此时的出血依然是液态的并且与周围脑实质呈等密度。此时,蛛网膜下腔内的出血直接覆盖在皮层上,通常不会显现出CT能够分辨的液态血液与皮层之间的对比度。只有在急性期(1~3天),血肿中铁含量增高使其密度升高到80~100 HU,这样才会与周围的脑实质(一般平扫时为40~50 HU)形成明显的对比(见表1.5)。

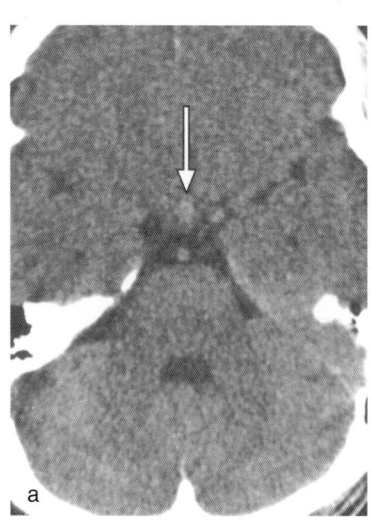 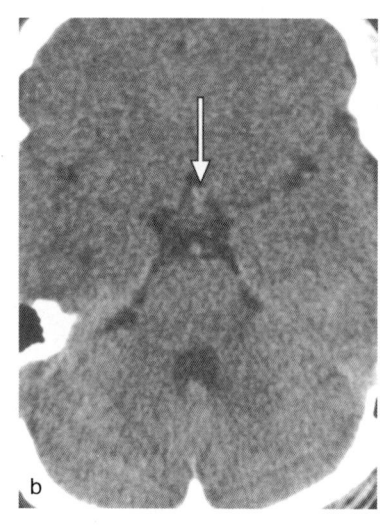

图1.5 在最初的CT扫描中被漏诊的前交通动脉动脉瘤(箭头)

参考文献及建议阅读

Bradley Jr WG. Hemorrhag. In: Stark DD, Bradley Jr WG, eds. Magnetic Resonance Imaging. 3rd ed. St. Louis: Mosby; 1999:1 329 – 1 346

Osborn AG. Diagnostic Cerebral Angiography. 2nd ed. Philadelphia: Lippincott Williams & Wilkins; 1999

Osborn AG. Blaser SI, Salzmann KL, Katzman GL, Provenzale J, Castillo M. Diagnostic Imaging Brain. Salt Lake City: Amyrsis; 2004

脑沟/脑梗死 CT 断面

病史与临床检查结果

一位66岁的男性患者因冠心病行选择性主动脉冠状动脉搭桥手术，由于搭桥血管阻塞，该患者在术后次日进行了二次手术。之后不久，该患者出现右侧肢体轻瘫，脑电图提示有缺血的征象，但颅脑 CT 平扫显示为"正常"——左侧顶叶区域内的一个局限性低密度灶被视为该扫描层面的正常脑沟（图1.6）。

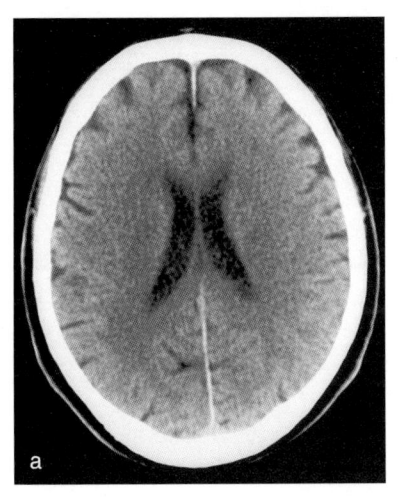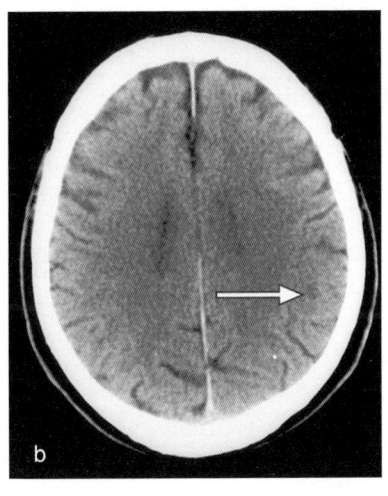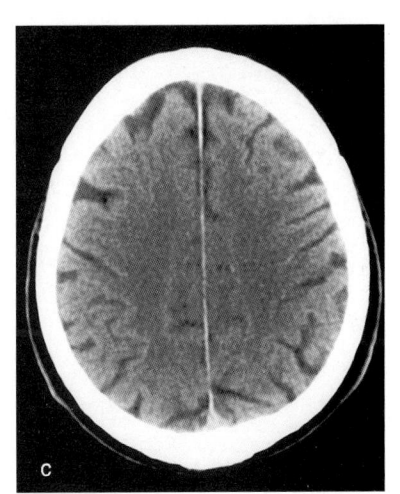

图1.6 颅脑 CT 平扫，b 图中箭头所指的病变最初被视为该扫描层面的正常脑沟

弥散与灌注成像

弥散成像（MRI） 急性脑缺血发生后行弥散加权成像（DWI）检查会显示梗死区域脑组织细胞因细胞毒性水肿所造成的细胞间氢质子弥散运动下降。

灌注成像（MRI，CT） 通过静脉注射对比剂后对脑实质进行多次连续数据采集，灌注成像可以对脑组织血流情况进行半定量评估。

灌注—弥散不匹配 坏死组织与低灌注组织的不匹配可联系到病理生理学上缺血半暗带的概念，或者说处于梗死边缘的可挽救的脑组织。如果低灌注区域与弥散受限区域相吻合，意味着没有可挽救的脑组织存在。如果低灌注区域的面积大于弥散受限区域，则可能通过溶栓疗法挽救一定的脑组织。

病例追踪与总结

该患者次日的颅脑 CT 显示，左侧顶叶白质及皮层的低密度影面积增大且边界变模糊，另外在左侧顶叶白质内原病灶旁又新出现一个楔形的低密度灶，左侧顶叶脑沟消失（图1.7）。这些表现可用左侧大脑中动脉供血区域的急性梗死并周围细胞毒性水肿来解释。在之后的几个月内，该患者轻瘫的症状经过保守治疗效果良好。

误判分析与防范策略

回顾该病例，图1.6 箭头所示的低密度影应该被视为脑实质缺血坏死的直接早期征象，梗死后细胞毒性水肿所导致的相应区域皮髓质交界对比度欠清以及脑沟变浅应该被视为脑缺血的间接早期征象。

结合病史、脑电图表现及临床治疗并发症，对于那些 CT 平扫不易发现的早期缺血，磁共振弥散及灌注加权成像或 CT 灌注成像更有利于早期发现病变。

缺血发生后几小时之内，不主张行增强 CT 扫描，因为 CT 平扫对于显示皮髓质交界区对比度缺失更佳。缺血发生后 6 h 内不会出现血脑屏障的破坏。

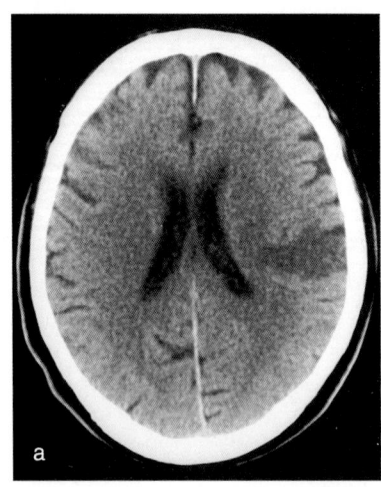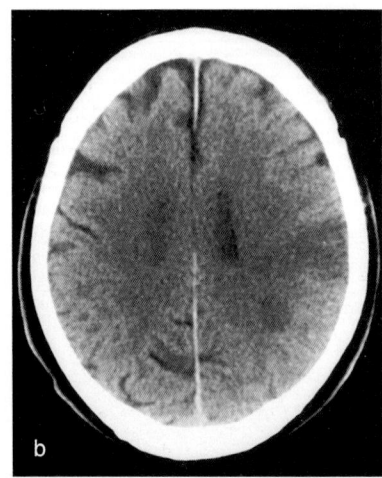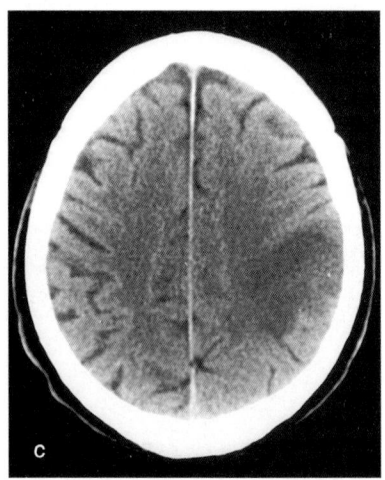

图 1.7　次日 CT 平扫示左侧顶叶白质低密度影面积增大且边界变模糊，皮髓质对比不清，病变区域脑沟消失

参考文献及建议阅读

Sator K. Diagnostic and Interventional Neuroradiology. A Multimodality Approach. Stuttgart：Thieme；2001

Osborn AG, Blaser SI, Salzmann KL, Katzman GL, Provenzale J, Castillo M. Diagnostic Imaging：Brain. Salt Lake City：Amyrsis；2004

年龄及一般表现/新发脑缺血/陈旧性梗死

病史与临床检查结果

一位61岁的老年男性患者因意识丧失入院。急诊科医生注意到他的双侧瞳孔大小不均。该患者在收入ICU之前行颅脑CT平扫显示其右侧额叶白质内存在陈旧性腔隙性梗死灶,双侧大脑半球白质内也存在一些小的微缺血灶,可见透明隔间腔(图1.8)。没有任何证据提示该患者存在颅内出血、脑脊液循环受损或者颅骨骨折。

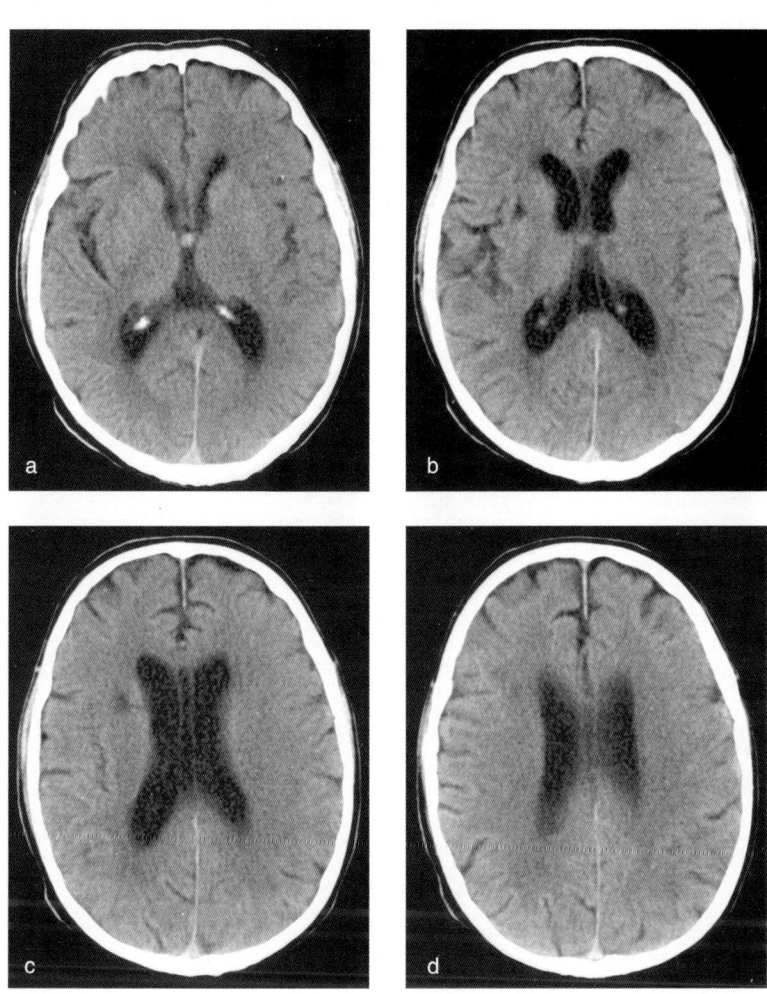

图1.8 入院后颅脑CT平扫示右侧大脑半球白质内的腔隙性梗死灶及双侧大脑半球白质内的微缺血灶,透明隔间腔是正常变异所致

病例追踪与总结

之后的颅脑CT检查证实该患者左侧大脑半球存在大片梗死(图1.9,1.10)。该患者最终在发病10天后死于颅内压增高所引起的并发症。

误判分析与防范策略

双侧蛛网膜下腔不对称(左侧较窄)、与右侧相比左侧脑沟消失、左侧顶枕叶皮髓质分界区对比度缺失、左侧大脑半球白质的低密度影以及左侧基底节区显示不清,这些脑缺血性梗死的早期征象都在之前的CT读片中被漏诊了(图1.11,表1.1)。

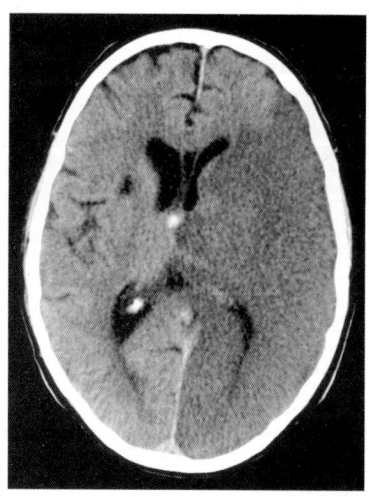

图1.9 入院1天后的颅脑CT平扫示左侧大脑中动脉及大脑后动脉走行区低密度影和中线结构移位

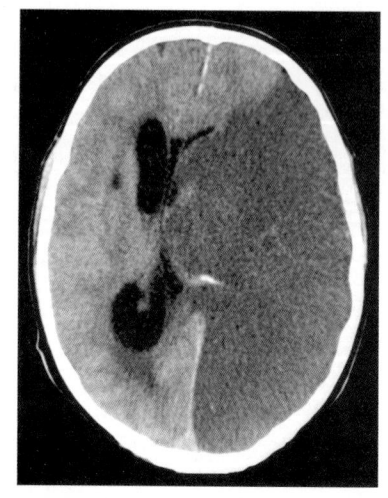

图1.10 入院3天后的颅脑CT平扫示左侧大脑半球水肿以及中线结构明显向右侧移位

表1.1 急性脑缺血的CT表现

病理变化	CT表现
细胞毒性脑水肿的集聚	受损区域脑室及蛛网膜下腔变窄 脑沟变浅或消失（与对侧相比）
脑实质损伤，细胞毒性水肿	缺血区域脑实质的低密度影（与对侧相比） 患侧基底节区显示不清 皮髓质分界区对比度缺失
动脉管腔内急性血栓	平扫所示相应血管走行区域密度增高（图1.12）

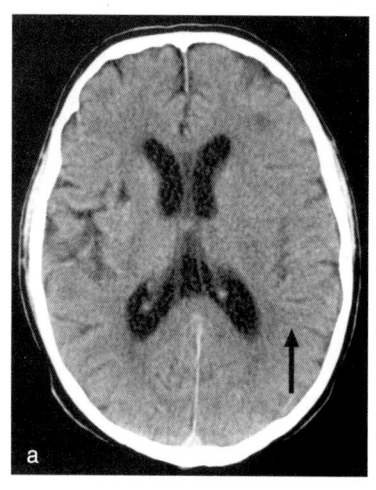
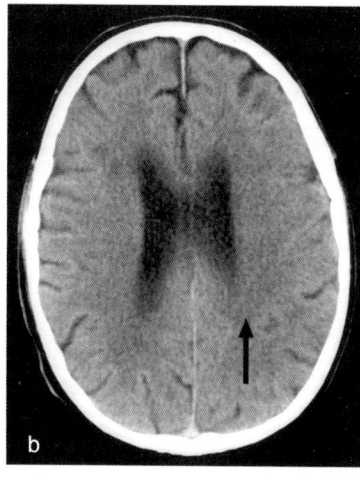

图1.11 入院后的颅脑CT平扫，先前的读片漏诊了脑缺血（箭头）的早期征象：左侧顶枕区蛛网膜下腔变窄（a,b），皮髓质分界区对比度缺失（a,b）以及左侧基底节区显示不清（a）

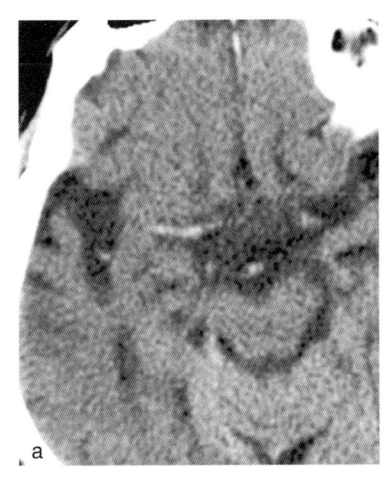 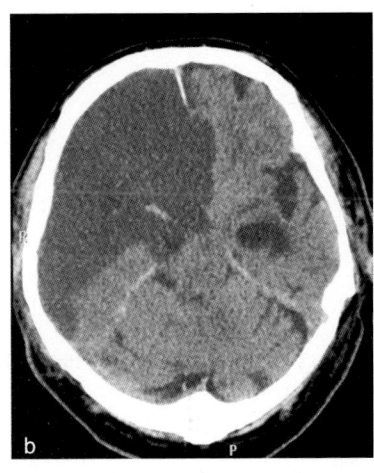

图1.12 右侧大脑中动脉供血区急性梗死患者的CT平扫示右侧大脑中动脉管腔内的密度增高影（来自另一位存在右侧脑缺血临床表现的62岁患者）。a. 先前的表现；b. 2天后的CT显示大脑中动脉供血区大面积梗死

缺血性脑病

病理生理学 现已发现脑梗死的进展过程可有以下分期：坏死期（梗死后0～3天），吸收期（梗死后4～6周），机化期（梗死6周之后）。正常的灰质血流速度为每百克脑组织每分钟80 ml，当脑组织血流速度在每百克脑组织每分钟15～25 ml时脑功能的损害是可逆的（见彩图1.13），当脑组织血流速度低于每百克脑组织每分钟15 ml时即出现脑梗死。

在坏死期，细胞膜上维持细胞内外水电互换平衡的Na^+/K^+泵失效，导致脑组织细胞毒性水肿，表现为血管旁星形细胞及内皮细胞肿胀。随着细胞内液体积增大，细胞外间隙变小，这种变化使梗死区域的氢质子布朗运动受限。缺血发生约6 h后血脑屏障破坏，大分子进入缺血组织区域的细胞外间隙，随后细胞外间隙渗透压增高，导致血管内的水分子进入细胞外间隙，因此就出现了伴随细胞毒性水肿发生的血管源性水肿。缺血发生约24 h后白细胞开始浸润梗死区域的边缘部分，继而发生神经节细胞和神经胶质细胞坏死以及髓鞘破坏。

吸收期的主要变化是坏死组织被吞噬。电中性的载脂巨噬细胞通过新生毛细血管离开梗死区域。水肿在梗死后3～5天最为显著，而在梗死第2周逐渐消失。

坏死期和吸收期大都终止于机化期。此期的病理变化主要是液化囊变和胶质增生。

影像检查及治疗方案 DWI用来评估氢质子的自由运动情况，通过MRI可以检测弥散系数的下降（见彩图1.13）。至少在梗死2～3 h后，细胞毒性水肿以及血管源性水肿所造成的梗死脑组织水含量增多才能在影像上即CT（梗死区域的低密度影）和MR-T2WI（梗死区域信号强度增大）上表现出来。

对于急性动脉性脑梗死的治疗方案包括抗凝治疗、神经保护治疗（谷氨酸拮抗剂、自由基清除剂、抗细胞因子、钙通道阻滞剂等）、系统性经静脉和区域性经动脉溶栓以及低温和颅骨切开减压术。溶栓疗法的最大治疗时间窗为症状发生后6 h内，否则会有发生梗死区域出血的高危险性。影像学检查可以回答下列问题以指导临床制订治疗方案。

1. 中风：患者是否存在脑缺血或早期脑出血？
2. 急性脑缺血：多少脑组织已经出现不可逆的损伤？
3. 急性脑缺血：多少脑组织是可逆性损伤并且有挽救的希望？
4. 急性脑缺血：患者是否存在主要供血动脉的闭塞？

问题1回答：CT是诊断或排除脑出血敏感度和特异性最高的检查方式，通过相应区域脑沟消失、皮髓质分界对比度消失、受累脑组织局限性低密度灶等征象（见表1.1），CT可以在缺血发生后2～3 h就可检测到病灶。通过局限性

ADC 值的升高,DWI 可以检测到缺血发生后 1 h 的早期变化。MR-T1WI 和 MR-T2WI,与 CT 一样,也仅可以检测到发生后 2~3 h 的基于缺血水肿的病灶(脑沟消失、皮髓质分界对比度消失,不明确的 T2WI 信号增高,T1WI 信号降低)。

问题 2 回答:不可逆的脑组织损伤表现为弥散受限(DWI 上 ADC 值增高)以及灌注缺失(PWI)。

问题 3 回答:可逆的脑组织损伤表现为灌注缺失,但弥散不受限,即"灌注—弥散不匹配"。

问题 4 回答:CT 或 MR 血管成像均可无创检测或排除脑供血动脉的中重度狭窄或梗阻。

对于急性脑缺血的影像学检查应该包括 CT 平扫以及磁共振 DWI、PWI 以及血管成像技术,必须有足够的设备支持以及个体化的治疗方案及团队(中风科、神经放射科、神经外科)。

参考文献及建议阅读

Sator K. Diagnostic and Interventional Neuroradiology. A Multimodality Approach. Stuttgart:Thieme;2001

Osborn AG, Blaser SI, Salzmann KL, Katzman GL, Provenzale J, Castillo M. Diagnostic Imaging Brain. Salt Lake City:Amyrisis;2004

外伤后脑出血/海绵状血管瘤/肿瘤

病史与临床检查结果

一位 32 岁的男性患者,车祸导致面中部多发骨折,急诊行面颅骨 CT 检查证实存在复杂性 Le Fort Ⅲ 型面中部颅骨骨折(图 1.14)。颅脑 CT 显示第三脑室及双侧侧脑室扩大,侧脑室三角周围室管膜下未见低密度影,脑脊液内未见出血征象,这种表现可以认为是与外伤无关的正常压力性脑积水(图 1.15)。CT 显示在左侧额叶区见一约 2 cm 的圆形高密度灶,认为可能是脑实质出血或为脑内肿瘤出血所致。

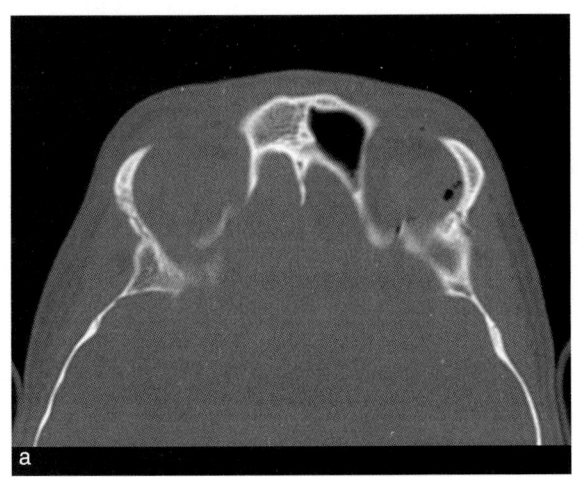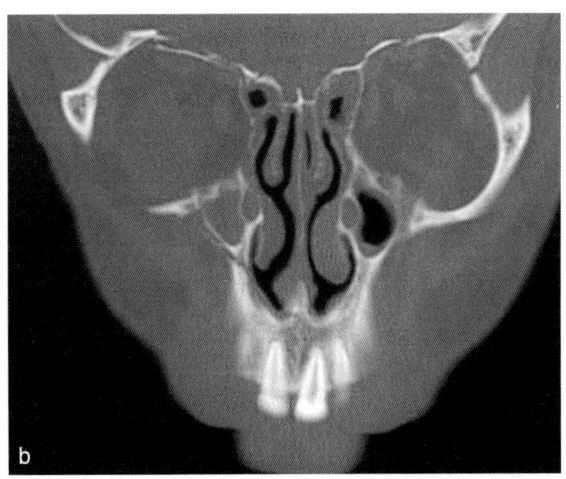

图 1.14 面颅骨 CT 平扫示累及前颅底的面中部 Le Fort Ⅲ 型骨折(见图 1.16)。a. 轴位扫描;b. 冠状位扫描

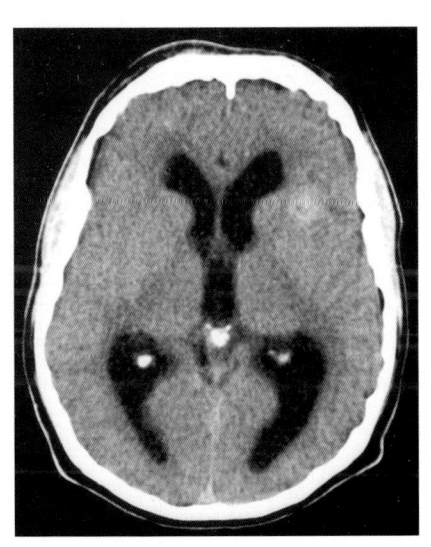

图 1.15 颅脑 CT 平扫示第三脑室积水及左侧额叶白质内约 2 cm 的圆形高密度灶

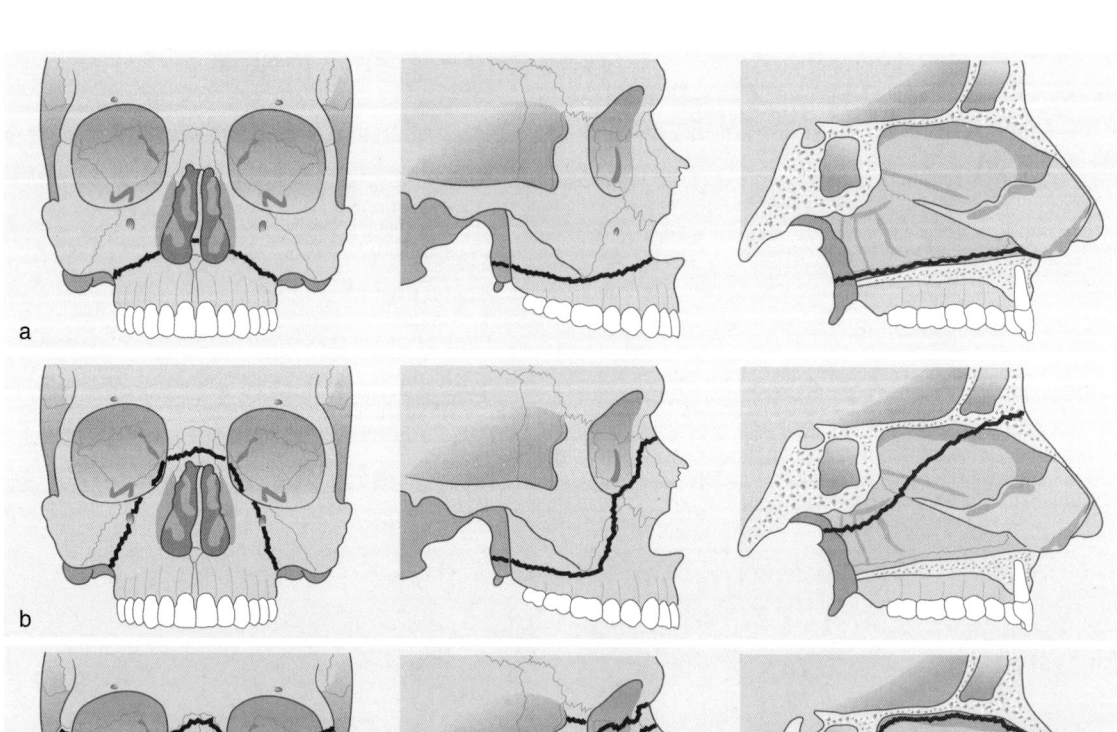

图1.16 面中部骨折Le Fort分型。a. Le Fort Ⅰ型；b. Le Fort Ⅱ型；c. Le Fort Ⅲ型

病例追踪与总结

1周后MRI显示外囊前方有一海绵状血管瘤。
- 所有序列中结节肿块呈明显高信号，其信号强度由慢血流和腔静脉窦血栓所致。
- 病灶边缘T2WI低信号是由长期反复点状出血所致的含铁血黄素沉积造成。
- 静脉注射对比剂后病灶呈轻度均匀强化（图1.17）。

CT证实海绵状血管瘤中存在细小分散的钙化，其在MRI图像上与脑实质相比呈等或低信号，由于MRI空间分辨率和对比分辨率不如CT，故对钙化显示欠清。

误判分析与防范策略

根据病灶位置、对称性和病灶周边无水肿的特性，CT平扫显示的脑实质内高密度灶可以提示是慢性的、局部不活动病变，最可能的诊断是海绵状血管瘤，其典型表现包含细小分散的钙化，或者炎症、感染后钙化（表1.2）。由于没有软组织信号和/或缺乏病灶周边水肿，故不符合新鲜创伤后出血、急性肿瘤内出血、原发颅内肿瘤钙化或转移瘤钙化（来自结肠癌、骨肉瘤、肺癌）。因为损害局限在外囊与邻近脑膜不相关，所以也不可能是含有钙化基质的脑膜瘤、钙化血栓的巨大动脉瘤和基底节钙化。

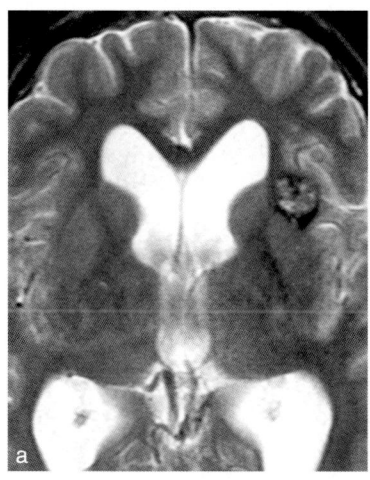 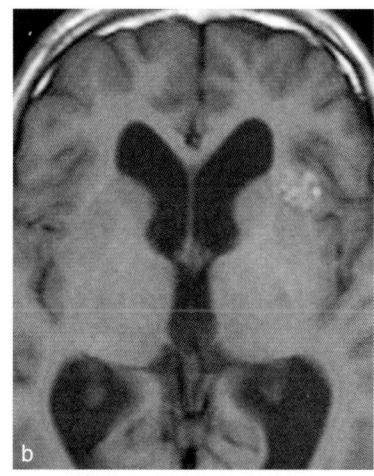 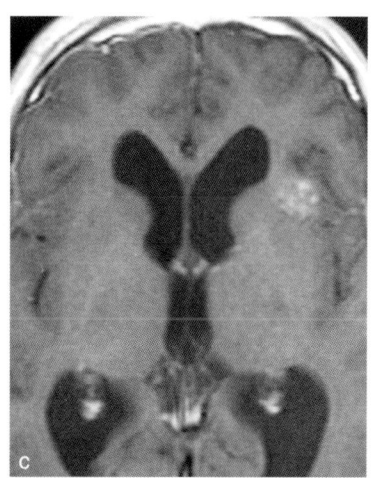

图 1.17 海绵状血管瘤的磁共振图像。a. T2 加权快速自旋回波序列；b. 平扫 T1 加权快速自旋回波序列；c. 静脉注射对比剂后 T1 加权自旋回波序列

表 1.2 鹿特丹研究中纳入的行颅脑 MRI 检查的 2 000 名无症状患者形态影像学表现

表现	患者数(n)	患者比例(%)
无症状脑梗死	145	7.2
腔隙性脑梗死	112	5.6
皮层脑梗死	41	0.2
良性原发脑内肿瘤	31	1.6
脑膜瘤	18	0.8
听神经鞘瘤	4	0.2
颅内脂肪瘤	2	0.1
三叉神经鞘瘤	1	<0.1
垂体腺瘤	6	0.3
恶性原发脑内肿瘤	1	<0.1
其他表现		
动脉瘤	35	1.8
海绵状血管瘤	7	0.4
转移瘤	1	<0.1
硬膜下血肿	1	<0.1
蛛网膜囊肿	22	1.1
小脑扁桃体下疝Ⅰ型	18	0.9
大脑大动脉狭窄	9	0.5
皮样囊肿	1	<0.1
纤维组织发育不良	1	<0.1
总计	465	22.8

引自：Vernooij MW, Ikram MA, Tanghe HL, et al. Incidental findings on brain MRI in the general population. N Eng J Med 2007; 357(18):1 821 – 1 828. Reprinted with permission.

脑积水

梗阻性（非交通性）脑积水
- 在中脑导水管、第四脑室正中孔、侧孔或是侧脑室与第三脑室连接处的孟氏孔处有机械性梗阻。
- 梗阻水平以上脑室扩张（尤其是颞角及第三脑室扩大）。
- 蛛网膜下腔及脑沟变窄。
- 侧脑室角周围片状低密度影是由压力诱使脑脊液渗出到室管膜下组织引起的。

吸收不良性（交通性）脑积水
- 炎症或感染性脑膜炎、癌性脑膜炎、蛛网膜下腔出血、静脉窦血栓形成、外伤或神经外科手术后引起的脑脊液吸收障碍。
- 脑室扩张。
- 迟发性蛛网膜下腔相对变窄、脑沟消失。
- 除此之外与梗阻性脑积水相同的影像学特征。

正常压力性脑积水（特殊形式的交通性脑积水）
- 脑室扩张，脑室各部分均可受到影响，但扩张多局限在侧脑室和第三脑室。
- 蛛网膜下腔正常。
- 脑室周围脑实质正常。

参考文献及建议阅读

Litt AW, Maltin EP. Cerebrovascular abnormalities. In: Stark DD, Bradley WG, eds. Magnetic Resonance Imaging. Volume III. 3rd ed. St. Louis: Mosby; 1999: 1 317 - 1 327

Ott A, Breteler MM, van Harskamp F, Stijnen T, Hofman A. Incidence and risk of dementia: the Rotterdam Study. Am J Epidemiol 1998;147:574 - 580

Vernooij MW, Ikram MA, Tanghe HL, et al. Incidental findings on brain MRI in the general population. N Engl J Med 2007; 357:1 821 - 1 828

正常变异/动静脉畸形/动脉瘤/蛛网膜下腔出血

病史与临床检查结果

一位22岁的女性患者因车祸导致前牙损伤，中线左旁下颌骨骨折，双侧下颌骨颈部、髁突和右桡骨骨折，胸部挫伤，头外伤1级（表1.3）。急诊颅脑CT平扫检查显示正常（图1.18）。患者第2天转至口腔颌面外科治疗其复杂的下颌骨骨折。2天后再行颅脑CT平扫检查（图1.19），报告上描述"小脑幕显著高密度"相对于先前的检查是正常变异，蛛网膜下腔出血及脑出血被排除。

表1.3 脑外伤临床严重性分级——Hunt and Hess 量表评分

等级	症状
1	无症状或轻微头痛和颈背部僵硬
2	中—重度头痛，除脑神经麻痹外，无神经缺损
3	昏睡，轻度神经缺损
4	昏迷，中—重度偏瘫，早期去大脑僵直和植物人状态
5	深昏迷，严重的去大脑僵直，濒死状态

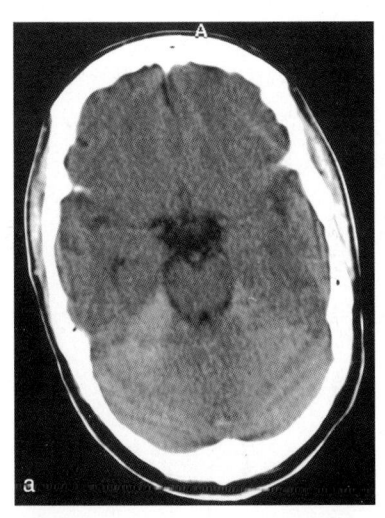
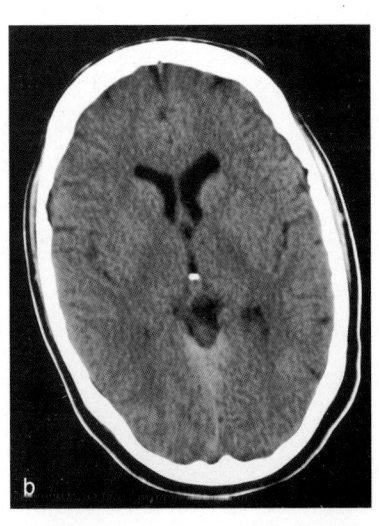

图1.18 伤后当天CT平扫检查

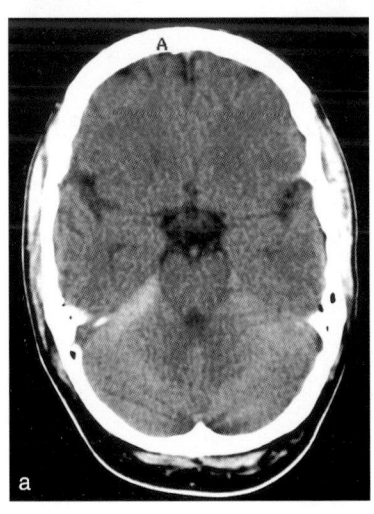
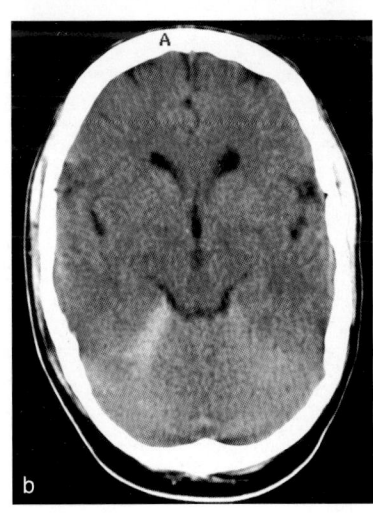

图1.19 2天后的CT

病例追踪与总结

患者伤后1周主诉为复视,第13天诊断为右侧外展神经麻痹,再行CT检查后诊断是蛛网膜下腔出血吸收期(图1.20)。次日此诊断由MRI检查确诊(小脑幕斑片状沉积物T1WI、T2WI均呈高信号,T2*WI为低信号,静脉注射对比剂后脑膜强化;图1.21)。这种表现表明蛛网膜下腔出血在Hunt and Hess量表评分中为2级、Fisher量表为3级(表1.4,1.5)。

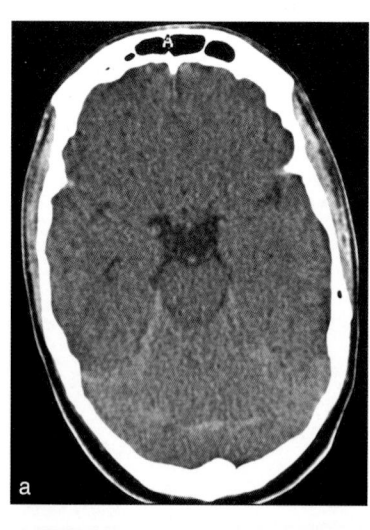
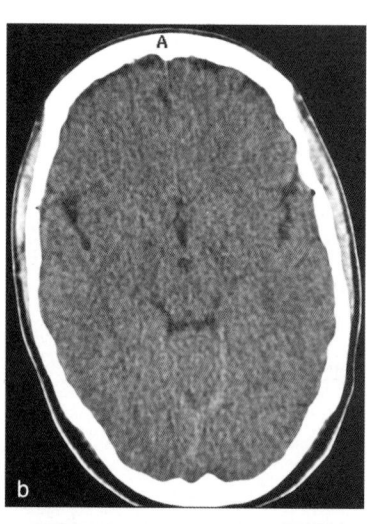

图1.20 受伤第13天CT平扫,与图1.18比较小脑幕出血沉积物密度减低

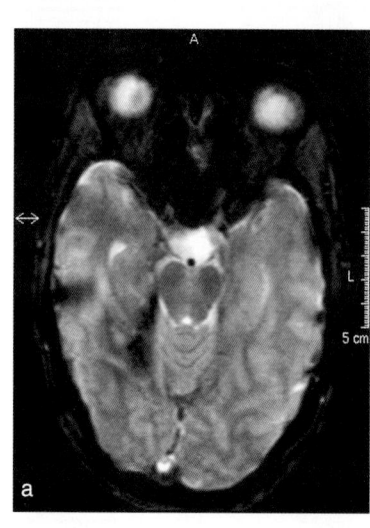
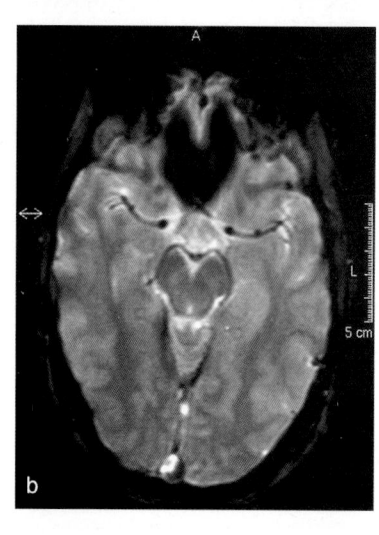
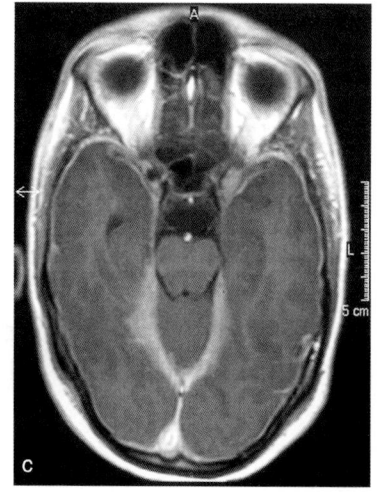
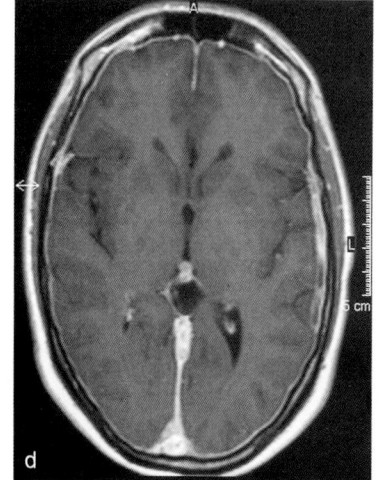

图1.21 受伤第14天行颅脑MRI检查。由于血的分解产物引起细胞外铁沉积导致磁化率改变,在T2*WI显示蛛网膜下腔显示为低信号(a,b)。静脉注射对比剂后T1WI脑膜强化(c,d),是由于出血沉积物引起的脑膜炎症

表 1.4 蛛网膜下腔出血 CT 表现在 Fisher 量表中的分级

分级	表现
1	手术病理显示蛛网膜下腔出血,CT 未显示出血
2	弥漫散在的出血或蛛网膜下腔出血厚度小于 1 mm
3	蛛网膜下腔血块或血肿厚度大于 1 mm
4	不论厚度大小,蛛网膜下腔出血存在向脑室内或周围实质延伸的表现

表 1.5 蛛网膜下腔出血不同时期在 CT 和 MRI 上的表现

血肿时期	血红蛋白及其分解产物	病理生理学	MRI				CT
			血红蛋白分解产物位置	磁性	T1WI 信号(相对脑实质)	T2WI 信号(相对脑实质)	密度(相对脑实质)
超急性期(数小时)	氧合血红蛋白	血清红细胞凝块	细胞内	抗磁性	等信号	高信号	等密度
急性期(1~2 天)	脱氧血红蛋白	脱氧作用	细胞内	顺磁性	等信号	低信号	高密度
亚急性早期(3~7 天)	高铁血红蛋白	缺少铁还原(氧合作用),血红蛋白变性	细胞内	顺磁性	高信号	低信号	高—等密度(模糊效应)
亚急性晚期(2~4 周)	高铁血红蛋白	红细胞分解	细胞外	顺磁性	高信号	高信号	低密度
慢性期(数月~1 年)	含铁血黄素	铁沉积	细胞外	铁磁性	等—低信号	高信号周边低信号	低密度

误判分析与防范策略

局限在小脑幕的蛛网膜下腔出血不常见,一旦出现,在 CT 上容易误诊。这种情况一般是因为外力作用直接由下颌向后传向脑干,在连接相对紧密的小脑幕和相对活动的脑膜、脑实质间产生局部剪切作用,从而导致脑膜静脉破裂。

非典型位置的蛛网膜下腔出血在最初的 CT 检查中可以做出诊断,因为血肿的 CT 值(85~93 HU)明显高于脑实质 CT 值。

蛛网膜下腔出血

CT CT 是诊断急性蛛网膜下腔出血最可靠的方法,腰椎穿刺脑脊液检查出血红蛋白也是有效的辅助检查。CT 检查血肿依赖于血红蛋白浓度和血肿分期,在病理生理学上,最初血管中的血以液态血溢出到蛛网膜下腔(超急性期),几分钟至数小时后凝结成块。受伤 1~3 天后蛛网膜下腔出血完全凝结成块(急性期),之后 2 周血凝块分解(亚急性期),最后在蛛网膜下腔仅留下一些残余的铁离子(慢性期)。

由于液态血与脑实质呈等密度,故 CT 上可能检测不到超急性期出血。由于血凝块铁含量高,急性期血肿密度相对脑实质呈高密度,CT 平扫上 CT 值为 80~100 HU,而正常脑实质 CT 值为 40~50 HU。亚急性期及慢性期血肿密度持续下降,由最初相对脑实质的等密度(模糊效应)降至低密度。在血红蛋白含量低于 5 mmol/L(8 g/dl)的贫血患者中,即使急性期血肿也可能呈等或低密度。

MRI 血肿的 MRI 信号强度依赖于所选的脉冲序列和采集时血肿所处时期,即血红蛋白分解产物的病理生理特征和磁性(见表 1.5)。氧气交换使得血管内血红蛋白由氧合血红蛋白变为脱氧血红蛋白,血红蛋白变性为高铁血红蛋白,最初(3~7 天)高铁血红蛋白仍在红细胞内,后来(2~4 周)存在于细胞外。含铁血黄素及铁蛋白等铁磁性和顺磁性物质沉积在血肿的边缘。

在 T1WI 及 T2WI,急性期血肿相对脑实质分别为等信号、高信号。因为与正常脑实质对比度低,故有时较难发现。直到 3 天后才产生足够的细胞内顺磁性物质——高铁血红蛋白,使血肿在 T1WI 呈高信号。7 天后由于红细胞分解及高铁血红蛋白释放使得血肿在 T2WI 呈高信号。梯度回波序列对磁性变化较敏感,故不论在血肿哪一时期,均可早期检测到因血肿分解产生的顺磁性物质引起的信号丢失。

$T2^*$ 序列是检测小出血灶最敏感的序列。即使小的细胞外铁沉积都会导致主磁场强度轻微改变而引起信号丢失(磁敏感效应)。某种情况下甚至出血后数年,在血肿周边仍能检测到低信号的含铁血黄素和铁沉积。

药理作用/原发脑肿瘤/多发性硬化

病史与临床检查结果

一位精神失常的25岁男性患者服用临床中常用作抗癫痫治疗的卡马西平进行治疗，2周后因精神症状加重而停药。颅脑磁共振检查排除了器质性病变所致的临床病情加重（图1.22）。图像显示在胼胝体压部有一个弥散异常的约2 cm的圆形病灶，病灶T1WI呈低信号，T2WI呈高信号。腰椎穿刺脑脊液显示寡克隆带。根据MRI表现及腰椎穿刺结果诊断为多发性硬化。由于病变发生在非典型位置（胼胝体压部）及病灶周边无水肿，故可以排除脑内原发肿瘤。

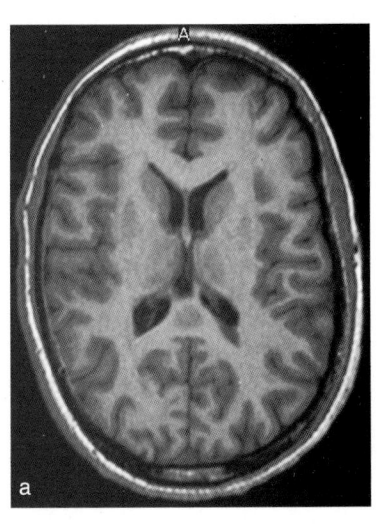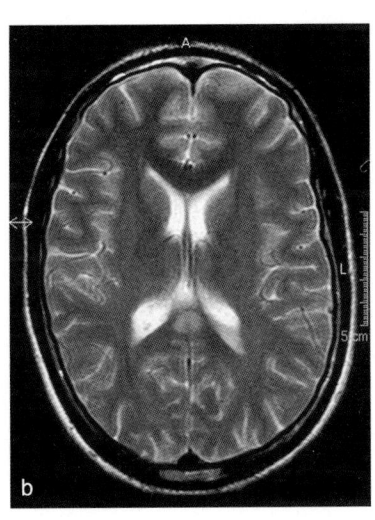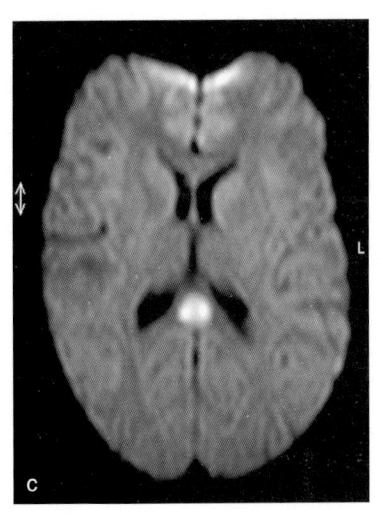

图1.22 MRI显示胼胝体压部一圆形弥散异常病灶，T1WI呈低信号，T2WI呈高信号，诊断为多发性硬化。a. T1加权图像；b. T2加权图像；c. 弥散加权图像

病例追踪与总结

4周后再行MRI检查，病灶消失（图1.23）。6个月后随访检查神经系统和磁共振表现正常，进而排除多发性硬化。

根据1999～2003年的病例观察结果，最初的MRI表现可以作如下解释：精氨酸加压素在脑内具有调节区域血流量及体液平衡的作用，长期服用卡马西平会降低精氨酸加压素水平并且区域血流量及体液平衡会适应这种变化。骤然停药使精氨酸加压素暂时反应性升高，导致胼胝体压部短暂性缺血和暂时细胞毒性水肿，产生了图1.22所看到的信号特点。病变发生在胼胝体压部是由于其局部血管解剖特殊所致。

误判分析与防范策略

表现为T1WI低信号T2WI高信号的弥散异常区域是由于脑组织细胞毒性水肿引起。鉴别诊断包括缺血、炎症、免疫、神经变性及肿瘤病变。由于初次MRI检查未注射对比剂，不能发现表现为小动脉、毛细血管壁对巨噬细胞、对比剂分子和血清的通透性增大的血脑屏障破坏。

多发性硬化典型表现为主要发生在白质的多个散在病灶，但也可发生于脑和脊髓灰质。发生于胼胝体的椭圆形病灶主要位于血管周围，其强化原因是由于多发性硬化的炎性反应造成的。脑损害和脑萎缩反映了这种疾病的神经退行性特点。

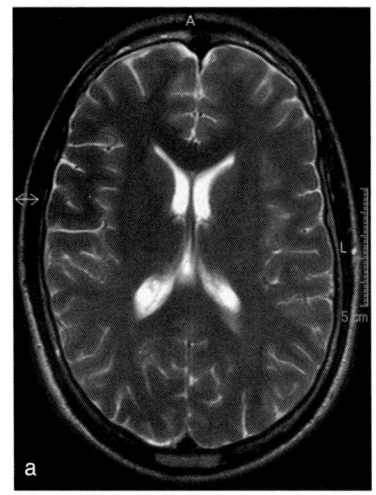 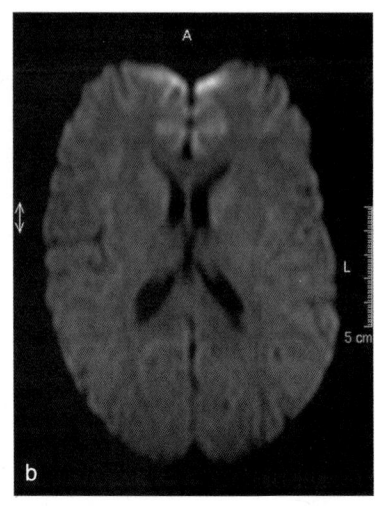 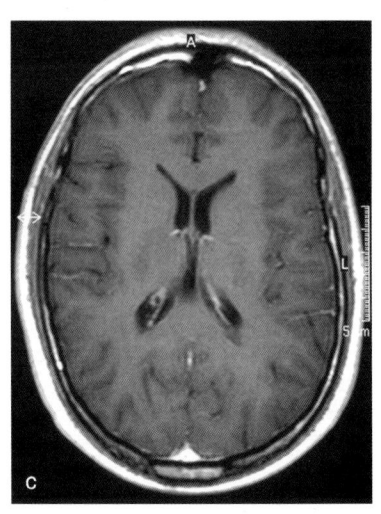

图1.23 4周后复查MRI,未见异常信号,增强扫描未见强化。a. T2加权像;b. 弥散加权像;c. T1强化图像

脑脊液中检测到寡克隆带有助于磁共振诊断为多发性硬化。但这里并未考虑到脑脊液中是否检测到寡克隆带或增高的IgG指数,其阴性预测值<95%,且阳性预测值仅约70%。就如MRI一样,脑脊液阴性表现有利于排除炎症和/或神经退行性疾病,比如多发性硬化,但是阳性表现仍有待鉴别诊断。

弥散加权成像(DWI)

弥散加权成像记录了分子的运动。这种现象是因为所有气体、液体及组织都具有动能,使分子以特定速度运动。分子间不断地相互碰撞改变分子运动方向,分子密度越大,碰撞越频繁,在各个方向上运动的距离越短。DWI主要依赖细胞外水分子的自由运动,而细胞内水分子弥散容易受细胞核、细胞器、细胞膜的限制,不易形成图像。当细胞外分子运动不受限时,所有分子信号丢失,而分子运动越受限则弥散信号丢失越少。

弥散加权成像是由特殊T2加权磁共振序列产生,此序列包含强度相等、方向相反的两个扩散梯度(一个去相位,一个聚相位)。测得的信号强度相当于T2WI信号减去由于运动水分子弥散丢失的信号。因为在正常环境下分子运动的抵消,弥散加权成像上正常组织的信号比T2加权像低。异常组织因为细胞外间隙较小,大量氢质子聚相位,所以相比正常组织信号减低。

细胞毒性水肿(炎症、缺血)以及原发性脑肿瘤增加了总的细胞内空间,相应细胞外间隙减小,结果导致弥散加权像信号强度增加。细胞毒性水肿时,Na^+/K^+泵功能丧失,引起细胞外水分子进入细胞内。而脑肿瘤时细胞增殖使细胞内空间扩大及细胞外间隙减小。另一方面,病灶周边水肿,即细胞外水含量增加,促进细胞外间隙内氢质子弥散,使弥散加权像上信号减低。

多发性硬化

多发性硬化是一种发病机制仍未完全明确的炎性、神经退行性、免疫性疾病。炎症是由于外周免疫系统中髓鞘特异性的CD^{4+}T淋巴细胞活化激发的。病毒感染及病毒抗原可能启动了这一病程,炎症刺激因子促进了活化的CD^{4+}T淋巴细胞、巨噬细胞/单核细胞和B淋巴细胞通过血脑屏障。一旦进入中枢神经系统,T淋巴细胞会形成细胞因子和趋化因子,从而放大了炎症进程并募集了更多炎性细胞。此疾病的退行性变化是由于细胞及体液免疫应答对少突胶质细胞、髓鞘及轴突造成了损害。相伴随的局灶抗原呈递细胞的活化使得炎性反应持续存在。一些多发性硬化可能源于少突胶质细胞的损害而不是周围CD^{4+}T淋巴细胞的活化,而可能引起炎症—免疫—变性循环。

参考文献及建议阅读

Davies G, Keir G, Thompson EJ, Giovannoni G. The clinical significance of an intrathecal monoclonal immunglobulin band: a follow-up study. Neurology 2003; 60:1 163 -1 166

Fortini AS, Sanders EL, Weinshenker BG, Katzmann JA. Cerebrospinal fluid oligoclonal bands in the diagnosis of multiple sclerosis. Isoelectric focusing with IgG immunoblotting compared with high-resolution agarose gel electrophoresis and cerebrospinal IgG index. Immunopathology 2003; 120:672 – 675

Kim SS, Chang KH, Kim ST, et al. Focal lesion in the splenium of the corpus callosum in epileptic patients: antiepileptic drug toxity. AJNR 1999; 20:125 – 129

Link H, Huang Y-M. Oligoclonal bands in multiple sclerosis cerebrospinal fluid: an update on morphology and clinical usefulness. J Neuroimmunol 2006; 180:17 – 28

Mirsattari SM, Lee DH, Jones MW, Blume WT. Transient lesion in the splenium of the corpus callosum in an epileptic patient. Neurology 2003; 60:1 838 – 1 841

颅内出血的病因：高血压/动静脉畸形/动脉瘤/胶质母细胞瘤

病史与临床检查结果

一位81岁的老年女性患者，因突发剧烈头痛和语言障碍入院，既往有高血压病史，CT显示其出现症状的原因为左侧颞叶出血。由于病情加重，急诊医生对患者进行气管插管并送往神经外科，且在同一天施行了开颅减压术。

术后CT扫描显示左颞区术后积气及大面积高密度残留血肿（图1.24）。根据手术记录，高血压和出血位置表明大脑中动脉动脉瘤是颅内出血的原因，外科医生不希望破坏动脉瘤，故手术中央区的血块被保留。

由于颅内出血的位置不典型，3天后对该患者实施了脑血管造影术（图1.25）。血管造影显示了正常的血管解剖，尤其是没有发现任何血管畸形或者左侧大脑中动脉动脉瘤的证据，也未见病理血管或血管截断。术后患者一切正常出院。

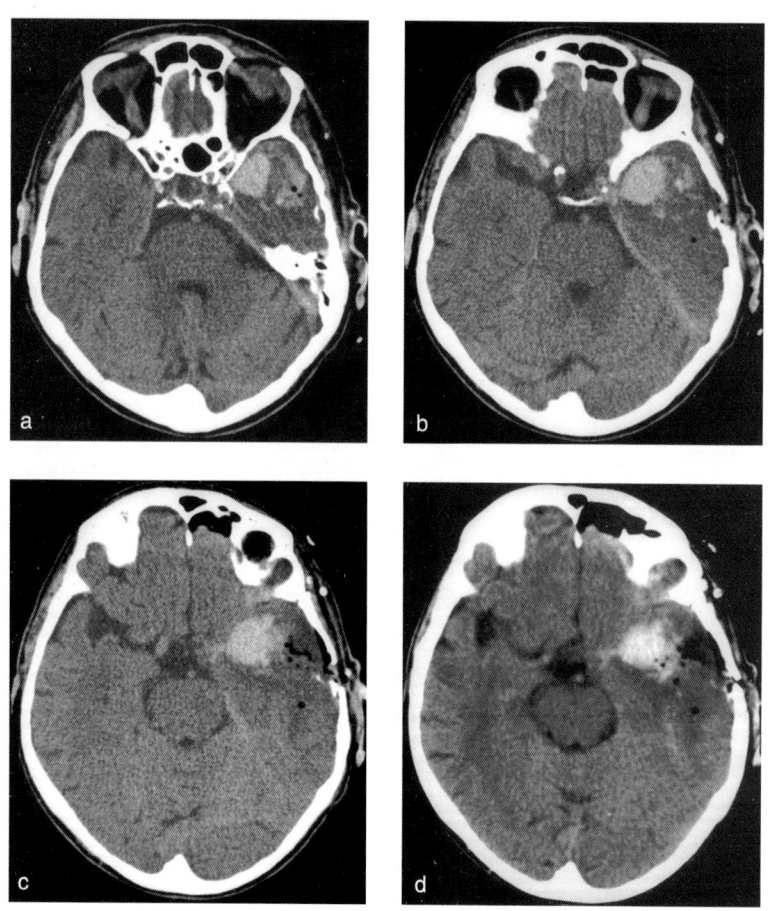

图1.24 左颞部开颅术后颅脑CT扫描，手术区可见积气影，左颞区高密度区为颅内出血，可能来源于大脑中动脉动脉瘤（c，d）

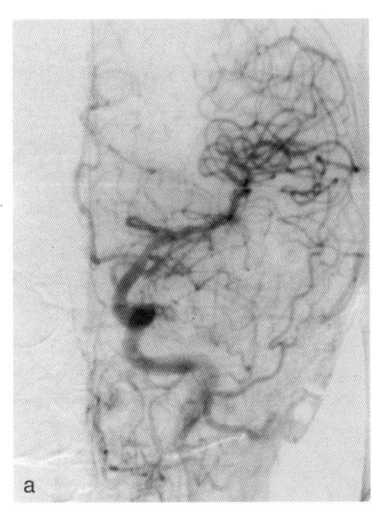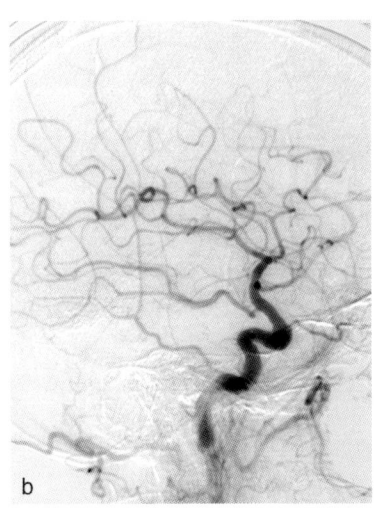

图 1.25 经左侧颈动脉入路的血管内 DSA 未发现异常。a. 矢状位图像；b. 侧位图像

病例追踪与总结

4 个月后患者因逐渐反应迟钝、失语、右侧痉挛性轻偏瘫再次入院，行颅脑 CT 平扫且第 2 天进行静脉注射对比剂后增强扫描显示，在左颞区存在一个实性的、明显强化的肿块，后部伴随一个更大的边缘强化的囊性病灶（图 1.26）。肿块周围有轻度水肿，为减轻首次出现的脑积水，行侧脑室引流。住院期间患者情况恶化，呼吸衰竭并继发败血症，不久死于中枢性功能衰竭。尸检发现左颞叶基底节区混合性囊实性多形性胶质母细胞瘤并已浸润中颅窝硬脑膜。

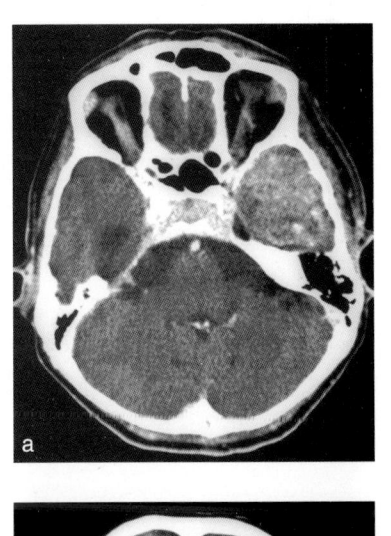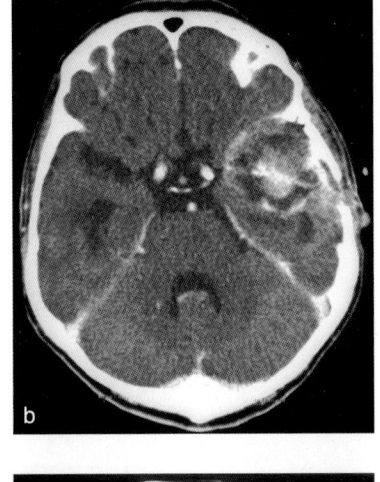
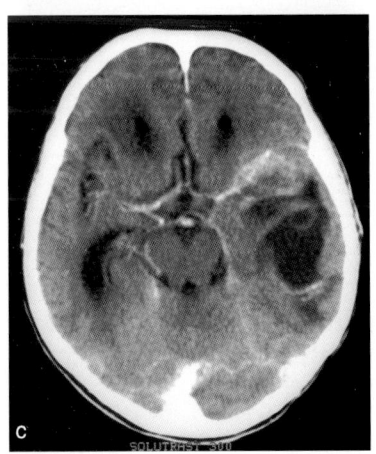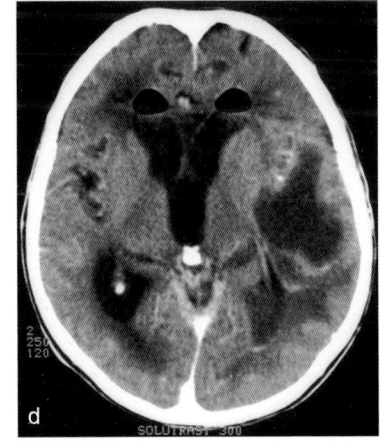

图 1.26 4 个月后，静脉注射对比剂后颅脑 CT 扫描示，左颞叶增大的实性肿块和新的囊性部分不均质强化，轻度灶周水肿伴随侧脑室积水，放置侧脑室引流管后，于双侧侧脑室前角出现气液平面

误判分析与防范策略

接近大脑中动脉的颅内出血(图1.27b)表明该血管的血管瘤破裂,鉴别诊断还应包括血管畸形出血和脑肿瘤。高血压出血可能性较小,因为它通常累及基底节、半卵圆中心或者丘脑。动脉瘤破裂和动静脉畸形可以用血管造影排除。Ⅳ级星形细胞瘤(胶质母细胞瘤)通常血供丰富,但对于小的胶质母细胞瘤由于自身的投影特点及其空间分辨率及对比度太低而不能用血管造影明确排除。

胶质母细胞瘤常因以下原因漏诊:

- 肿瘤向鞍上池延伸且鞍背不能清楚显示(图1.27a)。因血凝块不会穿过硬脑膜,所以可被排除。
- 肿瘤被高密度的新鲜出血掩盖,由于血凝块中血红蛋白中的铁含量,3天内血液呈高密度(新鲜血液的平扫CT值为80~100 HU,而脑组织为40~50 HU)。随着血红蛋白变性密度逐渐减低,出血2周后通常呈低密度。正确的方法是3周时再次行CT扫描(或优选MRI更好),以期在仍可行手术的阶段检测出肿瘤。

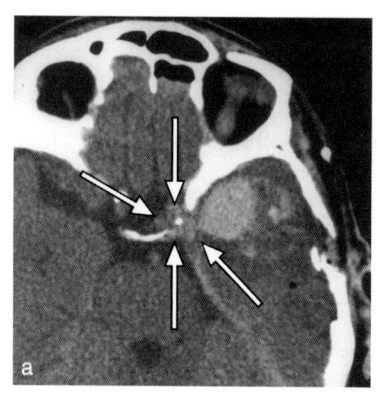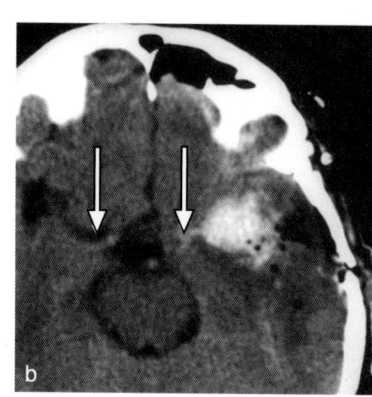

图1.27 初诊时的CT。a. 平扫CT,为图1.24b的病灶放大图像,行减压手术时在中颅窝的中间部分没有发现一个已经浸润硬脑膜、鞍上池和鞍背的肿块(箭头);b. 静脉注射对比剂后的CT,为图1.24d的病灶放大图像,箭头所示为双侧大脑中动脉,并可见左侧大脑中动脉与肿瘤及其出血的密切关系

手术后:小脑梗死/肿瘤残余/血肿/脓肿

病史与临床检查结果

一位62岁的男性患者经枕外侧乙状窦前入路行左侧听神经瘤切除术,次日进行常规CT扫描(图1.28)。CT报告描述了左侧岩骨尖后方约1.0 cm×2.0 cm的低密度区,其内可见高密度影,符合血液吸收后水肿的表现,未见增强的肿瘤残余组织;另外可见术后左侧脑水肿以及蛛网膜下腔内气体影。1周后再一次进行术后常规CT平扫检查(图1.29)。这次扫描可见大小约2.0 cm×3.0 cm的不均匀低密度灶,累及左侧小脑脚并向脑桥背外侧延伸,这个病灶符合急性缺血的表现。手术区的出血处于吸收阶段且密度略减低,与此前相比未见明显变化。

患者于术后13天因左侧外展神经麻痹、假性脑膜炎和发热再次复查CT(图1.30),CT报告描述了在手术区一个新的、不规则、不均质、无强化低密度灶,中央可见气体。鉴别诊断包括血肿演变或者伴随出血吸收的脑脊液包裹。报告指出静脉注射对比剂后未见脑膜炎或异常强化的征象。左侧小脑脚和脑桥背侧的低密度影仍符合急性缺血表现,且较前未见明显变化。

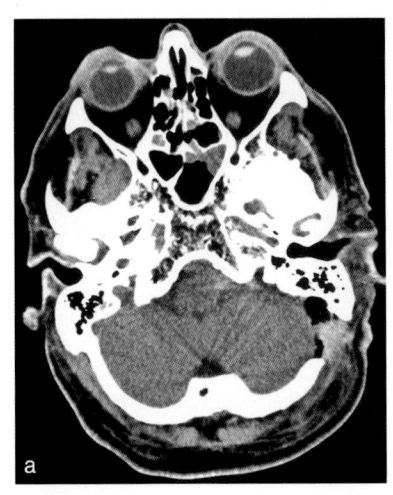
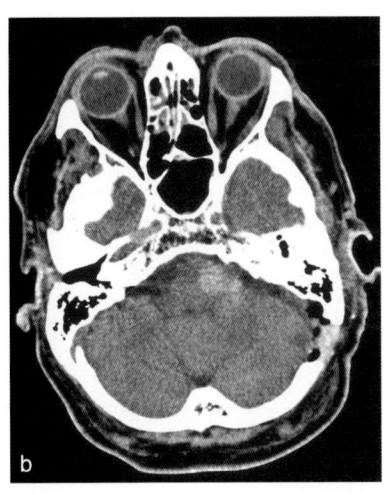
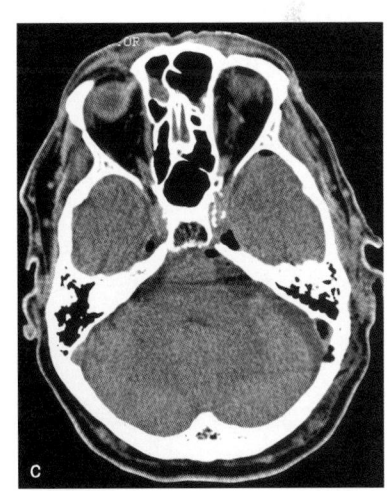

图1.28 左侧听神经瘤手术切除术后颅脑CT平扫示斑片状高密度灶和术后气体影

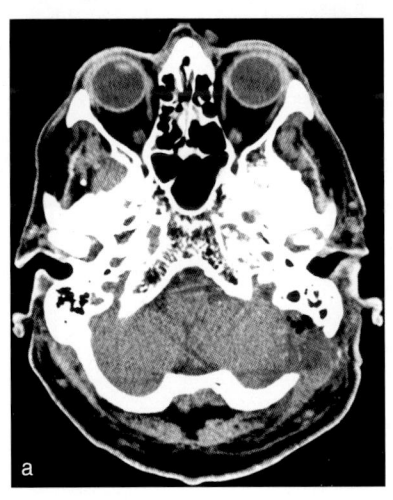
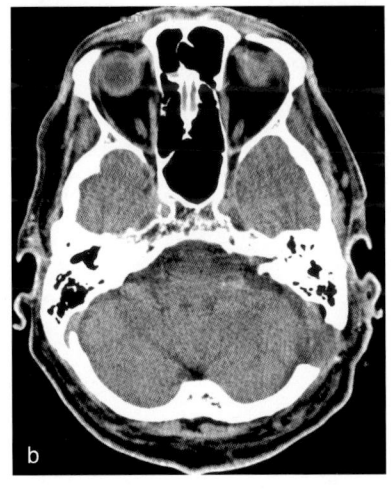
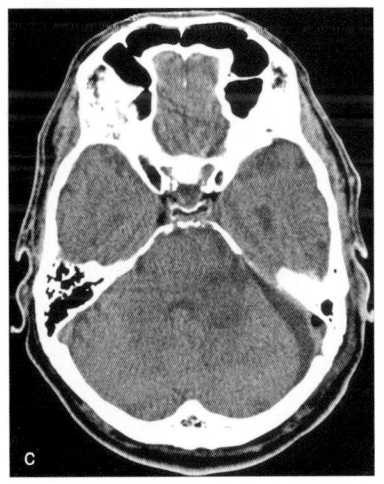

图1.29 术后9天颅脑CT平扫示出血的正常演变,左侧小脑脚的低密度影为缺血改变

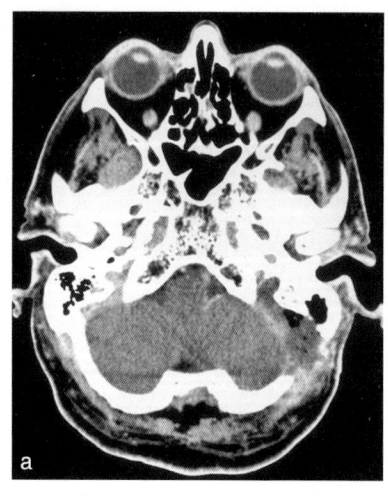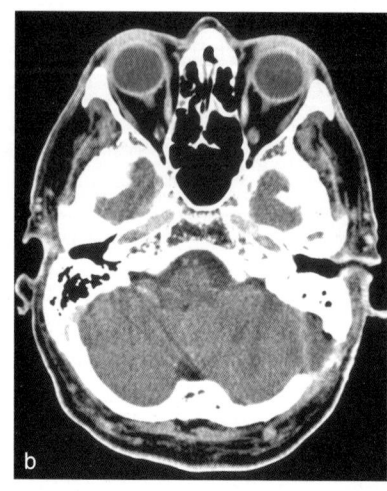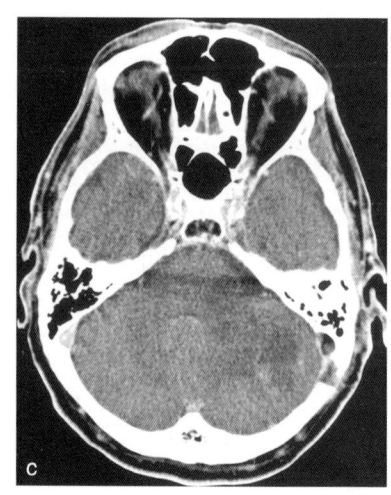

图 1.30　术后 13 天颅脑 CT 检查可见内含气体的低密度影，手术区可见边缘强化

病例追踪与总结

术后 15 天由于伤口感染和临床发热症状行手术区再探查，这次发现了起于乳突小房的脓肿，这是由于初次手术开放乳突气房并用骨蜡密封不当所致。对脓肿进行引流且应用三重抗生素联合疗法。经治疗后病情改善，后出院随访观察。

误判分析与防范策略

初次 CT 扫描时，医生对初次手术时开放乳突小房和术后用骨蜡密封并不知情。因此，与初次 CT 扫描（见图 1.28）一样，首次手术后 9 天扫描（见图 1.29）仍能看到岩骨后方的气体。这些提示了感染并发症的可能性增加并且应该行静脉注射对比剂 CT 检查。当第 13 天行 CT 扫描时，影像专家没有注意到颅内积气增加或者小脑、脑膜和颅外软组织显示了新的、斑片状的对比增强。脓肿内容物产生了 CT 报告中描述的低密度灶。

参考文献及建议阅读

Osborn AG, Blaser SI, Salzmann KL, Katzman GL, Provenzale J, Castillo M. Diagnostic Imaging：Brain. Salt Lake City：Amyrsis；2004

颅脑 CT：转移瘤的排除

病史与临床检查结果

一位 58 岁的女性患者在切除背部浅表播散型黑色素瘤（Clark 分级 Ⅳ，肿瘤厚 1.4 mm）两年半后行颅脑 CT 扫描。她没有神经系统症状，1 月前因淋巴结转移行左侧腋窝淋巴结切除术，目前胸部和腹部 CT 扫描发现肺、肝脏、脾脏和骨骼多发转移，颅脑 CT 扫描显示正常（图 1.31）。

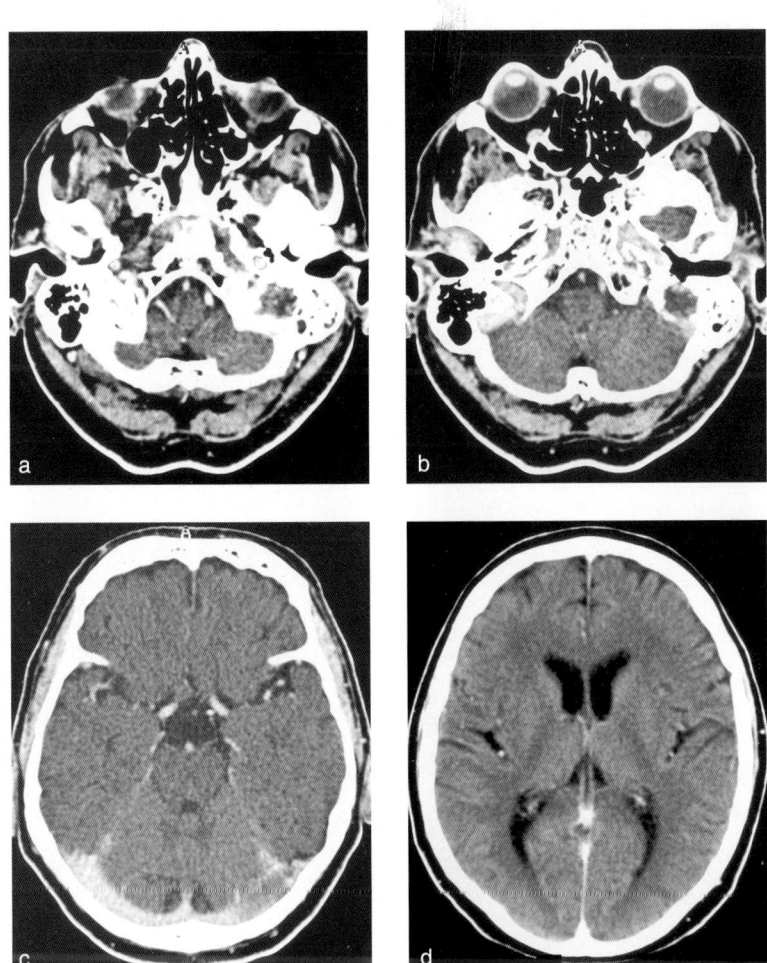

图 1.31 颅脑 CT，静脉注射对比剂后轴位扫描示未见明显异常

病例追踪与总结

3 周后患者因为左侧面瘫再次复查 CT，这次扫描显示左侧岩骨溶骨性转移（图 1.32），在之前检查时已经出现和检测到病变。在检查间隔期间左侧颞骨岩部后缘骨质破坏和左侧颞骨乳突区的病变进一步发展，并且侵及斜坡和左侧乙状窦。

误判分析与防范策略

当首次 CT 检查时，所有的注意力主要集中在排除脑内转移，尽管胸部和腹部扫描都是阳性的，仍没有被考虑到骨转移的可能性。

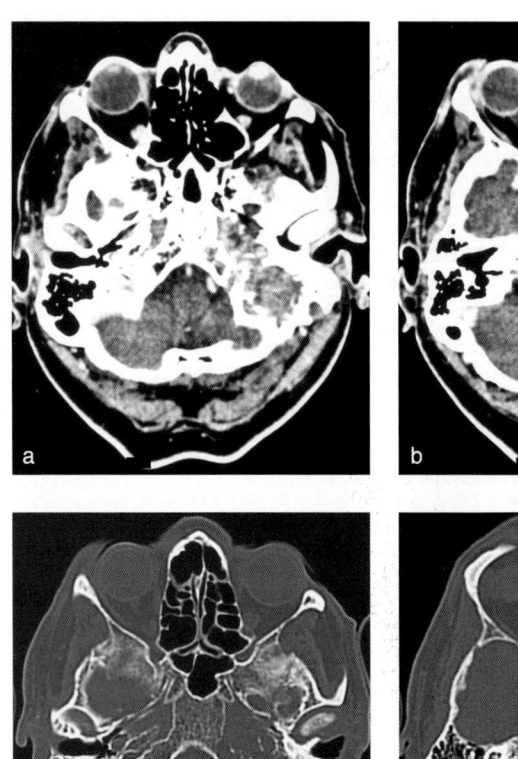

图 1.32　3 周后颅脑 CT 扫描显示左侧颅底溶骨性转移并出现进展

颅脑 CT（CCT）

系统性回顾颅脑 CT 检查所包含的全部图像信息，应该包括以下细节：

- 平扫及静脉注射对比剂后的软组织窗图像。
- 平扫或静脉注射对比剂后的骨窗图像。

口底癌/软组织脓肿/骨髓炎

病史与临床检查结果

一位70岁的老年男性患者因临床怀疑左侧下颌骨恶性肿瘤被送到口腔颌面外科诊所就诊。术前常规CT显示位于皮下脂肪和下颌骨后缘有一直径约3 cm、中心呈低密度的肿块,与临床表现一致(图1.33)。肿块被皮下脂肪内的斑片状密度影包绕。接近肿瘤的下颌骨未发现骨质溶解,双侧颏下区、双侧下颌角区和左侧胸锁乳突肌后方发现直接超过1 cm的肿大淋巴结,这一发现被解释为癌细胞侵犯口底肌肉和下颌骨,伴随病灶周围的淋巴结炎癌变和淋巴结转移。

5天后行MRI检查证实了CT表现(图1.34a,b),肿块中心在T2WI呈高信号且静脉注射对比剂后呈周围强化。与肿块相邻的部分下颌骨受侵,同一区域的骨髓T2WI增高并静脉注射对比剂后在T1WI上信号明显增高。

CT、MRI和放射性核素骨扫描未发现血行转移的征象。

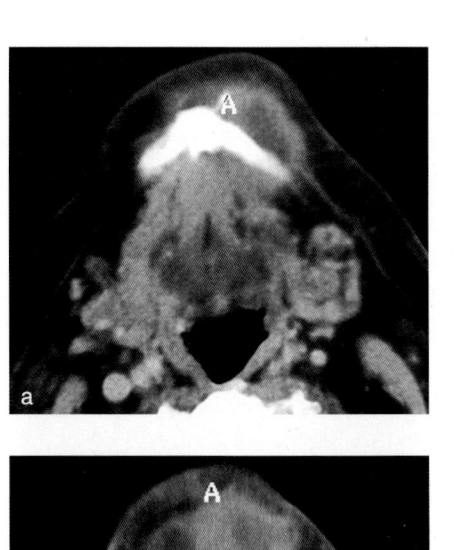
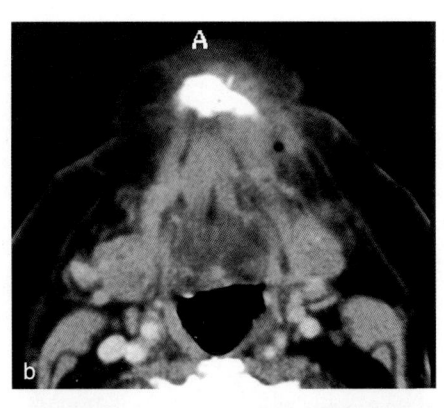
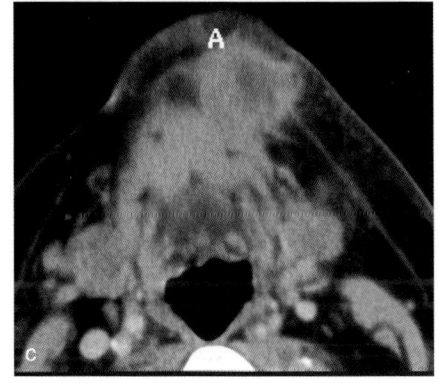
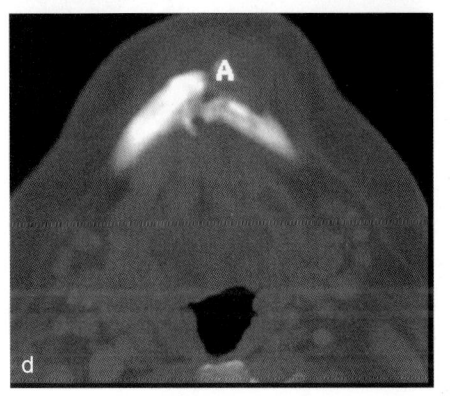

图1.33 CT示左侧颏下密度灶呈边缘增强

病例追踪与总结

在气管内插管全身麻醉下对可疑癌组织行切除活检,钝性剥离皮下纤维脂肪组织以显露有包膜的肿块,脓液通过包膜的切口引流。从包膜内获得涂片和组织样本,腔内用5%的碘溶液冲洗,并且插入引流管。组织学未发现恶变证据,尽管微生物学未发现病原微生物,但经引流和广谱抗生素治疗后脓肿消失。2周后CT复查仅显示残余的炎症后改变和已知的下颌骨局部骨质缺损。最终结论为软组织脓肿,是牙源性骨髓炎的继发表现。

误判分析与防范策略

结合病史与临床检查结果,以及行口腔和上颌面部手术患者咽下恶性肿瘤的发生率,更倾向于癌症的初步诊断。以下方面提示了肿块的炎性表现(图1.34c):

- 肿块与舌根不相连,这是喉咽癌最常见的源点。
- 病变位于皮下组织而不是口底。
- 左前颈阔肌大片增厚,颏下区的纤维脂肪组织内积液,并且相应区域的皮肤增厚与炎症蔓延相一致,而不是典型的癌症表现。

增厚的皮下组织内积气是由空气经窦道进入造成的。

淋巴结肿大多由淋巴结炎症引起,其与早期转移很难区分。

另一位87岁老年女性的CT,见图1.35a-c,因病史和体格检查不完整被过早的怀疑为癌症。之前数月患者体重明显下降。肿瘤筛查CT发现升结肠壁向心性增厚,被认为是癌症的典型表现。患者的丈夫陈述患者在CT检查前一天曾行结肠镜检查并取活检,结肠壁增厚是由于活检导致的黏膜内出血造成的。CT平扫上的结肠壁斑片状高密度是壁内出血的典型表现,在初次判读时被忽视了。

还有一位患者,57岁,CT发现胃底有一个息肉样肿块,病史和重复的内窥镜检查证明病变是活检后血块而不是癌肿(图1.35d)。

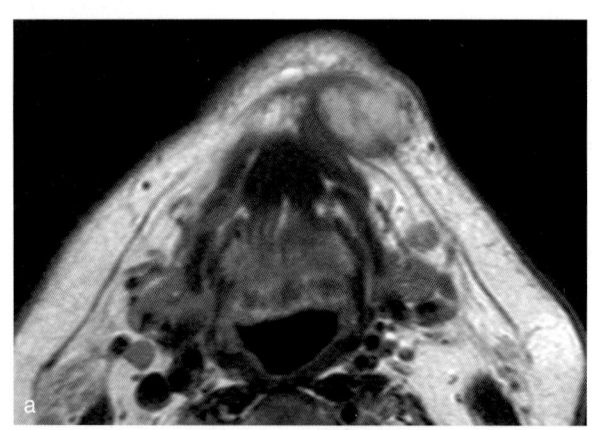
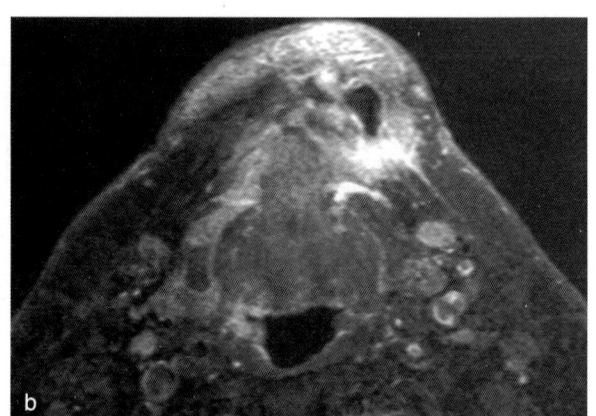
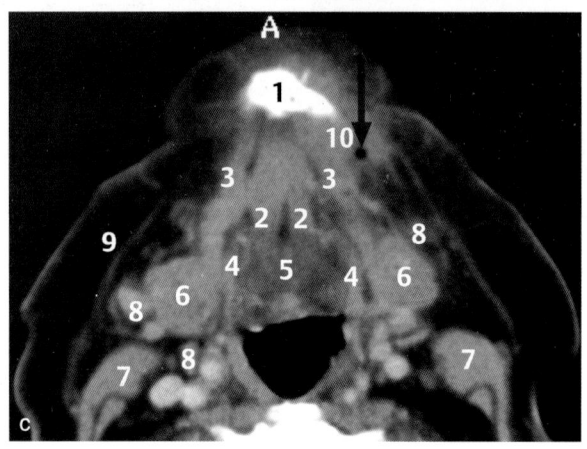

图1.34 MRI证实了CT发现并且高度怀疑淋巴结转移。a.T2加权快速自旋回波序列;b.静脉注射对比剂后T1加权STIR脂肪抑制序列;c.CT断层解剖:1.下颚,2.颏舌骨肌,3.下颌舌骨肌,4.舌骨舌肌,5.舌根,6.舌下腺,7.胸锁乳突肌,8.淋巴结,9.颈阔肌,10.肿瘤,↓.空气

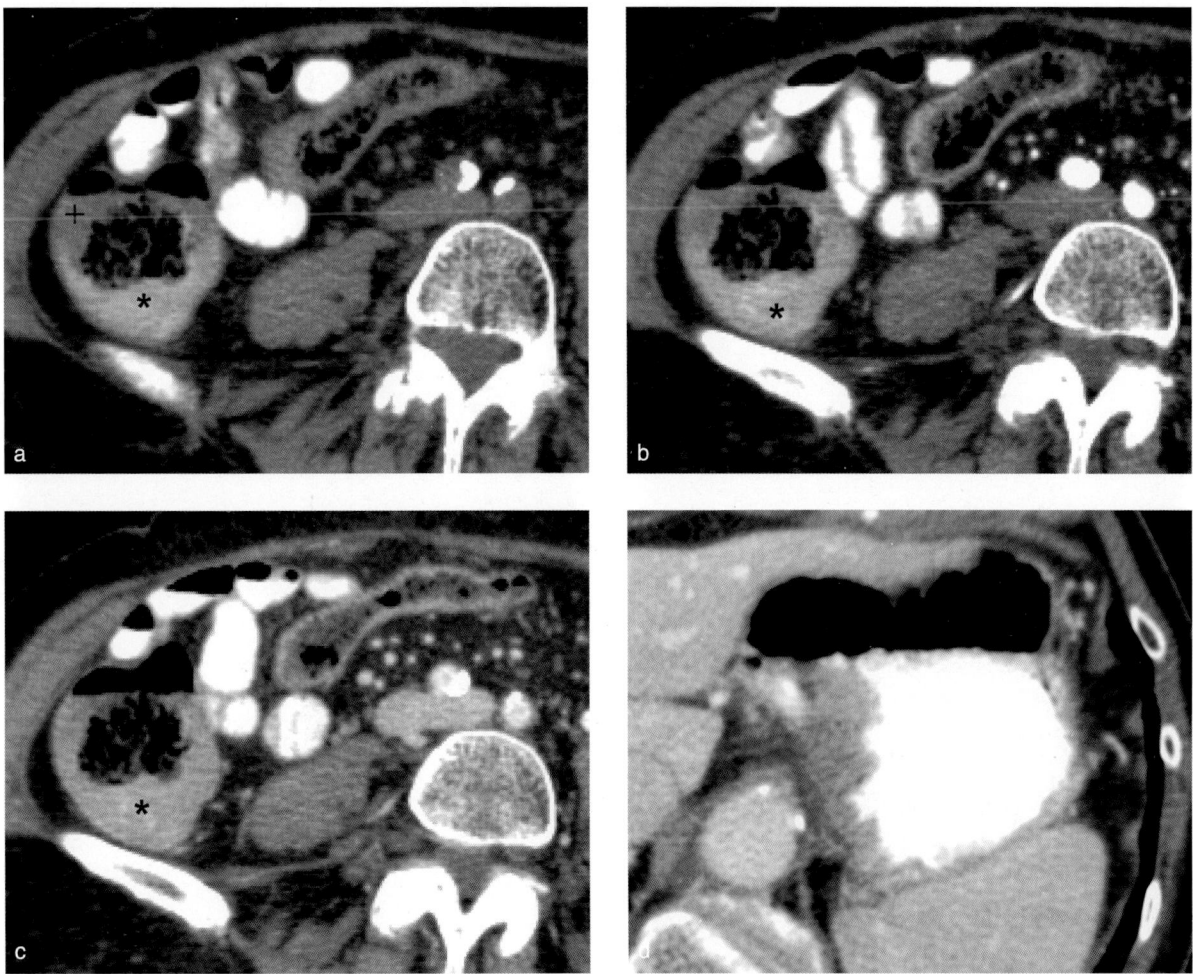

图1.35 不同的误诊都是基于病史与临床检查结果不足。a – c. 因黏膜壁内出血导致的升结肠壁向心性增厚被误诊为癌症,多层螺旋 CT 平扫发现受累肠壁局部密度增高是典型的壁内出血的表现(a),灌注扫描与正常肠段(十字形)相比未发现血肿内(星号)密度改变;d. 胃镜检查后 CT 扫描发现胃底部胃壁增厚,初诊为癌症,重复胃镜检查被确诊为息肉样血凝块

2 胸部 *Chest*

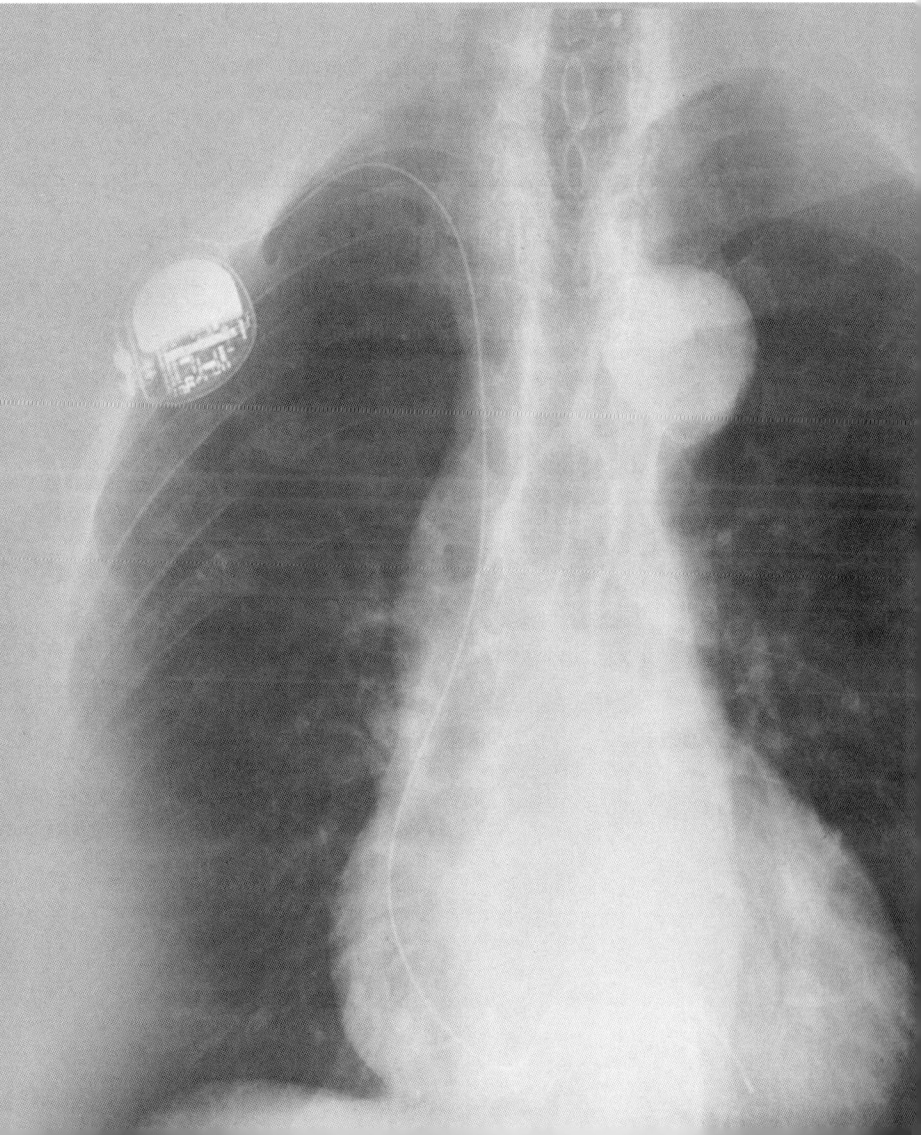

手术后正常表现？

病史与临床检查结果

一位 52 岁的女性患者因 pT3 N1 M1 期结肠癌并肝转移行部分结肠切除术，术后第 2 天，在 ICU 行术后常规胸部 X 线片检查，胸片示心肺无明显异常，患者带有气管插管，心电监护设备在腹部显示致密金属影。

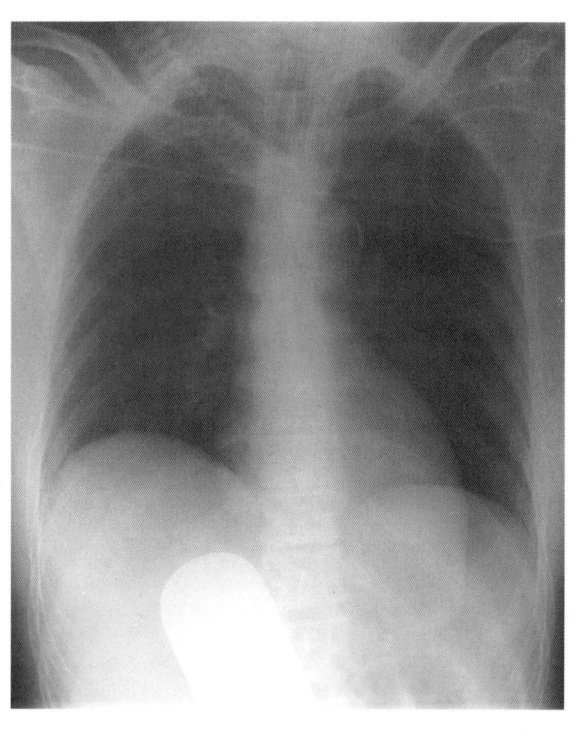

图 2.1 胸部 X 线片。胸片报告心肺无明显异常，气管内可见气管插管影，心电监护设备在腹部显示致密金属影

病例追踪与总结

同一天患者又行左腹部剖腹手术，因为发现前次手术有一个牵引器遗留在腹腔内。

误判分析与防范策略

放射科医生在没有病史和阳性发现的情况下，仅仅通过阅读一张胸片很难考虑到医源性异物的存在。

另一位 43 岁的患者因宫颈癌行经阴道子宫切除术后，盆腔的一个特殊类型异物被误诊。出血的并发症是因为手术中误伤了一条大的盆腔血管。手术后出现血压严重下降，CT 怀疑术后再出血（图 2.2）。

CT 示在原子宫部位左侧发现一新鲜血肿以及一个含有金属条的低密度异物位于手术一侧，表明手术区域存在异物。为了止血并确认异物进行了再次手术。

手术证实左侧子宫动脉损伤导致血肿形成。手术区没有发现止血海绵或止血垫，但在第一次手术中填充在直肠内的止血海绵忘记取出了，在本次手术中取出。

CT 明确诊断了左侧髂内动脉分支损伤及继发血肿的形成，证实了在小骨盆内遗留了止血海绵，但对止血海绵的定位发生了错误，没有进行详细地解剖分析导致了直肠内止血海绵定位错误。

2 胸部

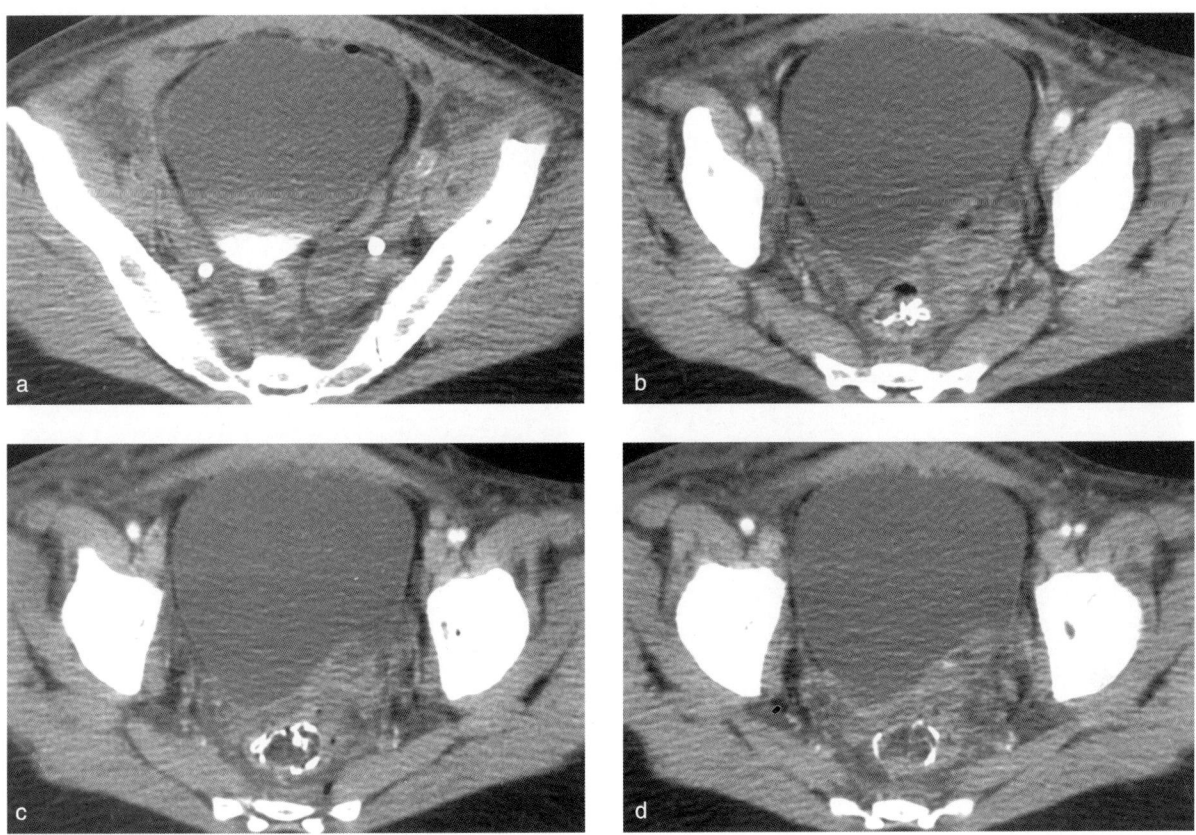

图 2.2　切除术后 CT：经静脉注射对比剂后动脉早期见一血肿位于子宫切除区，金属样标记物为外科特有的海绵纱布或圈垫补物

不显影的中心静脉导管/错位的中心静脉导管/中心静脉导管放置失败

病史与临床检查结果

放射技师于某日 10:24 为一 66 岁男性患者拍摄胸部正位 X 线片并上传给主治医师进行阅片。临床上要求确定中心静脉导管的位置以便于手术,但胸部正位 X 线片只显示右肺下叶的高密度和主动脉弓的延长,未显示中心静脉导管。

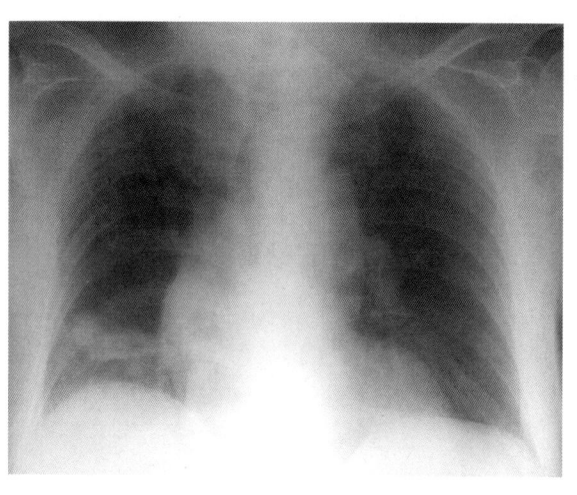

图 2.3 10:24 胸部正位 X 线片示右肺下叶的高密度和主动脉弓的延长,没有显示中心静脉导管

病例追踪与总结

急诊科医生在物理检查昏迷的患者时注意到尚未放置中心静脉导管。由于病房医生正在手术,病房护士没有说明这种情况,患者被送回病房。大约 1 h 以后麻醉科医生在紧急情况下要求患者重新摄取胸部正位 X 线片以确定中心静脉导管的位置。

后来的电话记录显示,标准流程应该是麻醉申请单(放置中心静脉导管)和胸部摄影申请单(确定中心静脉导管位置)与患者一起送到急诊科。科里医生没有注意到两张申请单的先后顺序,首先把患者送到放射科。放射科技师没有阅读申请单上的内容,就自行拍了胸部正位片。

最后,当日 12:58 的胸片正确标记了 CVC 的位置。

误判分析与防范策略

放射技师在进行拍片前必须注意患者有没有中心静脉导管的连线。

放置中心静脉导管后拍摄胸片检查导管的正确位置、排除气胸是医院的常规做法,所以拍摄胸片应符合适应证。

内脏反位？

病史与临床检查结果

一位 61 岁的男性患者，欲行右肩部的皮肤鳞癌手术。术前准备包括胸部正位 X 线片（图 2.4），胸片示在脊柱第二个侧弯处表现为强直性脊柱炎并显示内脏反转（心影和气管位于右侧）。

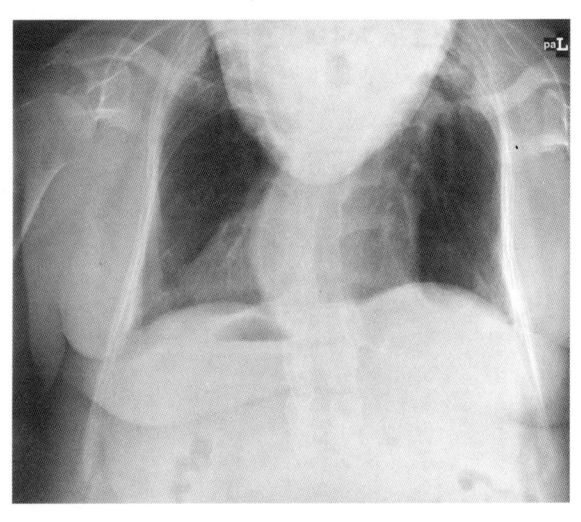

图 2.4 胸片示脊柱第二侧弯处强直性脊柱炎。胸片初步诊断内脏反转

病例追踪与总结

脊柱后凸畸形的患者无法摄取 PA（后前位）图像，获得的是 AP（前后位）图像。放射技师忘记了改变图像方位的标记（在图 2.4 中标记是 PA 图像的左侧）。另外一个技术缺点是投照方向不平行。

误判分析与防范策略

脊柱后凸的患者难以摄取后前位胸片。放射技师没有矫正射线束以显示正常结构，同时忘记改变标记侧别。在胸部正位片上，脊柱后凸患者的下颌投照在胸廓上口是这类患者的典型标记。

一个影像检查包括多个步骤，涉及放射技师和医生。应避免错误理解，以节省时间，要注意放射科检查中所有特殊情况都要常规通知并与放射科医生沟通。

起搏器安装正常表现/断线/绝缘失效

病史与临床检查结果

一位 82 岁的男性患者，因心动过缓放置心脏起搏器。术后胸部 X 线片示左心室肥大、双侧胸腔积液、慢性阻塞性肺病（图 2.5）。

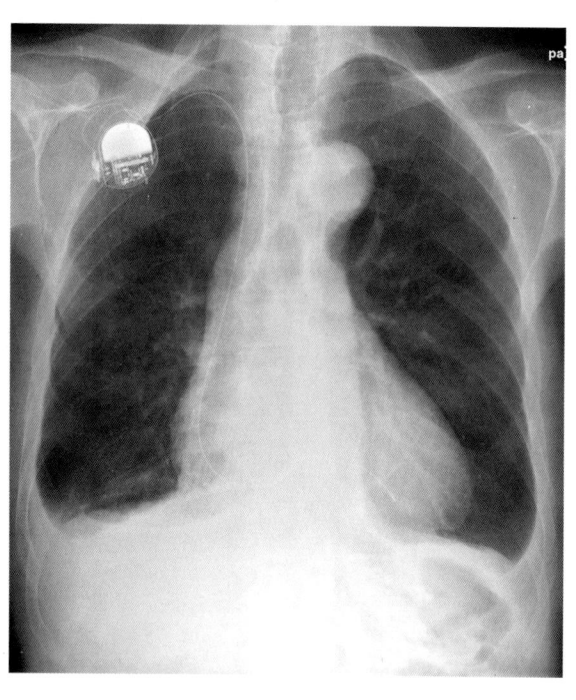

图 2.5　心脏起搏器植入术后胸部正位片示心室电极，左房室肥大、充血性心衰致胸腔积液，并慢性阻塞性肺病

病例追踪与总结

随后的几个月中，患者右侧手臂出现抽搐症状，并且起搏器起搏阈值不断提高。起搏器植入四个半月后胸部平片示心脏大小外形正常，胸水消失，并且腋下起搏器导线部分透明缺损（图 2.6～2.8），说明起搏器线有破裂，但是外科手术显示导线没有破裂口。随后将起搏器电极移动到胸大肌旁并进行再绝缘处理后，症状得到改善。

误判分析与防范策略

由于缝合在胸肌上的导线过紧，导线的牵拉使其外绝缘层破裂，破坏了绝缘。导线变细的部分在胸片上显示为透明线，肌肉的自动收缩是因为起搏器电流从绝缘缺损处泄漏到周围肌肉引起的，这也引起了起搏器阈值的提高。据临床经验，有 0.1%～1% 的起搏器会因为制造缺陷或手术技术的损伤而需要重装。

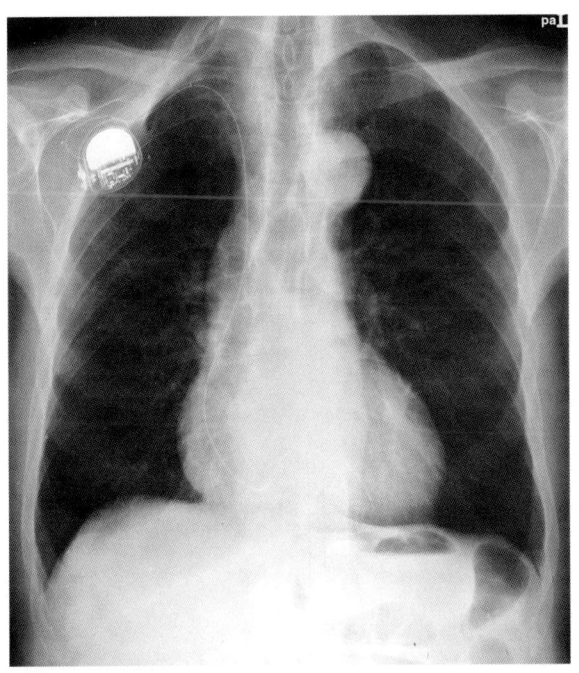

图2.6 起搏器植入四个半月后的胸片,显示心脏大小恢复正常,胸水消失,腋下起搏器透明缺损增大

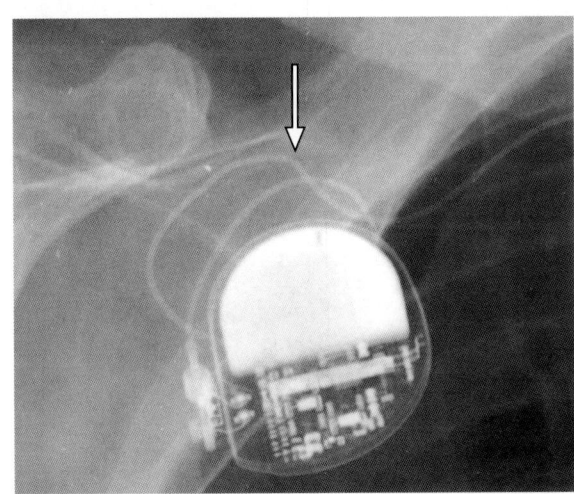

图2.7 最初的胸片检查中起搏器导线的透明缺损

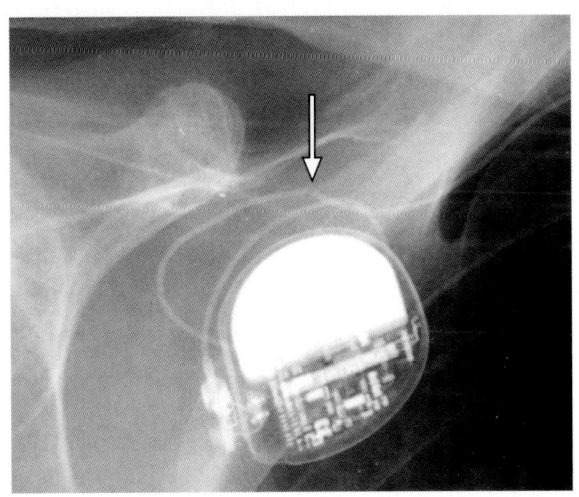

图2.8 四个半月以后的胸片

错位的 CVC？

病史与临床检查结果

一位12岁的女性患者因麻醉意外在ICU复苏后,拍摄胸部X线片(图2.9)。已知她是永存左上腔静脉,根据其主管医师提供的信息,可能通过左锁骨下动脉导管产生盗血。因为ICU医师在紧急情况下没有给放射技师提供正确的要求,所以放射技师在没有明确要求的情况下将胸片直接传输至ICU。

大约12 h后患者行第二次复苏时行第二次胸片检查(图2.10),同样因为放射医师正在别处值班,放射技师又将胸片直接传送到了ICU。

2次检查都在2天后送至小儿科,分析2次检查结果得出结论:气管插管和鼻饲管的位置正常。第二次检查示左锁骨下静脉的CVC下端位置在T9水平。

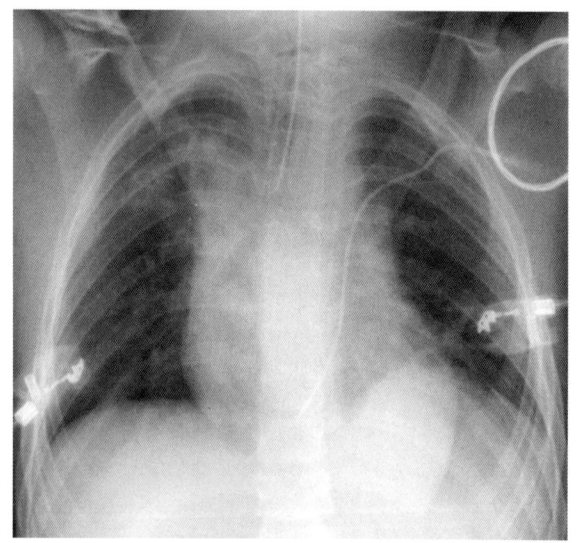

图2.9　首次复苏后胸片

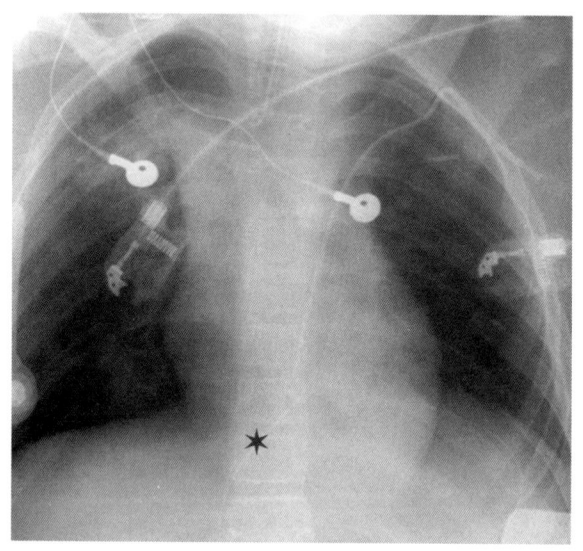

图2.10　12 h后二次复苏胸片。星号表示体外导管

病例追踪与总结

患者的静脉输液通过中心静脉导管进行。患者二次复苏时被确诊为心包填塞,心脏穿刺抽出的液体是透明的。CVC移位发生在同天晚上,第二天胸片示心脏和纵隔恢复正常,然而,循环停止和二次复苏导致的脑缺氧还是导致患者死亡。尸检证实了永存左上腔静脉,引流到冠状窦,然后进入右心房。大体观未见穿孔。

合理的解释是CVC穿透永存左上腔静脉或与上腔静脉相连的冠状窦进入心包腔,通过CVC的静脉输入液体导致了心包填塞,与尸检未发现穿孔并不矛盾,Booth等(2001)曾描述了因营养液进入心包导致致死性心包填塞的病例,在这种情况下,血液正好从CVC吸出用于灌注。诊断CVC错位的方法是观察到心包腔内的液体和实验室证实抽取物为静脉输液。尸检未发现穿孔,是因为尸检前CVC已经被抽出。

误判分析与防范策略

在诊断工作中出现下面的错误:

- ICU没有及时提供正确的影像检查要求。
- 放射主治医师未意识到导管进入心包的危险性。
- 在第二次胸片中忽视了心包填塞征象(心脏边界失常、肺部血流量减少)。

位于永存左上腔静脉的CVC与胸主动脉平行走行。导管向内偏移是因为左上腔静脉回流到冠状窦,由于解剖上的变异,这个位置的弯曲使导管的尖端很容易造成管壁穿透。另外,导管的末端不应当穿过位于房室瓣水平的冠状窦。胸片在通过 CVC 团注对比剂的情况下可以显示对比剂的分布,以此可以确定导管的位置。

在 2 次胸片中,对于一个 12 岁的孩子来说,心脏和纵隔都显示过宽(图 2.11)。有了病史和 CVC 位置,鉴别诊断应包括扩张性心肌病(可以是复苏过程中发生的)和心包积液。纵隔扩大可能是先前复苏的结果。

在最初的胸片已经预示可能有严重后果,当病情发展时没有立即让有经验的放射医师阅片,这都有违操作常规。存在 ICU 的影像也没有在能够预防心包填塞的时期内重新判读。这违反了《欧盟成员国质量保证指南》中要求影像检查要及时阅读,并将发现写入固定格式的报告中这一原则。

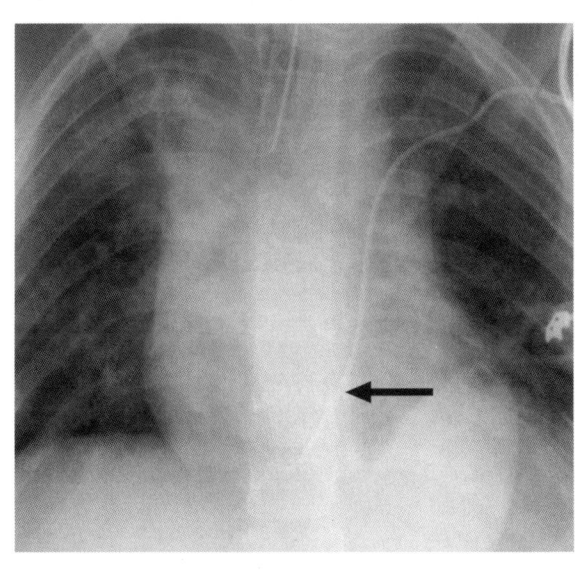

图 2.11 回顾解释图 2.9。导管通过左侧锁骨下静脉沿着左侧脊柱下行,在 T4/5 水平沿着胸主动脉外侧缘下行,在 T6/7 水平内转。在这里应该怀疑导管移位,因为导管下部过分内移,而且末端低于瓣膜水平。对于一个 12 岁的孩子来说,心脏显得太大并且不是一侧增大,纵隔增宽。鉴别诊断应包括:扩张性心肌病、心包积液、心包积血、纵隔血肿和纵隔积液

永存左上腔静脉

永存左上腔静脉是先天性异常,因胎儿发育期左主静脉没有闭塞所致。通常永存左上腔静脉沿着中线左侧下行,通过主动脉弓前面,大约 90% 通过冠状窦注入右心房。Leibowitz 等(1992)报道,在 4 000 例中心静脉导管定位检查中只有 5 位患者(0.1%)有永存左上腔静脉。根据文献报道,导管穿透冠状窦可以导致心律失常等异常。尸检统计表明由于永存左上腔静脉而导致的意外大约为 0.3%,先天性异常导致的意外发生率是 3% ~4%。80% 的患者也有一个开放的右上腔静脉。

参考文献及建议阅读

Booth SA, Norton B, Mulvey DA. Central venous catheterization and fatal cardiac tamponade. Br J Anaesth 2001; 87:298 – 302

Collier PE, Ryan JJ, Diamond DL. Cardiac tamponade from central venous catheters report of a case and review of the English literature. Angiology 1984; 35:595 – 600

Council of the European Union. Council Directive 96/29/EURATOM of 13 May 1996 laying down basic safety standards for the protection of the health of workers and the general public against the danger arising from ionizing radiation. http://ec. europa. eu/energy/nuclear/radio-protection/doc/legislation/9629_en. pdf(accessed January 10, 2011)

Council of the European Union. Council Directive 97/43/EURATOM of 30 June 1997 on health protection in individuals against the dangers of ionizing radiation in relation to medical exposure, and repealing Directive 84/466/Euratom. http://ec. europa. eu/energy/nuclear/radioprotection/doc/legislation/9743_en. pdf (accessed January 10, 2011)

Kamola PA, Seidner DL. Peripherally inserted central catheter malposition in an persistent left superior vena cava. J Infus Nurs 2004; 27:181-184

Kao CL, Chang JP. Malposition of a catheter in the persistent left superior vena cava. A rare complication of totally implantable venous devices. J Cardiovasc Surg 2003; 44: 145-147

Leibowitz AB, Haplpern NA, Lee M-H, Iberti TJ. Left-sided superior vena cava: a not-so-unusual vascular anomaly discovered during central venous and pulmonary artery catheterization. Crit Care Med 1992; 20: 1 119-1 122

Lonnqvist P-A, Olsson GL. Persistent left superior vena cavaan unusual location of central venous catheters in children. Intensive Care Med 1991; 17:497-500

Sarodia BD, Stoller JK. Persistent left superior vena cava: case report and literature review. Persp Care 2000; 45: 411-416

Sheep RE, Guiney WB. Fatal cardiac tamponade. JAMA 1982; 248:1 632-1 635

Ying Z-O, Ma J, Xu G, et al. Double superior vena cava with a persistent left superior vena cava. Intern Med 2008; 47:679-680

正常术后表现/纵隔肿块

病史与临床检查结果

一位31岁的女性患者因咳嗽、疲劳乏力4周行胸部X线片检查。患者幼年曾因法洛四联症行心脏矫正手术,术后无明显异常。胸片诊断为左上纵隔肿块(图2.12)。

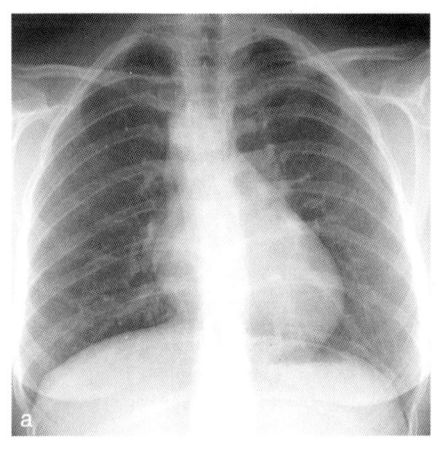
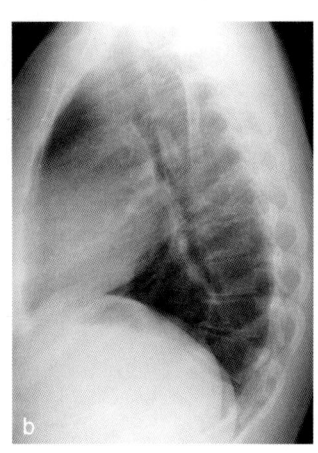

图2.12 胸片显示左上纵隔肿块。患者幼年时曾因法洛四联症行心脏手术。胸片显示下胸椎和胸腰椎结合部侧弯

病例追踪与总结

MRI检查排除了纵隔肿瘤。影像显示右侧降主动脉(正常先天变异)伴术后改变(图2.13)。

误判分析与防范策略

分析正位胸片时,未发现心脏和右侧降主动脉的病理异常(图2.14, 2.15;表2.1)。右侧降主动脉和位于异常位置的狭窄的肺动脉重叠(图2.16),被误认为是纵隔肿瘤。此错误可以通过对比侧位胸片避免(见图2.12b),侧位胸片并未显示纵隔肿瘤。

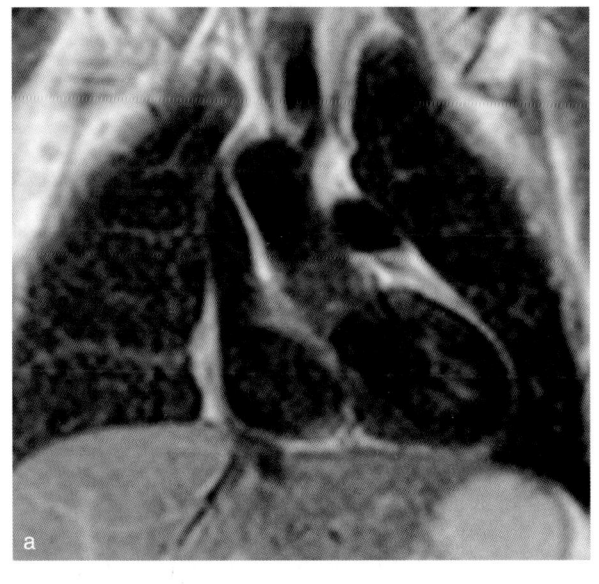
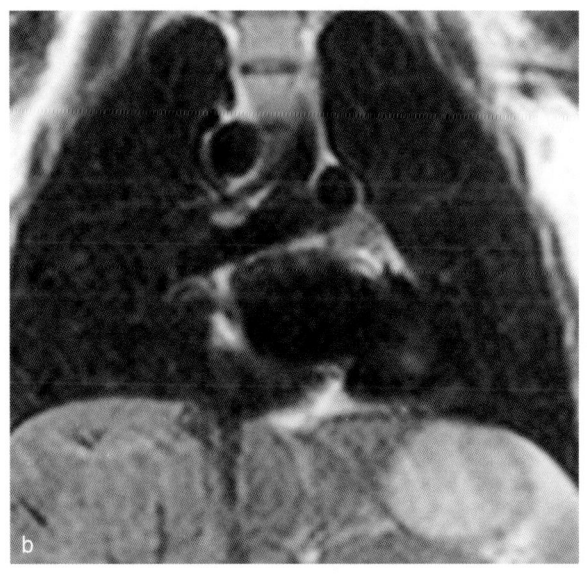

图2.13 MRI 冠状 T2 加权成像显示正常的术后改变。a. 前纵隔;b. 中纵隔

影像误诊病例分析

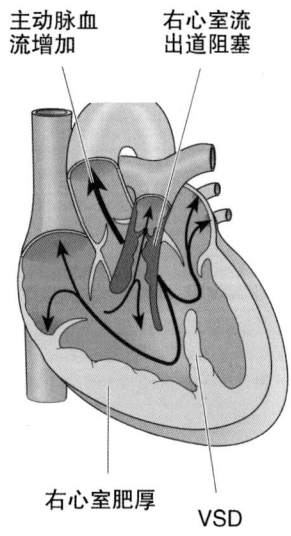

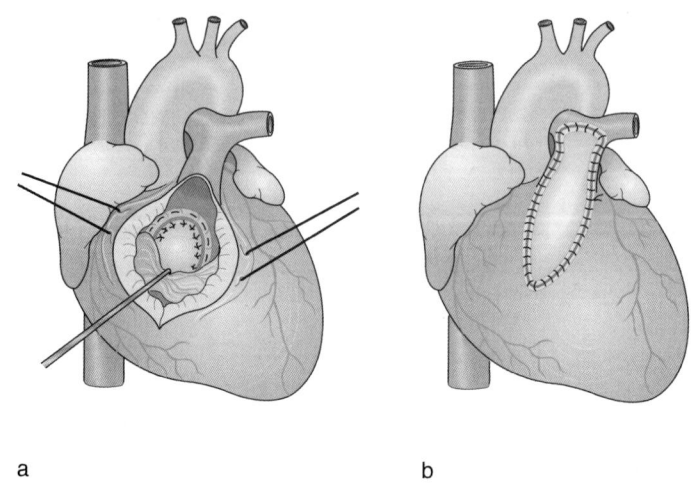

图2.14 法乐四联症的病理解剖和病理生理学，VSD：室间隔缺损

图2.15 外科手术矫正法洛四联症。a. 室间隔缺损通过 Dacron 或 PTEE 补丁修复；b. 肺动脉切开术

表2.1 法洛四联症的胸部X线片表现

病理解剖学和病理生理学	胸部X线片表现
心脏形态正常或者右心室扩大（由于肺动脉狭窄压力过大导致的右心室肥厚）	正常的心脏形态
	右心室扩大
	心尖向上翘起
增宽的主动脉（负荷过重）	
肺动脉发育不全	由于肺动脉段发育不良导致降主动脉和左房外侧缘凹陷
血流速度降低	肺血管直径减小
	外周肺血管影减少
右位降主动脉（大约20%的病例）	主动脉降至胸骨右侧

法洛四联症

法洛四联症是一种先天性心脏畸形，占所有先天性心脏畸形的10%～15%。该病主要有4种病理畸形：室间隔缺损（VSD）、肺动脉漏斗部或瓣膜部狭窄、主动脉骑跨及右心室肥厚。它的血液动力学主要取决于右心室流出道的阻塞程度。胚胎时期的发育不良主要是右心室漏斗隔位置前移，由正常的朝向右后下方变为朝向左前上方，结果漏斗隔与心室漏斗褶融合，最终形成一个嵴，这样前后支就不能够与这个隔的边缘重合，在前后支之间形成一个空隙，导致室间隔缺损与肺动脉漏斗部或肺动脉瓣狭窄。

大约1/3的患者有心血管异常，包括外周肺动脉狭窄（20%～28%），左肺动脉发育不良（20%）或未发育（2%），房间隔缺损或卵圆孔未闭（50%），继发性室间隔缺损（5%），右位主动脉弓（20%～30%）和冠状动脉畸形（4%～5%）。

室间隔缺损通常较大，这样在功能上就形成了一个共同的腔。右心室流出道的收缩期阻力决定了流入肺动脉和体循环的血流量。出生后肺动脉血流充足直到动脉导管关闭。动脉导管关闭后,动脉血氧饱和度下降。随着年龄的增长,右心室流出道进一步狭窄。肺动脉血流下降导致左心室和左心房发育不良。由于体循环的供血减少,外周血缺氧,以致在下一个肺循环中也不可能达到饱和,从而导致紫绀。长期的缺氧状态刺激骨髓造血,并导致继发性红细胞增多症。

婴儿或小儿在运动时会感到呼吸困难。儿童经常出现典型的蹲踞,因为这种姿势可以增加血流从而改善全身的血氧饱和度。

理论上,因为室间隔缺损不会自愈,漏斗部的狭窄也不会改善,对于每个法洛四联症的儿童都应该外科治疗。介入方法只能是姑息治疗或者作为手术治疗的辅助,例如在动脉导管内植入支架或肺动脉成形术来纠正外周肺动脉狭窄。有症状的儿童需要在出生后 3~4 个月手术,无症状的可以 1 岁以内。如果不手术,70%患病的儿童会在 10 岁前死亡。

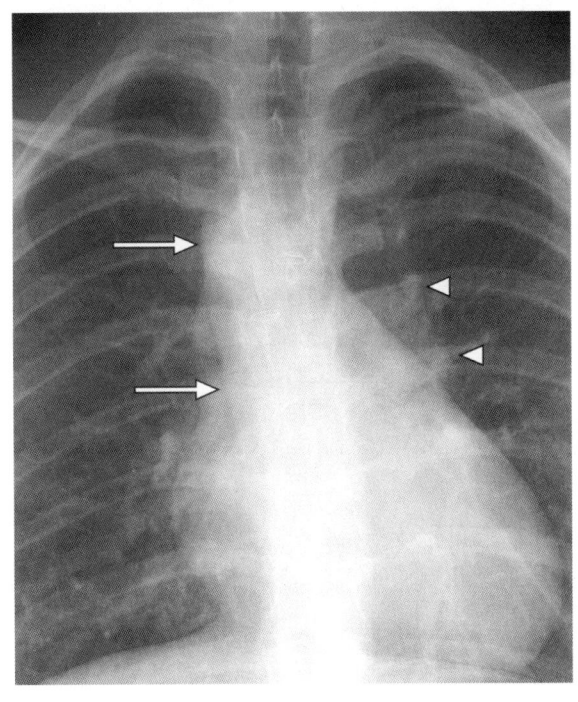

图 2.16 正位胸片(图 2.12a 局部放大)。重叠的左侧肺动脉(短箭头)被误认为是纵隔肿瘤。图中显示右侧主动脉弓和右侧降主动脉(箭头)

肺炎/肺静脉充血/肺气肿

病史与临床检查结果

一位86岁的男性患者行胸部X线片检查，以确认浸润是否有变化。影像报告描述双侧基底部胸膜粘连，左心室扩张，左上叶可见一硬化病灶，胸壁可见金属异物（图2.17）。排除了肺静脉充血和浸润。

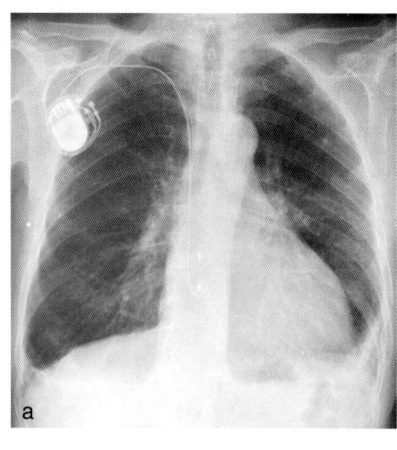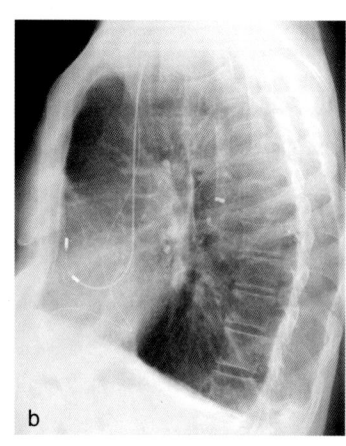

图2.17 胸部X线片显示双侧基底部胸膜粘连，左心室扩张，未见肺静脉充血，左上叶可见一硬化病灶，胸壁可见金属异物

病例追踪与总结

由于平片检查与临床表现不符（炎性标记物下降，咳嗽频率下降，心脏起搏器功能正常），心内科主治医生评估了该患者6周前的胸部平片，发现相同的放射科医生描述了左肺下叶和舌段广泛的炎性浸润、右下叶中度浸润和符合胸膜炎表现的胸腔积液（图2.18）。

误判分析与防范策略

在阅读胸部平片时出现了以下错误：
- 未注意患者的病史。
- 忽略了患者之前的检查结果。
- 以下错误出现在影像分析中：①未注意到侧位片上扁平的膈，它是肺气肿的主要指征（图2.19）；②对于肋膈角密度增加，诊断为胸膜炎还是胸膜粘连欠考虑；③未发现左下叶线状影。

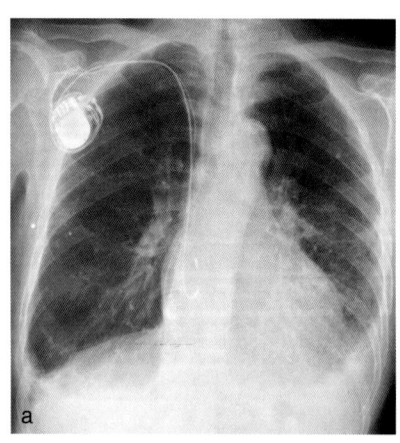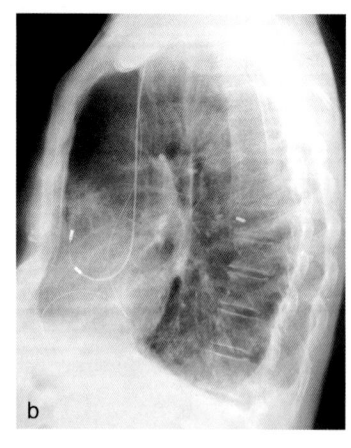

图2.18 6周前的胸片检查显示双侧充血性肺炎伴胸腔积液

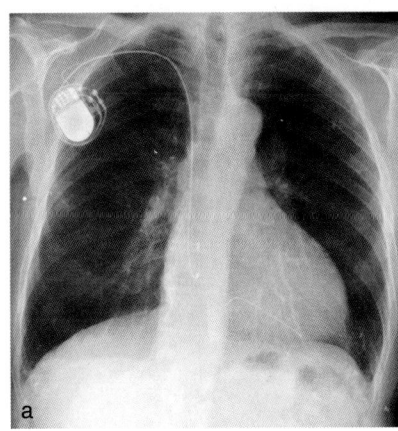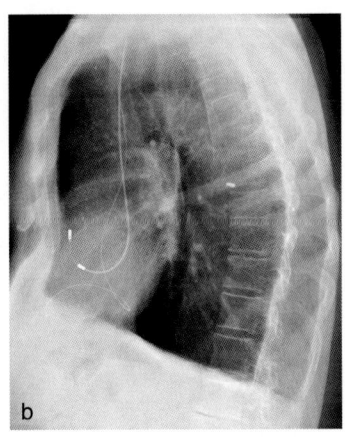

图 2.19 3个月后胸部平片显示肺充血、胸腔积液和浸润好转。X 线表现符合肺气肿表现

肺炎/肿瘤/空洞

病史与临床检查结果

一位88岁患有老年痴呆的女性患者,因高热从老人之家转到医院。夜班期间首次拍摄胸部平片报告为正常(图2.20)。因为患者未有临床及实验室指标显示炎症,第二日早晨患者被送回老人之家。

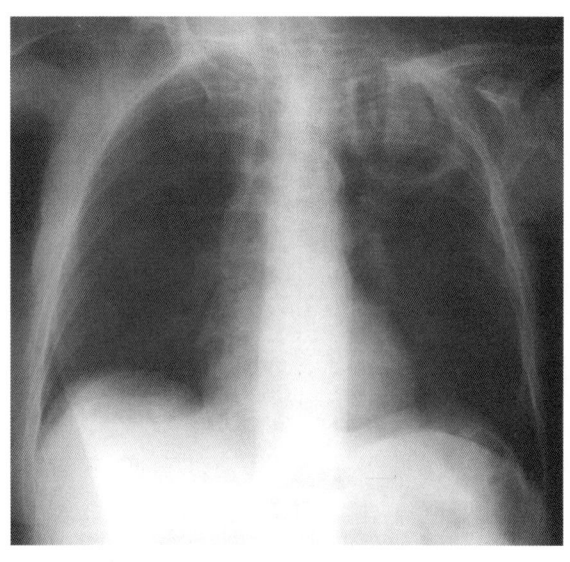

图2.20　首次入院时胸部平片

病例追踪与总结

次日早晨一位放射科医生阅读此片,发现左肺上叶有一厚壁空洞(图2.21b)。相对于3个月前的检查,这是一个新病灶(图2.21a)。鉴别诊断包括肺结核和真菌感染。因为病程较短,所以不考虑肺癌伴发的坏死。患者再次入院并出于传染考虑,被隔离治疗。CT检查证实了胸部平片的诊断,显示左上叶炎性浸润和空洞(图2.22a)。由于未在痰液和支气管洗涤液中发现抗酸杆菌和真菌,所以在CT引导下穿刺活检空洞后壁,后确诊为肺结核(图2.22b)。

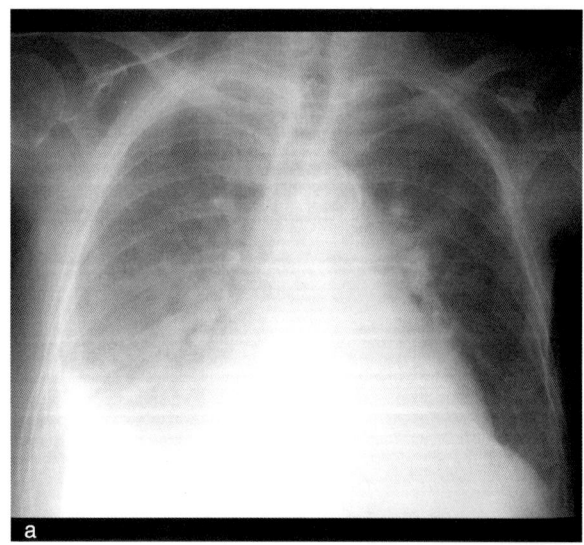
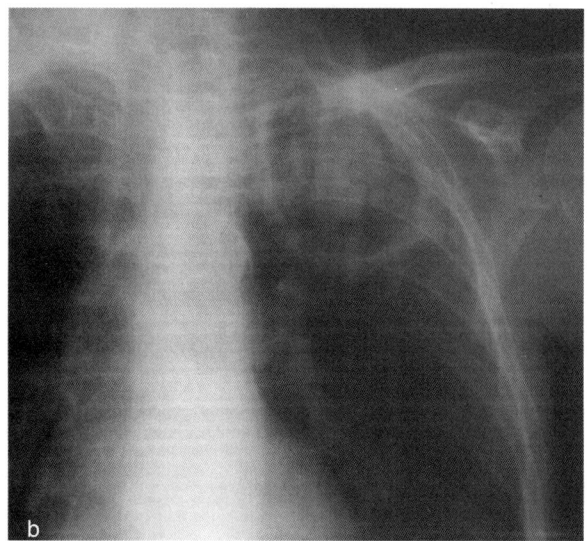

图2.21　X线片随访。a. 3个月前胸片显示左心室代偿失调伴左肺静脉充血和双侧胸腔积液,以右侧为著;b. 当前检查显示心室代偿失调(图2.20显示病灶的图像局部放大),空洞和左上叶新的炎性浸润

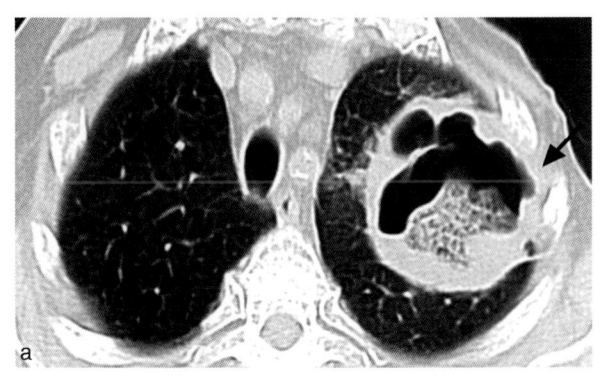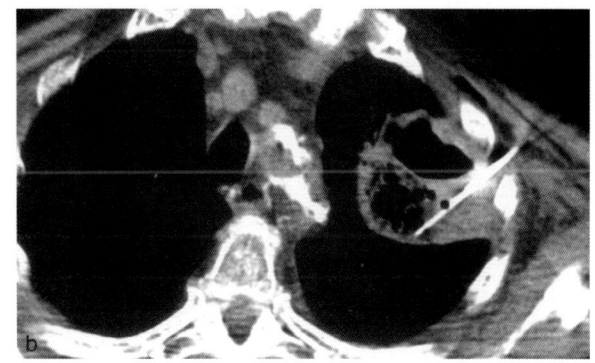

图 2.22　a. 轴位 CT 显示左上叶空洞并与左侧胸壁关系密切(箭头);b. CT 引导下穿刺活检

误判分析与防范策略

漏诊左上叶的空洞是读片的主要错误。由于未见异常征象,次日早晨患者被送回老人之家,并没有等待影像报告也没有申请远程影像会诊。该情况下本应快速隔离患者。

如图 2.23 所示,急性肺结核的病变最初被漏诊。患者在 CT 引导下经皮行肺结节穿刺(图 2.23c),穿刺时,在右肺尖发现新鲜的结节状高密度灶,符合肺结核的形态学表现。随后进一步组织学检查,证实了肺结核的诊断。

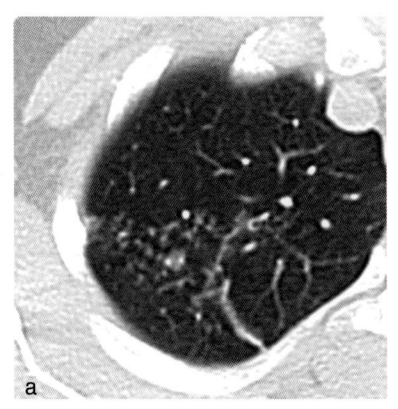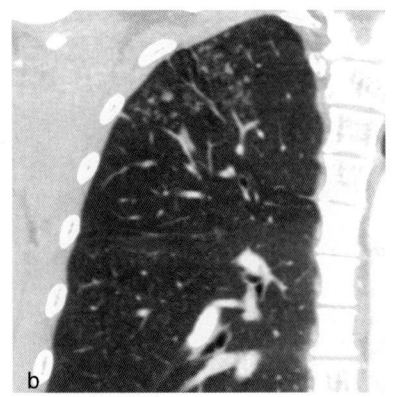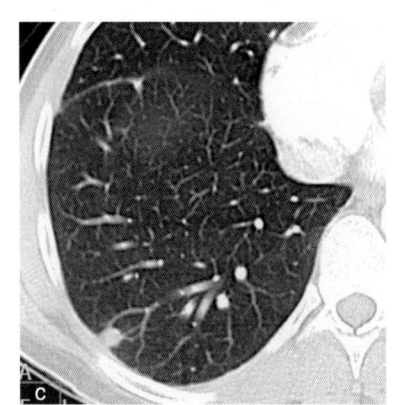

图 2.23　患者行 CT 引导下穿刺活检,发现右下叶有可疑肺部恶变病灶。a. 右上叶轴位扫描;b. 右上叶冠状位重建;c. 右下叶轴位扫描

肺结核

目前,肺结核(TB)的全球发病率为每年 140/100 000 人,死亡率每年 19/100 000 人。其中,欧洲的发病率和死亡率为每年 47/100 000 人和 7/100 000 人;美国为每年 29/100 000 人/和 2/100 000 人。TB 的致病菌为抗酸性分支杆菌,肺部最容易被感染(86%),其次为淋巴结(7%)与泌尿生殖道(4%)。

致病菌检验　检测结核的致病菌可以通过光学和荧光显微镜检查痰液、支气管分泌物、尿液和活检组织,或者通过聚合酶链式反应(PCR)检查。如果显微镜无法发现分支杆菌而临床又高度怀疑,可以进行样本培养,需要 3~5 周。开放性 TB 的定义是可以在痰液、尿液、粪便或者瘘管排出物中检测到致病菌。

继发性TB 这种类型发生在曾经感染并痊愈但免疫力减弱的患者。分支杆菌通过血流向肺进行血源性传播。分支杆菌的毒性取决于肺的生理状态。当患者有较好的免疫抵抗力时，病灶主要出现在上叶尖后段和下叶背段。这些病灶可以融合并形成空洞或者被包裹钙化。病灶易发在尖段是因为该区域氧气张力、灌注压较低以及较多的淋巴管。病灶演变为空洞是造成开放性TB的主要原因。免疫力低下的患者则易患粟粒性肺结核，特别是下叶。严重免疫力低下的患者可引起败血症（脓毒症），导致广泛组织坏死，死亡率很高。

增殖性病灶 增殖性病灶由浸润上皮细胞和巨细胞环绕淋巴细胞组成。病灶直径1～2 mm。单独的病灶可以融合，病灶中心为干酪样变，液化后经引流支气管排出，形成结核空洞。较新鲜的空洞周围可见炎性浸润。

脓肿和空洞 脓肿不会和支气管交通，增强扫描时脓肿壁环形强化，内部成分不强化。空洞CT扫描呈气体密度。支气管结核表现为引流支气管的壁增厚。在急性炎症期，空洞壁显示不规则增厚。结核空洞与肿瘤空洞通过影像很难鉴别，它们皆有不规则的厚壁、气液平和外周浸润。因此，可疑病灶应通过活检鉴别。

参考文献及建议阅读

World Health Organization (WHO). Tuberculosis. Fact Sheet No. 104, November 2010. http://who.int/mediacentre/factsheets/fs104/en (accessed December 28, 2010)

胸腔积液/肺不张

病史与临床检查结果

一位曾有多发硬化病史的 58 岁女性患者因怀疑肺炎被收入 ICU 病房。仰卧位胸部平片显示胸腔底部积液并指向左肺尖（图 2.24）。建议在超声引导下穿刺探查积液原因。

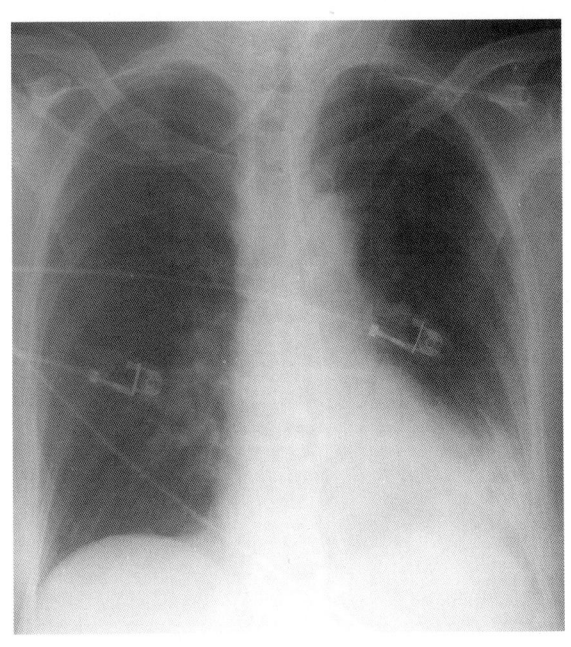

图 2.24 仰卧位胸部平片，显示左侧胸腔积液。平片还可显示左侧颈静脉导管、鼻饲管、ECG 导线和右上肺上方的体外导管

病例追踪与总结

患者次日胸部 X 线平片显示左肺肺不张，怀疑左主支气管被黏液阻塞（图 2.25）。随后的支气管镜检查确认左主支气管被黏液阻塞。黏液被吸出后，次日胸部平片显示好转（图 2.26）。

误判分析与防范策略

表 2.2 说明了胸部 X 线平片对肺不张与肺炎浸润的鉴别诊断。左肺容积减小支持肺不张的诊断。系统地分析所有解剖和临床细节可以避免发生这种错误。

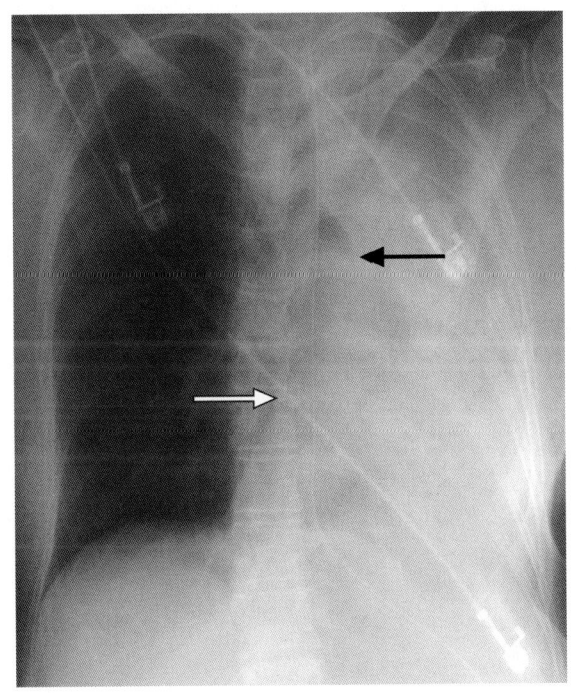

图 2.25 次日胸部平片显示左肺不张伴心脏和纵隔向左侧移位（白色箭头），左主支气管阻塞（黑色箭头）。可见监控和支持设备

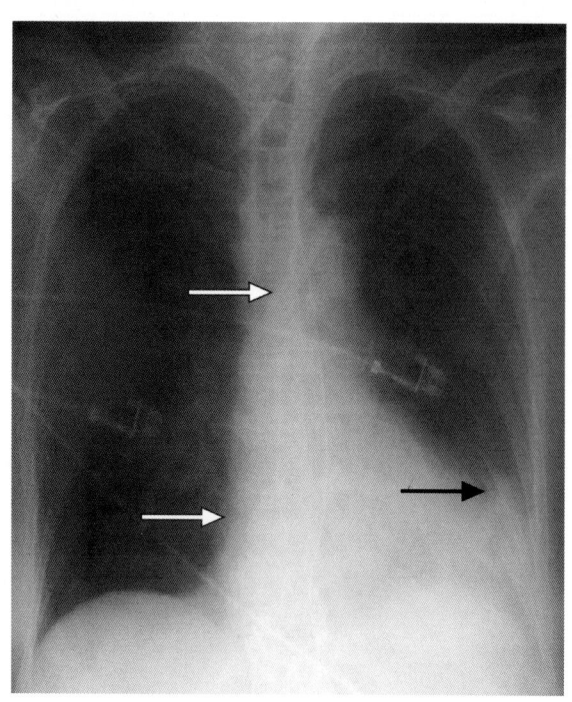

图 2.26 2 天后胸部平片，左肺不张显示为斑片状高密度影（黑色箭头）。心脏和气管重新回到胸部中线位置（白色箭头）

表 2.2 胸部平片鉴别肺不张、肺炎浸润和胸腔积液

标准	肺不张	肺炎浸润	胸腔积液
病灶范围	片状	点状或片状	片状
病灶边缘	模糊	模糊	锐利
纵隔和横膈移位	不移位或向患侧移位	不移位或向对侧移位	不移位或向对侧移位

肺炎渗出/肺转移

病史与临床检查结果

一位26岁无病史的女性患者因发热和咯血入院4周。患者主诉2周前家庭医生曾为其拍摄胸部平片,显示双肺炎性渗出。当前平片检查显示全肺点状高密度影,影像诊断为肺炎(图2.27)。实验室检查白细胞增多和血沉加快。患者在抗生素治疗后,症状未见好转。4天后患者换用其他抗生素,胸部平片显示浸润进展(图2.28)。

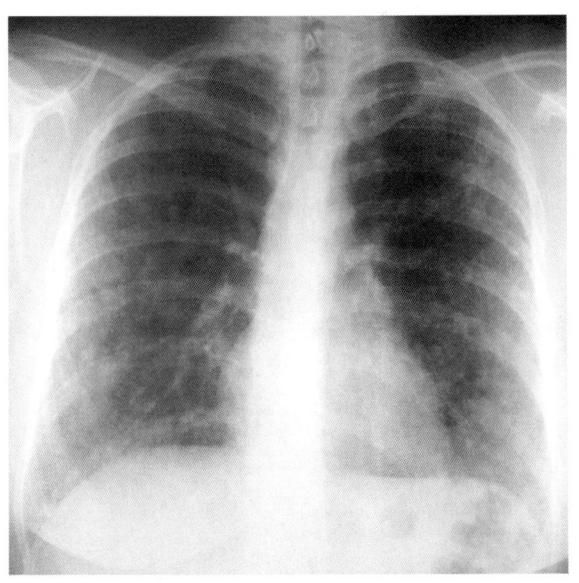

图2.27 住院胸部平片显示两肺灶性高密度浸润,诊断为肺炎

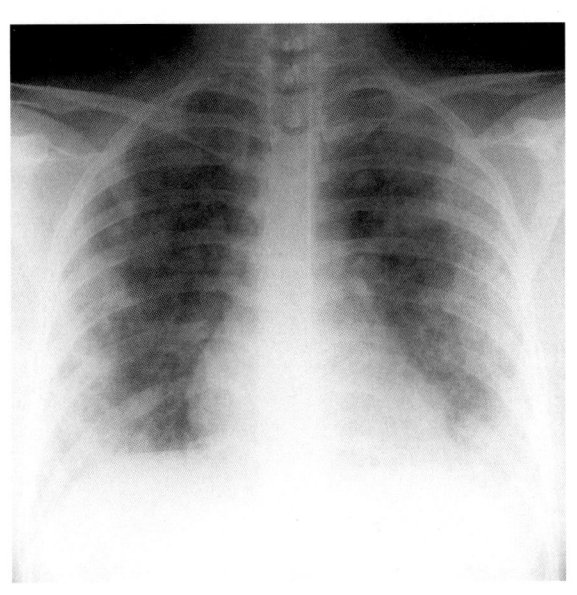

图2.28 4天后胸部平片

病例追踪与总结

因为患者症状未见好转,5天后,再次拍摄胸片,并进行胸部CT扫描(图2.29)。CT显示右心房低密度肿块延伸至右心室,可见双肺外周点状渗出及肝内低密度结节。诊断考虑血管炎、心内栓子、心脏肿瘤和转移瘤。肺组织活检证实病灶为来自横纹肌肉瘤的肺内转移瘤。患者随后接受化疗,但效果不佳,于几天后死亡。尸检显示位于右心房上方的横纹肌肉瘤转移至肺、肝和卵巢。

误判分析与防范策略

X线片上的点状(结节状)高密度影是非特异性的征象,肺泡病变、间质病变以及混合病变都会出现点状高密度影,所以鉴别诊断的范围很广(表2.3)。如果抗生素治疗无效则不支持单纯的肺炎。平片显示右心房增大提示了右心房肿瘤的可能(图2.30)。因为已经进行了胸部CT扫描,最后一次拍摄胸部平片是没有必要的。

影像误诊病例分析

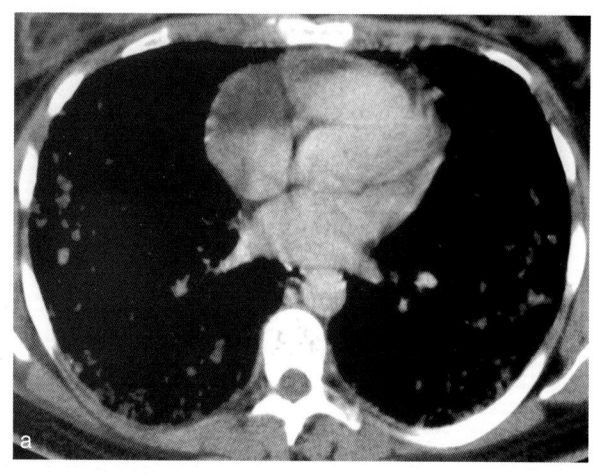
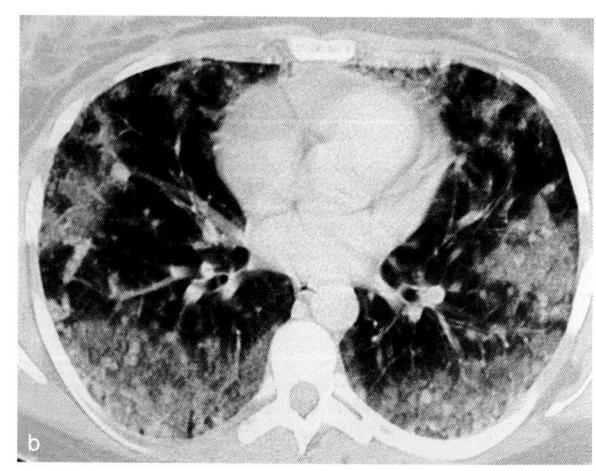

图 2.29　胸部 CT 扫描显示位于右心房和右心室区域的横纹肌肉瘤伴发弥漫性肺内转移瘤

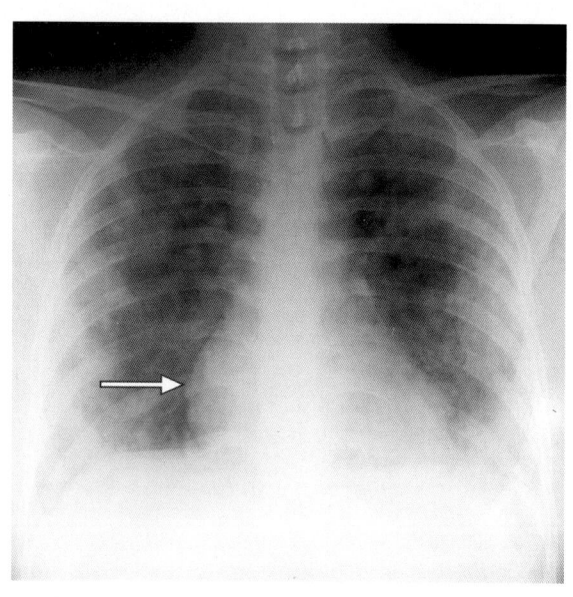

图 2.30　胸部平片显示肺内点状胸膜下渗出以及肿瘤生长导致的右心房增大

表 2.3　肺内点状高密度影的鉴别诊断

炎性疾病	细菌性肺炎,结核,病毒性肺炎,真菌性肺炎,寄生虫病,过敏性肺炎,结节病,结缔组织疾病
肿瘤疾病	转移瘤,恶性淋巴瘤,支气管肺泡癌,癌性淋巴管炎
其他疾病	特发性肺纤维化,组织细胞增多症,肺尘埃沉着病,中毒性肺泡炎,淀粉样变性,含铁血黄素沉着症,肺内出血

参考文献及建议阅读

Fraser RS, Muller NL, Coleman N. Fraser and Pare's Diagnosis of Diseases of the Chest. Philadelphia: WB Saunders; 1999

Prokop M, van der Molen A. Heart. In: Prokop M, Galanski M, eds. Computed Tomography of the Body. Stuttgart: Thieme; 2003

胸膜下脂肪/胸腔积液/肺内渗出

病史与临床检查结果

一位56岁的男性患者,4周前肺炎治愈后,现实验室炎症指标再次升高,并伴发低热,遂行胸部CT检查。CT显示有厚度大约1 cm的心包积液和左肺斜裂附近的包裹性积液;未发现肺内渗出物(图2.31)。

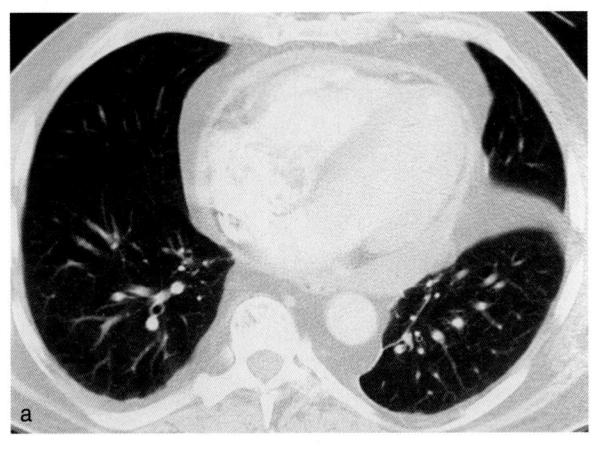
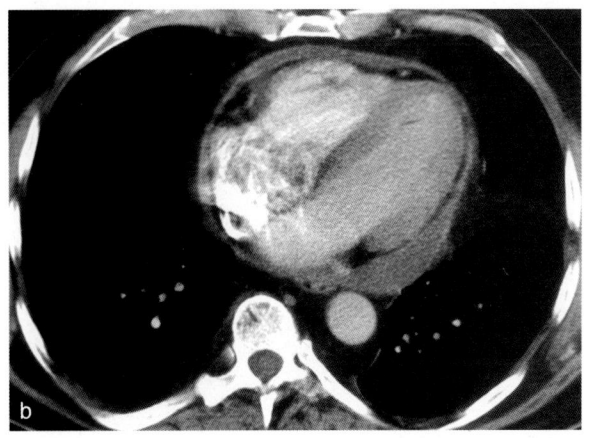

图2.31　胸部CT扫描诊断为心包积液和位于左肺斜裂的包裹性积液

病例追踪与总结

后经证实叶间积液是叶间裂的脂肪沉积,属正常变异,亦可见于纵隔脂肪瘤样病。诊断心包积液是正确的。

误判分析与防范策略

以下方面在影像分析过程中应当注意:
- 使用多种窗宽值。与心包积液不同,所谓的叶间胸膜积液在纵隔窗看不到,因为它的灰度与纵隔、心包和皮下脂肪相似(大约-100 HU)。当在纵隔窗下观察时(窗宽400 HU,窗位40 HU),胸膜沉积物与肺组织灰度相同。
- 分析局部解剖和病理解剖。增厚的斜裂与增厚的纵隔纤维脂肪组织连续。
- CT是唯一可以得到物体密度信息的影像方法。MRI和超声只能得到相对的灰阶信息,因此,CT在评估组织和液体的质量方面要优于MRI和超声。

豪斯菲尔德单位和窗宽、窗位设置

在CT数据采集时,需要计算X线穿透目标物体后的相对衰减值。计算机把这些衰减值与水对X线的吸收系数关联以得到量化的影像数据。在豪斯菲尔德单位(Hounsfield Unit,HU)中,将水对X线的吸收系数作为参考值并以水的HU值为0。高密度的组织(比水高的X线吸收系数)设置为正值,低密度的组织(较水低的X线吸收系数)设置为负值。整个范围通常为4 000个HU单位。矩阵中每一个像素的HU值对应灰阶。然后各种灰度值用来显示被扫描物体的密度分布。

因为人眼只能区分100个灰度范围,所以全幅灰阶的图像分辨率较低,不适于诊断分析。分辨率较好的图像HU值通常选择扫描物体的部分密度,也就是"窗"来对应全幅的灰阶。HU的范围就是窗宽,HU的中心值就是窗位。窗宽和窗位设置为最大感兴趣区的密度范围。密度值低于窗值的在图像中显示黑色,密度值高于窗值的在图像中显示白色。对于全身复杂的解剖部位,应该调整不同的窗宽、窗位以最好地利用图像的诊断信息。

参考文献及建议阅读

Prokop M. Principles of CT, spiral CT, and multislice CT. In: Prokop M, Galanski M, eds. Computed Tomography of the Body. Stuttgart: Thieme; 2003

主动脉夹层/主动脉壁血肿/纵隔血肿

病史与临床检查结果

一位 66 岁无主动脉病史的女性患者行冠状动脉造影检查,导管进入主动脉时阻力很大。患者在造影后主诉颈静脉窝和胸骨上有压痛,并在吞咽时疼痛加剧。因为临床怀疑主动脉夹层,患者在急诊科行 CT 血管成像检查(图 2.32)。以下是诊断结果:主动脉夹层,范围从主动脉弓到主动脉分叉处;胸主动脉真腔可见最大 50% 的狭窄;腹腔干、肠系膜上动脉和双侧肾动脉皆由真腔发出。

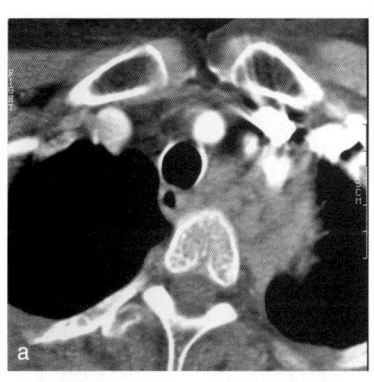
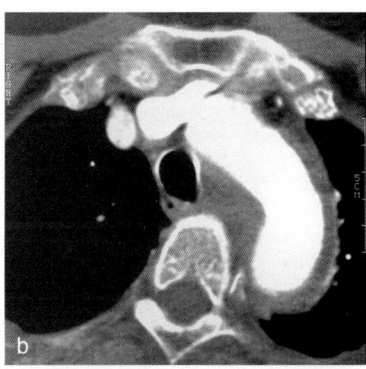
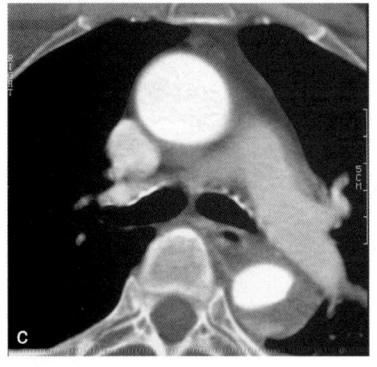
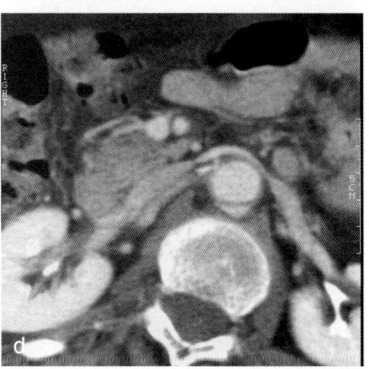

图 2.32 CT 血管成像显示主动脉夹层,主动脉夹层范围从主动脉弓到主动脉分叉处,右侧肾动脉从真腔发出

病例追踪与总结

因为患者临床症状稳定,所以没有进行血管介入或外科治疗。几天后,患者病情好转。胸部平片显示上纵隔轻度增宽(图 2.33)。

3 周后的 CT 血管造影显示胸主动脉的假腔不再充盈,并成为主动脉的壁(图 2.34)。上纵隔内的纤维脂肪组织增宽并密度增加,主动脉弓(首次检查未见显示)也在右侧胸部,沿着气管和食管的位置显示。

误判分析与防范策略

医生忽视了患者的主诉(吞咽时疼痛加剧)、上纵隔增宽、密度增加和上段支气管向右移位等征象(见图 2.32),这些都提示上纵隔有出血。

渗出物明显是由主动脉弓水平的血管壁创伤引起的,并沿着心脏血管形成了假腔。未检查到活动性动脉出血,随后几天症状好转是因为血肿被吸收。

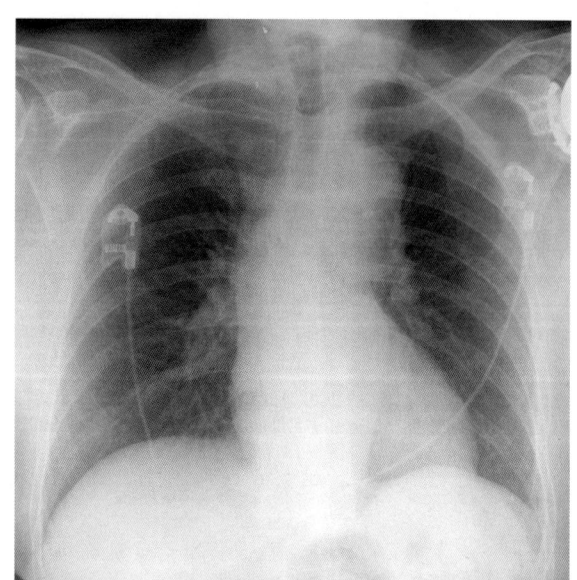

图2.33 3天后的胸片显示上纵隔轻度增宽

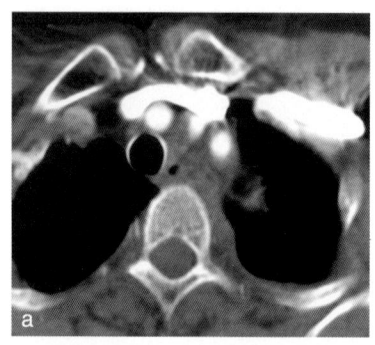
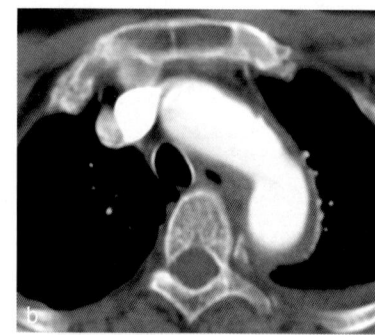
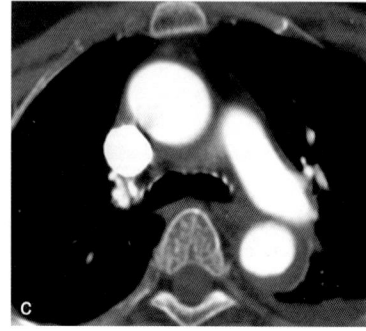
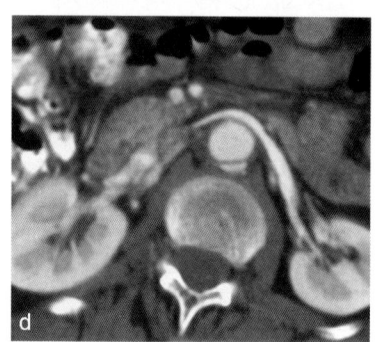

图2.34 心脏导管介入3周后CT血管成像显示:相对于首次CT血管成像(c),假腔的上部消失。纵隔出血明显吸收好转(a,b)。在肾下极水平,主动脉夹层仍可见(d)

主动脉夹层穿孔/纵隔静脉出血

病史与临床检查结果

一位75岁的男性患者因怀疑主动脉瘤穿孔,大约凌晨3点从其他医院转至ICU。当他入院后,患者主诉肩胛骨附近有放射状尖锐疼痛,脸色苍白并有冷汗,血压90/75 mmHg。ECG、实验室检查和腹部超声均正常。胸部平片可疑胸主动脉瘤破裂后夹层。胸部CT诊断主动脉弓处有破裂的动脉瘤(图2.35)。以下是影像诊断结果:主动脉弓扩张直径最大至4.5 cm;降主动脉壁可见血栓;降主动脉扭曲;出血进入纵隔脂肪间隙(纵隔纤维脂肪增宽、密度增加,范围从主动脉弓至左主支气管);主动脉未见穿孔和夹层。

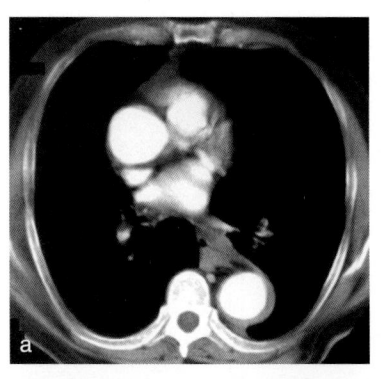
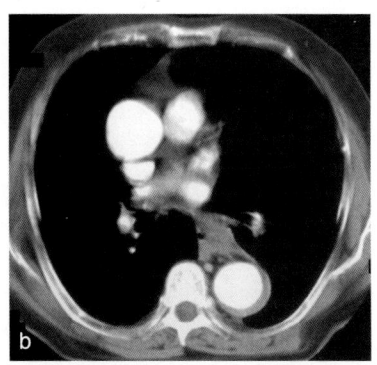
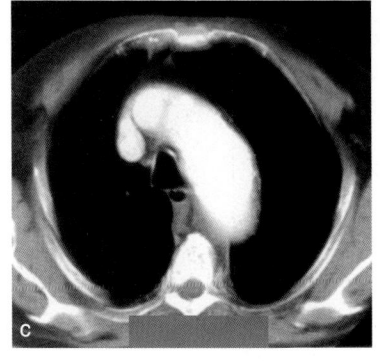
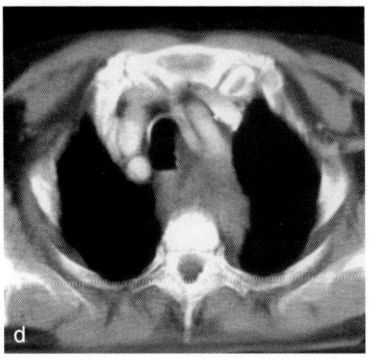

图2.35 胸部CT显示主动脉弓扩张(c),降主动脉壁可见血栓(a,b),出血流入纵隔脂肪间隙(d),未见主动脉夹层或穿孔

病例追踪与总结

患者因血流动力学不稳定未行经食管超声心动图(TEE)检查。结合患者临床表现且之前怀疑为动脉瘤破裂,遂于当晚进行手术。术中见整个升主动脉、主动脉弓、弓上动脉起始部均撕裂并游离;降主动脉增宽但无证据显示穿孔或撕裂。后来考虑患者合并纵隔内静脉血肿。

误判分析与防范策略

值班放射医师正确解读了CT图像。除纵隔内密度弥漫增高外,表2.4罗列的动脉瘤穿孔的放射学征象均未出现。

TEE、螺旋CT及MRI在主动脉夹层诊断中的准确性

Shiga等于2006年发表了一篇文章,通过meta分析探讨TEE、螺旋CT及MRI对怀疑主动脉夹层患者的诊断准确性。该分析涵盖了所有符合以下标准的英文文献:前瞻性数据采集,序贯性纳入患者,采用3种影像技术当中至少一种,结果以绝对值表示,诊断标准明确,定性分级,盲法解读图像。

作者分析了1991~2001年间发表的10篇关于TEE的文献,共631位患者;1995~2003年间发表的3篇关于CT的文献,共117位患者;1989~2000年间发表的7篇关于MRI的文献,共392位患者。作者得出的结论为,即使研究中使用的均为老一代设备,在确诊或排除主动脉夹层时,3种影像手段均能做出可靠诊断且诊断效力相当(表2.5)。关于现代CT和MRI技术的诊断准确性尚未有文献报道。

表2.4 胸主动脉瘤穿孔征象

直接征象	间接征象
纵隔内纤维脂肪组织密度弥漫性增高以较长范围与动脉瘤或夹层接触	主动脉瘤(胸主动脉>5 cm,腔内血栓形成)
占位征象	主动脉夹层
纵隔增宽	胸腔积液(常见于左侧)
静脉注射对比剂后自主动脉外渗	心包积液

表2.5 TEE、螺旋CT及MRI对怀疑主动脉夹层患者的诊断准确性的meta分析(表中数据为均值及范围,源自:Shiga等,2006)

	敏感性(%)	特异性(%)	阳性似然比	阴性似然比
TEE	98 95~99	95 92~97	14 6~33	0.04 0.02~0.08
CT	100 96~100	98 87~99	14 4~46	0.02 0.01~0.11
MRI	98 95~99	98 95~100	25 11~57	0.05 0.03~0.10

参考文献及建议阅读

Batra P, Bigoni B, Manning J, et al. Pitfalls in the diagnosis of thoracic dissection at CT angiography. Radiographics 2000;20:309-320

Shiga T, Wajima Z, Apfel CC, Inoue T, Ohe Y. Diagnostic accuracy of TEE, helical CT and MRI for suspected thoracic aortic dissection. Systematic review and meta-analysis. Arch Intern Med 2006;166:1 350-1 356

正常纵隔/假性肿瘤/恶性淋巴瘤/淋巴结转移

病史与临床检查结果

一位46岁的男性患者,因皮肤湿疹发作就诊于皮肤科门诊。患者既往有痤疮及湿疹病史6年,期间曾诊断为坏疽性脓皮病。该病系一种溃疡性皮肤疾病,普通人群发病率为0.3%,病因可能与恶性肿瘤及免疫功能低下有关。该患者因上、下肢深静脉血栓反复发作,既往还被诊断为静脉血栓形成。为排除肿瘤行胸部X线片检查,提示左侧胸腔积液,其余均未见明显异常(图2.36)。

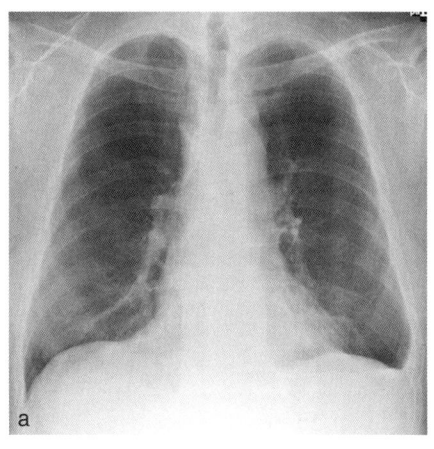
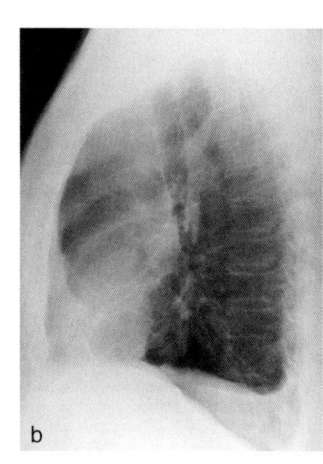

图2.36 胸片示左侧胸腔积液,其余均未见明显异常

病例追踪与总结

皮肤科医生在进一步问诊过程中,发现曾漏诊上纵隔影增宽,鉴别诊断范围随即扩大到纵隔原发或继发恶性肿瘤。进一步行CT检查示静脉畸形(见彩图2.37)。该患者上腔静脉未见显示,对比剂经锁骨下静脉汇入一支沿纵隔左侧向下走行的粗大血管。该静脉沿左心缘走行至膈顶处,经心室与膈顶间交叉至右侧,最后汇入下腔静脉。上纵隔内另见静脉侧支显示。与2年前检查结果比较,上述征象当时虽不显著但均已出现(图2.38)。

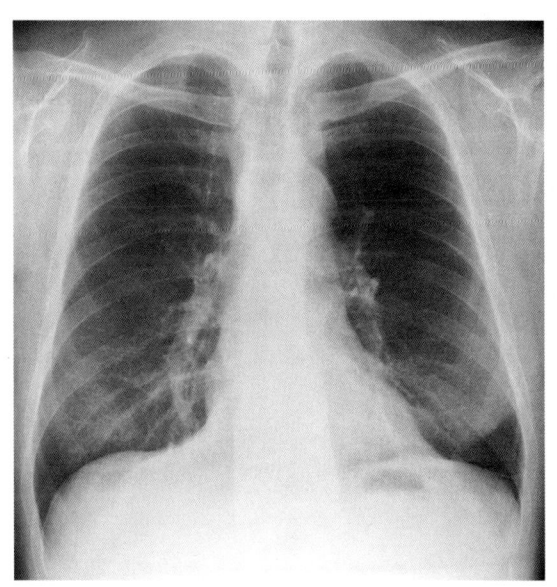

图2.38 2年前曾行胸片检查提示中纵隔增宽(血管性假性肿瘤)

误判分析与防范策略

初次胸片判读时漏诊了左上纵隔增宽、双边征及主肺动脉窗密度增高（图 2.39a）。侧位片漏诊了前上纵隔密度增高（图 2.39b）。

如本例所示，纵隔肿瘤常为偶然发现。纵隔影相对增宽直至邻近结构受压征象的出现尚需一段时间。常见症状为胸骨后压痛、持续性咳嗽、呼吸困难、心悸或其他心脏感觉异常、声音嘶哑和/或吞咽困难。因 3 个胚层均参与了纵隔的发育且一些主要的解剖标志（主动脉、腔静脉、食管、气管、胸导管、神经）贯穿了全纵隔，所以鉴别诊断范围较广。依据病史、纵隔肿瘤位置、肿瘤附着点及其他脏器相关影像学征象可缩小鉴别范围。本例平片检出的前、中、上纵隔肿块，对 CT 诊断为静脉侧支循环有一定提示作用，这一诊断又可以解释胸片上沿中纵隔左侧走行的粗大血管。

腔静脉发育不良可以是静脉侧支形成的原因，该病可伴有继发于抗磷脂抗体综合征的静脉血栓反复发作。抗磷脂综合征中的血管阻塞性疾病几乎均因血栓形成而非血管炎所致。以下一系列征象提示抗磷脂综合征：罕见部位静脉血栓（腋窝、肾脏、门静脉、腔静脉、视网膜）；无明显病因的静脉血栓反复发作，尤其是青年患者；无动脉粥样硬化高危因素的患者发生中风、心肌梗死、四肢末端坏疽或内脏器官缺血；习惯性流产。

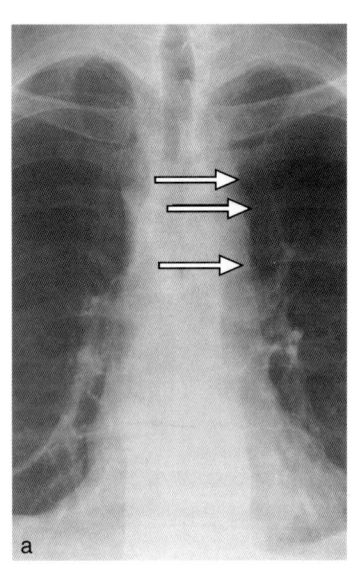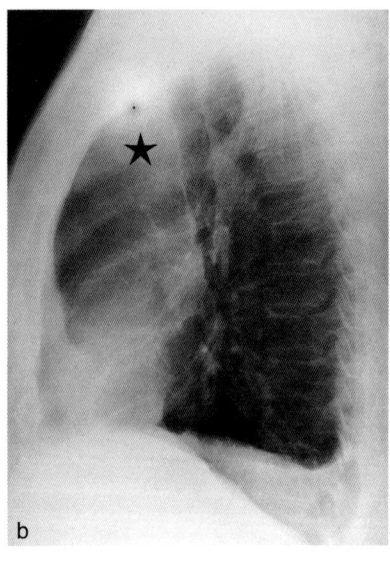

图 2.39 图 2.36 回顾。a. 上纵隔左侧增宽、双边征（上面 2 个箭头）及主肺动脉窗密度增高（下面 1 个箭头）均提示该平面内纵隔肿块存在；b. 星号示血管性假性肿瘤引起该平面内前、上纵隔密度增高

纵隔肿块放射学征象

前纵隔 前纵隔肿瘤达一定大小时可引起纵隔增宽，正位胸片上与心缘融合。侧位片显示胸骨后不透光区，若肿块邻近心脏前缘和升主动脉，可与这些结构相重叠。

中纵隔 中纵隔一定大小的肿块可使相应纵隔间隙增宽、密度增高。侧位片上气管与食管间距离超过 4 mm 可确定肿块的存在。气管后线（侧位观）增厚超过 4 mm、奇静脉食管线（正位观）移位及主肺动脉窗消失均提示纵隔肿块。

后纵隔 后纵隔肿瘤表现为椎旁不透光区，因不同物体—胶片距离，正位片上其与心缘分离开来。与主动脉弓后部和降主动脉接触的肿块，正、侧位片上均与主动脉边缘融合。

参考文献及建议阅读

Levasseur P, Kaswin R, Rojas-Miranda A, et al. Profile of surgical tumors of the mediastinum. Apropos of a series of 742 operated patients. Nouv Presse Med 1976; 5: 2 857 – 2 859

Marchevsky AM, Kaneko M. Surgical Pathology of the Mediastinum. 2nd ed. New York: Raven; 1992

Shimosato Y, Mukai K. Tumors of the mediastinum. In: Atlas of Tumor Pathology, Series 3, Fascicle 21. Washington DC: Armed Forces Institute of Pathology; 1997

胸腺瘤随访

病史与临床检查结果

一位56岁的男性患者,就诊时行CT检查以明确胸骨后压迫感的病因。胸部CT示前、上纵隔内软组织密度肿块,侵及双肺上叶。回顾2年前的胸片和胸廓上口的磁共振图像,提示该肿块曾被漏诊。但之前所行的MRI检查仅用于科研,并非针对患者症状查找病因。

患者行胸腺切除术,包括双上肺部分切除及头臂静脉修补。组织学检查证实为B2型胸腺瘤,部分进展为高分化胸腺癌(表2.6)。病变范围为Masaoka Ⅲ期(表2.7)。术中未见淋巴结及血行转移。

术后要求患者在术后每隔6个月到1年进行一次胸部CT随访,随访图像见图2.40。每次扫描图像显示为术后正常所见,部分区域瘢痕形成。

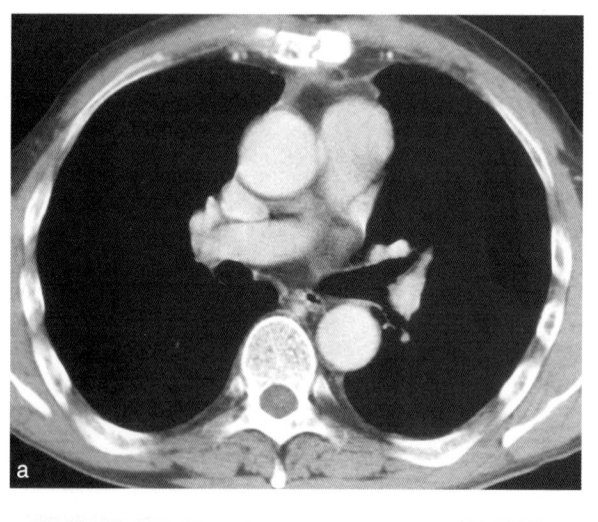
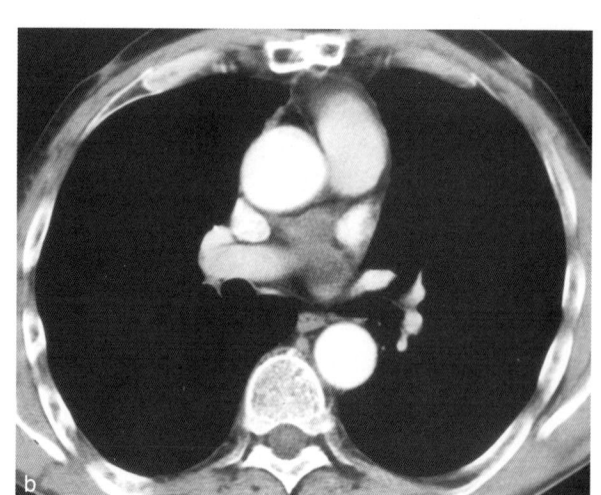
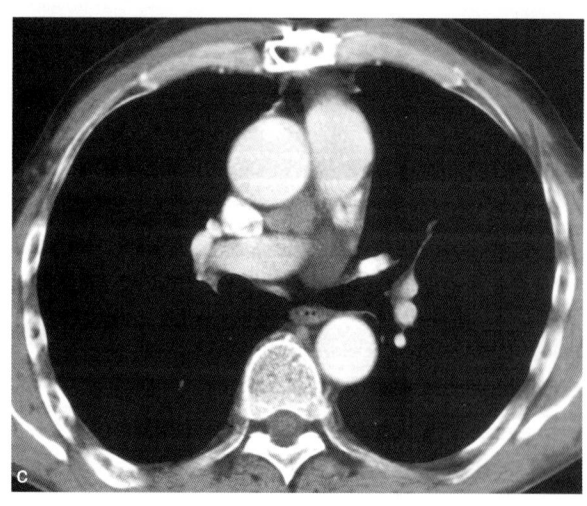
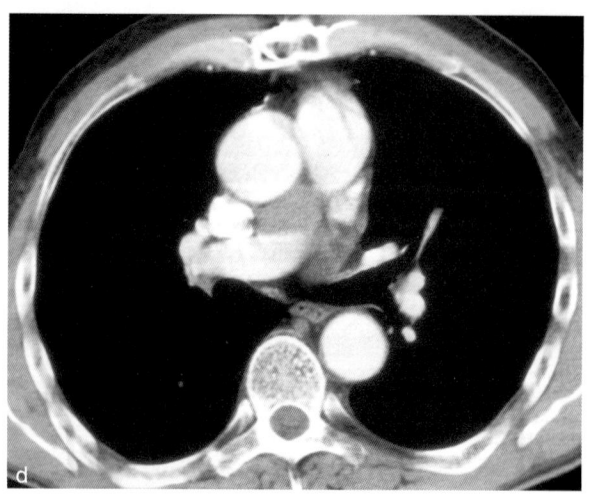

图2.40 CT随访。心包横窦密度异常,为术后硬化所致。胸骨切开术后改变。a.胸腺切除后6个月;b.胸腺切除后1年6个月;c.胸腺切除后2年6个月;d.胸腺切除后4年

胸腺瘤

流行病学 胸腺瘤属恶性肿瘤,占所有恶性肿瘤的0.2%~1.5%。前纵隔肿块性病变最常见的为胸腺瘤(约占50%)、恶性淋巴瘤或胚胎性肿瘤(约占25%)。胸腺瘤可发生于任何年龄段,好发于40岁到60岁之间。男女患病率相当。

临床表现 无典型早期症状,约30%的患者初次诊断时无症状,约40%的患者症状源于肿瘤占位效应,(胸痛、咳嗽、呼吸困难),约30%的患者出现全身性症状(疲乏、体重减轻),另外30%的患者症状源于副肿瘤综合征(重症肌无力)。约一半的胸腺神经内分泌肿瘤(前纵隔所有肿瘤中所占比例不足5%)有内分泌功能。

分类及预后 胸腺瘤源于胸腺上皮细胞。1999年WHO依据肿瘤性上皮细胞和非肿瘤性淋巴细胞组织形态特征(表2.6),将其分为A、AB、B和C型。C型可转变为胸腺癌。旧版分型中分化好的胸腺癌在新版分型中被归类为B3型胸腺瘤而非真正的胸腺癌。约10%的胸腺瘤为A型、20%为AB型、60%为B型、10%为C型。A型、AB型和B1型20年生存率为80%~100%,B2型为35%~60%,C型为0。

1981年由Masaoka提出的胸腺瘤分期方法目前应用较广(表2.7)。初次手术时约40%患者为Ⅰ期,25%为Ⅱ期,25%为Ⅲ期,10%为Ⅳ期。约90%侵袭性较小的A型、AB型和B1型胸腺瘤为Masaoka Ⅰ期或Ⅱ期。Ⅰ期5年生存率为89%~100%,Ⅱ期为70%~100%,Ⅲ期为50%~85%,Ⅳ为42%。

治疗 治疗方案应选择手术治疗。边界清楚、完整切除肿瘤后的患者生存期明显高于大部切除(肿瘤缩减术)。对于晚期肿瘤处理,缩减术的患者生存期优于保守治疗(穿刺、化疗、放疗)。胸腺癌患者必须行淋巴结清扫。

复发 大多数胸腺瘤为局部复发。肿瘤复发的平均发生率为23%(4%~46%)。初次诊断与局部复发的平均时间间隔为5.5年(2~16年)。约2/3的复发病例仍可切除,边缘清楚者占60%。据报道,R0切除(组织学上边缘清楚切缘阴性)的复发肿瘤10年生存率为63%,R1(组织学上切缘阳性而无转移)或R2(明显切缘阳性和或转移)切除者为6%(0~11%)。

表2.6 胸腺瘤 WHO 分型(改编自 Rosai 和 Sobin,1999 版)

WHO 分型	组织学
A 型	肿瘤由大量缺乏核异型性、梭形或椭圆形的肿瘤性胸腺上皮细胞组成,细胞间有少量或无非肿瘤性淋巴细胞
AB 型	肿瘤灶内有 A 型胸腺瘤特征,且细胞间有丰富的淋巴细胞
B1 型	肿瘤内大片区域外观难以与正常胸腺皮、髓质区分,故类似正常功能的胸腺
B2 型	肿瘤性上皮成分为散在分布的圆形细胞,染色质呈空泡状,核仁清晰,瘤细胞间有大量的淋巴细胞。血管周围间隙较为常见,有时甚为突出,还可见到血管周围细胞排列呈栅栏状
B3 型	肿瘤主要由圆形或多边形上皮细胞构成,无或轻度异型性,细胞间有少量淋巴细胞成分致使肿瘤性上皮细胞呈片状生长。
C 型	胸腺癌

表 2.7　胸腺瘤 Masaoka 分期（改编自 Masaoka，1998 版）

分期	组织学
Ⅰ期	镜下有包膜,镜下包膜无侵犯
Ⅱ期	镜下侵犯纵隔胸膜周围脂肪组织或镜下侵犯包膜
Ⅲ期	镜下侵犯邻近器官
Ⅳ期	Ⅳa 期:胸膜或心包播散　　Ⅳb 期:淋巴结或血行转移

病例追踪与总结 Ⅰ

患者于胸腺切除后 4 年半 CT 扫描检出一个胸腺癌复发灶,位于主动脉后壁与肺动脉根部之间（图 2.41,2.42）。回顾性分析,该肿瘤于 1 年半时的 CT 随访已检出（见图 2.40b）,自此逐渐增大。该病灶不仅在一次扫描中显示,接下来 3 年的随访 CT 扫描均可见。

为切除复发肿瘤再次行正中胸骨切开术。术中可见心包已受侵。切除受累的心包部分并以 Gore-Tex 补片修补封闭心包囊。组织学检查切缘为阴性（R0 切除）。

二次手术后患者病情一直平稳。患者于胸腺癌初次手术后第 7 年和第 9 年,在左颈部先后切除 2 个恶性黑色素瘤,每隔 6 个月行 CT 随访（图 2.43）。术后主要表现为术区硬结样瘢痕组织、右下叶硬化瘢痕区、两个心尖上叶心包积液所构成的后遗症。复发肿瘤切除后 2 年半（图 2.43e,f）,紧邻右下叶内基底段见一宽基底附着于胸膜的软组织肿瘤。与 1 年半以前检查结果相比,该病灶无明显变化,因此将其定为良性病灶。

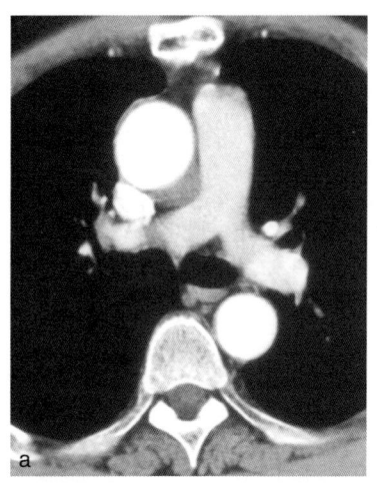
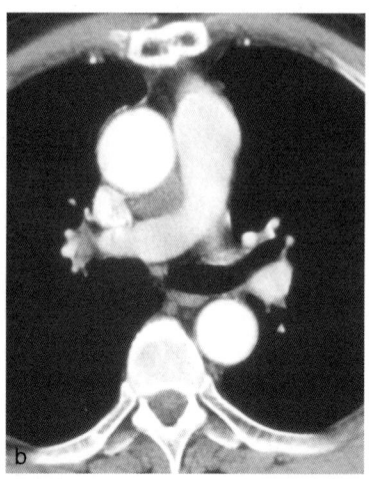
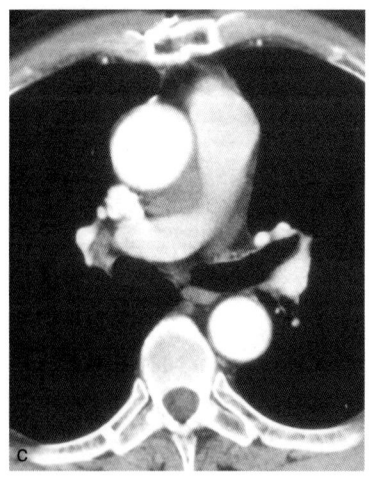
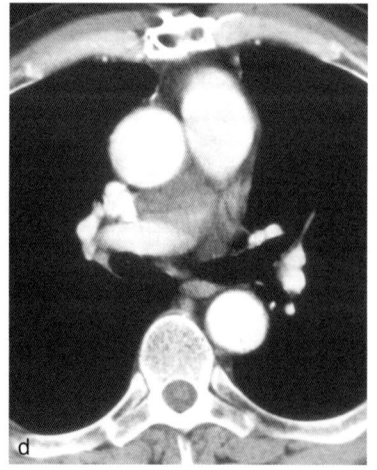

图 2.41　胸腺切除后 4 年半 CT 随访。扫描结果显示心包横窦处一个局部复发病灶

病例追踪与总结 II

此后病变大小逐步进展，二次手术后 5 年半确诊了 2 个起源于右纵隔胸膜的软组织密度肿块（图 2.44）。回顾性分析一直以来随访的 CT 结果，提示二次手术 6 个月后，位于上述 2 个原发肿瘤区域胸膜局限性增厚（图 2.43a，b），最初将这一征象归为术后改变，现怀疑系胸膜转移。患者经后外侧再次开胸切除转移瘤及部分切除纵隔及壁胸膜。组织学证实胸膜转移来源于之前确诊的伴有高分化胸腺癌的 B2 型胸腺瘤。患者于复发肿瘤切除后 2 年半行膝部溃疡性恶性黑色素瘤切除。最近 1 年半的随访中尚未发现提示肿瘤复发的证据。

误判分析与防范策略

因患者无纵隔病变症状而未关注影像中纵隔结构，致使胸腺切除 2 年前胸片与 MRI 均漏诊了纵隔肿瘤。

CT 随访中转移瘤检出延误，原因在于每次的 CT 检查均直接与前一次检查结果比较，而肿瘤生长缓慢，在 6～12 个月间影像上未能察觉明显的形态学变化，因此应与更早的检查结果作比较来了解肿瘤生长的动态变化，这一点尤其适用于本例中对 2 个胸膜转移瘤的检出。

由于担心于术中可能会导致播散性胸膜转移，没有对胸膜肿块行 CT 引导下穿刺。

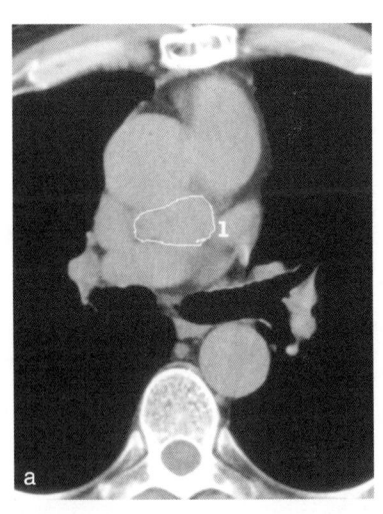
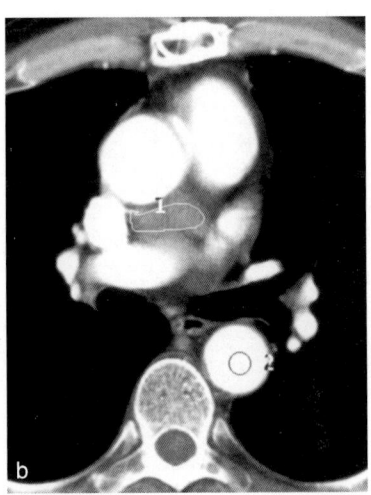
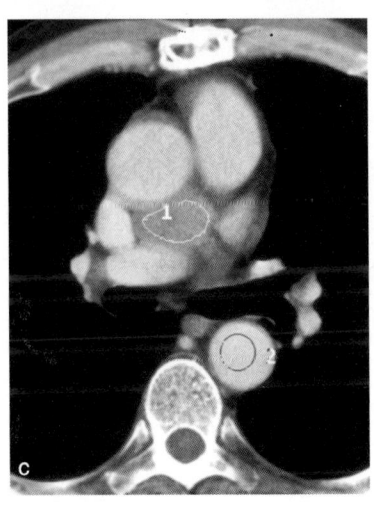
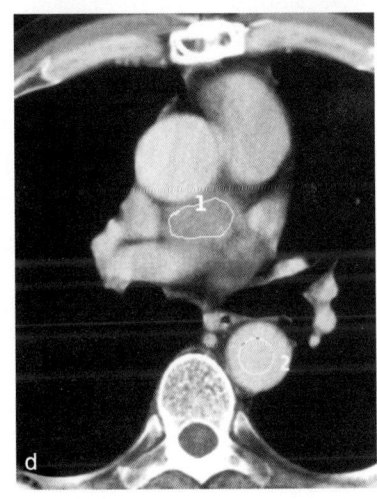

图 2.42 胸腺切除后 4 年半灌注扫描定量研究复发肿瘤。分别于对比剂注射前、后扫描，显示肿瘤血管生成所致的早期明显强化。a. 静脉团注对比剂前平扫，肿瘤平均密度为 37 HU ± 12 HU；b. 静脉团注对比剂后动脉早期，肿瘤平均密度为 71 HU ± 11 HU；c. 图 b 采集后 22 秒扫描，肿瘤平均密度为 76 HU ± 11 HU；d. 图 c 采集后 62 秒扫描，肿瘤平均密度为 64 HU ± 11 HU

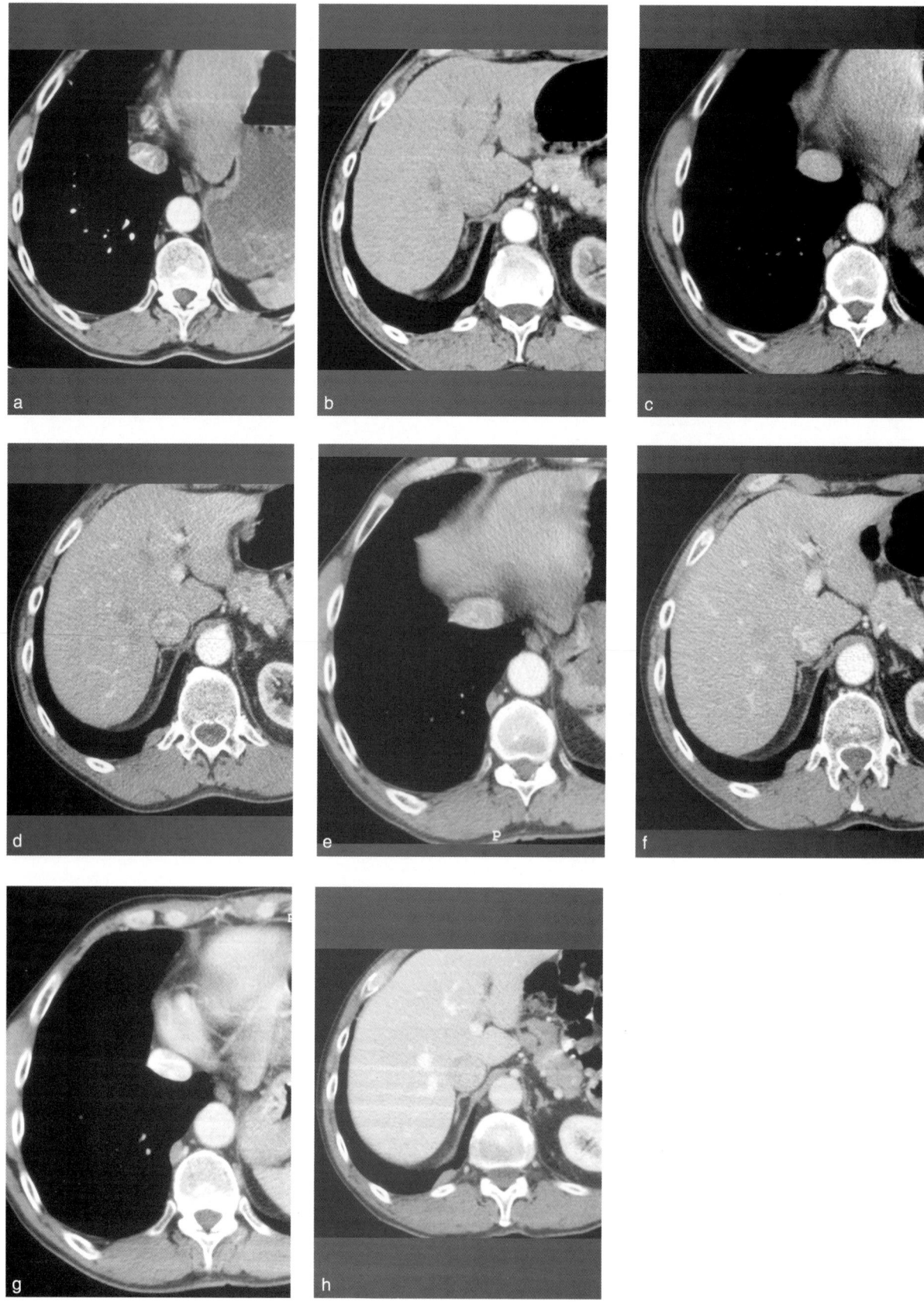

图 2.43 肿瘤复发术后 CT 随访。报告描述了一些术后良性改变,如硬化瘢痕、胸膜增厚。右肺下叶水平(a,c,e,g)轴位扫描和胸腰段交界处(b,d,f,h)轴位扫描的放大显示。a,b.肿瘤复发术后 6 个月;c,d.肿瘤复发术后 1 年;e,f.肿瘤复发术后 2 年 6 个月;g,h.肿瘤复发术后 4 年 6 个月

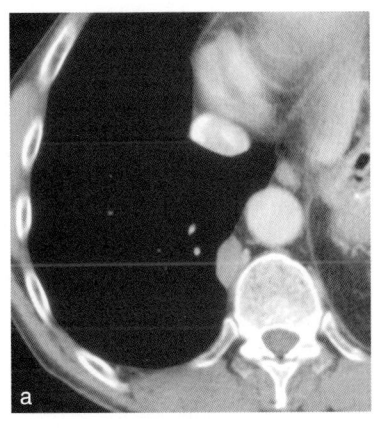 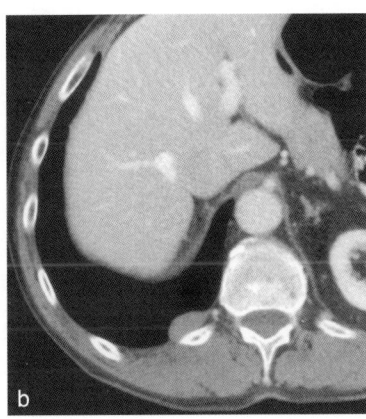

图2.44 肿瘤复发术后5年半检出胸膜转移

参考文献及建议阅读

Kondo K. Optimal therapy for thymoma. J Med Invest 2008; 55:17-28

Masaoka A, Monden Y, Nakahana K, Tanioka T. Follow-up study of thymomas with special reference to their clinical stages. Cancer 1981; 48:2 485-2 492

Matsumoto K, Ashizawa K, Tagawa T, Nagayasu T. Chest wall implantation of thymic cancer after computed tomographyguided core needle biopsy. Eur J Cardiothoracic Surg 2007; 32:171-173

Okumura M, Shinichiro M, Fujii Y, et al. Clinical and functional significance of WHO classification on human thymic epithelial neoplasm. Am J Surg Pathol 2001; 25: 103-110

Rosai J, Sobin LH. Histological Typing of Tumors of the Thymus. 2nd ed. Berlin: Springer; 1999

Srirajaskanthan R, Toubanakis C, Dusmet M, Caplin ME. A review of thymic tumors. Lung Cancer 2008; 60:4-13. doi: 10.1016/j. lungcan. 2008.01.014

Wright CD. Management of thymomas. Crit Rev Oncol Hematol 2008; 65:109-120

结节病/支气管肺癌/恶性淋巴瘤

病史与临床检查结果

一位48岁的男性患者,自觉身体健康,因常规查体行胸部X线检查,结果显示可疑中心型支气管肺癌,于是患者被转移至肿瘤门诊行进一步检查及治疗。体格检查及完整的血液分析未见异常表现。胸部CT检查的主要表现为右侧肺门周围见最大直径约3 cm的软组织肿块(图2.45)。右肺门与中、上纵隔可见多个最大径2~4 cm的淋巴结,以右侧为重。诊断印象为中心型支气管肺癌并累及同侧肺门和纵隔淋巴结。颈部CT扫描发现同侧多个正常大小淋巴结,考虑为反应性改变。^{18}F-脱氧葡萄糖(^{18}F-FDG)PET-CT显像发现所有CT阳性区域摄取增加。

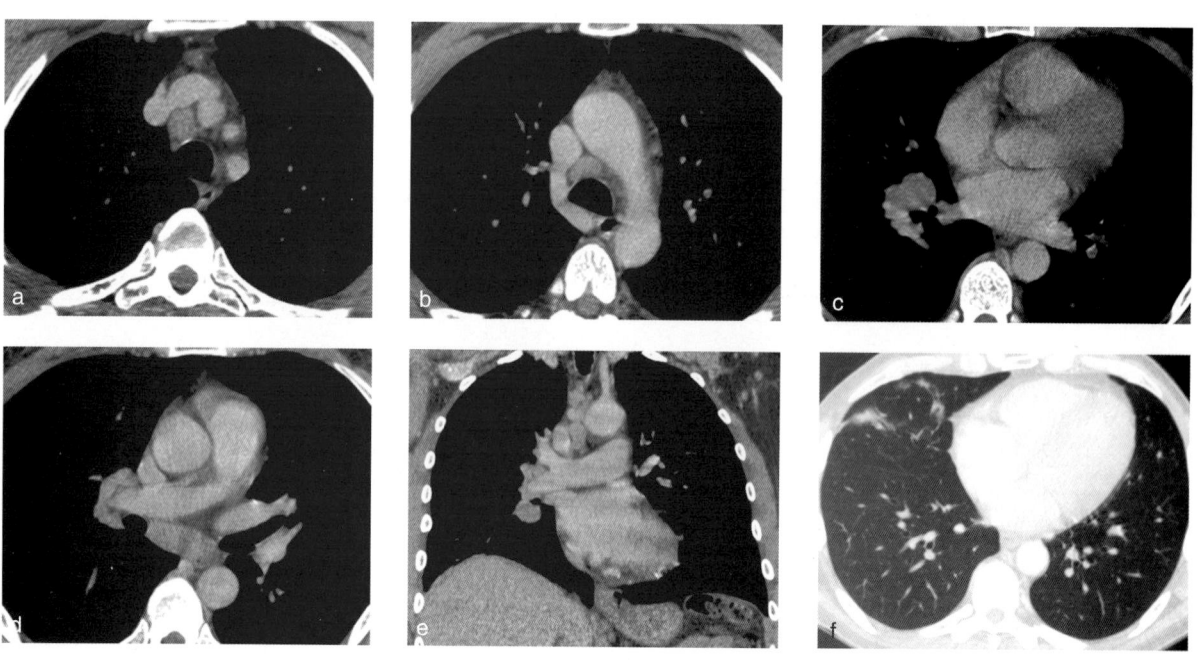

图2.45 胸部CT扫描。右肺下叶背段肺门周围软组织密度肿块(c,d);右肺门增大(d)、纵隔淋巴结增大(a,b,d,e);右肺中叶线样高密度与肺膨胀不全或狭窄后的肺炎一致(f)

病例追踪与总结

支气管毛刷细胞学检查发现与结节病类似的炎性肉芽肿,无肿瘤证据。血清免疫学检查,白介素-2受体和ACE(血管紧张素转换酶)的值分别升高至1 350 kU/L(正常值223~710 kU/L)和72 U/L(正常值8~52 U/L)(图2.46)。通过完整的细胞学和实验室化学结果综合分析,病变诊断为结节病Ⅰ期急性期(表2.8)。肺中叶的异常密度为膨胀不全的肺组织。由于患者有正常的肺功能,且有报道称Ⅰ期肺结节病自然缓解率为55%~90%,因此依据文献结果未给予患者治疗措施。在随后几个月中经其他地方内科医生观察报道,患者肺内及淋巴结改变趋于正常,明确了结节病这一诊断。

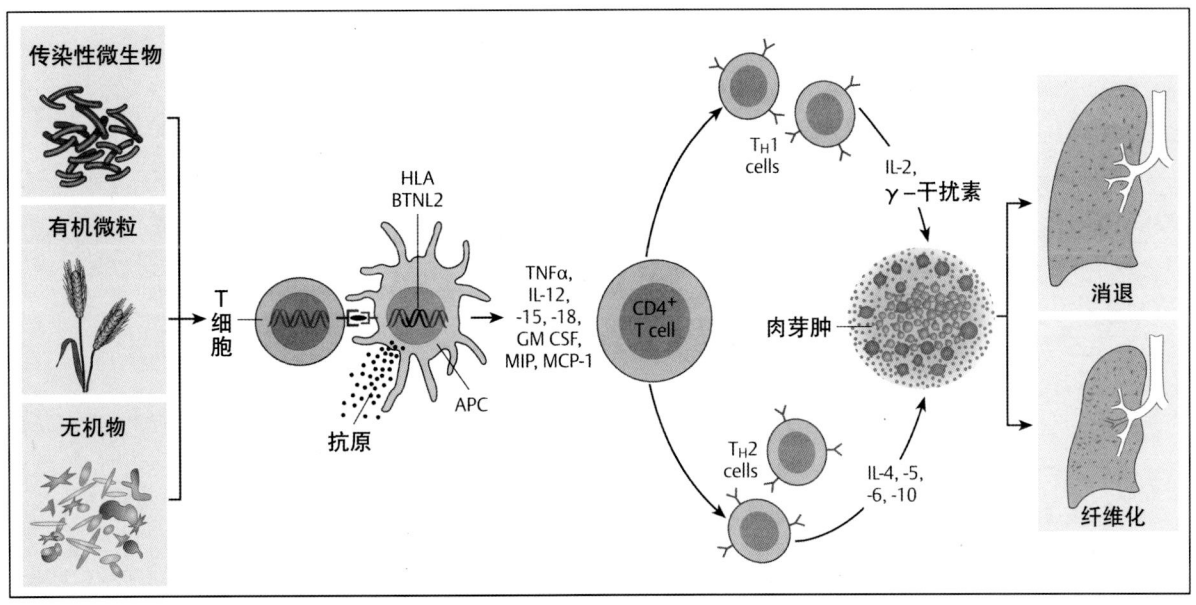

图 2.46 结节病中肉芽肿的发生机制（根据 Lannuzzi 等，2007）。APC：抗原提呈细胞；TNF-α：肿瘤坏死因子 α；MIP-1：巨噬细胞炎性蛋白 1；MCP-1：单核趋化蛋白 1；GM CSF：粒细胞—巨噬细胞集群刺激因子

表 2.8 肺结节病的 X 线分期

分期	特征
0	胸部 X 线片无异常
Ⅰ	双侧对称性肺门和/或纵隔淋巴结增大；组织学和细胞学检查常发现肺组织受累，但 X 线不可见
ⅡA	弥漫性肺组织受累，同时伴有肺门和/或纵隔淋巴结病
ⅡB	弥漫性肺组织受累，无增大淋巴结。X 线典型表现为中肺野内双侧对称性分布的网状结节样高密度，直径小于 5 mm。常见的磨玻璃不透亮区提示肺泡炎或早期纤维化
Ⅲ	肺纤维化

误判分析与防范策略

Ⅰ期结节病的典型影像学表现为双侧对称性的肺门和纵隔淋巴结增大，而中心型支气管肺癌的淋巴管播散表现为肺门周围的软组织肿块并以单侧肺门淋巴结增大为主。在此病例中，非对称性的淋巴结受累提示中心型支气管肺癌或恶性淋巴瘤的可能。在肺门纤维脂肪组织中位于叶、段和亚段的非常规位置的淋巴结（12R，13R，14R）和实性肺结节也可以提示其他的一些病变（图 2.47；表 2.9）。

FDG/PET 成像可以提示肺癌的可能，这种成像方式能观察到葡萄糖代谢活动，但是不管是恶性病变、炎性还是其他的原因都可使代谢活动增加。本病例中，PET 无法提供额外的诊断信息。即便是在非小细胞肺癌的病例中，对于 CT 图像中确认的肺门和纵隔发现，FDG/PET 也可能无法提供明确诊断。

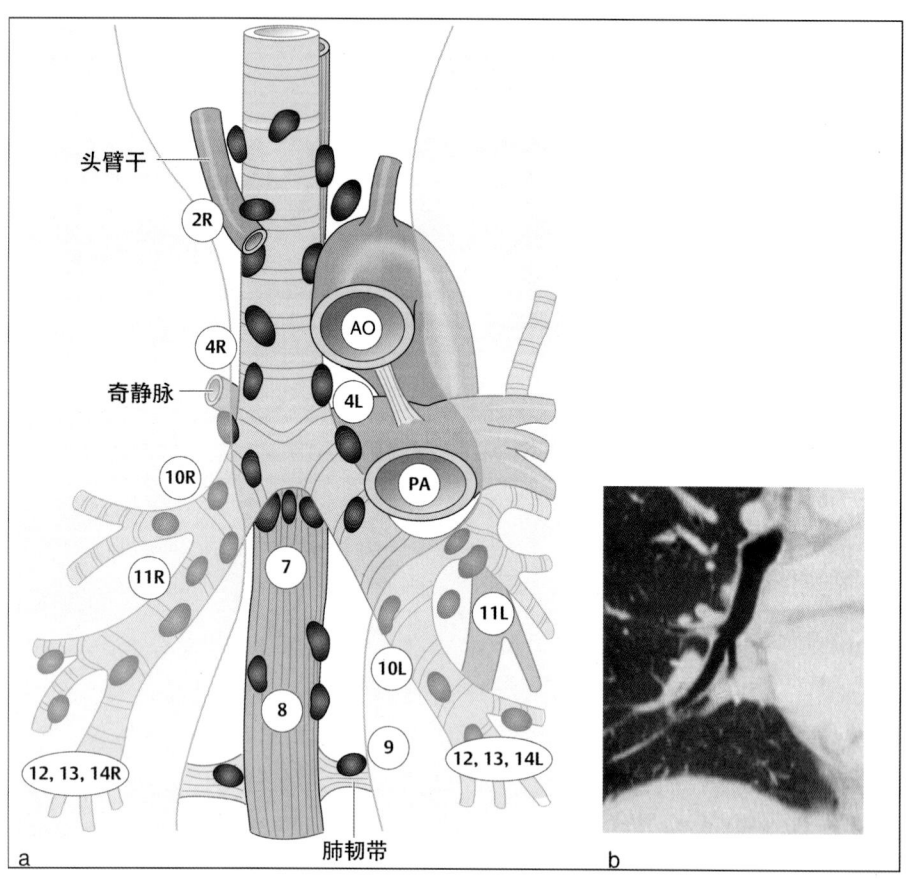

图2.47 a.依据美国胸科协会提供的方法描绘的区域淋巴结分布图(Mountain等修改,1997),图中未包括1R和1L(右侧和左侧高位纵隔淋巴结)、3(血管前和食管后淋巴结)、5(主肺动脉窗内主动脉下淋巴结)和6(主动脉旁、降主动脉、膈肌淋巴结)等区域。AO:主动脉;PA:肺动脉;7:气管隆突下淋巴结;8:食管旁淋巴结;9R、9L:沿右侧和左侧肺韧带的淋巴结;10R、10L:右侧和左侧肺门淋巴结;11R、11L:右侧和左侧叶间淋巴结;12R、12L:右侧和左侧叶淋巴结;13R、13L:右侧和左侧段淋巴结;14R、14L:右侧和左侧亚段淋巴结;b.右肺下叶支气管和12R、13R、14R亚段增大淋巴结的重建图像

结节病

定义和流行病学 结节病是一种病因未明的慢性多系统炎性病变(遗传倾向、毒性物质暴露),组织学特点为由组织细胞、巨细胞和淋巴细胞组成的上皮性肉芽肿。最常累及的病变部位为纵隔和肺门淋巴结(>95%)、肺(75%)、肝(55%)、脾(25%)、眼(20%)、皮肤(15%)。中部欧洲的发病率为10~20/10万人,发病高峰年龄为20~40岁。

临床表现 大约半数患者在病变早期无临床症状,典型症状为发热、无力、干咳、呼吸困难(常为呼气性)和胸骨后疼痛。许多急性期病例具有自限性,对皮质类固醇药物治疗反应好。X线分期为0/Ⅰ到ⅡA期患者(Loffgren综合征)表现为发热,ESR、CRP、ACE增高,结节性红斑,多发性关节疼痛和关节炎。此外,对于那些慢性复发和进展的患者(X线分期为ⅡB到Ⅲ期),大约有20%的肺纤维化病例对治疗无反应,这些患者死亡率高,需要进行肺移植。

诊断 结节病常在胸部X线检查时发现,通常情况下由于Ⅰ期和ⅡA期患者临床和X线征象明确,因此无需CT检查。如果有必要,细胞学和/或组织学检查能明确可疑诊断。临床和X线能明确诊断的病例或者组织检查禁忌的患者无需进行活检,明确组织病理学不会显著改善治疗或预后。

表2.9 纵隔和肺门淋巴结增大的病因

常见	少见
结核	传染性单核细胞增多
肺炎	韦格肉芽肿
结节病	结节性红斑
尘肺病	非特异性淋巴结炎
组织胞浆菌病	真菌病
转移瘤	特异性病变
恶性淋巴瘤	

参考文献及建议阅读

Iannuzzi MC, Rybicki BA, Teirsteinn AS. Sarcoidosis. N Engl J Med 2007; 357: 2 153 – 2 165

Mountain CF. Revisions in the international system for staging lung cancer. Chest 1997; 111: 1 710 – 1 717

Wasfi Y, Newman LS. Sarcoidosis. In: Mason RJ, Broaddus VC, Murray JF, Nadel JA, eds. Murray and Nadel's Textbook of Respiratory Medicine. 4th ed. Philadelphia: Elsevier Saunders; 2005: 1 634 – 1 655

因易栓症/霍奇金病/非霍奇金淋巴瘤/胸腺瘤/胸腺癌引起的血栓

病史与临床检查结果

一位22岁的女性患者因CT扫描发现性质不明的纵隔肿块而转入心胸外科。患者临床表现为双侧颈部淋巴结增大且颈静脉扩张,临床怀疑非霍奇金淋巴瘤(NHL)。腹部CT发现双侧胸腔积液,此外在肝脏Ⅳ段发现局灶性结节增生,镰状韧带处间带状脂肪浸润。无静脉侧支循环形成和淋巴结肿大的征象。

由于胸部扫描的质量欠佳,5天后重行颈部、胸部、腹部CT检查,以便为淋巴结活检或胸腔切开术制订计划(图2.48)。主要征象如下:右侧颈内静脉和上腔静脉血栓;胸部和颈部软组织内淋巴水肿;不明原因的双侧颌下、颈部及颈背部多发淋巴结肿大;上纵隔软组织肿块——最大可能为残留的胸腺,组织学分类尚无法确定。

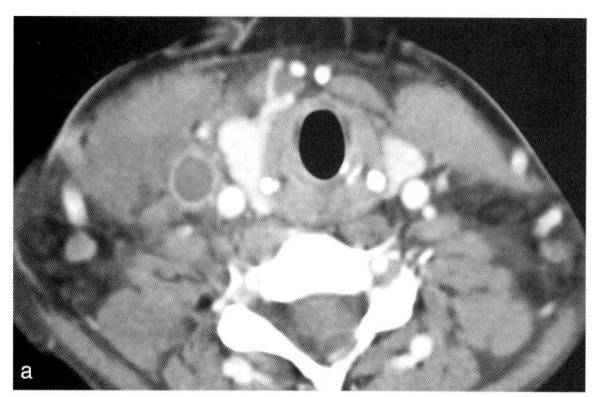
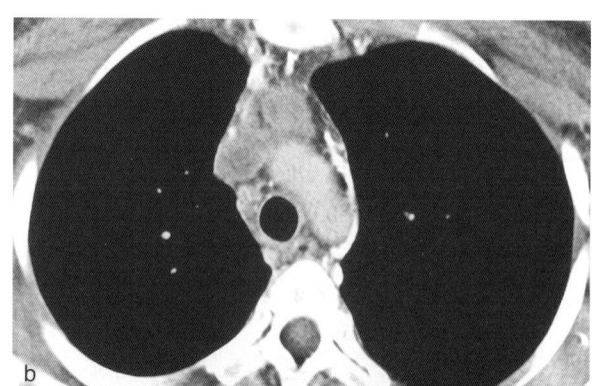
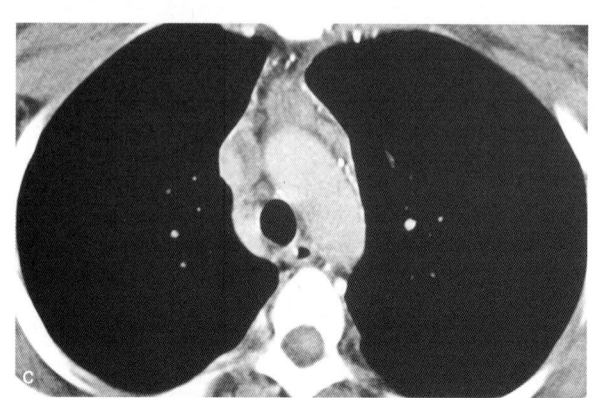
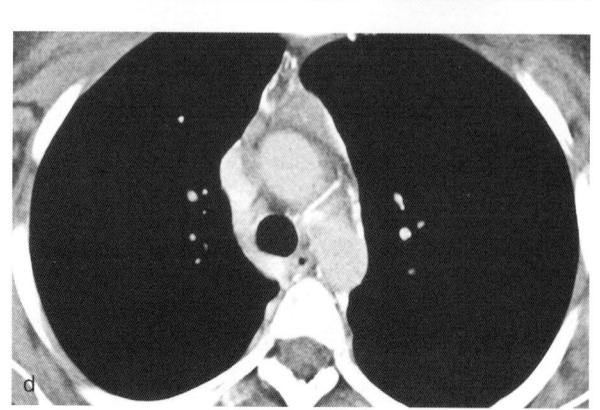
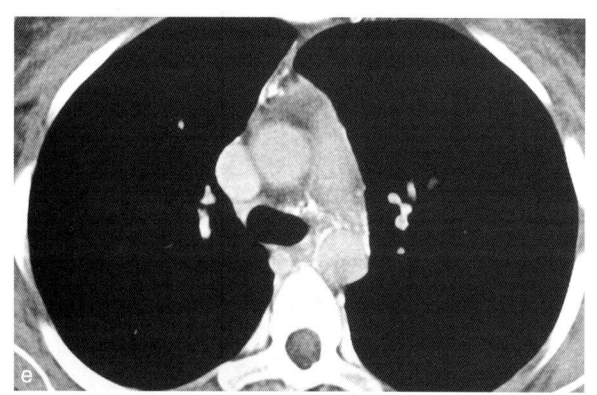

图2.48 胸部CT扫描。右侧颈内静脉和上腔静脉内血栓形成,颈部、胸部软组织内淋巴结肿大。上纵隔内三角形的软组织肿块可能为残余胸腺,但无法明确其组织学分类

髂骨活检未见异常，胸锁乳突肌后方颈静脉旁淋巴结切除活检，组织学和免疫组织化学表现为良性改变（浆细胞增生、网织细胞增生、成纤维细胞活化）。病理学家对送检样本是否具有代表性提出异议。根据良性淋巴结肿大这一诊断，临床制订了皮质类固醇药物的治疗方案。尽管为淋巴结病，但进展到右侧颈内静脉的上腔静脉栓子使血栓形成检测因子水平增高（血清脂蛋白A升高）。

3个月后，患者因 MRI 检查发现前、上纵隔其他位置见一肿块而重新返回心胸外科，发现从上次 CT 检查以来病变呈进展趋势（图 2.49），术前胸部 X 线片明确了这一发现（图 2.50）。

经胸骨正中的开胸探查术在纵隔发现一质硬的肿块，肿块侵及上腔静脉、无名静脉、双侧锁骨下静脉、主动脉弓、心包和双肺上叶。病变与残余胸腺分界不清。术中冰冻组织切片提示胸腺癌（鉴别诊断：B 细胞恶性非霍奇金淋巴瘤），由于病灶不能完全切除，只能做一较大的活检切除。

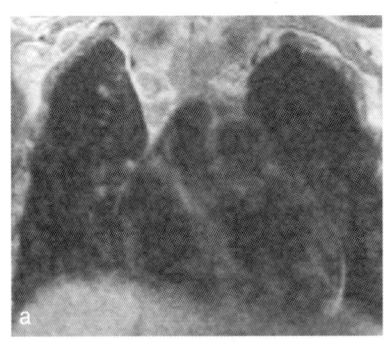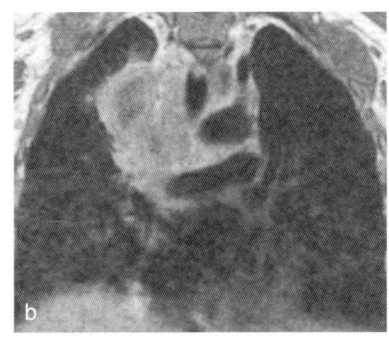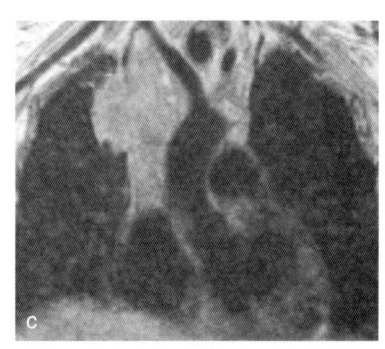

图 2.49 MRI 发现在前上纵膈内有一肿瘤，内见明显的坏死，同时伴有上腔静脉阻塞

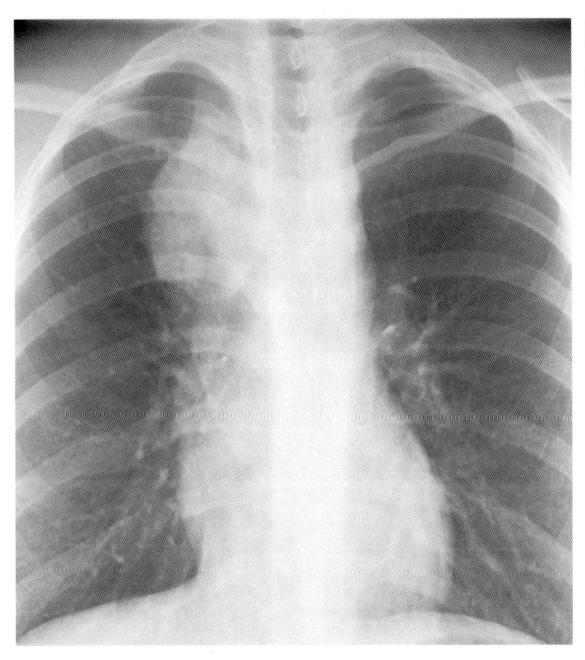

图 2.50 3 个月后的胸部 X 线片显示右前、上纵隔内的肿瘤变大

病例追踪与总结

由于肿块广泛坏死,活检后组织学检查定性困难。最后病理学家会诊结论为高级别纵隔(胸腺)大 B 细胞非霍奇金淋巴瘤,原发的 NHL 来源于胸腺(表 2.10)。

经过几个月的化疗后肿瘤得以缓解,2 年后患者肿瘤仍然处于缓解期。

误判分析与防范策略

来源于胸腺的高级别 B-NHL 导致栓子形成,在一开始对临床和 CT 图像的判断,认为所有肿大淋巴结由单一实体病变引起,但是,在不同器官的不同影像征象却无法支持这一解释:颈部淋巴结呈实性且高强化(见图 2.48);腋窝淋巴结呈中心脂肪浸润;纵隔病灶明显坏死且呈周边环形强化(见图 2.48b – e,2.49)。

当影像表现无法明确区分肿瘤性和炎症性淋巴结病时(表 2.11),就不能用一种病变来解释不同的淋巴结形态改变。此外,纵隔肿块不能单独解释为因易栓症引起的上腔静脉栓塞。外来肿块压迫血管致血流速度减慢引起的血栓似乎是更好的解释。

表 2.10 恶性淋巴瘤的 WHO 分类(引自 Jaffe 等,2001)

B 细胞淋巴瘤	T/NK 细胞淋巴瘤
前驱 B 细胞淋巴瘤	前驱 T 细胞淋巴瘤
前驱 B 淋巴母细胞白血病/淋巴瘤	前驱 T 淋巴母细胞白血病/淋巴瘤
	母细胞性 NK 细胞淋巴瘤
成熟 B 细胞淋巴瘤	成熟 T 细胞淋巴瘤
慢性淋巴细胞白血病/小淋巴细胞淋巴瘤	T 细胞前淋巴细胞白血病
B-前淋巴细胞白血病	T 细胞大颗粒淋巴细胞白血病
淋巴浆细胞淋巴瘤	侵袭性 NK 细胞白血病
脾边缘区淋巴瘤	成人 T 细胞淋巴瘤/白血病
毛细胞白血病	结外 NK/T 细胞淋巴瘤,鼻型
浆细胞骨髓瘤	肠病型 T 细胞淋巴瘤
骨孤立性浆细胞瘤	肝脾 T 细胞淋巴瘤
MALT 型节外边缘区 B 细胞淋巴瘤	皮下脂膜炎样 T 细胞淋巴瘤
淋巴结边缘区 B 细胞淋巴瘤	真菌蕈样病变
滤泡淋巴瘤	塞扎里(Sezary)综合征
膜细胞淋巴瘤	原发性皮肤型间变性大细胞淋巴瘤(ALCL)
伯基特淋巴瘤/白血病	周围 T 细胞淋巴瘤,非特定的
弥漫性大 B 细胞淋巴瘤	血管免疫母细胞 T 细胞淋巴瘤
形态学变异	间变性大细胞淋巴瘤(ALCL)
中心母细胞的大 B 细胞淋巴瘤	不确定恶变潜能的 T 细胞增殖
免疫母细胞的 B 细胞淋巴瘤	淋巴瘤样丘疹病
T 细胞或组织细胞的 B 细胞淋巴瘤	
浆母细胞的 B 细胞淋巴瘤	
临床亚型	
纵隔(胸腺)大 B 细胞淋巴瘤	
原发性渗与性淋巴瘤	
血管内大 B 细胞淋巴瘤	
不确定恶变潜能的 B 细胞增殖	
淋巴瘤样肉芽肿	霍奇金淋巴瘤
移植后淋巴组织增生紊乱,多态性	结节性淋巴细胞为主霍奇金淋巴瘤
	经典型霍奇金淋巴瘤

表 2.11 纵隔淋巴结病良恶性鉴别标准

标准	良性	恶性
与肺恶性肿瘤相关的淋巴引流形态改变	无	有
最短径线	<8~15 mm	>8~15 mm
长径与短径之比	>2	<2
肺门凹脂肪	有	无
实质	均质	不均质
钙化	可能有	可能有
坏死	可能有	可能有
外缘	规整	不规整
增强	有	有
代谢增加(PDG/PET)	有	有

纵隔肿瘤

临床表现 纵隔肿块通常无症状,偶然发现。疼痛、咳嗽、呼吸困难、发热、反复喉返神经麻痹、霍纳综合征或颈静脉扩张是由于上腔静脉受压引起,这通常是恶性纵隔肿瘤的主要症状。缓慢的上腔静脉阻塞临床上常由于侧支循环的建立而不易被发现。

胸腺瘤 前上纵隔的肿块常为胸腺瘤、畸胎瘤或恶性胸腺瘤。20 岁以后,胸腺实质通常被脂肪组织代替(退化)。上皮性胸腺肿瘤(胸腺瘤)是中年患者前纵隔最常见的肿瘤。非侵袭性和侵袭性胸腺瘤(胸腺癌)可根据它们的生长方式加以鉴别,胸腺瘤可转移至肺,大约 50% 的患者有肌无力,10% 进展为肿瘤伴随综合征。

恶性淋巴瘤 发病率第二位的纵膈肿瘤为恶性淋巴系统疾病的转移和浸润。在成人大约 20% 的纵隔肿块为恶性淋巴瘤,通常在病变播散期累及纵隔,常发生在 2/3 的初始诊断为霍奇金病(HL)或 1/2 的非霍奇金病患者(NHL)。霍奇金病是最常见的累及纵隔的恶性淋巴瘤,其特点为沿着锁骨上和颈部淋巴结连续的扩展。NHL 的扩展无固定的路线,但典型的 NHL 较少累及纵隔。尽管大约 80% 的 NHL 患者有多个区域的淋巴结受累,但只有 10%~15% 的 NHL 患者会形成纵隔肿瘤。伴有纵隔大肿块的 NHL(直径 >5 cm)主要是由较多的恶性组织学亚型构成,成人患者主要为高级别的 B 细胞淋巴瘤。

在 WHO 分级中,来自前上纵隔(胸腺)的大 B 细胞淋巴瘤是弥漫性大 B 细胞淋巴瘤的一种临床亚型(见表 2.10)。后面的成熟性 B 细胞肿瘤是 NHL 病的最大分组(约占 30%)。当肿瘤大小和位置合适时,通过 CT 引导下经皮活检穿刺常可明确诊断(图 2.51)。经引导针鞘重复活检可取得足够的组织进行淋巴瘤的病理学分型。

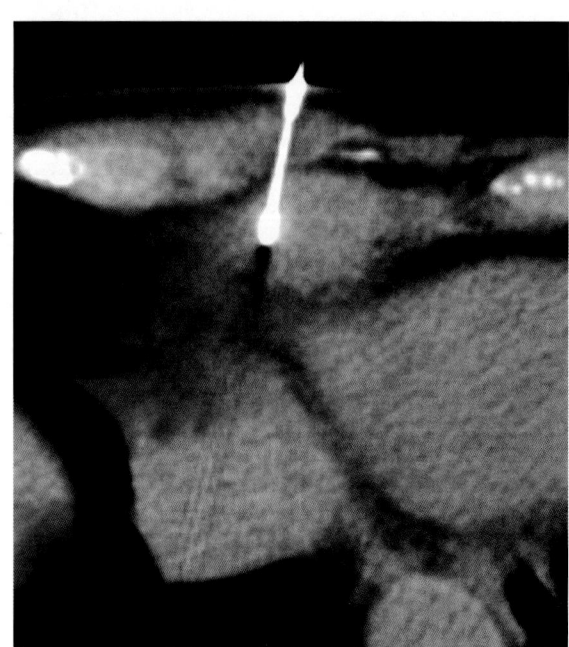

图 2.51　CT 引导下经皮心旁纵隔穿刺

参考文献及建议阅读

Hesselmann V, Zähringer M, Krug B, et al. Computed-tomography guided percutaneous core needle biopsies of suspected malignant lymphomas: impact of biopsy, lesion and patient parameters on diagnostic yield. Acta Radiol 2004; 45:641–645

Jaffe ES, Harris NL, Stein H, Variman JW, eds. World Health Organization Classification of Tumours. Pathology and Genetics of Tumours of Haematopoietic and Lymphoid Tissues. Lyon: IARC Press; 2001

正常肺部表现/肺段隔离症

病史与临床检查结果

一位 21 岁的男性患者,因患流感咳嗽、咯痰 1 周,以前无明确病史。血液检查显示 WBC 升高达 $13 \times 10^9/L$,CRP 升高达 100 mg/L。由于考虑为肺炎,因此行胸部后前位 X 线摄影,结果显示正常(图 2.52)。由于考虑到 X 线辐射,未做侧位 X 线摄影。

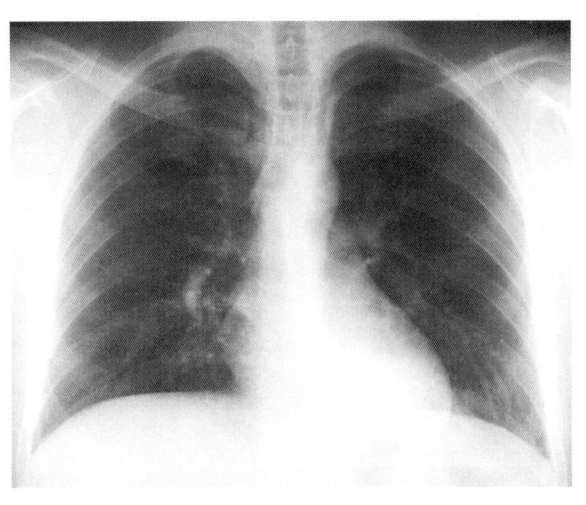

图 2.52 后前位胸部 X 线片显示正常

病例追踪与总结

考虑到明显的临床表现和实验室结果,又对患者进行胸部 CT 检查,结果显示其左下叶有肺段隔离症并继发肺炎(图 2.53)。

误判分析与防范策略

患者的临床症状很像是单纯感染而不是肺段隔离症。因左肺下叶后基底段(第 10 段)受累投射在心影上导致双密度轮廓和左半横膈内侧缘欠清晰(图 2.54, 2.55),但由于下纵隔和上腹部重叠,在胸部正位片上左肺下叶后基底段被遮盖。考虑到明确的临床和实验室结果,应当拍摄被省略掉的能显示下叶基底段的胸部侧位 X 线片,或直接做进一步的胸部 CT 检查,通过发现异常的支气管动脉进而确定为继发性肺炎。

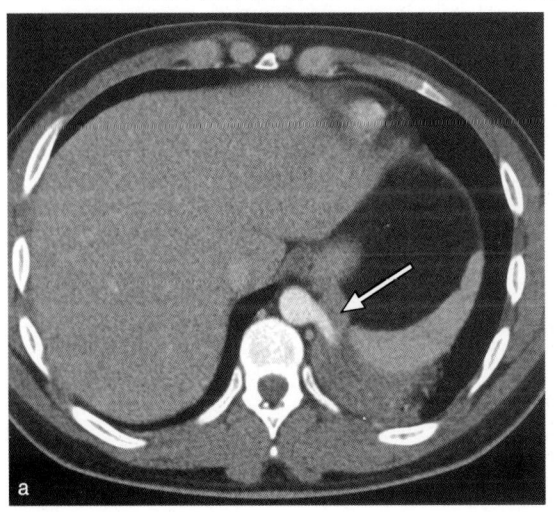 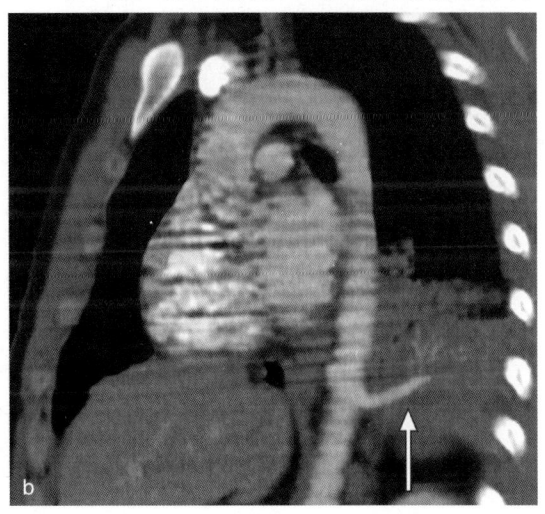

图 2.53 胸部 CT 示起源于主动脉并为左下叶供血(箭头)的异常支气管动脉,同时合并继发性下叶肺炎,证实肺段隔离症的存在。a. 胸腰段连接处轴位扫描;b. 矢状位重建

肺炎和肺段隔离症

原发性和继发性肺炎 肺炎可为原发,发生在既往身体健康的患者;也可为继发,发生在以前存在肺炎的患者或者易于肺部感染的系统性病变。

肺段隔离症 肺段隔离症是一种先天性变异,受累及的肺组织与支气管系统或肺动脉系统无关联。

这种病变的特征是隔离的肺段接受变异的支气管动脉供血,供血的支气管动脉起自膈下或膈上动脉。引流静脉变异较大,可为肺静脉、门静脉或腔静脉。肺段隔离症最常发生于左肺下叶后段,但也可发生于双侧。隔离的肺可接受胸主动脉降段或腹主动脉分支的血管,与支气管树无交通或缺乏交通。有的肺段隔离症的感染可表现为缩窄性支气管炎的组织学特征,但不常见。因为大多数肺段隔离症在影像学上表现为均质的楔形或椭圆形阴影,故需要与肺肿瘤相鉴别,其他的肺隔离征象包括肺下叶的囊性改变。常规或 CT 血管成像发现变异的支气管动脉供应隔离的肺段能明确诊断。

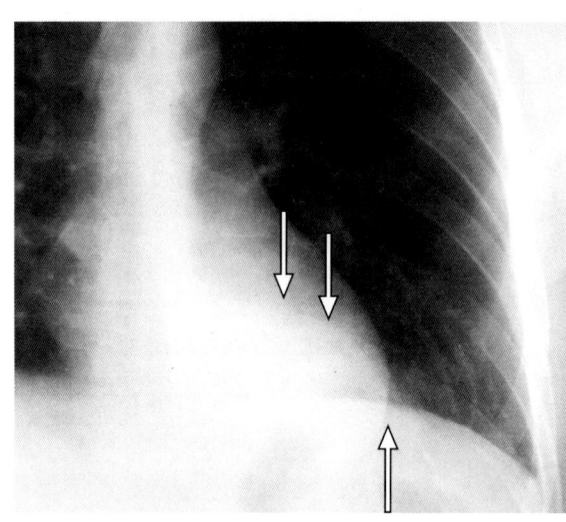

图 2.54 图 2.52 的放大像,显示心影后高密度(双边,向上的箭头),左肺下叶第 10 段重叠导致左半横隔的内侧轮廓变模糊(向下的箭头)

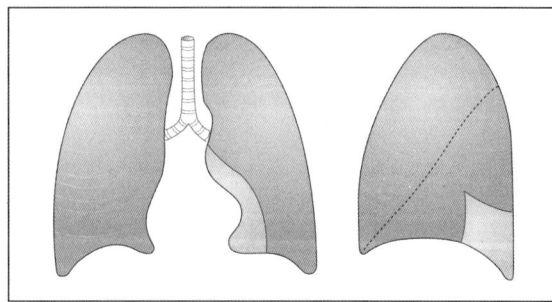

图 2.55 左肺下叶第 10 段肺炎

肺淋巴瘤/肺炎/脓肿

病史与临床检查结果

一位70岁的女性患者,因左下肺胸膜肺炎入院,后因抗生素治疗无效,行胸部及上腹部CT检查。CT基本表现为左侧胸膜腔积液、脾大及脾的局灶性低密度病变。行选择性脾切除术,无并发症(图2.56)。病理结果为高分化B细胞非霍奇金淋巴瘤(子分类:弥漫性大B细胞淋巴瘤,见表2.10)。随后几周患者进行了2个周期的化疗,同时继续抗炎治疗,但炎症无消退。术后10周行胸部X线检查发现原胸膜肺炎区域内出现含气囊腔,并可见气液平面(图2.57)。该现象是由于术中存在膈肌损伤从而造成胃疝入胸腔所致。随后3周的MSCT检查均表现类似(图2.58)。

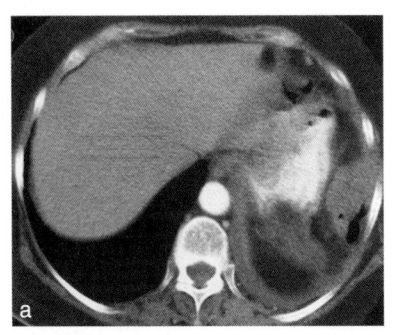 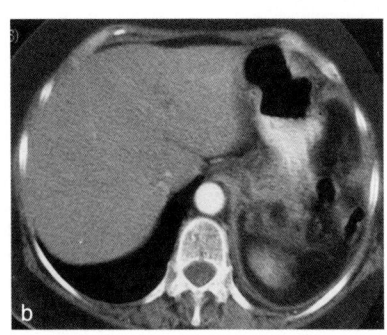 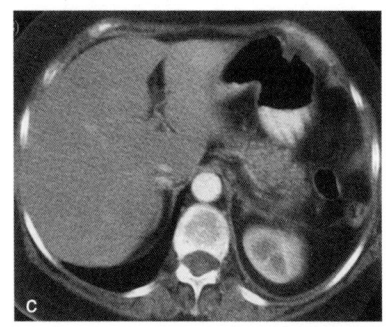

图2.56 脾切除术后1周CT扫描示左侧胸腔积液及其他正常术后表现

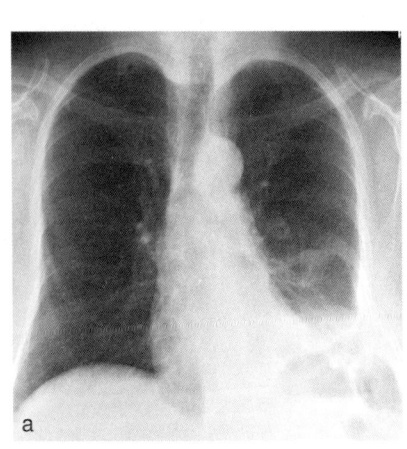 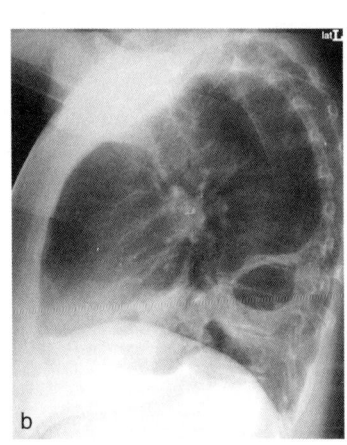

图2.57 术后10周胸部X线片。左下肺不透光区为胸膜

病例追踪与总结

由于临床症状持续存在,在最后一次CT检查(图2.58)后12天行上消化道钡餐检查(图2.59)。该检查发现水溶性对比剂自胃底瘘口外渗。对比剂通过膈肌、胸膜腔及左下肺实质进入下叶气管、支气管。该现象被认为是胃膈疝合并胸膜腔瘘导致。

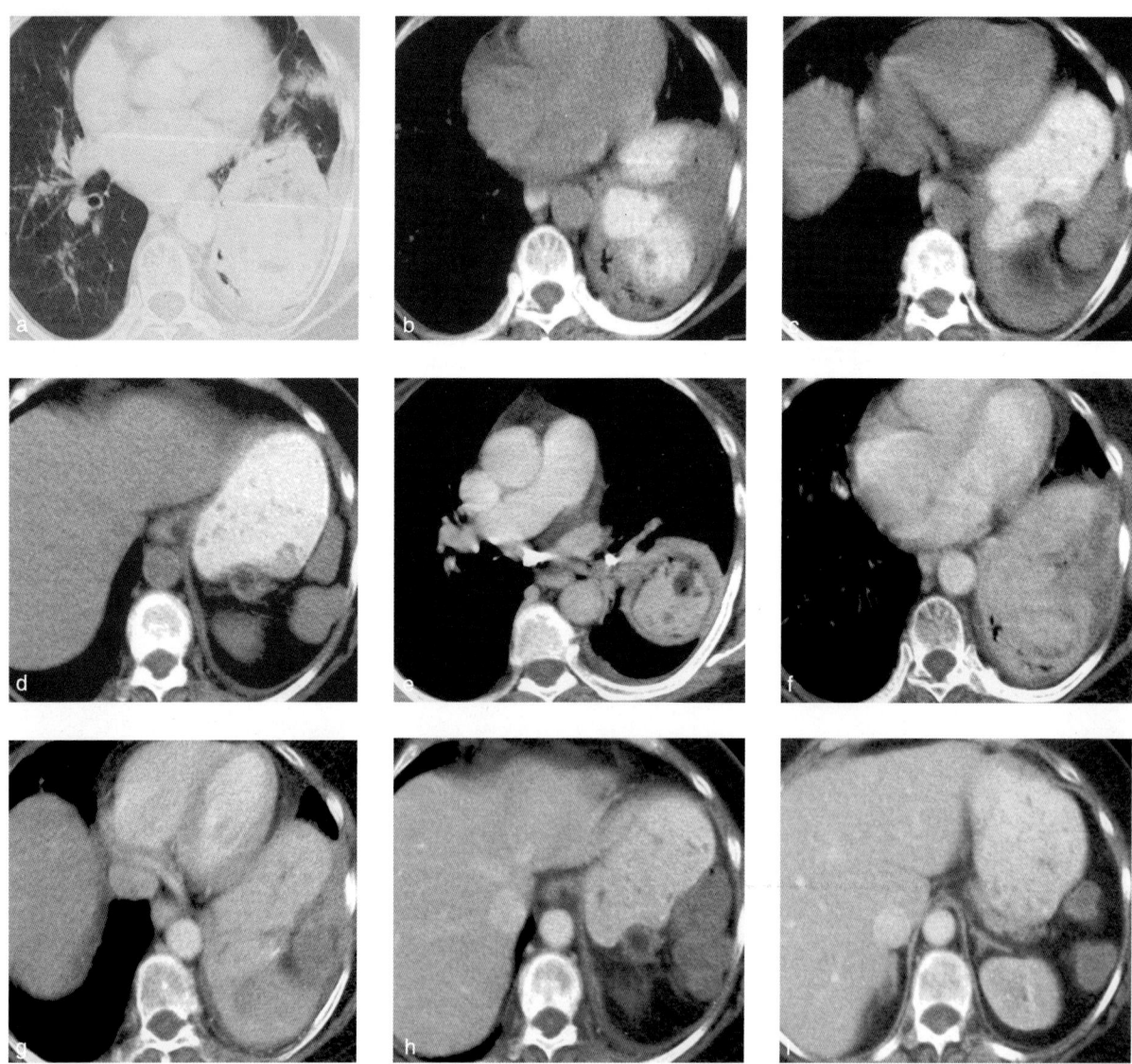

图 2.58 脾切除术后 13 周 CT 扫描示左下肺可见边界清楚的气液囊腔,提示胃疝入胸腔。a – d. 口服阳性对比剂后 CT 平扫;e – i. 注射静脉对比剂后 CT 增强

随后手术证实为左下肺脓腔延伸至上腹膜后腔并侵蚀下叶支气管、膈肌及胃底。行左下肺、部分胃及部分胰腺组织切除术,手术样本的病理组织学结果为非霍奇金淋巴瘤弥漫性浸润并局部脓肿形成,同时存在急性粒细胞肺炎。总之,大体形态及病理学结果均支持是一例由高分化非霍奇金淋巴瘤造成的左侧胸膜腔—左上腹膈肌瘘。

患者 5 个月后死亡。尸检报告描述为双肺、心脏、纵隔及腹膜后间隙的广泛淋巴瘤。存在肺循环栓子。淋巴瘤相关性肺通气表面积减少被认为是患者死亡的原因。

误判分析与防范策略

误诊分析如下:

- 对于抗炎治疗 10 周无效的肺部浸润性病变的鉴别诊断应包括球形肺炎、不与支气管相通的肺脓肿和肺恶性肿瘤(支气管肺癌、支气管肺泡癌、恶性淋巴瘤、转移癌)。病变过程与"非混合性"细菌、病毒及真菌性肺炎不同。临床症状及实验室结果(炎性标记物、痰及血液培养致病菌)应当被用来进一步缩小鉴别诊断的范围。高分化非霍奇金淋巴瘤的脾浸润可以解释非霍奇金淋巴瘤肺浸润的肺部表现。

- 通过发现肺内新发含气液平的囊腔来诊断因术中造成膈肌损伤而形成胃疝也是无法解释的。膈肌损伤在无并发症的选择性脾切除术中极少发生。脾切除术后1周CT显示上腹部为正常术后表现(见图2.56)。肺脓肿或肿瘤中心气道浸润作为鉴别诊断更为贴切。
- CT对于胸腔内囊腔的误诊也忽略了一个事实,就是胃(包括胃底在内)与术后初次CT检查一样都位于膈肌下方(见图2.56,2.58)。

一个类似的误诊病例发生于一名59岁转移性结肠癌的女性患者(图2.60)。该患者2年前因升结肠腺癌穿孔并腹膜转移行右半结肠切除术及化疗治疗。肿瘤分级为pT4 N2(26个摘除的淋巴结中有12个阳性)M0 G3。术后最初病情无异常。影像检查前4周,患者表现为呼吸困难及轻度发热。临床及影像诊断为双肺炎症(最常见的鉴别诊断:曲霉菌肺炎)。CT发现纵隔淋巴结肿大诊断为炎性反应,肿大的腹膜后淋巴结原因不明(图2.60b,c)。尽管重点护理,但患者还是于2周后死于呼吸衰竭。尸检证实结肠癌双肺及淋巴结转移,2/3的肺组织被破坏。影像诊断错误是因为此例患者无肝脏转移,而通常来说肝脏是结肠癌经肠系膜上静脉引流发生血行转移的第一站。

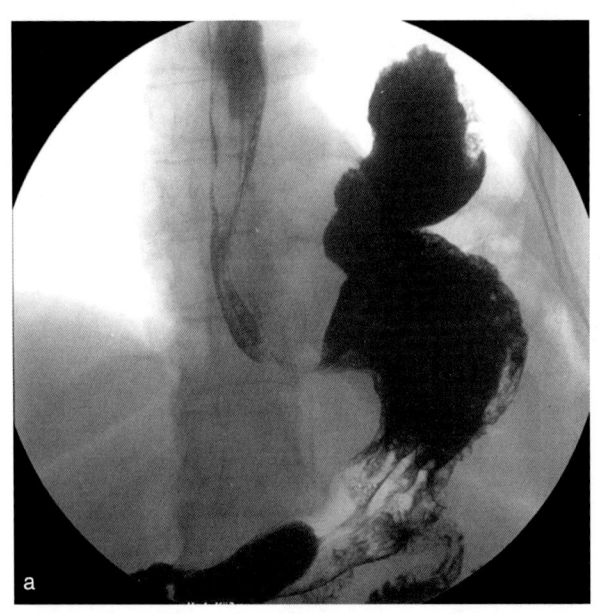
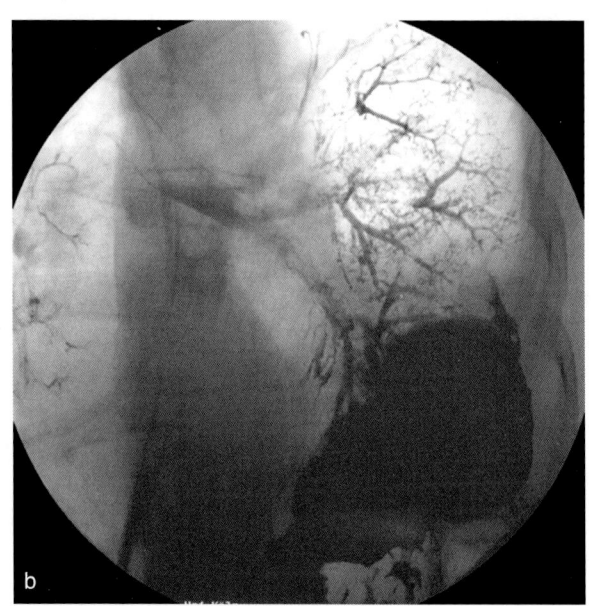

图2.59 胃氟对比剂检查。对比剂经胃底部瘘口填充肺内囊腔(a)并经囊腔进入中心支气管树(b)

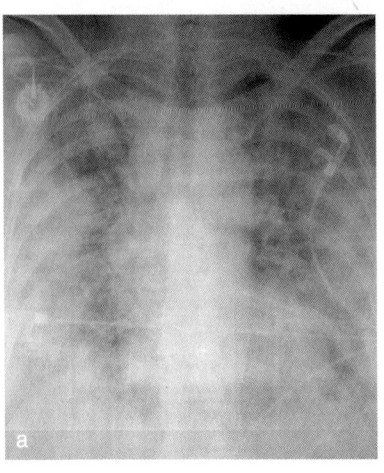
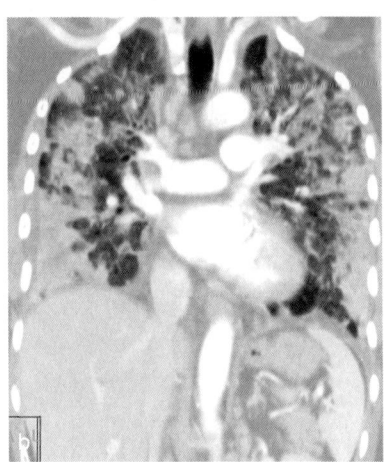
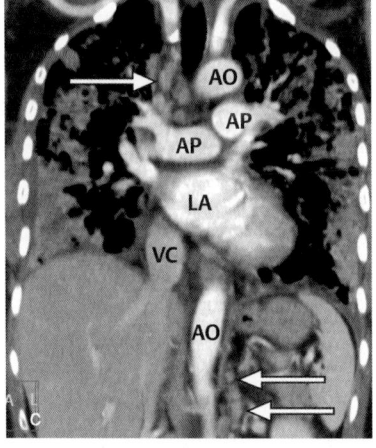

图2.60 59岁患者被误诊为肺部炎性浸润。a.仰卧位胸部x线片;b,c.5天后CT冠状位重建。AO:主动脉,AP:肺动脉,LA:左心房,VC:下腔静脉,箭头:肿大淋巴结

支气管肺癌/炎性假瘤

病史与临床检查结果

一位 81 岁的女性患者，因持续咳嗽，其家庭医生建议在门诊行胸部 X 线检查。患者在儿童时期有结核病史，并自称近几年曾做过多次胸部影像检查且没有任何异常。当前胸部 X 线片显示右肺中叶内侧段团块，可疑肿瘤（图 2.61）。随后 CT 证实为右肺中叶内侧段圆形高密度灶，伴有放射状毛刺（图 2.62）。最可能的诊断是周围型支气管肺癌。鉴别诊断包括炎性假瘤，后者通常没有病史，可见正常支气管穿过肿块，纤维索条和硬结通常发生于双下肺。随后支气管镜未发现任何异常。

家庭医生建议患者在 1 个月及 6 个月后重复胸部 X 线片检查，期间临床症状没有改变，影像学也没有进一步改变，故倾向于炎性假瘤的诊断（图 2.63）。

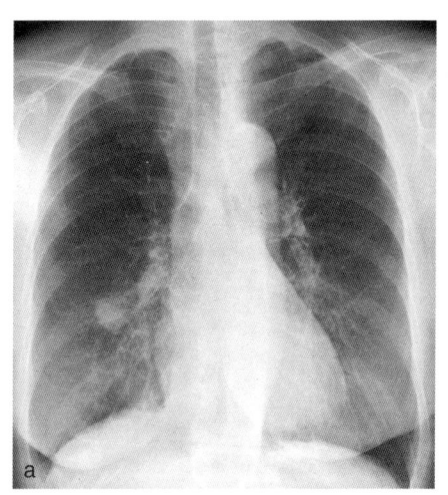
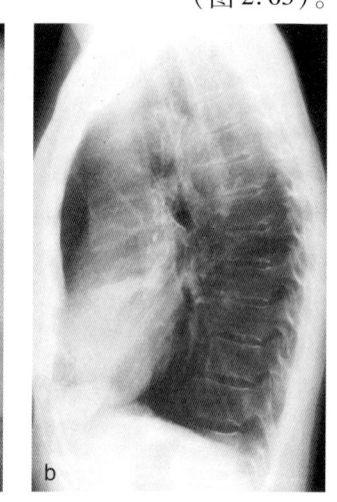

图 2.61 胸部 X 线片示右肺中叶内侧段可见一直径约 3 cm 的不透光区，边界清楚

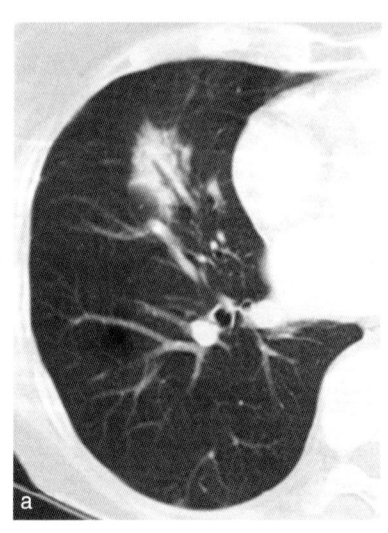
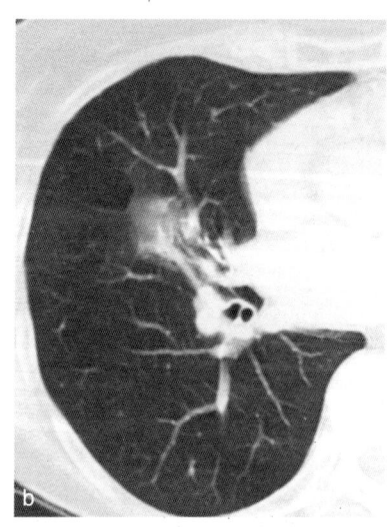
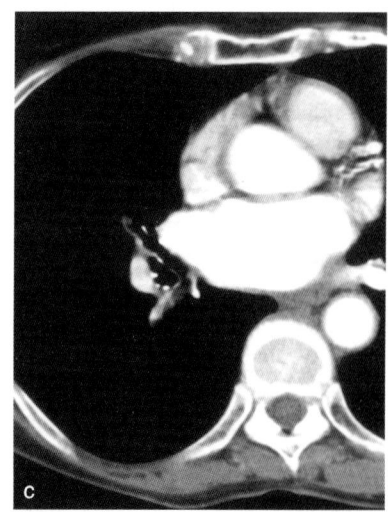

图 2.62 同日胸部 CT 扫描示右肺中叶内侧段见一毛刺样高密度灶。肿块外缘肺门区显示正常

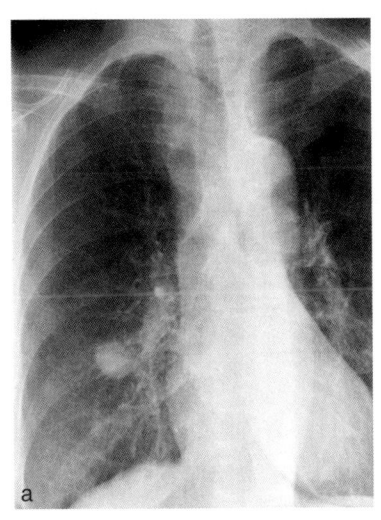
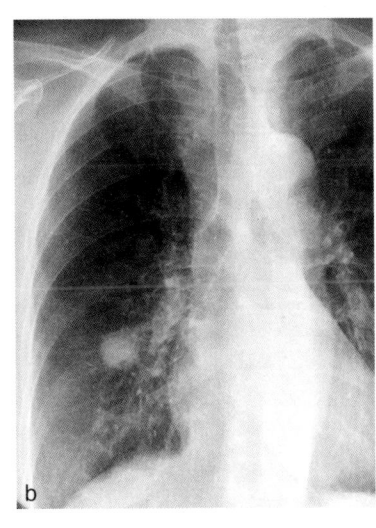

图2.63 随访影像,无明显变化。a.1个月后;b.6个月后

病例追踪与总结

2年后患者因出现呼吸困难,行胸部X线及肺CT检查(图2.64)。2项检查均显示中叶肿块增大,中叶及双肺下叶均发现新发结节及右侧胸腔积液。支气管镜证实为小细胞型支气管肺癌。初次胸部X线检查2年半后,患者死于病变播散。

误判分析与防范策略

周围型肺癌影像上表现为圆形不透光区,边界不清。结节性病变的大小及形态1~2年没有变化不能除外肺癌,尤其是老年患者由于细胞分化速度减慢,肿瘤生长进程明显慢于年轻患者。如果有可能,以往影像都应与近期影像进行比较。

以下标准支持可疑支气管肺癌:高危因素;直径大于3 cm;边缘不规则;边缘切迹(肿瘤血管端);癌性淋巴管炎造成的放射状毛刺;胸膜牵拉征;瘤内偏心性边缘不规则空洞。

良性肺肿瘤诊断要点:与先前图像比较肿瘤容积及形态至少2年无改变;存在粗糙钙化灶(错构瘤);或者发现负的、与脂肪相当的衰减值(脂肪瘤)。

另外,影像学(显示形态及灌注)及核医学(显示代谢活性)均无法提供一种特异性的无创的诊断方法。因此,通过支气管内窥镜及CT引导下活组织检查(胸壁下病变)获得病理组织学结果是可取的。

存在支气管通气征不能排除肺癌。支气管镜的假阴性发现可能是由于缺乏腔内肿瘤部分或者是被完整黏膜覆盖的黏膜下生长型肿瘤。任何一种情况在影像学高度怀疑时都应在支气管镜检查后采取CT引导下活检以明确诊断。

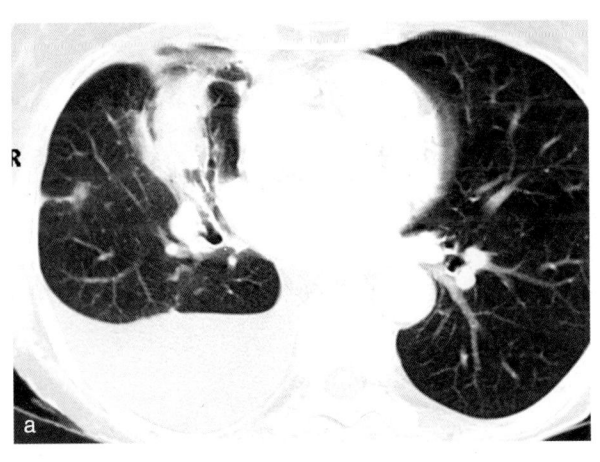
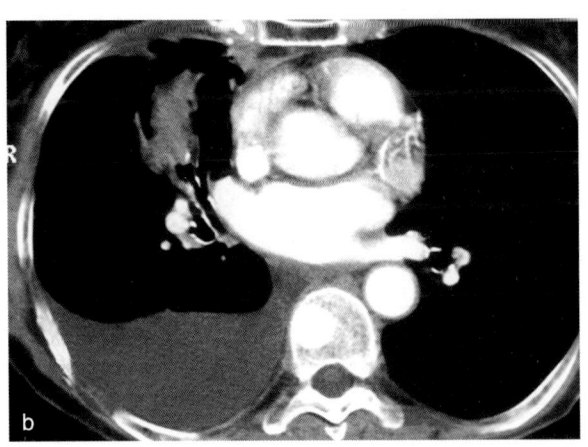

图2.64 2年后胸部CT扫描

CT引导下肺活检

CT引导下经皮穿刺肺活检的灵敏度及特异度均超过90%。气胸(小于或等于组织检查的30%)及咯血(小于等于10%)是潜在的并发症,气胸一般不需要治疗。

支气管镜检查

根据一项meta分析,支气管活检在中心型支气管肺癌诊断中的灵敏度为74%,细胞刷灵敏度为59%,支气管冲洗灵敏度为48%,3种方法总体灵敏度为88%。中心型肺癌的诊断灵敏度报道如下:支气管活检46%,细胞刷52%,支气管冲洗43%,总体灵敏度69%。经支气管活检对小于2 cm肿瘤的诊断灵敏度为33%,大于2 cm时为62%。

一项回顾性研究发现,使用可曲式支气管镜检查存在0.5%的致病率及0.8%的死亡率。一组173例连续支气管镜检查中,4%的患者发生气胸,3%的患者伴有严重出血(>50 ml)。

参考文献及建议阅读

American College of Radiology. American College of Radiology Appropriateness Criteria. Thoracic Imaging. Solitary Pulmonary Nodule. http://www.acr.org/SecondaryMainMenuCategories/quality_safety/app_criteria/pdf/ExpertPanelonThoracicImaging.aspx (accessed November 10,2010)

Prakash UBS. Bronchoscopy. In:Mason RJ, Broaddus VC, Murray JF, Nadel JA, eds. Murray and Nadel's Textbook of Respiratory Medicine. 4th ed. Philadelphia:Elsevier Saunders; 2005:617–650

Pue C, Pacht E. Complications of fiberoptic bronchoscopy at a university hospital. Chest 1995; 107:430–432

正常影像学表现/支气管肺炎/瘢痕/支气管肿瘤

病史与临床检查结果

一位56岁的女性患者,有重度吸烟史,常规胸部X线片检查并进行肺癌筛查。间隔3年拍摄2次胸片均显示正常(图2.65)。

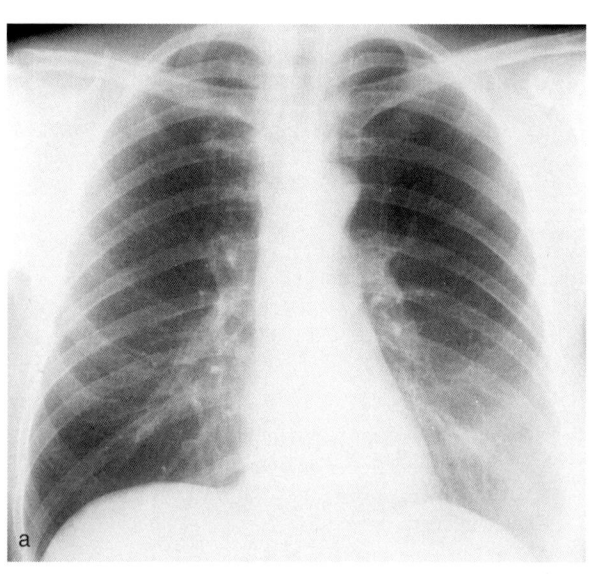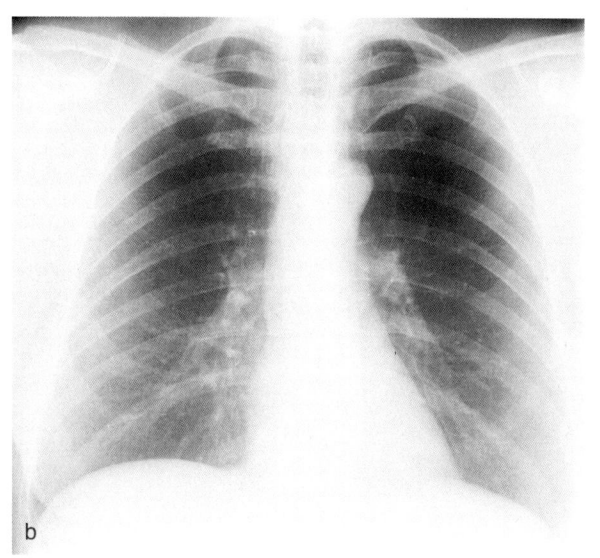

图2.65 正常胸片。a. 初次检查;b. 3年后随访检查

病例追踪与总结

4年后患者再次行胸部X线筛查,发现右肺上叶局灶性不透光区(图2.66)。回顾早期2次胸部X线片,发现尽管当时该病灶不是很明显,但已经存在。轴位CT证实了该发现并诊断为可疑周围型支气管肺癌(图2.67)。患者行上叶切除及辅助放疗。手术标本的组织学分析提示为pT2 M0 R0 G2-3腺癌。1年后,血行转移至左肺。远期结果失访。

误判分析与防范策略

出现在右肺上叶尖段的不透光区于最初2次胸部X线检查时漏诊。那时的发现还很细微(图2.68, 2.69)。漏诊的原因是由于肿瘤较小使其与周围组织没有明显的对比,以及第二前肋与第四后肋重叠掩盖了病灶。

为了早期发现肺癌,相关部门自从1970年就开始了针对无症状吸烟者开展监督计划的讨论,然而只有对早期肿瘤进行可治愈性切除才能提高生存率。1980~1990年进行的大范围研究认为胸部X线片及痰细胞学检查(不论是单独还是二者联合)都无法为小的无症状肺癌提供可接受的诊断准确度。

当前正在对低剂量CT检查技术在肺癌筛查中的医学及经济学效益进行研究。经证实,采用低于常规辐射剂量的CT(低剂量CT)检查在发现小肺癌的准确度方面明显高于胸部X线片。然而,由于没有任何结论证实早期发现肺癌可以降低死亡率,所以当前并没有建议采用CT对高危因素患者进行筛查。换句话说,低剂量CT或许是患有恐癌症和病变存在危险形态的无症状老年患者的一种恰当的筛查方法。

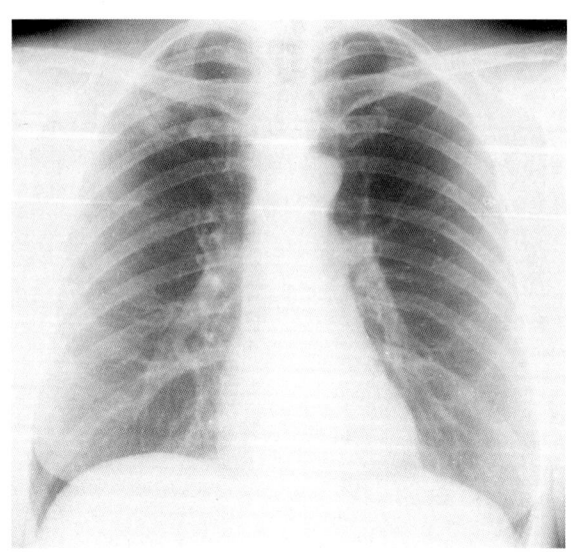

图2.66 初次检查7年后的胸部X线片显示右肺上叶可见一2 cm大小的不透光区,边界不清。经回顾发现该病灶在之前的2次胸部X线片中已经存在

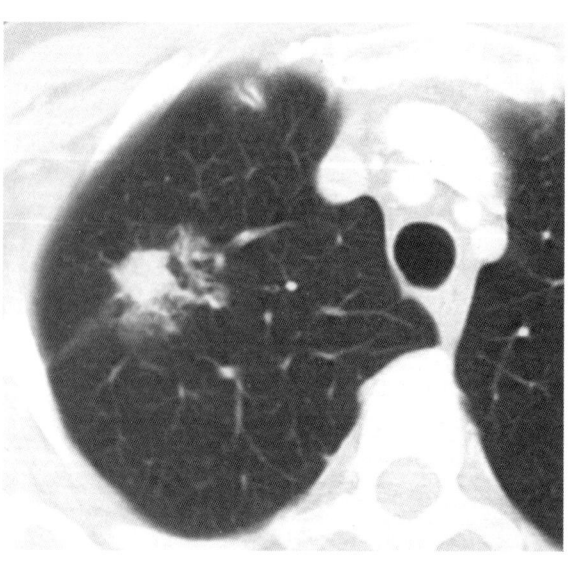

图2.67 胸部CT示右肺上叶尖段高密度灶,边界不清,可见胸膜牵拉。病理组织学结果为支气管肺癌

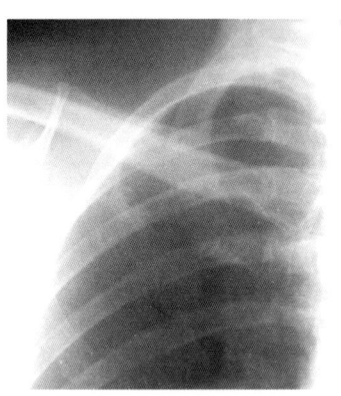

图2.68 第二次胸部X线片的放大显示(图2.65a)

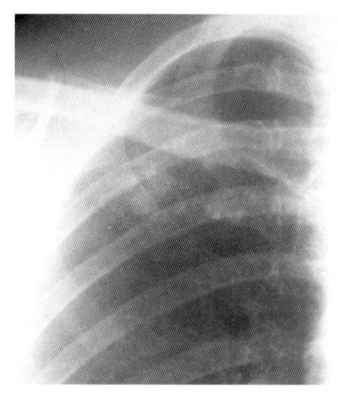

图2.69 第三次胸部X线片的放大显示(图2.65b)

名词解释

筛查 为了发现癌前病变和可治愈性肿瘤针对正常人群中无症状患者的检查。

督察 对存在某一肿瘤高危因素的人群进行的检查。

早期发现 以预防继发疾病为目的而进行的检查。

初级预防 适应一定的生活方式从而预防疾病。

二级预防 为了控制恶性肿瘤的发展而对癌前病变进行的治疗。

三级预防 随访。

周围型肺癌 I

流行病学及预后 肺癌(支气管肺癌,支气管源性癌)是发达国家继冠心病和中风之后的第三大最常见的死亡原因。预后较差,各级肿瘤平均5年生存率为5%~15%。早期发现早期切除是肺癌治愈及提高生存率的唯一希望。超过80%的肺癌患者均为吸烟者。初次吸烟至临床发现肺癌的潜伏期约数十年时间。在肿瘤进展为高级别之前往往不会出现临床症状。

组织学 15%~30%的肺癌为起源于小支气管黏膜的周围型肺癌。初期局部生长,生长速度慢于中心型肺癌。绝大部分肿瘤为腺癌。鳞状细胞及小细胞肺癌少见。从临床治疗及预后来看,鳞状细胞癌、腺癌及非小细胞肺癌(NSCLC)均与小细胞肺癌(SCLC)不同。腺癌作为第三大常见组织学类型,通常发生于周围肺野的黏膜下腺体。

影像学表现 周围型肺癌在影像学上表现为圆形或椭圆形不透光区,边界不清。由于支气管腔内肿瘤生长或肿瘤导致相应节段支气管狭窄可引起节段及亚段肺不张。初次检查发现早期肿瘤较难分级。不幸的是,早期肺癌筛查结果假阴性率达90%。超过1年未发生大小及形态改变的病灶不能排除肺癌。只有超过5 cm的病灶才能在胸片上发现。然而,由于肺组织、纵隔及胸壁结构的重叠,即使是较大的病灶也经常漏诊。

参考文献及建议阅读

Austin JHM, Romney BM, Goldsmith LS. Missed bronchogenic carcinoma: radiographic findings in 27 patients with a potentially resectable lesion evident in retrospect. Radiology 1992;182:115

Forrest JV, Friedman PJ. Radiologic errors in patients with lung cancer. West J Med 1981;134:485

Heelan RT, Flehinger BJ, Melamed MR, et al. Non-small-cell lung cancer: results of the New York Screening Program. Radiology 1984;151:289

Muhm JR, Miller WE, Fontana RS, Sanderson DR, Uhlenhopp MA. Lung cancer detected during a screening program using fourmonth chest radiographs. Radiology 1983;148:609

Peterson KA, DiSario JA. Secondary prevention: screening and surveillance of persons at average and high risk for colorectal cancer. Hematol Oncol Clin North Am 2002;16:841–865

Stitik FP, Tockman MS. Radiographic screening in the early detection of lung cancer. Radiol Clin North Am 1978;16:347

World Health Organization (WHO) Cancer. Work sheet No. 297 February 2009. http://www.who.int/mediacentre/factsheets/fs310/en/ (accessed December 28, 2010)

支气管肺癌/肺转移瘤/胸膜硬化结节/肋骨转移瘤/包裹性胸腔积液

病史与临床检查结果

一位72岁的女性患者,因周围血管闭塞性疾病(Fontaine Ⅱb级)入院。患者有重度吸烟史,除了由于COPD造成的慢性咳嗽外无其他并发症。住院期间胸部X线片显示如下(图2.70):肺气肿;前胸壁胸膜纤维灶;投影在第四前肋上的线样不透光区,胸膜局灶性硬化结节的可能性大,需要根据临床表现进行随访。

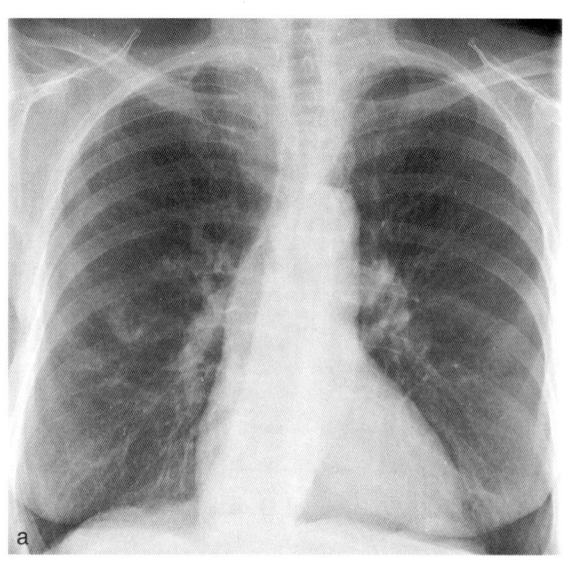
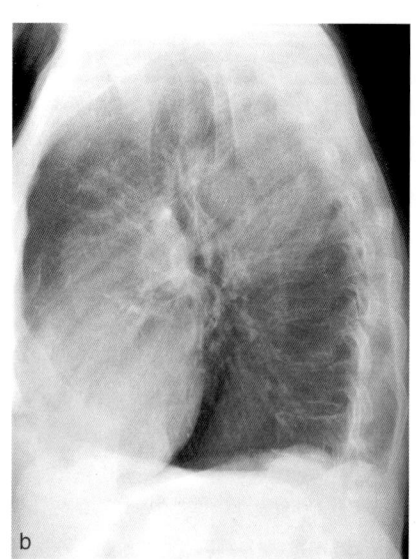

图2.70 胸片显示肺气肿,前胸壁胸膜纤维化和第四前肋的线样不规则不透光区,胸膜硬化结节的可能性大,需要根据临床表现进行随访

病例追踪与总结

患者左侧腘动脉狭窄,经PTA(经皮腔内血管成形术)治疗后出院,间歇性跛行的症状得到改善。18个月后患者因步行距离限制重新入院。该次胸部X线片显示右肺下叶上段肿块体积增大,存在周围型支气管肺癌的可能(图2.72)。X线片还显示左下肺侧壁胸膜新出现的不规则不透光区,提示胸膜包裹性积液。CT诊断为右下肺上段肿瘤并左侧第七肋骨破坏,局部明显软组织形成(图2.71)。组织病理结果证实为周围型小细胞肺癌并肋骨转移。患者采取姑息化疗治疗。

误判分析与防范策略

误诊内容如下:

- 在首次胸部X线片中描述的"线样"不透光区为肺内病灶而并非胸膜病变,随后图像可以证实(图2.73)。
- 肺或胸膜的新发病灶应当可疑肿瘤并且需要进一步检查。这需要在影像报告中明确提示。
- 第二次胸部X线片显示的胸膜不规则不透光区不应该是包裹性胸膜腔积液,因为第七后肋显示为骨质破坏,并且同侧肋膈角处胸膜显示正常。

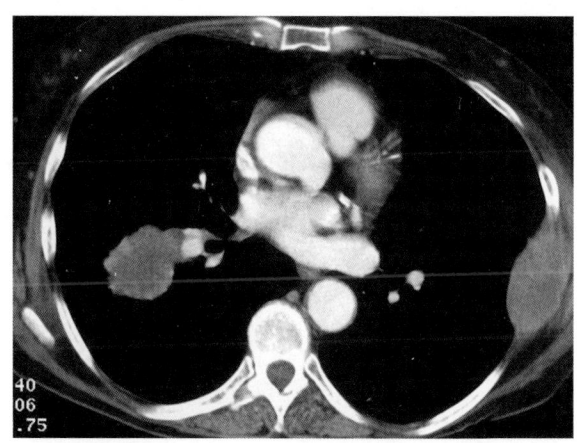

图 2.71 CT 证实右下肺背段肿块。左侧可见胸膜肿瘤

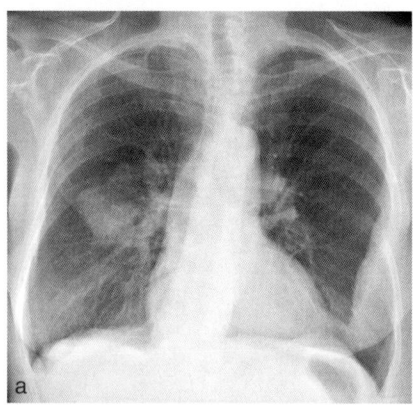
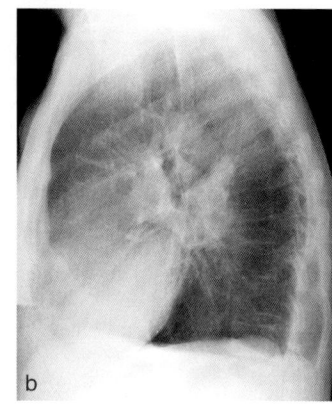

图 2.72 1 年半后胸部 X 线片显示右肺下叶背段肿块体积增大,左侧前胸壁处新发胸膜不规则不透光区

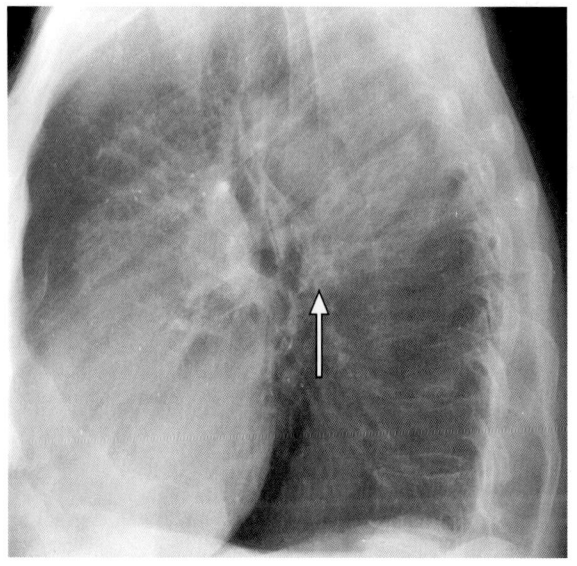

图 2.73 初次侧位胸部 X 线片。箭头指示下叶背段肿瘤

参考文献及建议阅读

Fraser RS, Muller NL, Coleman N. Fraser and Pare's diagnosis of diseases of the chest. Philadelphia: WB Saunders; 1999

肿瘤学阴性结果/转移/支气管癌

病史与临床检查结果

一位 61 岁的女性患者,6 年多前被诊断为 Clark Ⅱ 级浅表播散型黑色素瘤(SSM),在离体标本上测得肿瘤厚 1.3 mm,图 2.74 和图 2.75 为随访过程中所做的胸片,均被诊断为正常。

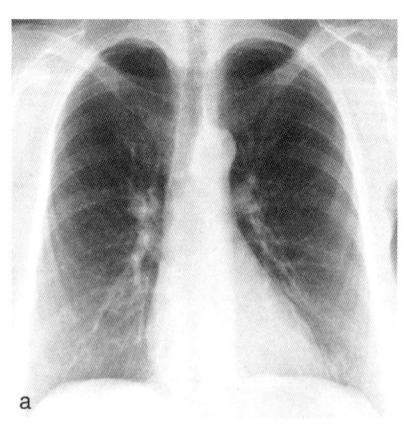
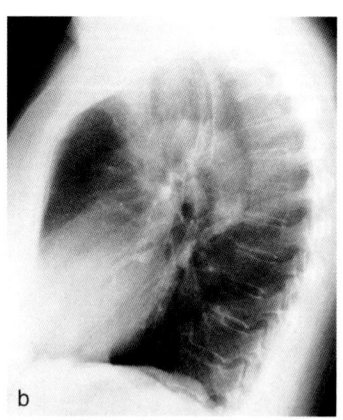

图 2.74 早期随访胸片,诊断为正常

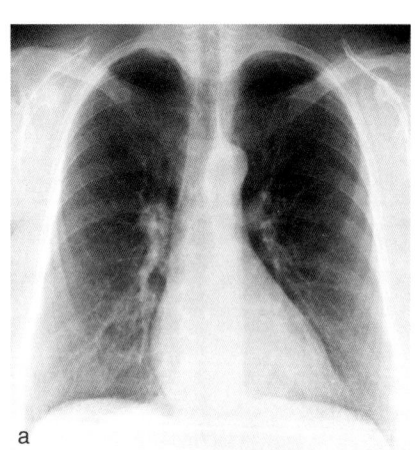
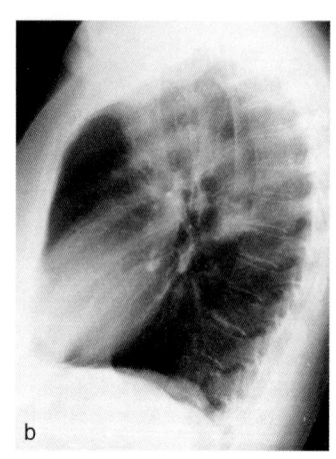

图 2.75 随访 1 年后胸片,仍诊断为正常

病例追踪与总结

末次胸片检查 7 个月后,患者因持续性咳嗽再次摄片,于右肺野中部见一 3 cm 的肿块。以双肺叶切除术式对肿瘤进行外科切除,组织学证实病变为 pT2 N0 G2 R0 级别支气管肺泡癌。肺部手术后 7 年,患者被诊断为乳腺癌,并在 CT 引导下活检证实有自乳腺癌转移的中轴骨播散溶骨性破坏。

误判分析与防范策略

正位胸片示右上肺门偏位(图 2.76a)且重叠不透明投射至侧位胸片下叶的顶端(图 2.76b)。这些征象在随访期间缓慢进展。

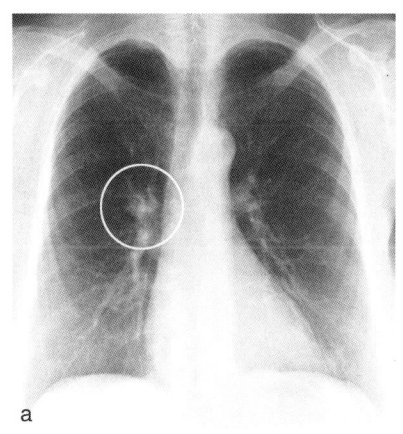
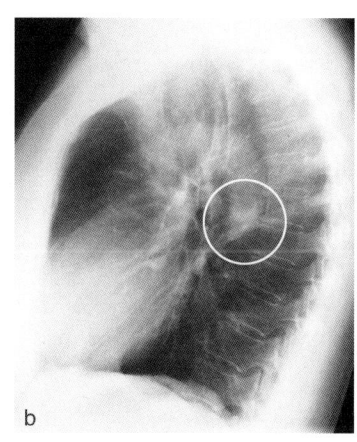

图 2.76　对放射学检查的分析（图 2.74），肿瘤用圆圈标出

漏诊的肺结节

流行病学数据　自北美放射学会 1949 年第 34 次会议以来，尽管在放射学中心有各种技术上的优势，肺癌的胸部放射学检查漏诊率仍为 26%～90%。

在纽约，作为"纪念 Sloan-Kettering 肺癌筛查工程"的一部分，共有 10 040 名吸烟者在 1978～1982 年接受了每年的胸部放射学检查（Heelan 等，1984）。对 78 名筛查中发现肺癌的患者提供为期 1 年的放射学随访，对其他 47 名患者提供为期 2 年的放射学随访。正确征象在早期检查中的漏诊率在为期 1 年的随访中为 65%（51/78），在为期 2 年的随访中为 45%（21/47）。

作为"国家癌症学会早期肺癌协作检出计划"的一部分，Mayo 指导了一项自 1971～1982 年对吸烟者的肺癌筛查的前瞻性随机研究。对 4 618 名参与者每 4 个月行胸部放射学检查和痰检（Muhm 等，1983），有 92 名患者在 X 线摄影中检出肺癌。回顾分析可知，92 名患者中的 75 名（82%）在早期胸片中就可检测出肺癌。

原因　有很多因素可以导致肺结节在胸部放射学检查中被漏诊，包括眼睛的视觉生理、观察时间、房间光线、眼睛与 X 线片之间的距离、放射学家的内部决定机制、所使用设备的类型、图像文档系统、检查技术、从病史和临床所见中可获得的资料和病变本身及其位置（大小、边缘、质地、密度、与周围结构的对比、与周围结构的分界）。单病例分析可揭示多种原因。

眼睛的视觉生理　在阅读胸片时，需进行一系列复杂的潜意识的眼部运动。集中在色素区中心的注视方向，在点和点之间跳过的快速运动称为"扫视"。"凝视"是指除扫视之外的点。"注视"必须固定在平均 350 ms 范围，观察者才能在色素区对目标产生知觉并通过感觉通道探测到它，在下一次扫视开始前知觉最多只会存在 40 ms。肺结节的最佳可探测凝视时间为 300 ms，正常周围结构的最佳可探测时间为 480 ms。

但这只有在感兴趣的目标位于色素区中心时才成立，这一区域环绕一边界偏离中心线方向 2.0°～2.8°的锥形区。目标物在凝视方向上偏离色素区 5°，其检出率就会减半。完全观察并评估双肺需要大约 300 次不间断的凝视。通常，一名观察者在阅读一张 X 线片时只会进行 80～120 次凝视，经验丰富的观察者比初学者需要更少次数的凝视就可发现异常。这意味着在常规观察中，大部分肺野都没有经过色素区凝视。我们可以合理假定，这一不足可由视网膜周边区域能覆盖 240°的视野范围，但空间分辨力较色素区差的部分补偿，而且下次扫视的方向会在潜意识里向可能出现病变的位置移动。凝视时目标的角度越靠近色素区中心方向，视网膜周边区域的视觉探测精确度越高。上述过程不受观察者的主观意识控制。

观察时间　Kundel 和 Nodine（1975）指出，放射学家在阅读胸片时如果禁用 200 ms"闪读"，对 1 cm 的肺结节真阳性检出率可达 70% 的高诊断准确性。如果不限定观察者的阅读时间，真阳性检出率可达97%。Oestmann等(1988),提供了40例正常胸片(A组)、40例很难检测出肺癌的胸片(B组)和40例有明显肺癌的胸片(C组),让4名独立的观察者分别阅读这些胸片0.25 s、1 s、4 s和不限时间。研究者发现,就算不限定阅读时间,真阳性检出率在B组为74%,在C组为98%,假阳性率达20%。在这一研究方案中,还有2%的"明显的"肺部病变没有被检测到。

疲劳 不同的是,观察者的疲劳对读片准确性的影响似乎要小得多。Christensen等(1977)让14名放射学家分别在精力充沛时和15 h的工作后阅读一个有73个肺结节的胸部体模的25张胸片,2次阅读间相隔1个月。研究者发现2次读片的检出率在统计学上没有显著差异。

参考文献及建议阅读

Austin JHM, Romney BM, Goldsmith LS. Missed bronchogenic carcinoma: radiographic findings in 27 patients with a potentially resectable lesion evident in retrospect. Radiology 1992; 182: 115

Berlin L. Does the "missed" radiographic diagnosis constitute malpractice? Radiology 1977; 123: 523

Berlin L. Malpractice and radiologists, update 1986: an 11.5-year perspective. AJR 1986; 147: 1 291

Berlin L. Reporting the "missed" radiologic diagnosis: medicolegal and ethical considerations. Radiology 1994; 192: 183

Berlin L, Berlin JW. Malpractice and radiologists in Cook County, IL: trends in 20 years of litigation. AJR 1995; 165: 781

Berlin L, Hendrix RW. Malpractice issues in radiology. Perceptual errors and negligence. AJR 1998; 170: 863

Brogdon BG, Kelsey CA, Moseley RD. Effect of fatigue and alcohol on observer performance. AJR 1978; 130: 971

Christiansen EE, Dietz GW, Murry RC, Moore JG. The effect of fatigue on resident performance. Radiology 1977; 125: 103

Forrest JV, Friedman PJ. Radiologic errors in patients with lung cancer. West J Med 1981; 134: 485

Heelan RT, Flehinger BJ, Melamed MR, et al. Non-small-cell lung cancer: results of the New York screening program. Radiology 1984; 151: 289

Hessel SJ, Herman PG, Swensson RG. Improving performance by multiple interpretations of chest radiographs: effectiveness and costs. Radiology 1978; 127: 589

Kundel HL, Nodine CF. Interpreting chest radiographs without visual search. Radiology 1975; 116: 527

Kundel HL, Revesz G. Lesion conspicuity, structured noise, and film reader error. AR 1976; 126: 1 233

Kundel HR, Nodine CF, Carmody D. Visual scanning, pattern recognition and decision – making in pulmonary nodule detection. Invest Radiol 1978; 13, 175

Muhm JR, Miller WE, Fontana RS, Sanderson DR, Uhlenhopp MA. Lung cancer detected during a screening program using fourmonth chest radiographs. Radiology 1983; 148: 609

Oestmann JW, Greene R, Kusher DC, Bourgouin PM, Linetsky L, Llewelly HJ. Lung lesions: correlation between viewing time and detection. Radiology 1988; 166: 451

Stitik FP, Tockman MS. Radiographic screening in the early detection of lung cancer. Radiol Clin N Am 1978; 16: 347

Swensson RG, Hessel SJ, Herman PG. Omissions in radiology: faulty search or stringent reporting criteria. Radiology 1977; 123: 563

Thomas EL. Search behavior. Radiol Clin N Am 1969; 7: 403

Woodring JH. Pitfalls in the radiologic diagnosis of lung cancer. AJR 1990; 154: 1 165

Yerushalmy J. The statistical assessment of the variability in observer perfection and description of radiographic pulmonary shadows. Radiol Clin N Am 1969; 7: 381

原发病灶未知的孤立肺转移/良性假肿瘤/周围型支气管肺癌

病史与临床检查结果

一位59岁的男性患者,因数年慢性阻塞性肺病接受门诊治疗,行胸片检查,见一椭圆形阴影投射于右肺侧方中带(图2.77)。CT证实一软组织密度肿块位于中叶的外侧段,未侵及水平裂胸膜(图2.78)。鉴别诊断包括良性假瘤、原发病灶未知的孤立肺转移和周围型支气管肺癌。由于病变关联中间裂的脏层胸膜和壁层胸膜,因此被归类为良性假瘤。

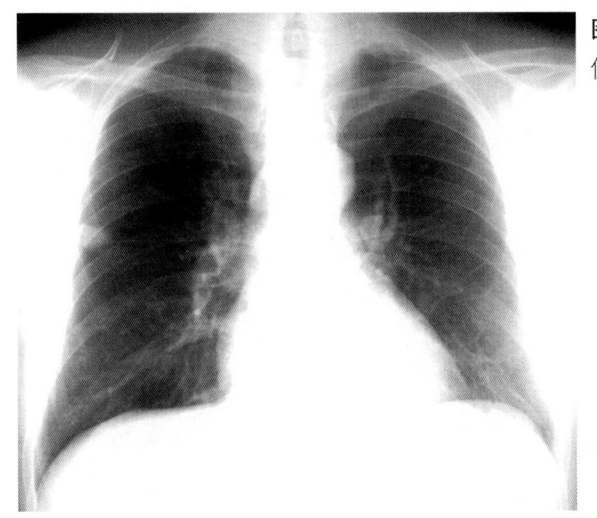

图2.77 胸部平片示一椭圆形阴影投射于右肺中叶的外侧段

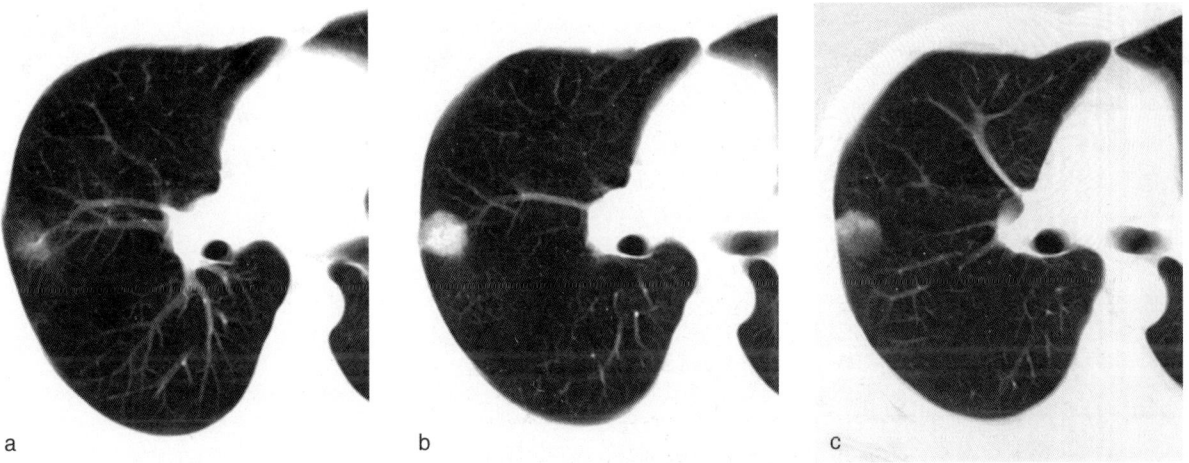

图2.78 与图2.77胸片同时期的胸部CT扫描。根据病变与胸膜的关系,软组织密度肿块被认为是良性假瘤

2年后的门诊随访胸片(图2.79)示,病变的形态和大小都没有变化,由此证实了早期良性假瘤的诊断。

病例追踪与总结

1年后患者出现盗汗、嗜睡,且体重减轻8 kg,新的胸片示中叶肿瘤的体积增大,且浸润上叶前段,右肺门亦显著增大(图2.80)。CT又示纵隔和双侧肺门淋巴结直径大于2 cm,左侧肾上腺增大,脑实质内见3个伴灶周水肿的强化肿块。在CT引导下对肺部肿块活检,组织学显示为中分化无角化鳞状细胞癌,分级为T2 N2 M1(有肺和脑转移)。患者因肿瘤已发生血行转移和淋巴转移而无法手术,遂制订了卡铂和紫杉醇化疗方案。

误判分析与防范策略

除外肿瘤手术的禁忌证(已有或伴发的心肺相关或肿瘤学疾病等),对所有存在新发现的直径大于1.5 cm的肺结节的患者均应进行组织学评估。因为对早期周围型支气管肺癌手术切除是唯一可能治愈或显著延长生存期的治疗手段。并且有个案报道证实,手术切除某些来自其他器官(恶性黑色素瘤、肾细胞癌、结肠癌等)的肺转移瘤可显著增加存活时间。

因为此病例中病变直径约为2 cm且病变位置靠近胸壁,CT引导下经皮穿刺肺活检是可行的。据报道此方法的敏感性和特异性大于95%。

无需治疗的气胸和咯血是最常见的并发症,分别发生于≤30%和≤10%的病例。因此美国放射学会规定直径大于10 mm的单发肺结节需行CT引导下活检。基于CT肺癌筛查的研究经验,对小于5 mm的单发结节,推荐进行每年一次的CT随访。

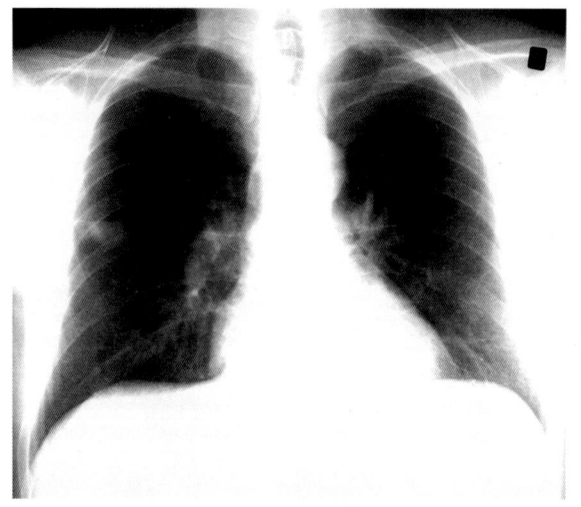

图2.79 2年后随访无变化,"证实"良性肿瘤的诊断

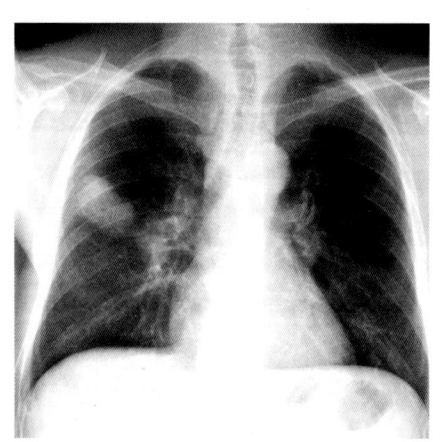
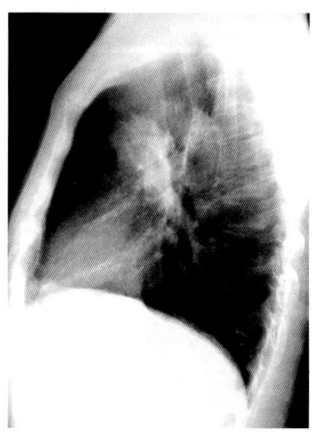

图2.80 随访3年余的胸片示肿瘤体积增大并右肺门增宽。CT又示双肺门及纵隔淋巴结增大。组织学证实肿瘤为中分化无角化鳞状细胞癌

在对最早的 2 张胸片的诊断分析中犯了如下错误(图 2.81):
- 早在第一张胸片就出现的放射状毛刺及肿瘤向胸膜的线性延伸为癌性淋巴管炎的证据。
- 尽管肿瘤最早与胸膜边界关联,这并不能说明它是良性的。这只能说明薄壁的肺实质较坚韧的胸膜更易被浸润。
- 2 年以上大小和形态缺乏变化的肺结节并不能排除肺癌。假定倍增时间恒定,肿瘤体积呈指数增加,因此,在二维图像上小的肿瘤的体积变化很难评估。较大的肿瘤的体积变化较为明显,因其随半径的立方增加。此外,大量激素、免疫、遗传和环境因素可以影响肿瘤的生长,导致疾病不同时期的生长速度减慢或加速。现代 CT 软件包括肺部肿块体积自动计算法,为量化体积变化提供了高准确性。
- 支气管肺癌和肺转移瘤在直径大于 1.5 cm 的未分类肺结节中是常见的鉴别诊断(表 2.12)。

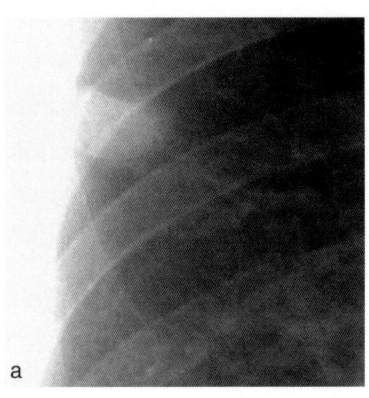
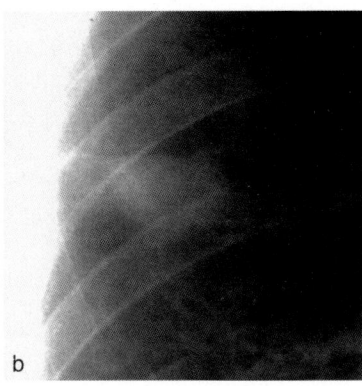

图 2.81 放大观察早期的 2 张胸片。每次鉴别诊断都未考虑肺癌。因肿瘤体积随其直径呈指数增加,肿瘤体积的增大在早期极易漏诊。a. 最早的胸片;b. 随访 2 年后的胸片

表 2.12 孤立肺结节的鉴别诊断

病因	常见	少见
感染性	肉芽肿	慢性肺炎
	结核瘤	霉菌球
		脓肿
		包虫病
肿瘤性	腺瘤	纤维瘤
	错构瘤	神经鞘瘤
	周围型支气管肺癌	脂肪瘤
	血源性转移瘤	Kaposi 肉瘤
		恶性淋巴瘤
		恶性纤维组织细胞瘤
其他		叶间积液
		动静脉畸形
		支气管源性囊肿
		肺段隔离症
		假结节(胸片投射产生)

周围型肺癌 Ⅱ

临床表现 肺癌是世界范围内致死率最高的癌症。一般来说,病变进展到晚期才会出现临床症状。非特异性症状包括厌食、体重减轻、疲劳,特异性临床表现包括多发咳嗽、咯血、呼吸困难和疼痛。顽固的狭窄后肺炎可发展为早期症状。副肿瘤综合征很少见。臂痛、上肢麻痹和霍纳综合征(瞳孔缩小、上睑下垂、眼球内陷)提示 Pancoast 瘤;声嘶提示喉返神经被侵犯;吞咽困难提示病变侵犯食管。

组织学 鳞状细胞癌是肺癌最常见的组织学类型,占全部病例的 30%~40%。这些肿瘤主要发生于节段和亚段支气管且多位于周围气道。在进展阶段,肿瘤生长速度和肿瘤血供的失衡导致肿瘤坏死并形成溃疡和空洞。从临床治疗学和预后立场来看,鳞状细胞癌和非小细胞肺癌(NSCLC)与小细胞肺癌(SCLC)是不同的。

除了快速增殖的小细胞肿瘤,无论其组织学类型是什么,肺癌的增殖方式变异很大。倍增时间从 2 个月到 1.5 年的 NSCLC 的细胞行为模式都曾有过报道。

治疗和预后 对 9 387 名分级为 ⅢB 或 Ⅳ 级 NSCLC 的患者分别应用以顺铂为基础的化疗方案与姑息支持疗法,后进行单因素分析比较,化疗组的中位生存时间为 7 个月而支持疗法为 5 个月,1 年生存率在化疗组为 24% 而在支持疗法组为 15%。

在最初诊断时,30% 的 NSCLC 患者有 ⅢB 级病变(因转移累及对侧纵隔淋巴结而无法手术),40% 已有 Ⅳ 级病变(远处转移)。余下的 30% 的病例在 ⅠA 级和 ⅢA 级间大致均衡分布。

参考文献及建议阅读

Alberg AJ, Yung RC, Samet JM. Epidemiology of lung cancer. In: Mason RJ, Broaddus VC, Murray JF, Nadel JA, eds. Murray and Nadel's Textbook of Respiratory Medicine. 4th ed. Philadelphia: Elsevier Saunders; 2005: 1 328 – 1 356

American College of Radiology. American College of Radiology Appropriateness Criteria. Thoracic Imaging. Solitary Pulmonary Nodule. http://www.acr.org/SecondaryMainMenuCategories/quality_safety/app_criteria/pdf/ExpertPanelonThoracicImaging/SolitaryPulmonaryNoduleDoc10.aspx(accessed December 27,2010)

Non-small-cell Lung Cancer Collaborative Group. Chemotherapy in non-small-cell lung cancer: a meta-analysis using updated data on individual patients from 52 randomized clinical trials. Br Med J 1995;311:899 – 909

Takahashi T, Sidransky D. Biology of lung cancer. In: Mason RJ, Broaddus VC, Murray JF, Nadel JA, eds. Murray and Nadel's Textbook of Respiratory Medicine. 4th ed. Philadelphia: Elsevier Saunders; 2005: 1 311 – 1 327

肺癌/瘢痕组织

病史与临床检查结果

一位67岁的有5年周围神经病变病史并有足旋前肌肌力减退和外周感觉异常的患者，其症状长期无变化，并且还有组织学证实为血管炎背景的炎性肠道疾病的病史。因鉴别诊断包括副肿瘤综合征，故在不同的医院行胸片检查。11年前，患者每日吸烟2盒，尽管如此，其病史与临床检查结果都正常。其胸片的主要征象是投射在左侧中带的阴影灶(图2.82)。

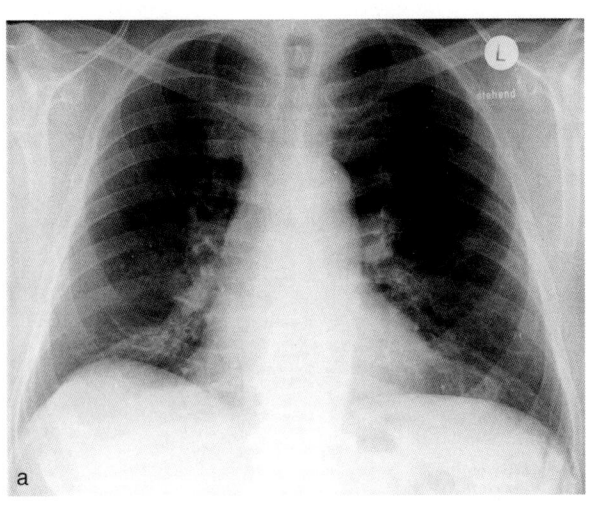
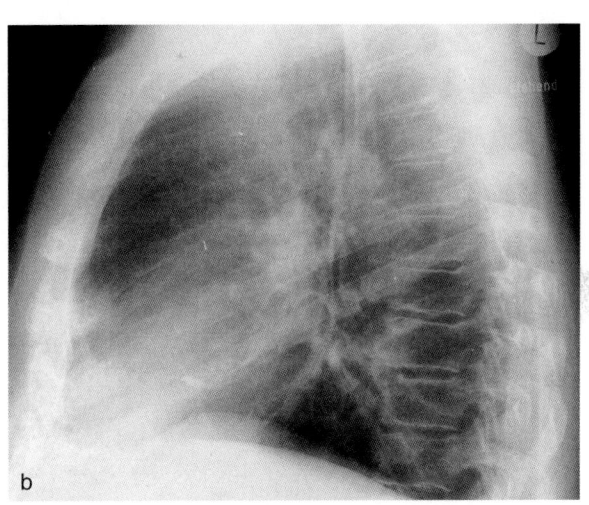

图2.82 正位胸片(a)示病灶阴影投射于左侧第4肋，侧位片(b)不能将病灶无重叠地显示

拍摄胸片26天后行胸腹部CT扫描以研究此病灶。扫描证实左肺上叶有一直径1.2 cm的结节灶并向周围肺实质发出放射状毛刺(图2.83a)。鉴别诊断包括周围型支气管肺癌和瘢痕组织。中、上纵隔见正常大小的淋巴结，部分有中心脂肪浸润，诊断为良性(图2.83b,c)。患者被建议行CT引导下选择性穿刺活检以确诊。

1周后在某处行PET-CT检查以研究肺肿块的发生原因并排除转移。此检查包括静脉注射FDG(用于明确局部葡萄糖代谢的PET对比剂)和一次碘对比强化CT(以了解肿瘤灌注情况)。扫描范围从颅底至大腿。此检查的CT部分证实了1周前CT检出的病灶，PET部分示左肺上叶肿瘤与高摄取区重合(图2.84)，测量示踪剂摄取量为2.2，符合标准摄取值(SUV值)。结肠表现为摄取增高，延迟扫描增高的SUV值从11.4增高至16.9。总体来说，PET-CT检查未见恶性征象。由于左肺上叶示踪剂摄取较低，PET所见可为炎症后改变，谨慎起见医生推荐患者4个月后随访。结肠摄取增加是结肠炎所致。

10周后在其他机构行CT随访，报告者描述左肺上叶肿块无变化，病变再次被认为是无恶性可能，建议3个月后随访。

6个月后患者行CT冠状动脉血管成像以排除冠心病并复查左肺上叶肿块情况。冠状动脉狭窄被排除。左肺上叶肿块和纵隔淋巴结与之前检查中形态和大小均无变化。因肿块形状为圆形且有放射状毛刺向胸膜下区域延伸，且无肺部其他改变提示瘢痕形成，病变强烈可疑为周围型支气管肺癌，故建议行CT引导下穿刺活检。纵隔淋巴结情况被描述为无法定性。

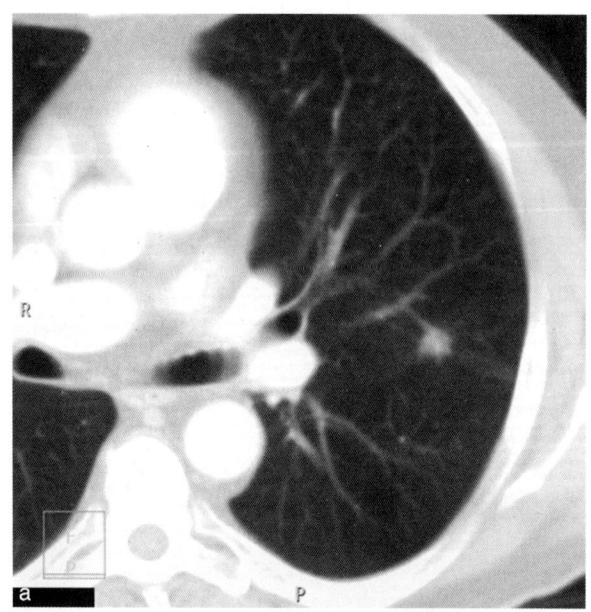
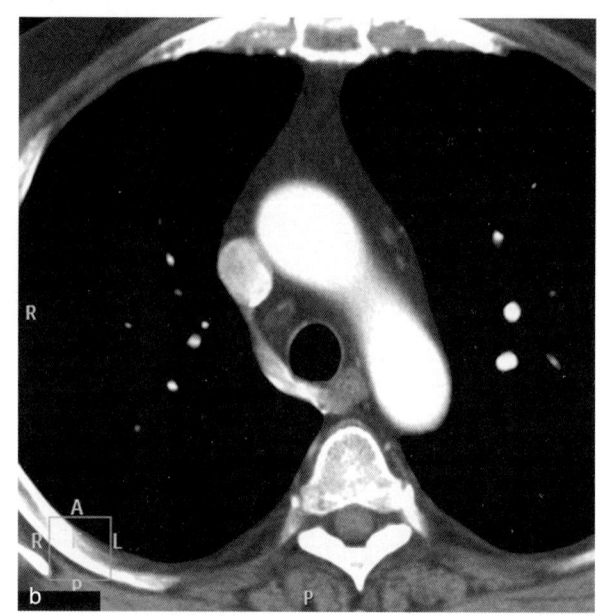
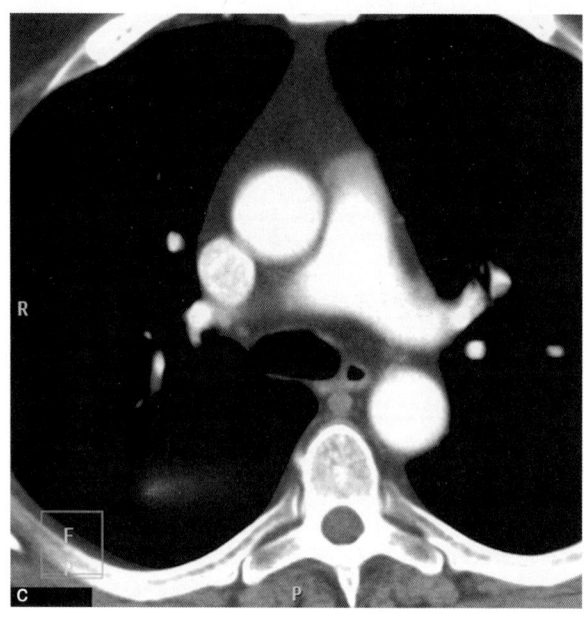

图 2.83 摄胸片 26 天后的胸部 CT 示左肺上叶一圆形有细毛刺的肿块(a)，中、上纵隔见正常大小的淋巴结，部分有中心脂肪浸润(b,c)。a. 左肺上叶，肺窗；b. 上纵隔，纵隔窗；c. 中纵隔，纵隔窗

病例追踪与总结

末次 CT 检查 4 周后行 CT 引导下穿刺活检（图 2.85，2.86）。预扫描定位 CT 示病灶较前无变化（图 2.85）。介入操作后胸膜下区几毫米宽的空气聚集灶无需治疗会自行吸收。样本组织学评估示支气管肺泡癌。肿瘤经不典型肺段切除术摘除。术中见肺门和纵隔淋巴结为阴性。6 个月后的术后随访 CT 未见其他疾病征象。

误判分析与防范策略

肺结节只有在至少 2 年的随访中无增大且含有沙粒状钙化才能被确诊为良性。此外，任何成年人的肺肿块都应考虑到肺癌的可能性，直到其被证实为其他疾病。病史、临床检查结果和影像学参数的准确性在肺结节的定性诊断中必须严格要求。支持恶性的条件有：年龄 > 70 岁，直径 > 3 cm，SUV 值 > 2.5，强化 CT 值 > 15 HU，边缘不规则，恶性肿瘤病史。

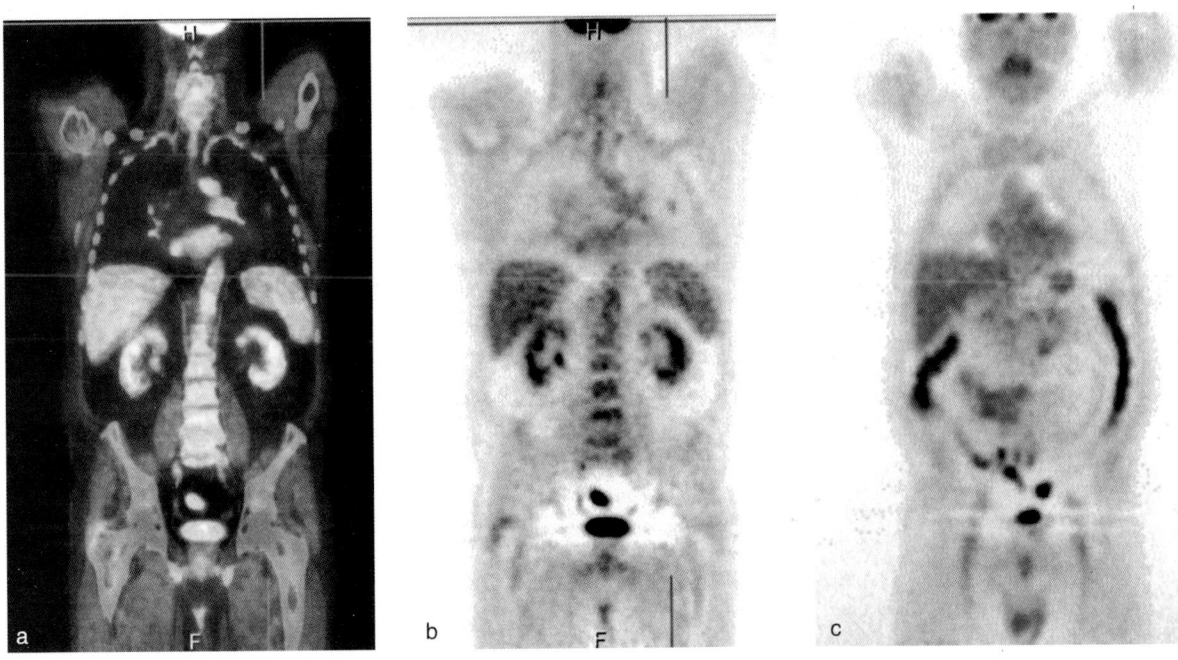

图 2.84 PET 示 CT 发现的左肺上叶肿块位置摄取略增高,其 SUV 值为 2.2(a,b)。摄取增加也出现于升结肠和降结肠,SUV 值分别为 11.4 和 16.9(c)。a. PET/CT 融合图像;b. PET 部分图像;c. PET 部分图像

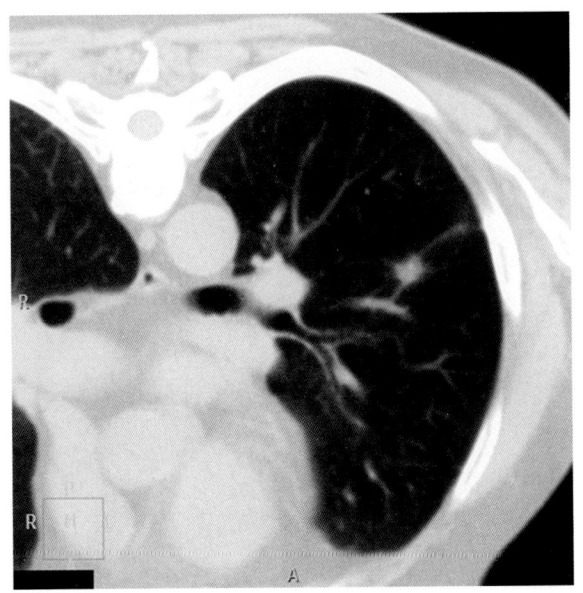

图 2.85 拍摄胸片(图 2.82)后 9 个月的胸部 CT。左肺上叶圆形有放射状毛刺的肿块与之前检查无变化

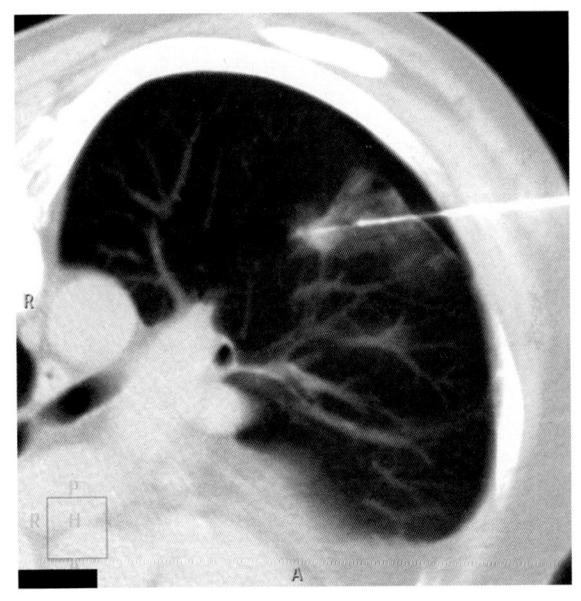

图 2.86 CT 引导下对左肺上叶肿块穿刺活检,在所示位置用穿刺针取出组织样本。胸膜下小空气聚集灶无需治疗会自行吸收

在此病例中,提示恶性的因素有:年龄 ≥50 岁,吸烟史,周围神经疾病史,病变位于上叶,毛刺征。因此在最初的 CT 检查后就应行 CT 引导下穿刺活检以明确其组织学诊断。

在 FDG/PET 检查中测得 SUV 值为 2.5 或更低并不能除外肺癌,原因如下:

- 肺的支气管肺泡癌、低级别腺癌、类癌通常因其低到中度的代谢水平与其他组织学类型的支气管肺癌有所不同,导致对 FDG 的摄取相对较低。9 个月时间内的 CT 检查所反映的病变几乎无进展也可看出支气管肺泡癌相对较低的生长速度。

- 放射性示踪剂 FGD 是一种非特异性反映局部葡萄糖代谢的物质。病灶葡萄糖代谢增加在良性(炎症、外伤)和恶性疾病(癌症、肉瘤、转移瘤)中都可出现。
- 肿瘤直径为1.2 cm,位于 PET 影像可探测到的几何阈值上,这一阈值受探测器像素边缘长度(临床 PET 扫描设备为3.6 mm)限制,为≥1.0 cm。

如前所述,FDG/PET 诊断支气管肺癌的敏感性和特异性分别仅有83%~97%和69%~100%。

除可靠性水平外,在关于难以定性的肺结节的诊断研究中曝光剂量水平也应着重考虑。在此病例中,与包括在全身 PET/CT 检查中的腹部 CT 扫描(无低剂量控制)仅相隔1周又行了一次腹部 CT 扫描,其相关辐射剂量为5~6 mSv。这一重复 CT 扫描提供的信息是多余的、没有必要的医学指征,且与原子能法令冲突。随访胸部 CT 造成的9~15 mSv 的曝光剂量也是可以避免的。

参考文献及建议阅读

American College of Radiology(ACR). American College of Radiology ACR Appropriateness Criteria®. Solitary Pulmonary Nodule. http://www.acr.org/SecondaryMainMenuCategories/quality_safety/app_criteria/pdf/Expert-PanelonThoracicImaging/SolitaryPulmonary-NoduleDoc10.aspx(accessed December 27,2010)

Christensen JA, Nathan MA, Mullan BP, Hartmann TE, Swensen SJ, Lowe VJ. Characterization of the solitary pulmonary nodule: 18F-FDG/PET versus nodule-enhancement CT. AJR 2006;187:1 361 – 1 367

Erasmus JJ, Mc Adams HP, Patz EF Jr, Colemann RE, Ahuja V, Goodman PC. Evaluation of primary pulmonary carcinoid tumors using FDG/PET. AJR 1998;170:1 369

Higashi K, Ueda Y, Deki H, et al. Fluorine-18-FDG/PET imaging is negative in bronchioalveoar lung carcinoma. J Nucl Med 1998; 39:1 016 – 1 020

Winer-Muram HT. The solitary pulmonary nodule. Radiology 2006; 239:34 – 47

炎性假瘤/支气管癌

病史与临床检查结果

一位42岁的女性患者,因自发性气胸入院治疗。她既往有多次该病发病史,每次均采取保守治疗。胸部CT扫描的目的是寻找胸膜下肺大泡,因为它可能会诱发气胸(破裂的风险),可经手术切除。所看到的CT征象是左肺外带最大厚度约为2 cm的气胸与位于左肺上叶尖段直径为5 cm的肺大泡。此外,在左肺下叶背段见一类圆形直径为1.5 cm的高密度灶,可见向周围肺组织呈放射状分布的线样灶,疑为肺癌(图2.87)。行颅脑、腹部CT扫描未发现转移。外带气胸采用抽气方式治疗,计划切除左肺上叶尖段去除肺大泡并行左肺下叶切除术。

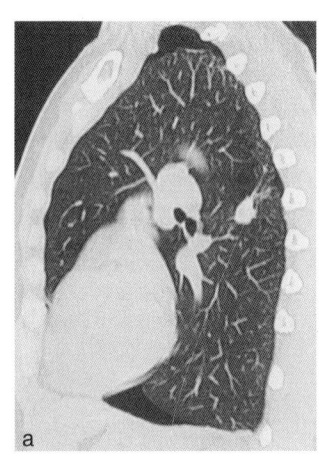
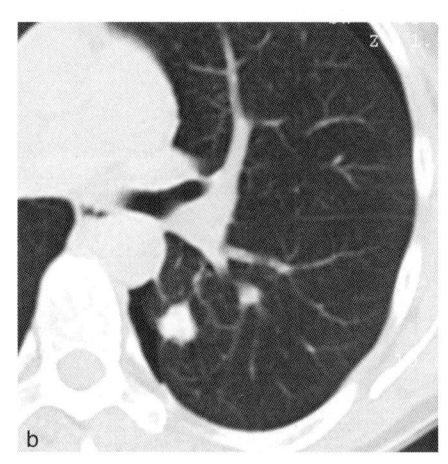

图2.87 胸部CT扫描示左肺下叶背段见一类圆形直径为1.5 cm的软组织肿块,此种病变可看作支气管肺癌。气胸存在。a. 左肺矢状位多平面重组图像;b. 左肺下叶背段轴位放大图像

病例追踪与总结

在进一步的会诊中,为了检测或排除该肿块为良性,采用CT引导穿刺的方法对位于左肺下叶的肿块进行的检查(图2.88)。活检组织的组织学分析表明该肿块为肺炎的康复期,没有证据表明其为恶性肿瘤。6周后此炎性假瘤的大小及外形没有发生改变。在第7周进行了左肺上叶的切除术,无并发症发生。第9周出现胸痛,行CT检查发现左肺下叶背段肿块体积减小(见图2.89),气胸被排除。影像学表现不能为新发症状提供原因。

误判分析与防范策略

在左肺肿块的病因学分类中,通常不能认为没有潜在恶性疾病的患者肺内的孤立结节是良性的,这在年轻与不吸烟患者中尤其如此。边缘的三级分类可以使炎性假瘤与癌及转移癌很好的鉴别。病变边缘放射状分布的线样影是由在淋巴管或肺间质形成的肉芽组织或瘢痕引起的,这并不一定表明是肿瘤扩散(癌性淋巴管炎)。若没有多年随访或活检,难以做出肺内孤立肿瘤的病因学诊断。

基于以上原因,如果不能进行超过2年的随访或回顾性分析,且结果提示有治疗意义,应对孤立肿块进行活检,最好的微创性方法为CT引导经皮穿刺活检。而穿刺活检在排除恶性病变方面也有固有的不确定因素,它必须确定获得有代表性的组织,这就需要有确保能显示正确穿刺位置的图像。如同乳房活检,若技术上可行并考虑个体风险,应对单个病变进行多次穿刺来提高其准确性。

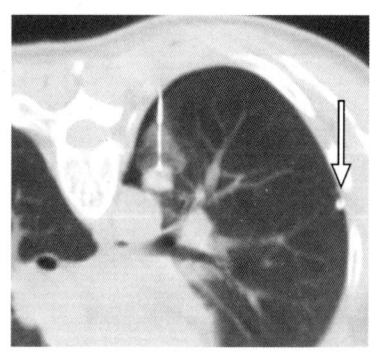 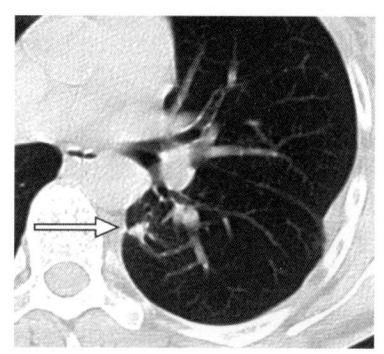

图 2.88　仰卧位 CT 引导穿刺检查。扫描显示穿刺造成内层胸膜最小程度的增厚。胸腔引流（箭头）

图 2.89　9 周后 CT 显示炎性假瘤体积缩小并胸膜粘连（箭头）

参考文献及建议阅读

Fraser RS, Muller NL, Coleman N. Fraser and Pare's Diagnosis of Diseases of the Chest. Philadelphia：WB Saunders；1999

正常肺门纵隔表现/瘢痕/支气管癌复发/淋巴结转移/恰当诊断/过度诊断

病史与临床检查结果

一位 56 岁的男性患者,非小细胞肺癌化疗后行 X 线随访检查(图 2.90)。患者自述近期左侧前胸疼痛,拟排除胸腔积液及溶骨性改变。胸部 X 线片显示如下:左侧肋膈角内斑块或积液;右上纵隔增宽,考虑可能由于患者旋转造成;右肺门饱满;无肺部肿块。

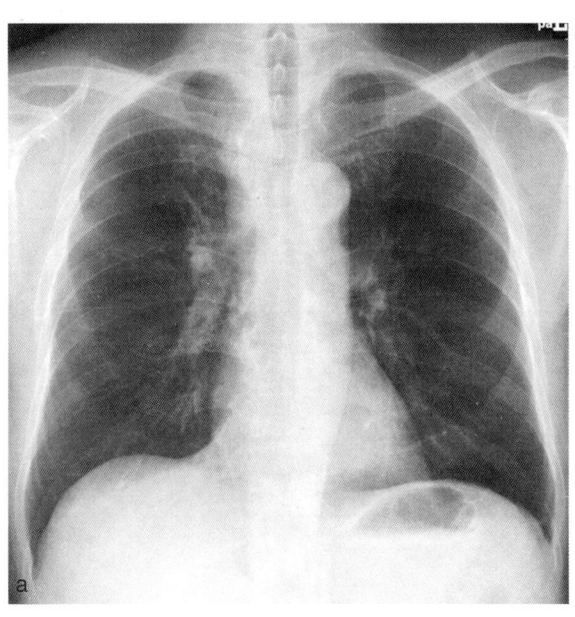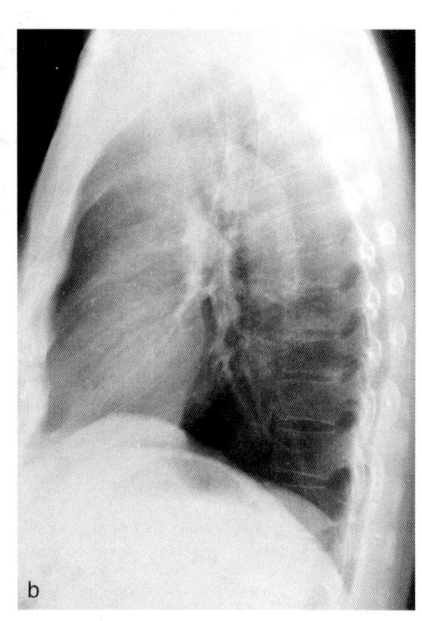

图 2.90 胸部 X 线片显示由于患者向左轻度旋转,右侧上纵隔轻度增宽并右肺门饱满

病例追踪与总结

起初临床医生没有通过影像学表现怀疑恶性肿瘤,后由于临床表现怀疑肿瘤恶化,7 周后患者被安排再行胸部摄影检查(图 2.91),并对颈部、胸部、腹部行 CT 扫描(图 2.92)。CT 发现右侧肺门后方见一直径约 2 cm 的肿块浸润,认为是中央型支气管肺癌复发。在中、上纵隔可以看到直径达到 3 cm 并中央坏死的淋巴结。该发现可进一步确定临床与 CT 分期。

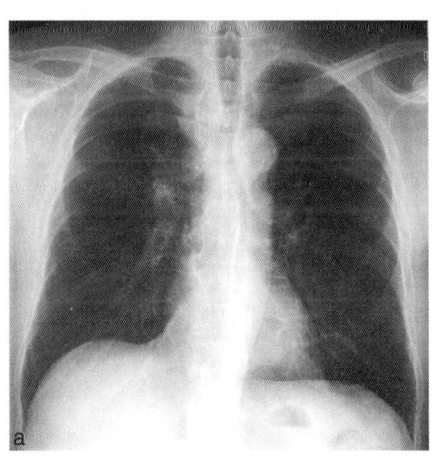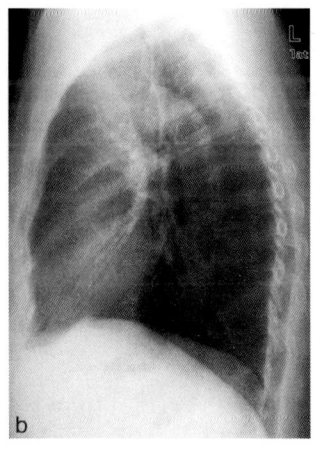

图 2.91 图 2.90 拍摄 7 周后的胸部 X 线平片。肿块在右肺门的投影位置没有出现改变。诊断:右肺中央型支气管癌复发并肺门、纵隔淋巴结转移

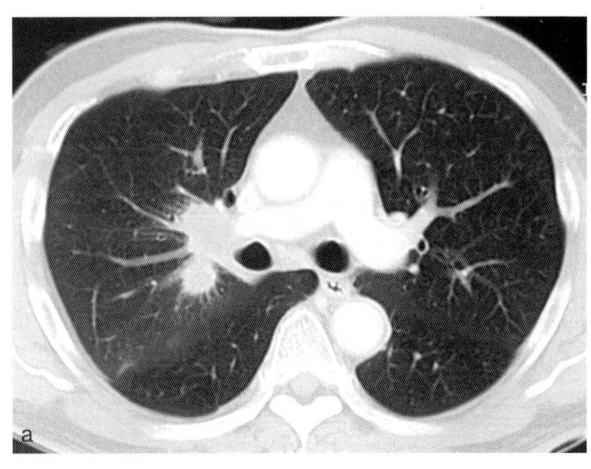 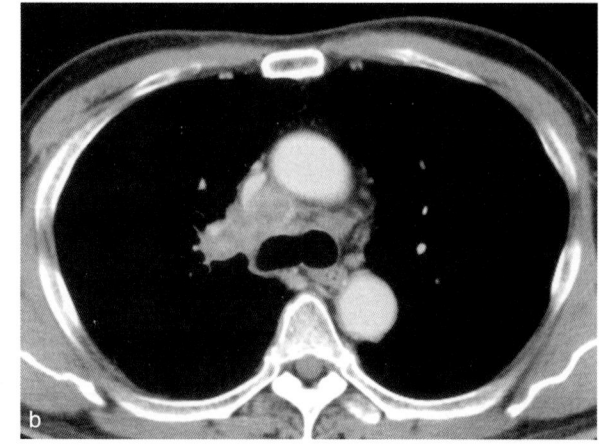
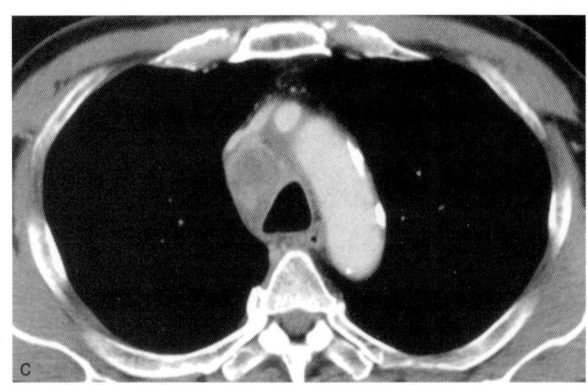 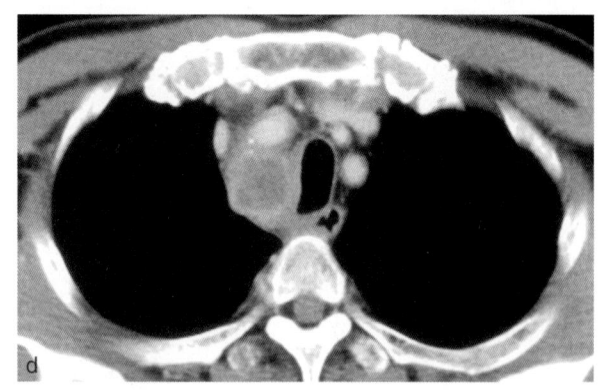

图 2.92 胸部 CT 扫描示右肺中央型支气管癌复发。中、上纵隔可见伴有坏死的淋巴结转移

误判分析与防范策略

因胸部摄影不太可能为胸部 CT 研究增加更多的信息，所以不需要在 CT 扫描的同时行胸部 X 线摄影。对胸部 X 线平片的分析有以下错误：

- 没有进行系统的图像形态学分析。通过对病灶结构标准化的评估可以提高影像学判读的准确性。标准化程序包括：肋膈角、横膈、心脏、纵隔、大血管、气管及气管支气管树、肺门、肺、胸膜、肋骨、胸壁、颈部、腹部，以上部位可以在正位及侧位片上进行观察。
- 描述与判读混乱。因为没有对图像进行系统性分析，关键的形态学表现没有进行连贯的特异性的诊断描述。
- 在正位片中身体不能出现显著的旋转。患者在矢状位上的旋转造成了锁骨内侧端至第三胸椎棘突距离的不对称。但矛盾的是在图 2.90 中其差异较小仍引起了上纵隔相应投影的假性增宽。
- 未能辨认出位于右侧肺门上极的肿块。右肺门的异常抬高意味着肺门区肿块或者是肺容积的改变（右肺上叶膨胀不全或不张）。

图 2.93 是其他患者的图像，其也表明利用胸部摄片来诊断中央型支气管癌是困难的。右侧纵隔旁的肿块在前两次的 X 线检查中没有发现（图 2.93 a–d）。在首次检查 11 个月后的 X 线检查对肿块做出了初步诊断，并经 CT 检查确诊（图 2.93g）。

另一个病例也表明 X 线摄影所提供的诊断信息是有限的，之后再行 CT 扫描会延缓对该病的预后诊断。在图 2.94 中该患者诊断为结节硬化型霍奇金病（ⅢB）。在经过随后几年放疗及化疗后，患者的病情得到了完全缓解。对该患者的随访检查包括每年一次的 X 线检查。在图 2.94b 中新出现的左上纵隔增宽被漏诊。3 个月后患者自述背痛，CT 检查显示左后纵隔肿瘤侵犯周围骨质（图 2.95）。之后行 CT 引导穿刺活检诊为纤维滑膜肉瘤。对来自间叶组织的晚期恶性肿瘤可以进行放射治疗。依据惯例，并没有强制要求对霍奇金病的继发肿瘤（如乳腺或支气管的癌或肉瘤）进行早期的 CT 随访检查。

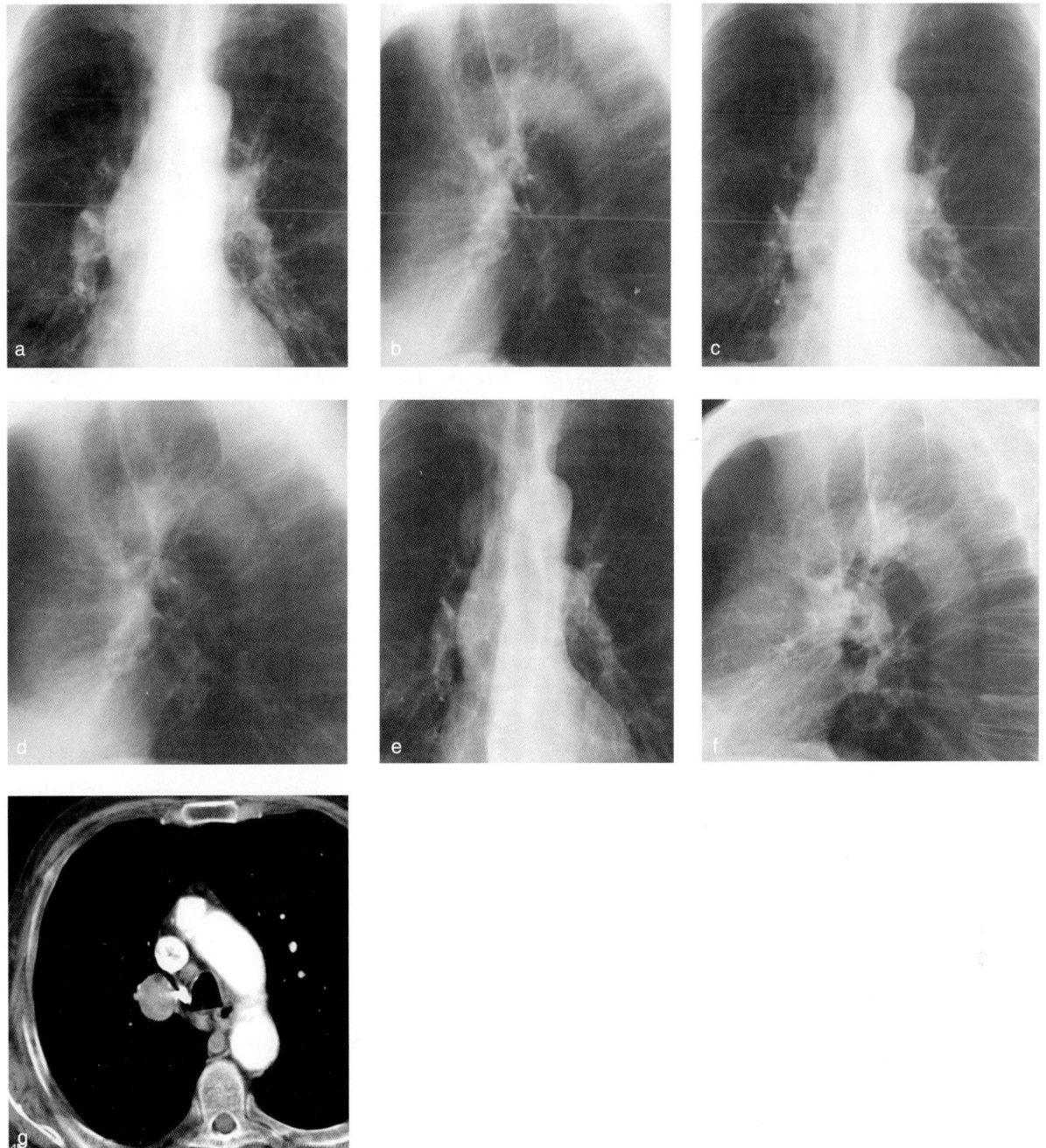

图2.93 进展期中央型支气管癌。右纵隔旁肿块(正位),位于主动脉弓旁(侧位),在前2次X线透视下点片检查中漏诊(a–d)。11个月后,肿瘤在数字X线(e,f)及CT(g)检查中被发现。CT证实纵隔淋巴结转移。a,b.最初的胸部X线检查;c,d.10个月后胸部X线检查;e,f.11个月后胸部数字X线检查;g.11个月后轴位CT扫描

影像误诊病例分析

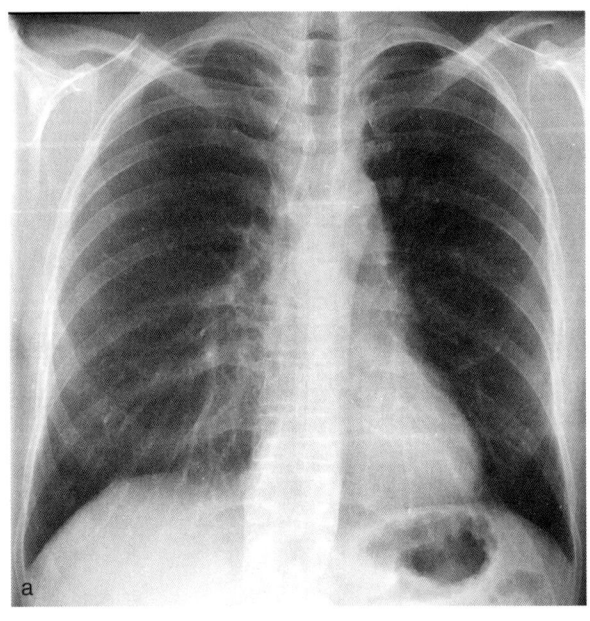
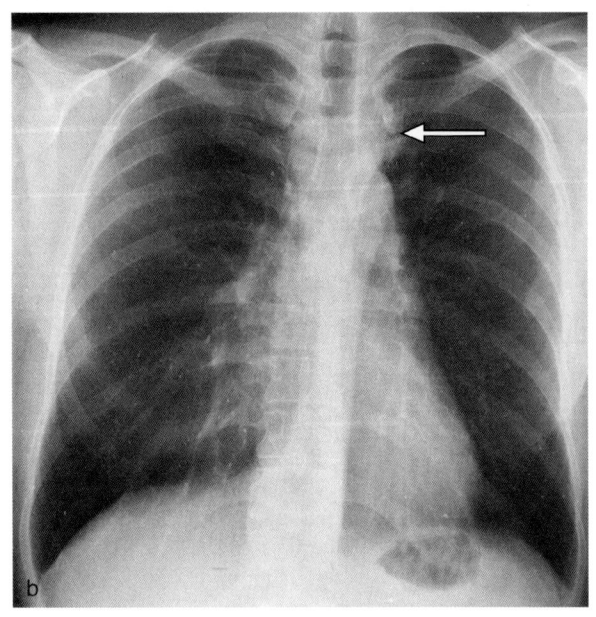

图 2.94 患者,男性,43岁,1986年诊为结节硬化型霍奇金病(ⅢB)。采用斗篷野放疗及化疗后病情得到缓解并安排随访检查。a. 2006年胸部X线检查没有发现异常;b. 13个月后胸部X线检查发现左上纵隔增宽(箭头)

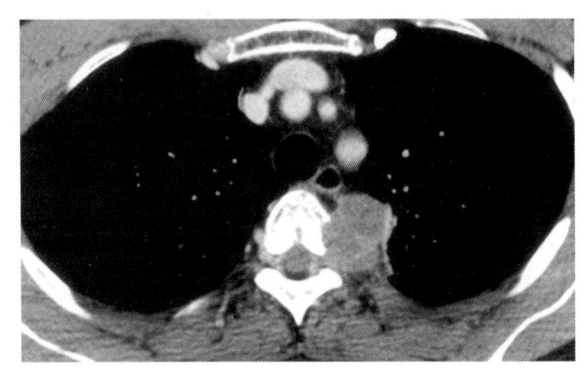

图 2.95 CT示左侧纵隔旁软组织密度肿块,相邻椎体发生骨质破坏并侵及椎间孔

纵隔淋巴结转移

纵隔淋巴结转移是纵隔肿块的常见原因。胸内肿瘤(肺癌,食管癌)易沿淋巴管转移至纵隔淋巴结。进一步的转移会通过吻合连接部到达对侧肺门、纵隔淋巴结或者通过胸导管进入左侧头臂静脉。

临床表现 纵隔淋巴结肿瘤常无临床表现。压迫或侵入关键结构会导致呼吸困难、下咽困难及声嘶(喉返神经麻痹)、神经痛、膈肌功能紊乱(膈神经麻痹)。常见并发症为上腔静脉阻塞、坏死性细菌性肺炎、真菌性肺炎、非典型性病毒性肺炎。

影像学表现 所有的影像学方法都因缺少组织学的特异性受到限制。没有影像学方法可以检测到在大小正常的淋巴结中的微转移病灶。肿大淋巴结的鉴别诊断都是根据间接标准进行诊断,如其与淋巴引流、肺及胸膜疾病、淋巴结大小或密度的相关性。病史、临床表现、胸外淋巴结肿大、肺部疾病、胸膜、肋骨相关的影像学表现可以缩小鉴别诊断的范围。

位于心脏周围、胸骨后、膈角肿大淋巴结最有可能为恶性,因为它们并不引流肺炎或胸膜疾病所影响的区域。引流恶性肿瘤区域的肿大淋巴结要比此外区域的肿大淋巴结发生转移的可能性大。双侧纵隔或肺门淋巴结肿大最大的可能是恶性淋巴瘤或结节病。

淋巴结的大小不是确定肿瘤良恶的标准,引

流恶性肿瘤但大小正常的淋巴结有少于15%的病例会包含微转移灶,而中度肿大的淋巴结中小于30%的是由炎症引起。转移或恶性淋巴瘤可能会引起淋巴结大小的增加。根据一般经验,纵隔淋巴结直径大于10 mm可疑为恶性。此标准不适用于位于隆突或奇静脉周围的淋巴结,它们的最大横断面直径小于15 mm仍可认为正常。

因为位于肺门的淋巴结会侵入脂肪组织,在肺门夹角处纤维脂肪组织的存在表明淋巴结为良性。钙化可能意味着成骨转移(骨肉瘤、卵巢癌、细支气管肺泡癌),放化疗、肺结核、网状内皮细胞真菌病、类肉状瘤病、矽肺、淀粉样变性等病也会引起钙化。

淋巴结的炎性反应、恶性淋巴瘤在CT增强扫描后常会表现为CT值均匀升高20 HU。来自于肾细胞癌、甲状腺癌、小细胞肺癌的富血管转移会出现非常明显的增强。结核病的淋巴结或转移性的淋巴结肿大会出现中央坏死,增强扫描会出现边缘或扇形增强。

参考文献及建议阅读

American College of Radiology. ACR Appropriateness Criteria. Follow-up of Hodgkin's Disease. http://www.acr.org/SecondaryMainMenuCategories/quality_safety/app_criteria/pdf/(accessed November 10,2010)

无用肺/局部缺血/肺炎/癌性淋巴管炎/急性呼吸窘迫综合征

病史与临床检查结果

一位61岁的男性患者,接受右肺上叶肿瘤手术治疗。胸部X线检查显示右肺上叶前段类圆形高密度灶,边界模糊(图2.96)。左肺上叶尖段锁骨后方投影模糊。支气管镜活检组织学分析显示为右肺非小细胞肺癌并左肺瘢痕组织形成。后患者行右肺上叶切除术。肿瘤分期为pT2 R0 N0 M0。患者术后通气困难,所以对患者实施了多日高浓度氧呼气末正压通气治疗。患者术后5日拔管,继而出现呼吸困难,C反应蛋白轻度升高,达50 mg/L,白细胞高于正常范围,达11×10^9/L,并伴低热。

术后立即行胸部X线检查显示右侧横膈升高,纵隔向患侧移位,右肺门上方见血管夹投影,右侧胸壁下见肺气肿(图2.97a)。随后几天,右肺中上野见片状模糊阴影,这可能是由肺膨胀不全或肺炎造成的(图2.97b-e)。术后5天在自发性呼吸实验过程中行胸部X线检查,发现了癌性淋巴管炎(图2.97c)。术后第6天胸部X线检查,显示有右肺浸润,左肺出现新的线状阴影。

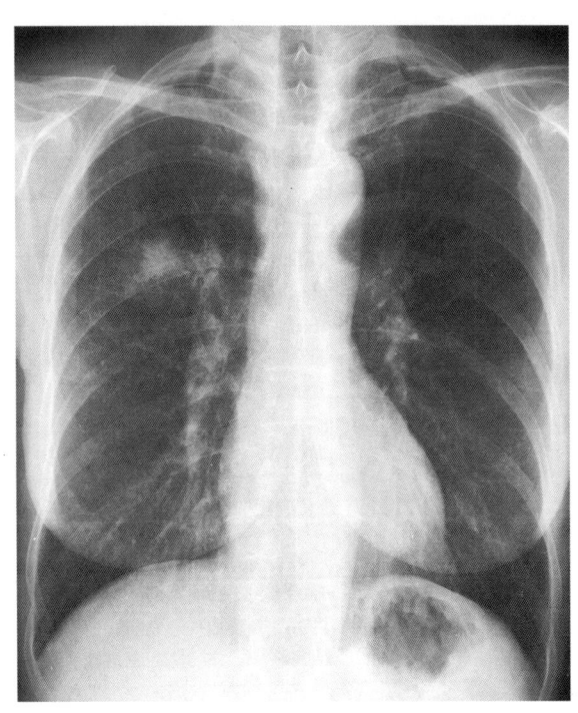

图2.96 术后胸部X光检查。右肺上叶肿块,符合周围型支气管癌(见图2.97d,e)

病例追踪与总结

因为在术后第6天患者出现进行性呼吸困难,且由于肺功能较差,事先安排在术后9天的支气管镜检查被取消。由于临床怀疑肺栓塞,进行了CT肺血管成像检查(图2.98),CTA显示纵隔内缝合线处附近右肺动脉突然截断,且没有看到肺动脉内的充盈缺损。两肺出现线状和网状结构,部分融合,尤其是右肺;右肺还可以看到胸膜下高密度灶。这些征象表明右肺动脉主干被结扎。随后的再次手术证实了CT所见,右肺色泽变暗、坏死,被迫行肺切除术。患者随后发展为左肺急性呼吸窘迫综合征。

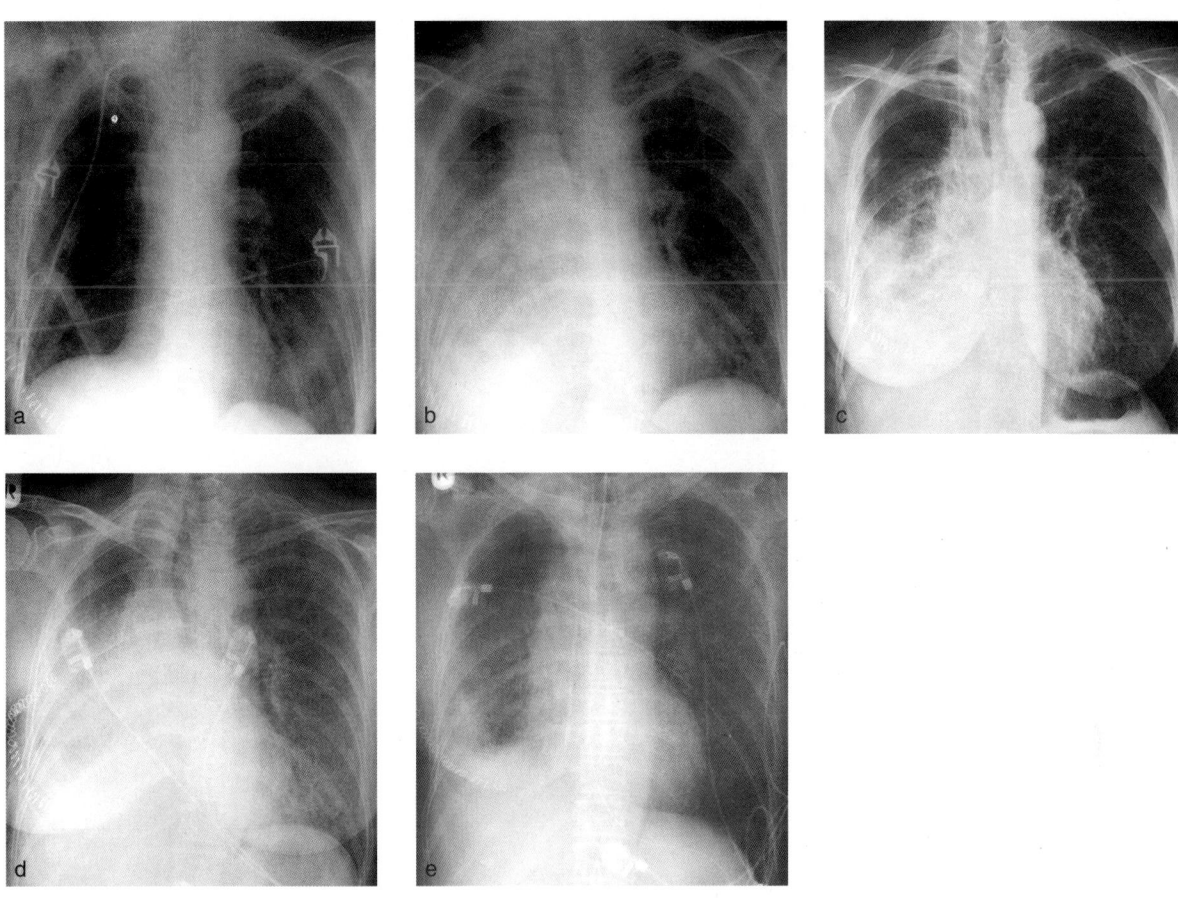

图 2.97 术后随访检查。a. 手术当日的仰卧位胸部 X 线检查。影像学报告表明残余右肺容积下降，右侧胸壁下肺气肿，右肺门上极见血管夹投影，右侧胸部见引流管影，气管内见导管影，右颈静脉见导管影；b. 手术后 4 天仰卧位胸部 X 线检查。右肺中上野见融合成片的阴影，可能由肺膨胀不全或肺炎造成的；c. 术后第 5 天拔管后立位胸部 X 线检查。右肺中下叶见融合成片的阴影，右肺残留肺容积减少，左肺正常，右侧胸壁下肺气肿逐渐消退；d. 术后第 6 天去除中央静脉置管后仰卧位胸部 X 线检查。左肺出现线状及网状阴影；e. 术后第 6 天再次插管后 X 线检查显示全肺内见线样及网状阴影，右肺中下叶胸膜下见融合阴影伴随右侧锁骨下动脉内导管影

误判分析与防范策略

长时间高浓度氧呼气末正压通气治疗伴右肺动脉闭塞引起的缺血导致急性肺实质损伤。右肺的双重损伤引起了较左肺更为显著的损害（表 2.13，2.14）。CT 扫描肺窗显示 ARDS 典型的表现（见以下标准）。

这种可能性并没有被手术后最初几天的胸部 X 线检查所发现，因为在影像诊断中临床的通气问题可能被忽视。肺不张指的是任何原因造成的无通气的肺区域，而"无用肺"意味着任何原因造成的肺通气不足。进展期的细菌性或病毒性肺炎可能会有异常的实验室结果，先前进行的手术足以解释轻度的 C 反应蛋白升高与低热症状。

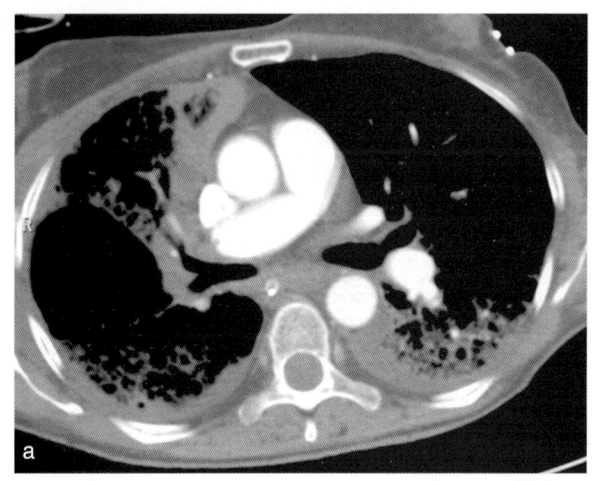
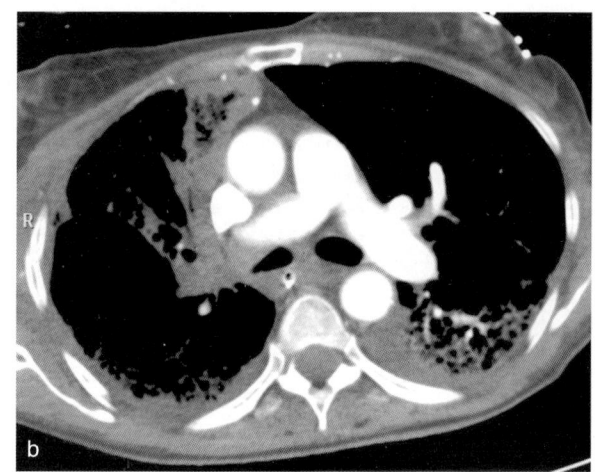
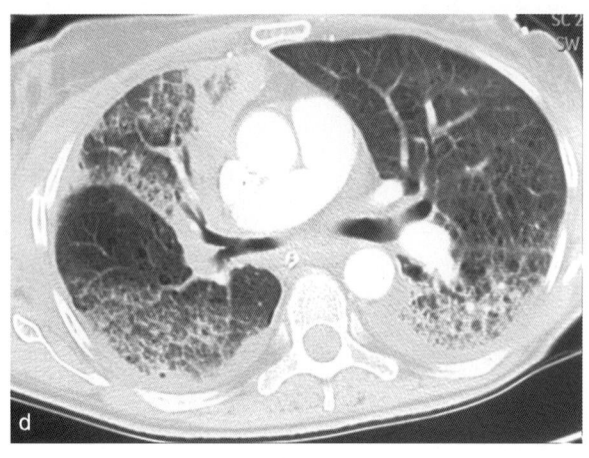

图 2.98 术后 9 天 CT 扫描显示右肺动脉中断，没有证据显示肺动脉栓塞。长时间的高浓度氧呼气末正压通气治疗导致双肺 ARDS 表现。CT 示右侧病变更为显著，因为肺动脉结扎累及右肺

表 2.13　急性呼吸窘迫综合征的影像学表现

分期	发生时间	病理解剖学	影像学
Ⅰ期	最初的几小时	间质水肿	中央血管、支气管、肺门增宽及显示模糊
Ⅱ期	最初 24 h	肺泡水肿发展，肺毛细血管微血栓形成	增宽的血管及支气管阴影，随后浸润、融合成片
Ⅲ期	2～7 天	微血栓及透明膜形成，纤维细胞开始增殖	网状条纹、散在分布的结节状病灶
Ⅳ期	大于 1 周	纤维化初期，肺间质纤维化进展	粗糙的网状影、线样影、边界不规则片状阴影

急性呼吸窘迫综合征

临床表现与病理生理学 急性呼吸窘迫综合征(ARDS)包括成人呼吸窘迫综合征、急性成人呼吸窘迫综合征、成人透明膜综合征、休克肺,是出现于成人的急性肺功能失调,患者先前无肺部疾病病史。以非心源性肺水肿、肺炎、低氧、肺顺应性降低为特征。ARDS发作会突然出现急性呼吸困难、限制性通气缺陷、低氧及肺部浸润。潜在原因包括任何原因引起的休克、中毒及败血症。在病理生理学上ARDS是指肺组织对各种损伤的固定反映。在发病初期由于肺细胞发生改变,肺泡膜通透性增加,白细胞及血浆进入肺泡间隙形成透明膜,继而肺纤维化改变达到顶点。这种改变可逆或为静态,但一般会产生致命后果。

影像学分期 典型的ARDS从出现肺损害到出现初期的影像学改变有12~24 h的潜伏期。以下为影像学的分期(还没有发展为经典方法)(见表2.13):

- Ⅰ期:在最初的几小时影像学表现为正常,或由于初期的间质水肿在肺门见到模糊的线样阴影。
- Ⅱ期:在最初的24 h内,肺泡水肿引起支气管血管周围间质增厚,表现为均匀的阴影。
- Ⅲ期:在第2~7天,肺泡浸润成为主要的影像学表现,随后发展为不断增加的线状及网状影。持续存在的粗糙阴影不能与继发支气管肺炎相鉴别。
- Ⅳ期:1周后,粗糙的线状及网状阴影占据了大部分肺组织。这种改变预示着肺纤维化进展。

肺栓塞/肺缺血

大约90%的病例在肺栓塞最初24 h内胸部X线无异常情况,24 h后可能仍会表现为正常。直接或间接征象会在肺栓塞发生1~3天后出现。此期的特点为正常的影像学表现与严重的症状之间不符,这可以解释为是由肺血管树阻塞的程度、对组织缺氧的个体差异、原发病相互作用所造成的。

无梗死形成的肺栓塞 此种状态的影像学表现如下:

- 局部血流减少。肺叶及肺段动脉的阻塞导致局部肺血管的减少,从而引起透光度增加,肺组织含气量增加。
- 肺动脉分支减少。当大量的肺动脉分支发生阻塞,肺动脉压升高,引起中央动脉段扩张。肺动脉末梢闭塞,因血量减少或缺氧导致狭窄。
- 在栓塞最初发病的24 h可能会出现患侧膈肌升高,大约有1/3的患者会出现此种情况。这可能是由对胸膜炎的保护作用或轻度肺通气缺陷引起的。
- 右心负荷增加显示为左心室增大,肺动脉增宽。
- 胸腔积液。

肺梗死 梗死后肺炎(缺血区域的重复感染)在影像学上表现为片状的楔形阴影,典型的出现在胸膜下,在栓塞后12~24 h可以检测到。发生于出血区域的水肿在1~2周消失。在缺血性坏死或梗死后肺炎的大部分区域中心发生液化坏死后,可能在数周或数月后消退。

表2.14 肺栓塞的影像学表现

- 肺内中央血管与外围低灌注血管截断
- 患侧膈肌升高(由于反应性支气管受压与胸痛引起肺容积减少)
- 节段性肺膨胀不全与肺不张
- 胸腔积液
- 外带肺实质内阴影(肺梗死、梗死后肺炎,或二者同时发生)
- 左心负荷增加的表现(急性肺源性心脏病)

参考文献及建议阅读

Lee WL, Slutsky AS. Hypoxemic respiratory failure, including acute respiratory distress syndrome. In: Mason RJ, Broaddus VC, Murray JF, Nadel JA, eds. Murray and Nadel's Textbook of Respiratory Medicine. 4th ed. Philadelphia: Elsevier Saunders; 2005:2 352 – 2 378

Matthay MA, Martin TR. Pulmonary edema and acute lung injury. In: Mason RJ, Broaddus VC, Murray JF, Nadel JA, eds. Murray and Nadel's Textbook of Respiratory Medicine. 4th ed. Philadelphia: Elsevier Saunders; 2005:1 502 – 1 543

脑膜炎/脑膜肉芽肿病/脑膜肿瘤扩散/脑出血/中央静脉导管疾病/中央静脉导管错位

病史与临床检查结果

患者为1岁早产儿,诊为支气管肺发育不良伴肺动脉高压、房间隔缺损(Ⅱ型)。后者在6个月时使用闭合器进行了修复。患儿因肺部问题经历多次、长期入院治疗。在最近5个月,因呼吸道合胞体病毒(RSV)引起的细支气管肺炎在儿科ICU病房进行了机械通气治疗。患者在此次影像学检查前3周成功进行了复苏。由于通过气管内导管抽吸到了大量的血凝块,当时怀疑为肺内出血。在此次检查前5天曾诊为腹腔内出血。

在胸部X线检查基础上(图2.99),采用Broviac导管引导从左侧进入右心房,并回抽约1 cm。

患儿在此之后2天病情稳定。因压力增高需通过中央静脉导管(CVC)向右心房输液,2天后行胸部X线检查,同时经中央静脉导管注入低渗碘对比剂1 ml。通过影像学报告,X线片未发现中央静脉导管位置改变。因对比剂注入量小未发现外溢。

中央静脉导管置入后3天,患儿双侧瞳孔不等大,四肢对疼痛刺激无反应,颅脑、脊柱磁共振检查显示脑膜增厚并异常增强(鉴别诊断:脑膜炎、脑膜肉芽肿病、肿瘤脑膜转移),脑室、脑池扩张(图2.100)。

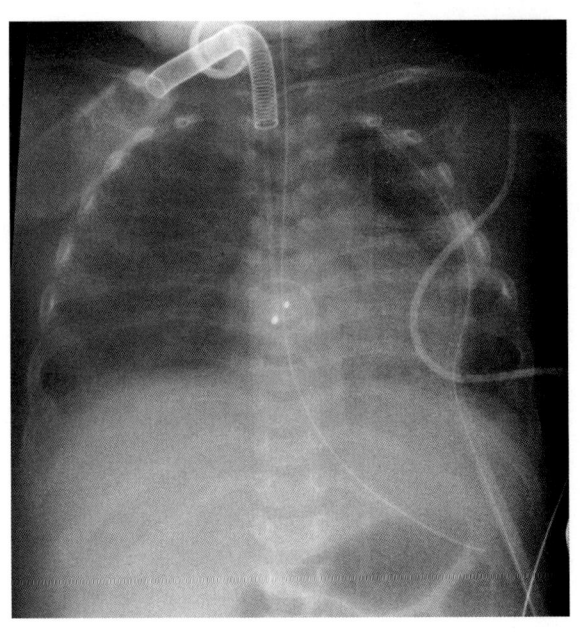

图2.99 胸部X线片显示Ⅱ型房间隔缺损术后并见吻合器影。全肺间质及肺泡液体积聚并伴肺气肿,气管内导管放置准确。中央静脉导管尖端置于右心房并向后回抽约1 cm

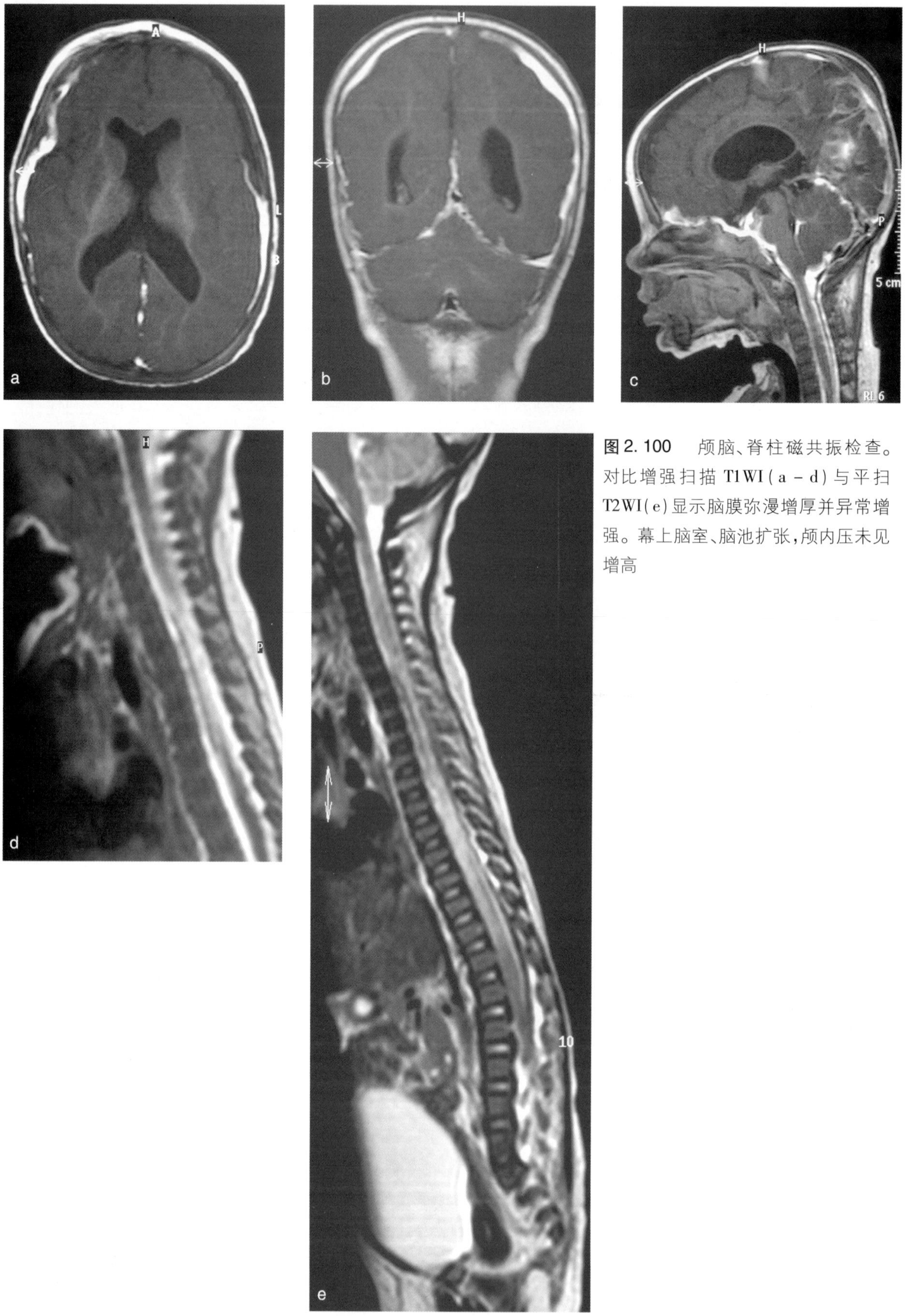

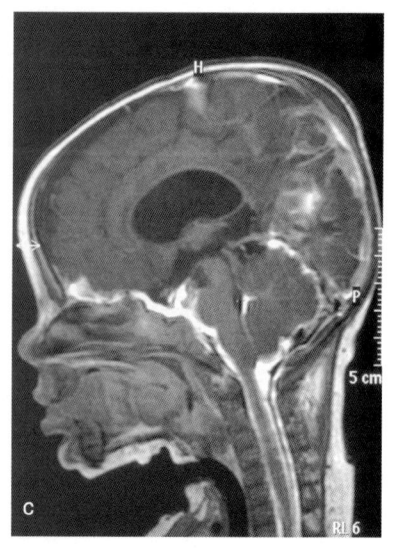

图2.100　颅脑、脊柱磁共振检查。对比增强扫描T1WI（a–d）与平扫T2WI（e）显示脑膜弥漫增厚并异常增强。幕上脑室、脑池扩张，颅内压未见增高

病例追踪与总结

磁共振检查后,病房医生报告通过导管未吸出大量血液,此时儿科医生要求经中央静脉导管注入低渗碘对比剂 20 ml 然后行胸部及颈椎间盘 X 线检查(图 2.101)。X 线片显示硬膜下脑脊液密度增高。导管很可能进入了错误的位置或通过椎间孔误入椎管。

患儿在最后一次影像学检查后很快死亡。

误判分析与防范策略

回顾分析第一次胸部 X 线检查显示,新放置的导管没有通过常规途径进入上腔静脉,而是沿中线进入了错误通道。由于中央静脉导管位置不正导致不能通过导管吸出血液。之后进行的胸部 X 线检查也证实了此种情况。

磁共振的表现证实了连续 3 天通过中央静脉导管有液体进入椎管,引发了脑(脊)膜炎,表现为脑膜增厚与血供增多。磁共振图像可以看到进入椎管内的导管表现为增厚脊膜中未被强化的部分。

据我们了解,目前还没有经锁骨下静脉插管致中央静脉导管进入椎管的报道。有个别报道介绍,中央静脉导管经下肢静脉进入腰静脉而不是通常的髂静脉,从而导致灌注液体进入硬膜外静脉。Fratino 等人评估了 386 名儿童 418 次中央静脉导管插入术的结果(插管时间总计 107 012 天)。并发症发生率为每 1 000 个导管天数会有 0.87 天发生感染,0.78 天出现导管故障,0.45 天出现因操作失误导致的并发症,0.08 天出现与导管相关的血栓栓塞。

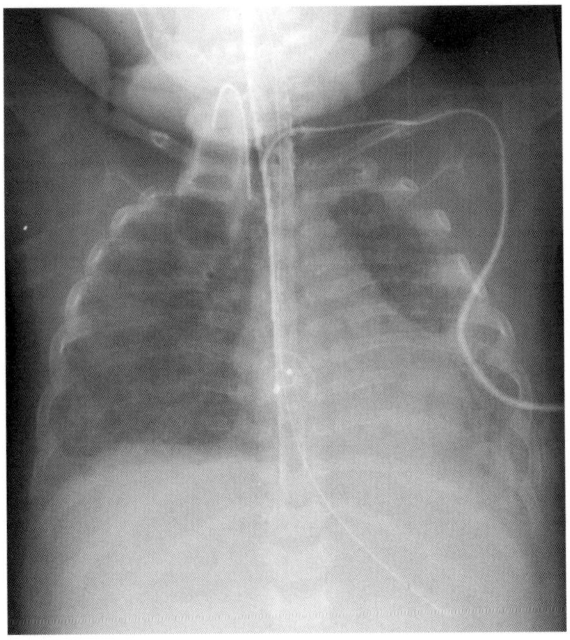

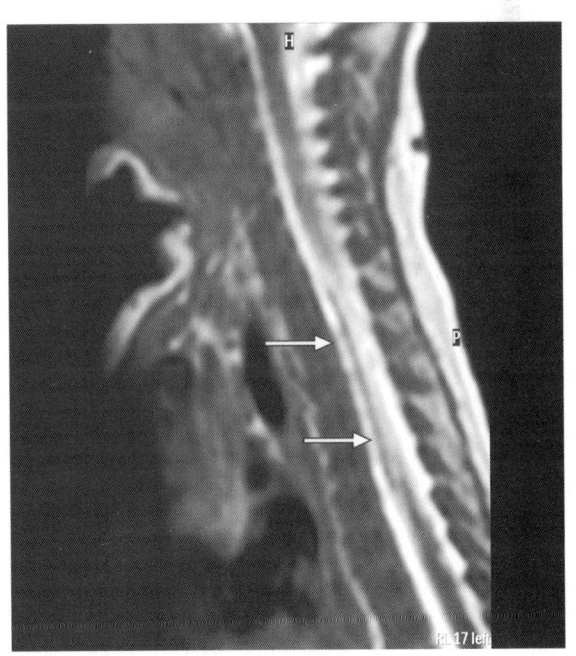

图 2.101 通过中央静脉导管注入 20 ml 低渗碘对比剂后的 X 线片。硬膜下的脑脊液混浊确认中央静脉导管位置不正。下行的导管分支投影在白色的硬膜下腔右后方(C7/T1 至 T7/T8 水平)。同时也可以见到胃管及气管导管影

图 2.102 右侧上部椎管内侧胸椎间盘前方可见带状高密度结构,代表放置不正的中央静脉导管(箭头)。它的上部界限为中央静脉导管进入椎管的位置

支气管肺发育不良（BPD）

BPD 是未成熟早产儿最常见的慢性肺部并发症。多种因素可以引起未成熟肺的损伤。依据干扰的性质、阶段和持续时间（出生前：类固醇、绒毛膜羊膜炎、子宫内生长迟缓、遗传因素；出生后：机械性通气、氧化应激、炎症、类固醇、肺水肿、营养不良、遗传因素）不同可产生多种不同形式的肺损伤。过去 BPD 最初发生在患 IRDS 的新生儿（婴儿呼吸窘迫综合征，即肺透明膜病），主要由于 IRDS 患儿接受了过度的高氧含量的机械通气。随着时间的推移，该综合征已经不是很常见。新形式的 BPD 被定义为一种发展异常。对于出生体重小于 1 000 g 或者孕龄小于 28 周的早产儿，即使是很轻微的损伤因素也足以扰乱产后肺泡及毛细血管的成熟。主要的病理组织学基础是肺泡之间空隙过大，并且没有足够的表面积用于气体交换。复发性炎症还可引起肺纤维化。BPD 可引起长期的肺损伤一直持续至成年期早期或者导致死亡。

中央静脉导管插入术的并发症

依据 2003 年 McGee 和 Gould 的综述，成年人中央静脉导管插入术中机械性损伤发生率为 5%~19%，并发炎性发生率为 5%~26%，并发血栓形成占 2%~26%。经锁骨下静脉进行导管插入机械损伤发生率为 6%~10%（动脉穿孔 3%~5%，出血 1%~2%，血胸 <1%，气胸 2%~3%），经颈内静脉进行导管插入发生率为 6%~12%（动脉穿孔 3%~5%，出血 1%~2%，气胸 2%~3%），经股静脉时发生率为 13%~19%（动脉穿孔 9%~15%，出血 4%~5%）。2000 年 Fratino 等报道儿童具有更高的并发症发生率。

参考文献建议阅读

Baraldi E, Filipone M. Current concepts: chronic lung disease after premature birth. N Engl J Med 2007; 257: 1 946 – 1 955

Filan PM, Salek-Haddadi Y, Nolan I, Sharma B, Rennie JM. An under-recognized malposition of neonatal long lines. Eur J Pediatr 2005; 164: 469 – 471

Fration G, Molinari AC, Parodi S, et al. Central venous catheterrelated complications in children with oncological/hematological disease: an observational study of 418 devices. Ann Oncol 2000; 16:648 – 654

Kelley MA, Finer MM, Dunbar LG. Fatal neurologic complication of parenteral feeding through a central vein catheter. Am J Dis child 1984; 138:352 – 353

Khemani E, McElhinney DB, Rhein L, et al. Pulmonary artery hypertension in formerly premature infants with bronchopulmonary dysplasia: clinical features and outcomes in the surfactant era. Pediatrics 2007; 120: 1 260 – 1 269

McGee DC, Gould MK. Preventing complications of central venous catheterization. N Engl L Med 2003; 348:1 123 – 1 133

心肌挫伤/心肌梗死

病史与临床检查结果

一名37岁的房屋修理工从近20英尺(6米)的高处跌落至地面。经急诊医师插管治疗后转入急诊室。由于患者头部及躯干存在明显损伤,遂立即对患者进行了从颅顶至盆底的螺旋CT检查。首先进行了颅骨及颈椎非增强扫描,后经静脉注射30 ml对比剂进行输尿管造影,再经静脉注射对比剂120 ml后于实质期进行胸腹部扫描。主要发现为多发颅面骨骨折,脑脊液内积气,左肩胛骨骨折,左侧4~8肋骨折,左心室心肌低密度(见彩图2.103),双肺挫裂伤,左侧胸腔积液,肝脏第Ⅵ段局灶性低密度,左侧胸腹壁皮下软组织积气。

6 h后临床症状恶化,再次行CT扫描。表现如下(图2.104):左颞顶部挫裂伤出血延伸至基底节区;左额部硬膜下出血;右颞部挫裂出血;脑水肿,大脑基底池轮廓消失;胸腔积液增多;双肺挫伤,左肺为著;左侧气胸无变化;左侧胸壁积气增多;肝实质裂伤;肝周腹腔积液。

病例追踪与总结

患者于伤后24 h死于脑外伤。尸检结果证实死亡原因为小脑幕下的脑疝。CT显示的骨骼、肺及肝脏损伤也得到证实。尸检时没有发现明显的冠状动脉血栓。大体观显示左室间隔后部挫伤。由于尸检没有发现心脏CT上的表现,并且大脑损伤是患者死亡的原因,所以没有对受累的心肌进行组织学分析。

误判分析与防范策略

没有缺血性原因能够引起CT上显示的室间隔及左心室内后壁缺血,但可因心肌损伤造成。

损伤机制重新确立如下:患者左侧肢体着地,这一点可经患者左侧骨骼骨折,左额脑组织损伤及相对严重的左肺损伤证实。撞击力量向相对静止的脊柱侧推挤富有弹性的前肋,同时心脏也被抛向脊柱。心脏的位置决定了撞击主要影响室间隔后部及左心室后内侧壁。与左下肺创伤类似,钝性损伤主要引起毛细血管的断裂和阻塞、淤斑性出血及受影响心肌侧的液体积聚。

因为健康心肌灌注好于挫伤区域,所以心肌损伤在初诊CT上显示为低密度(图2.105)。第二次CT检查时,由于图像采集与对比剂注射间隔时间过长,使得挫伤组织周围的侧支血流及分子扩散平衡了损伤心肌及健康心肌之间的衰减值。在CT随访及尸检时,没有对这一发现进行深究,大概是由于临床强调没有心脏损伤。

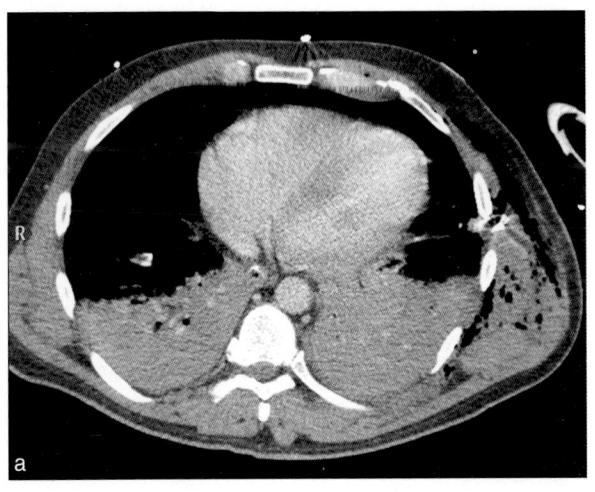 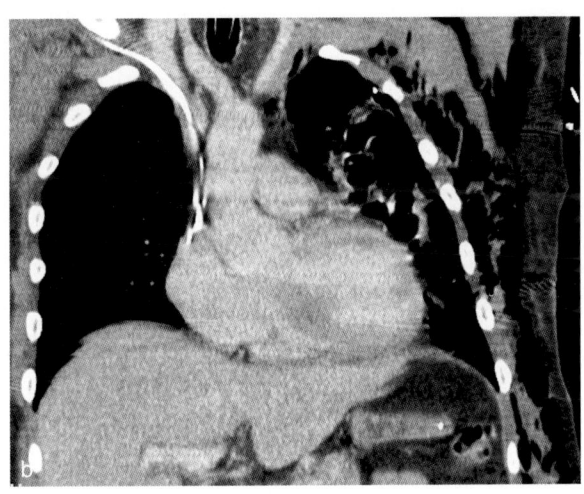

图2.104 于17:55静脉注射对比剂及左侧胸腔造口置管术后拍摄的胸部螺旋CT。图像显示肺出血及左侧胸壁积气较先前检查增多,双肺挫伤无改变。a. 静脉注射对比剂后门静脉期;b. 冠状位重组图像

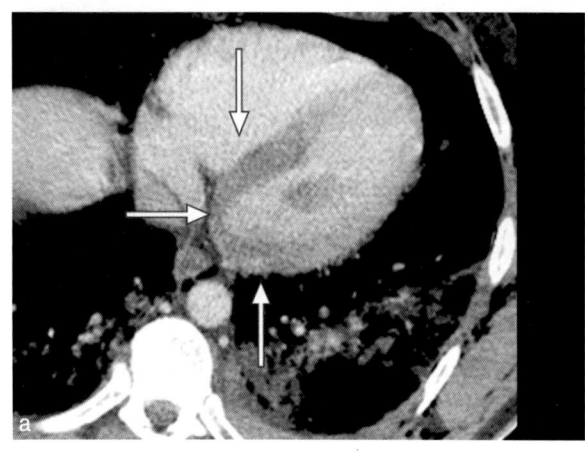 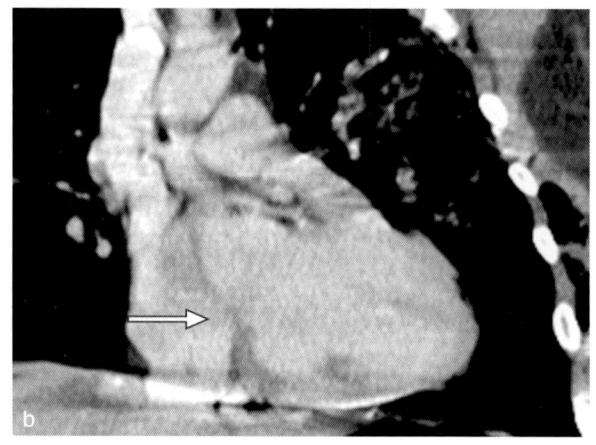

图 2.105 于 12:22 拍摄的胸部螺旋 CT 显示室间隔、左心室后壁(箭头)与其余正常增强的心肌间存在低密度界限。a. 轴位扫描;b. 冠状位重组

增强动力学

器官区域不同,其内的血管内皮间隙大小不同,只有脑血管缺乏这种间隙(血—脑屏障)。大多数血管内 CT、MRI 对比剂为非选择性对比剂,他们不能定向的到达某一特殊器官。成像微粒(CT:碘,MRI:通常为钆)与螯合物结合以避免毒性和提高稳定性。经外周静脉首次小剂量团注(以钆为基础的对比剂重量为 0.5~0.6 kDa)时,利用被动扩散通过内皮间隙进入组织间隙。该过程依赖于碘化大分子(CT)和钆螯合剂的直径、内皮间隙的大小以及胶体渗透压梯度。完成几次循环后,对比剂的血管内渗透性降低。胶体渗透压梯度逆转引起成像微粒扩散回血管间隙,最终经肾脏排泄。

以 1~1.5 s 的时间分辨率在对比剂注射前、中及注射后对兴趣区进行重复扫描,可通过测量静脉注射对比剂后信号随时间的改变特点来反映特殊的疾病信息(CT、MRI 进行通透性定量测量及活性评价的基础)。在评价静脉注射对比剂后信号强度增加的诊断意义时,对比剂第一次经过(首过效应),血管内间隙及组织间隙的平衡期(增强)及延迟期(晚期或延迟期强化)存在差异。在低灌注的缺血组织,很少的成像微粒可在首过和平衡期进入组织间隙。在晚期,成像微粒可通过周围区域扩散进入缺血区域,产生延迟强化。富血管肿瘤和炎性组织内的血管间隙通常大于正常,可在首次经过时使大量的成像微粒弥散进入细胞间隙,引起间质增强。

参考文献及建议阅读

Daldrup-Link HE, Brasch RC. Macromolecular contrast agents for MR mammography: current status. Eur Radiol 2003;13:354–365

Goβmann A, Okuhata Y, Shames DM, Helbich TH. Prostate cancer tumor grade differentiation by dynamic contrast-enhanced MR imaging: comparison of macromolecular and small-molecular contrast media. Radiology 1999;213:265–272

溃疡性组织细胞淋巴瘤/恶性黑色素瘤

病史及临床检查结果

一位74岁的男性患者,因怀疑溃疡性组织细胞淋巴瘤从皮肤科转入。胸部CT发现双侧腋窝皮下淋巴结直径约1.5 cm且呈强化表现。这些病灶与组织细胞淋巴瘤的表现相似(图2.106a)。另外,在纵隔内发现孤立淋巴结,部分有钙化且直径<1 cm,心包可见粗大的钙化(图2.106c)。

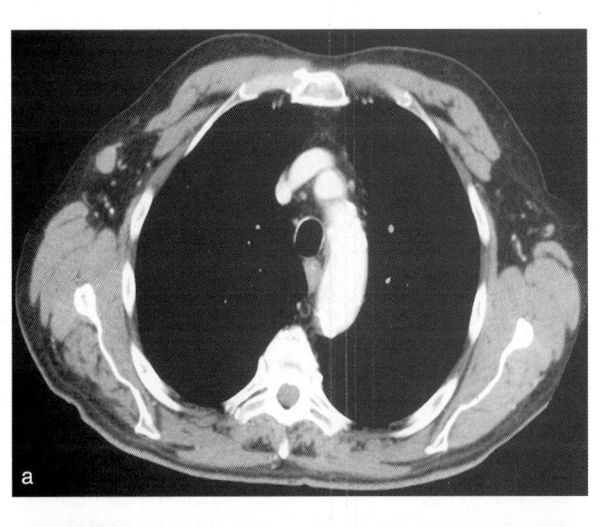
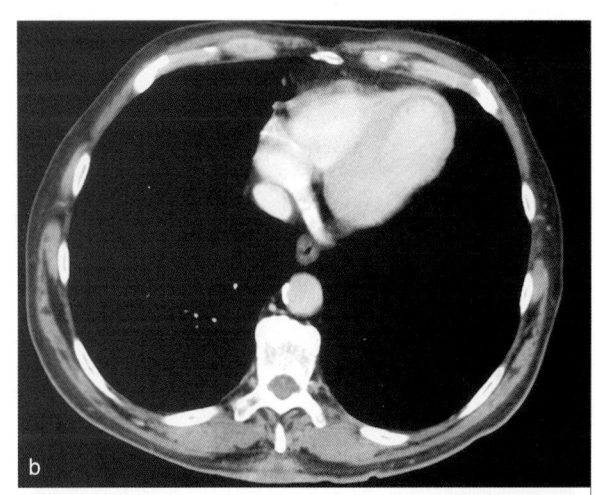
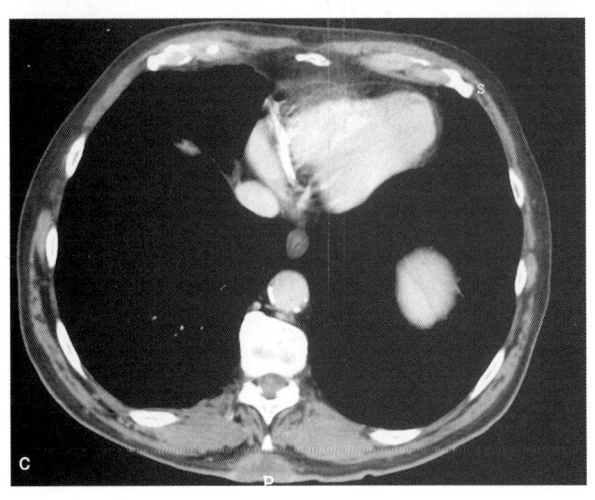
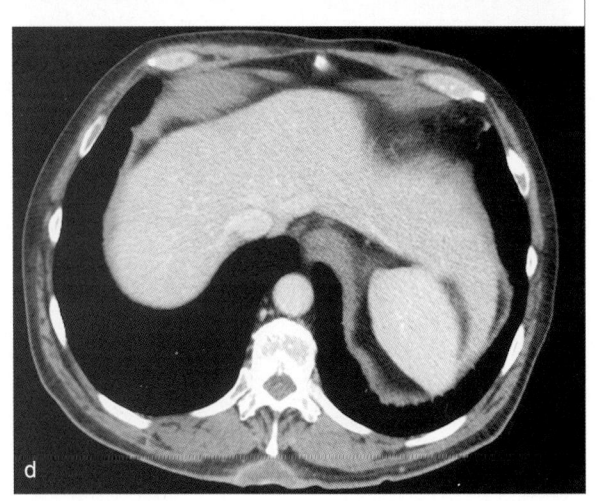

图2.106 胸部CT扫描发现右侧腋窝淋巴结增大,考虑为组织细胞淋巴瘤(a),心包粗大钙化(c)

病例追踪与总结

溃疡性肿瘤位于背部中线位置,最开始被组织学分类为组织细胞淋巴瘤,后被分类为恶性黑色素瘤(见图2.106b-d)。肿瘤大小为5 cm×10 cm且延伸至椎体棘突,两侧腋窝的肿块为转移瘤且随时间进展迅速(原发位置在背部中线处软组织)。

误判分析与防范策略

- 询问详细的病史。
- 注意临床征象:溃疡病灶已经浸润皮肤或黏膜。
- 要明白什么是你需要寻找的东西,因为我们总是把注意力放在内科或外科疾病上,不太注意皮肤或者皮下,除非是在腋窝或者腹股沟部位。

3 乳腺 Breast

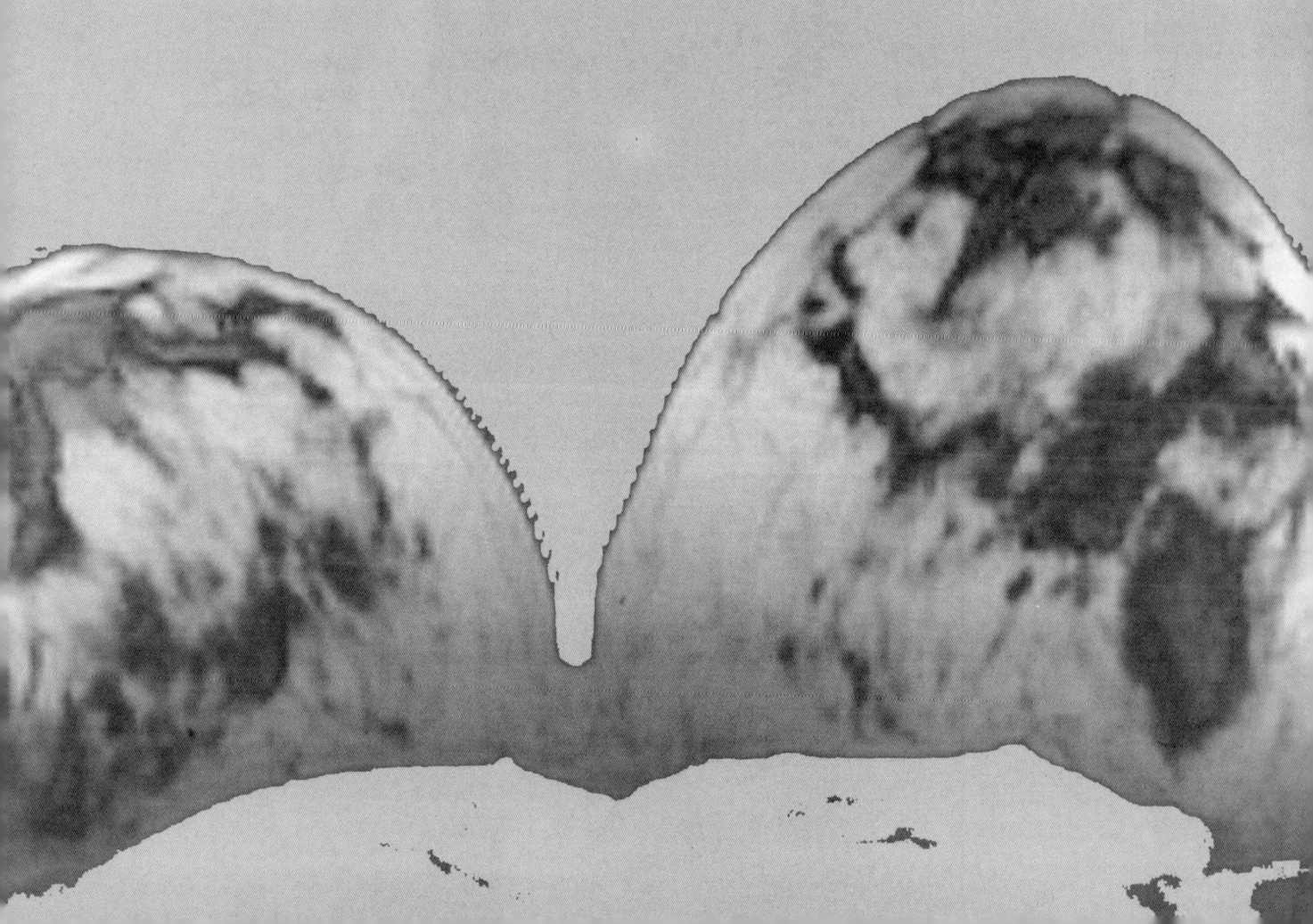

正常乳腺影像/乳腺癌

病史与临床检查结果

一位 54 岁的女性患者,在其左侧乳房发现一个大约 1 cm 的明显活动、无痛肿块。钼靶 X 线片中(图 3.1),根据美国放射学院的四级分法(表 3.1),此乳腺的致密度归类于 ACR 2 级,提示为纤维腺样乳腺。虽然乳腺钼靶并未显示肿瘤影像,但是与临床表现(表 3.2)相结合钼靶图像有助于远期评价(BI-RADS 0)。

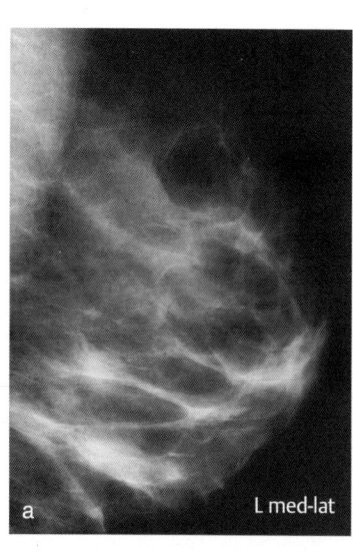
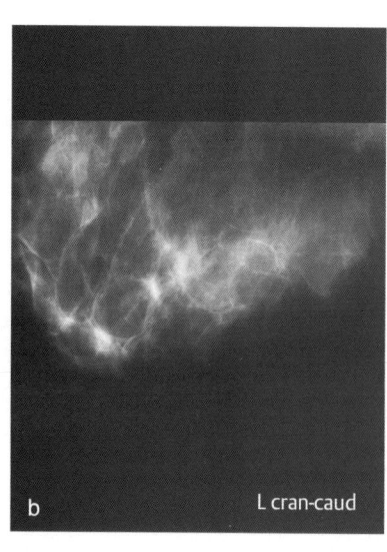

图 3.1　左乳钼靶图像,为纤维囊性改变,未见恶性征象。a. 内外侧位投影;b. 上下位投影

表 3.1　乳腺致密度美国放射学院分类

ACR 分级	特点描述	诊断准确性
1	乳腺几乎完全是脂肪密度	非常高:>95%
2	有散落的纤维腺样密度影	高:≈90%
3	乳腺密度不均匀性致密,降低了钼靶的敏感性	中等:≈80%
4	乳腺组织非常致密,钼靶中肿块容易被掩盖	低:≈70%

表 3.2　美国放射学院关于乳腺 X 线钼靶摄影(BI-RADS R1-R6)、超声(BI-RADA S1-S6)和磁共振成像(BI-RADA M1-M6)的 BI-RADS 分级。恶性度逐级增加,第 4 级又被分为 4a、4b、4c 3 个亚级

BI-RADS 分级	描述	恶性风险
0	评估不完全;需要回顾先前研究和/或补齐图像	
1	阴性;继续常规扫描	0%
2	良性表现;继续常规扫描	0%
3	可能良性表现;6 个月行短期钼靶随访,后在 1~2 年每 6 到 12 个月随访 1 次	<2%
4	可疑为异常;进行活检,最好穿刺活检	≈30%
5	高度怀疑恶性;须行适宜的检查;必要时活检和治疗	≈95%
6	活检证实为恶性肿瘤,有待治疗;保证完成治疗	100%

病例追踪与总结

在超声图像中,约 1 cm、圆形、低回声的明显乳腺肿物可疑为恶性(图 3.2)。

在 MR 乳腺增强扫描中病灶呈明显强化(图 3.3)。超声和 MR 检查均归为高度可疑恶性(BI-RADS 分级为 S5 和 M5,表 3.2)。此患者行保乳肿瘤切除术,病理确定肿瘤为 pT1b G2 N0 M0 侵及导管的乳腺癌。在最近的随访观察中,这个患者 12 年未见明显复发征象。

误判分析与防范策略

乳腺钼靶遗漏肿瘤的风险随着乳腺大小和密度而增加(ACR 中 3 和 4 级)。Kolb 等人(2002)发现乳腺钼靶成像对乳腺癌敏感性为 48%。但是在较小的、非纤维囊性乳腺中,肿瘤和其周围组织的对比度差异太小,以至于 X 线不足以在乳腺钼靶片中分辨出肿瘤。

因为乳腺钼靶摄影和超声检查是基于不同的生理组织参数(密度/声阻抗),这两种模式能有效互补。例如在 Kolb 等人的研究中,乳腺钼靶和超声联合对乳腺肿瘤敏感率达 97%,这意味着乳腺超声对于致密型乳腺中不能被钼靶检出或者显示不清的明显肿块是一个必需的检查,必要时还应增加乳腺 MR 检查。

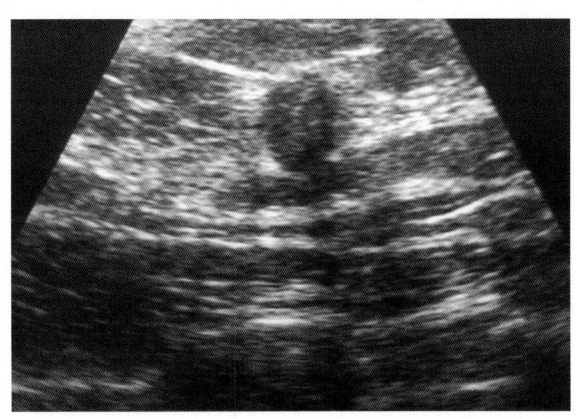

图 3.2 左乳超声显示在内上象限近中线处有一约 1 cm、圆形、低回声肿物

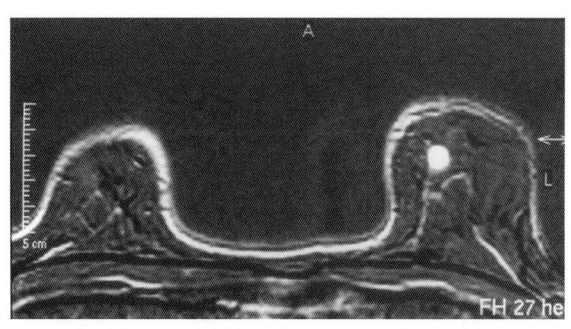

图 3.3 MR 乳腺成像。静脉团注对比剂后 2 min T1WI 像显示在超声提示病灶的区域呈现明显强化

定义

多灶性 检测到一个或多个病灶,病灶间距 <2 cm 或局限于一个象限。治疗方案:扩大性切除。

多中心 检测到一个或多个病灶,病灶间距 >2 cm,通常在多个象限。治疗方案:大部分病例行乳腺切除术

参考文献及建议阅读

American College of Radiology. BI-RADS® Atlas. http://www.acr.org/SecondaryMainMenuCategories/qual-ity_safety/BIRADSAtlas/BIRADSAtlasexcerptedtext.aspx (accessed January 6,2011)

Kolb TM, Lichy J, Newhouse JH. Comparison of the performance of screening mammography, physical examination, and breast US and evaluation of factors that influence them: an analysis of 27,825 patient evaluations. Radiology 2002;225:165 – 175

Moy L, Slanetz PJ, Moore R, et al. Specificity of mammography and US in the evaluation of a palpable abnormality: retrospective review. Radiology 2002;225:176 – 181

Tabár L, Tot T, Dean PB. Breast Cancer. The Art and Science of Early Detection with Mammography. Stuttgart: Thieme; 2005

纤维囊性改变/乳腺癌

病史与临床检查结果

一位51岁的女性患者,在左侧肱骨内发现一个溶骨性病灶。在随后进行的其他检查中,乳腺钼靶X线摄影发现位于左乳外上四分之一象限内有一个圆形乳晕样病灶(图3.4)。这个病灶疑诊为恶性(BI-RADS 4),并决定在X线定位下进行肿瘤切除。但是当行钼靶钩丝定位检查时,不能明确此肿块为纤维囊性改变还是乳腺肿瘤,而且超声也并未显示有低回声肿块。

乳腺MR(MRM)

适应证

- 钼靶和超声检查结果相矛盾时。
- 致密型乳腺患者的术前分级(多灶性、多中心)(ACR 3和4)。
- 评价新辅助化疗的疗效(通过对比治疗前和治疗后2个和4个疗程后的乳腺MR来评价有无疗效)。
- 在乳腺钼靶和超声显示不清的病例中鉴别肿瘤复发和瘢痕组织(手术时间距乳腺MR检查间隔需>6个月,以避免假阳性)。
- 乳腺切除术后义乳重塑。
- 确认或排除假体缺陷:非增强扫描。
- 高危患者的监测(BRCA携带者),在钼靶和超声检查后行MRM检查。

MRM不能用来检查未定性的微钙化,因为它不能可靠地发现或排除可能在导管内存在的肿瘤。对化疗7天到17天之间(绝经前女性)、未服用激素类药物3个月后(绝经后女性)和非哺乳期乳腺行MRM检查,可以避免由于激素刺激乳腺实质导致的假阳性病灶。

肿瘤血管形成

肿瘤诱导的新生血管(肿瘤血管形成)影响肿瘤的生长及其血行和淋巴转移的潜能。新生毛细血管在内皮细胞连接处和不连续的基底膜处有大的间隙(毛孔)。蛋白质和造影剂能通过这些"内皮间孔"从血管弥散到间质。因此相对于先前存在的血管,肿瘤细胞更容易侵入新生毛细血管,因而转移的风险随着新生血管密度的增加而增加。肿瘤产生的趋化因子促进新生血管附近的肿瘤细胞生长,这些细胞只需浸润较短距离即可侵入这些新生毛细血管。通过免疫组化确定的肿瘤血管的密度与MRM测得的信号增强的幅度之间的关系已经被一些研究证明。

分析标准

在分析和解释MRM时必须考虑以下方面:

- 形态学分析(体积、形状、边界),除成像所需的参数不同以外,其他与钼靶和超声检查相似。
- 明显增强的强化方式。有3种不同的强化方式:离心型(可能为良性)、恒常型(中间型)和向心型(可能为恶性)。
- 动态增强曲线描述的是注入对比剂后病变信号强度随时间变化的特征。两个时相最为明显:初期时相(注射对比剂后2 min内)和延迟时相(注射对比剂后3~8 min)。初期时相的信号增强即相对于平扫时基线,在注射对比剂后最初的2 min内出现强化峰值。如果极少或没有进一步信号增强(超过基线50%~100%)提示为良性,而明显的信号增强(>100%)提示为恶性。渐增型和平台型(±10%)更多为良性病变的特点,然而流出型(信号降低>10%)更多提示为恶性。

考虑到相隔 3 周后乳腺钼靶和超声检查结果为阴性,随后进行乳腺 MR 检查。MR 图像示左乳外上四分之一象限内近胸壁处一个约 2 cm 的椭圆形肿物。动态增强扫描的时间—信号强度曲线显示早期病灶信号快速上升,随后为平台期(图 3.5)。另在左乳的前部发现 2 个病灶,因为时间—信号强度曲线呈渐进型且右侧乳腺相同区域也呈现相似强化模式,因此被认为是纤维囊性改变。

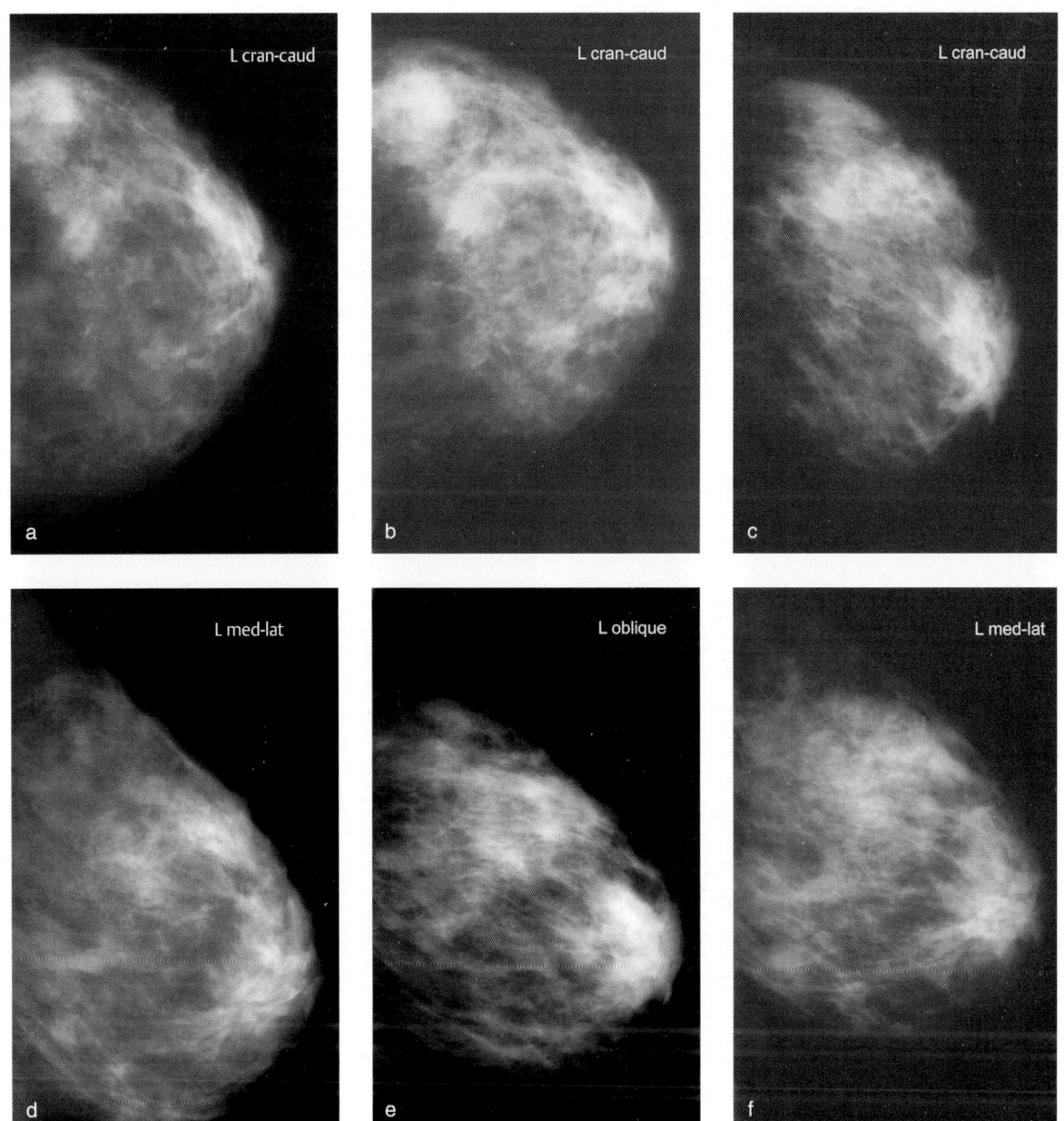

图 3.4 一系列的钼靶图像。目前的检查为 b、e 图检查 3 周后进行的钼靶检查,来对图 b、e 中显示的可疑病灶行术前钼靶钩丝定位。后一次的钼靶图像未能再次发现可疑病灶,可见双侧乳腺密度致密并呈现纤维囊性改变(ACR 4)。a,d. 4 年前的检查;b,e. 现在的检查;c,f. b、e 图检查 3 周后的钼靶图像

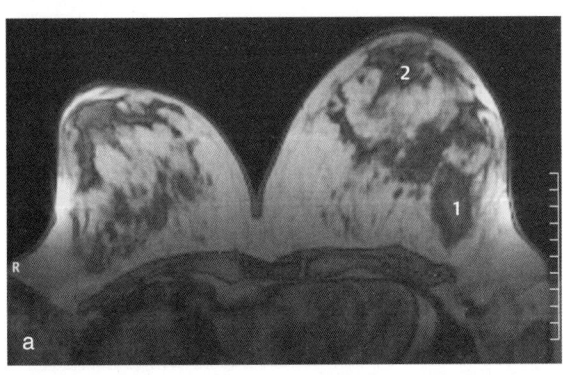
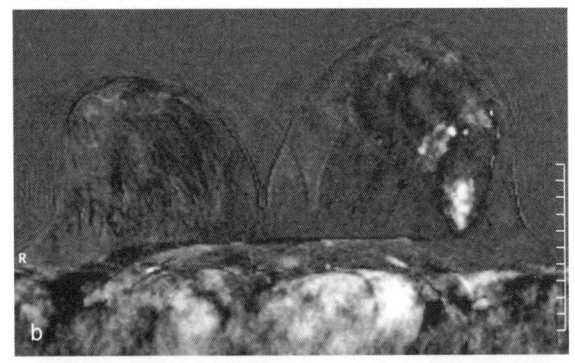
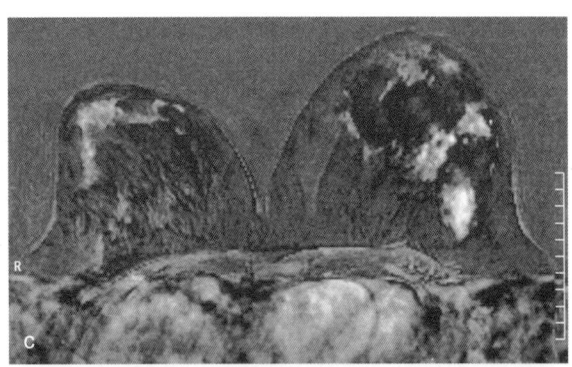
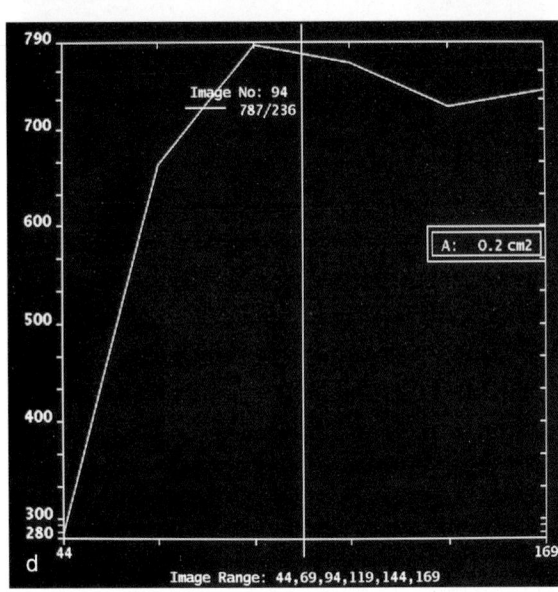
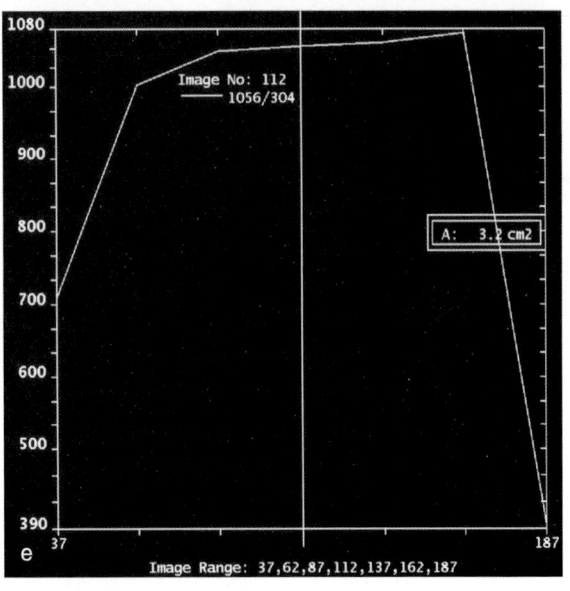

图 3.5　MR 乳腺成像。左侧乳房外上象限邻近胸壁处见一个椭圆形的肿块（a），在早期灌注相信号对比增强（b）。根据左乳房乳晕下区域的缓慢增强模式和右侧乳房增强区域的存在，左侧乳房乳晕下的增强区域解释为纤维囊性变。a. 未强化的 T2 加权图像；b. 强化早期 T1 加权减影图像；c. 强化晚期 T1 加权减影图像；d. 静脉团注对比剂后 a 图中区域 1 计算后得到的时间—信号强度曲线。横坐标：时间，纵坐标：信号强度，A：感兴趣的面积；e. 静脉团注对比剂后 a 图中区域 2 计算后得到的时间—信号强度曲线

病例追踪与总结

经 MR 引导用弹性钢丝对病变区域进行活检（图 3.6），组织切片显示为有明确边界的侵袭性导管癌。进行左侧乳房全切术，病理证实为弥漫性浸润癌，该病灶主要在外上象限，几乎浸润整个乳房。

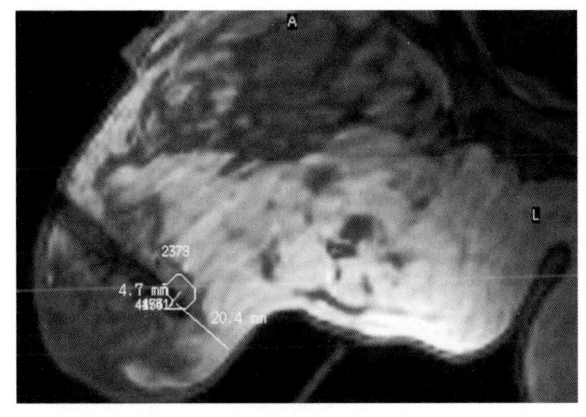

图 3.6 用一个非铁磁性的弹性钢丝在 MR 乳腺成像中定位,钢丝导致的无信号区比钢丝实际直径大(4.7 mm vs. 2.0 mm)。电子标识显示了肿瘤的体积和肿瘤中心到皮肤的距离(20.4 mm)

误判分析与防范策略

回顾分析在乳腺钼靶上没清楚显示乳腺癌的原因如下:

- 乳腺钼靶的清晰度因 X 线放射性密度及乳腺实质、肿瘤的不均质而受限。根据文献报道,乳腺钼靶大概漏诊了 50% 的放射性密度为 ACR4 的乳腺癌。
- 肿瘤组织在 4 年前的 X 线检查中是否已经被发现还没有定论。在早期检查中,乳腺组织的不均质可能是由肿瘤形成引起而非纤维囊性变。
- 这一系列的乳腺钼靶定位有所不同,因为图像几何位置的变化而很难比较。
- 之前的中侧位乳腺钼靶片(见图 3.4d)被倒转并且贴错标签,技术性的错误增加了图像解释的难度。
- 超声是乳腺钼靶检查的重要辅助手段,在很多病例中是根据超声中肿瘤组织的低回声与乳腺小叶的高回声对比而发现肿瘤。然而,超声很难发现小的病灶,这是因为良性和恶性改变在声像图上有很大程度的边界重叠现象。
- 当观察 MR 图像时,阅片者在平扫序列忽略了几个肿瘤形态征象:双侧乳腺大小不对称,左侧乳腺多个边界不清的低信号病灶和不均匀的肿瘤基质(见图 3.5a)。
- 标记"1"的肿瘤(见图 3.5a)和左侧乳腺前部分的另外 2 个区域平扫时呈低信号,静脉团注对比剂后,表现为早期不均匀斑片状强化(见图 3.5b,c)。
- 为区域 1 和 2 绘制的时间—信号曲线都表现为恶性的动态增强模式。区域 1 信号强度早期增长了 233% [100 × (787 AU − 236 AU)/236 AU,见图 3.5d],而区域 2 最初早期增长了 247% [100 × (1 056 AU − 304 AU)/304 AU,见图 3.5e]。区域 1 在早期增长后信号曲线到达平台期,而区域 2 有 10% 的下降。

参考文献及建议阅读

Kolb TM, Lichy J, Newhouse JH. Comparison of the performance of screening mammography, physical examination and breast US and evaluation of factors that influence them: an analysis of 27,825 patient evaluations. Radiology 2002;225;165-175

Tabár L, Tot T, Dean PB. Breast Cancer. The Art and Science of Early Detection with Mammography. Stuttgart: Thieme; 2005

乳腺癌/小囊性纤维囊性变

病史与临床检查结果

一位52岁的女性患者,在其左乳3点钟方向触及一肿块。乳腺钼靶检查在同一位置显示一个直径约1.3 cm的边界不规则的肿块影(图3.7),乳腺组织广泛退化并被脂肪组织所替代(ACR 1),未见微小钙化灶,病灶高度可疑恶性(BI-RADS 5)。此病灶与最初乳房超声检查发现的直径约1.5 cm的低回声肿块相对应(图3.8),但是这个病灶在随访中没有发现。在乳腺钼靶上,病灶与周围退化的乳腺组织间对比强烈。在标准化X线立体定向下行真空穿刺活检以进行组织学分析(图3.9),病理报告为小囊性纤维囊性变,没有恶性变的证据。

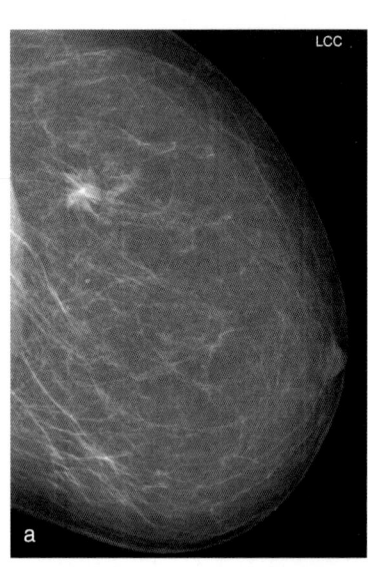
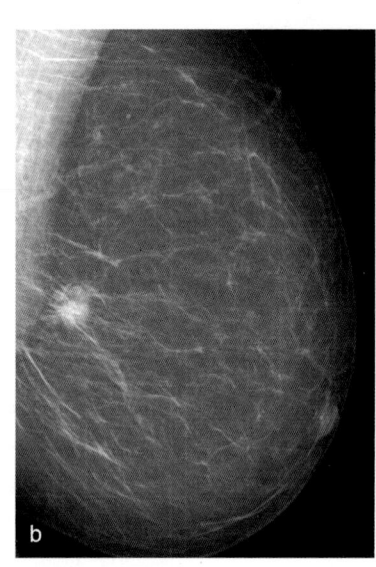

图3.7 左侧乳腺的钼靶图像。乳腺组织大部分退化(ACR 1)。在靠近胸壁的3点钟方向发现1个圆形边界不清楚的病灶,这个病灶被高度怀疑为恶性病变(BI-RADS 5)。a. 头尾向投射;b. 中外侧投射

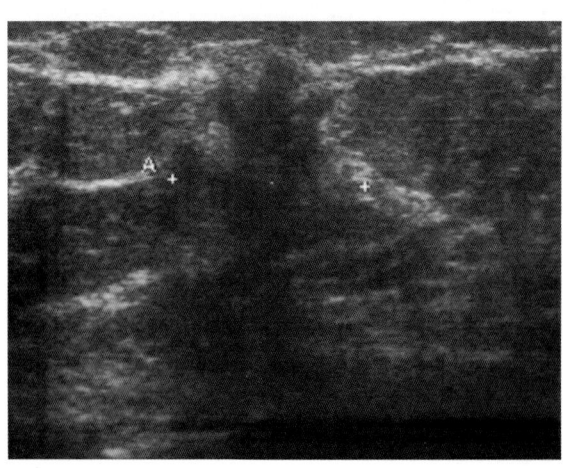

图3.8 高分辨率B型超声检查。首次乳腺超声图显示一个高度可疑恶性变的低回声肿块,这个病灶在随访中未被发现

病例追踪与总结

我们回顾所有的检查后发现乳腺钼靶发现的病灶高度可疑,但真空穿刺没有穿刺到该可疑病灶。因此在 X 线立体定向下对病灶中心进行活检。金属丝定位的乳腺钼靶在左侧乳房 4 点钟方向显示 1 个圆形病灶,这是自最初检查以来发现的新病灶(图 3.10)。2 个病灶很集中(图3.11)。

手术中快速病理证实原发病灶为侵袭性导管癌。治疗采用乳房部分切除术,然后缝合周围乳腺组织、清扫周围淋巴结。最后病理证实切片组织为一直径 1.5 cm 的低分化侵袭性小叶癌,分级为 pT1c pN0(sn 0/3)G3R0,还有一个孤立的因真空穿刺而导致的陈旧出血灶。

胸部 X 线、腹部超声和放射性核素骨扫描都是阴性,证实为 M0,辅助治疗包括化学治疗、放射治疗和内分泌治疗。

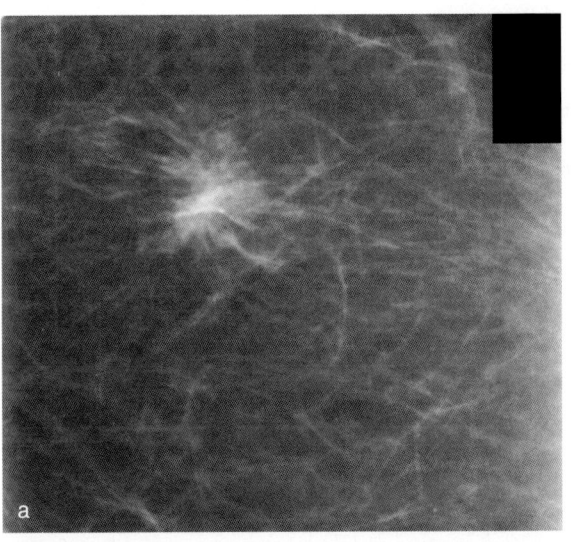

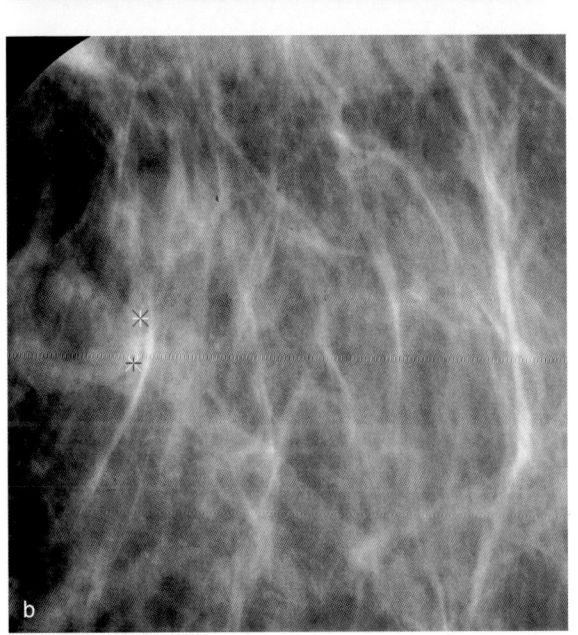

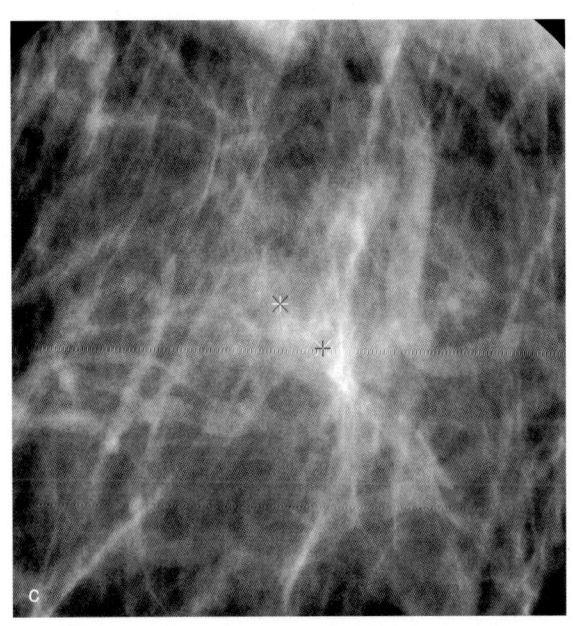

图3.9 X 线立体定向下真空穿刺。患者俯卧位于数字立体定向系统,在图 b 和图 c 中的点表示肿瘤的定位,病灶边缘在显示器上手动标记,活组织检查也同样是自动化的。a. 活检前的数字乳腺钼靶;b. 带有目标标记的立体定位平片图像,相对矢状位 +15°;c. 带有目标标记的立体定位平片图像,相对矢状位 −15°

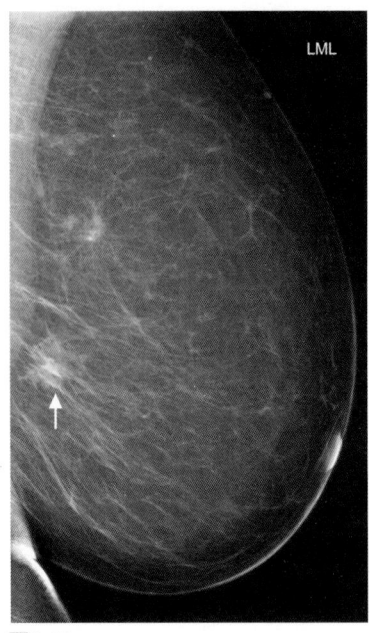

图3.10　术前X线立体肿瘤定位穿刺的数字乳腺X线片显示在之前失败的真空穿刺活检处可见新出现的类圆形高密度影,在可疑病变的前上方(箭头)

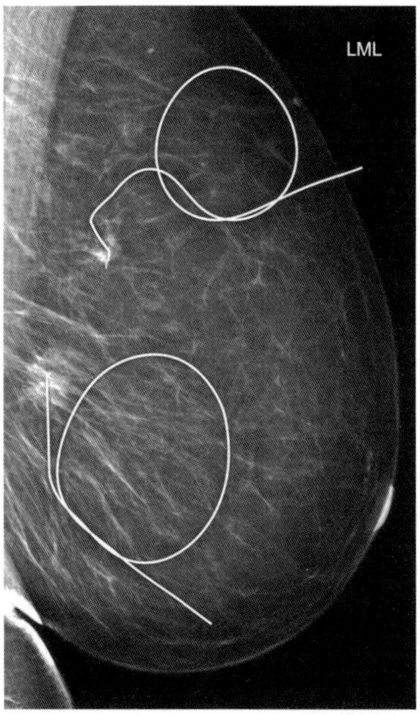

图3.11　术前2处主要病灶的X线立体定位

误判分析与防范策略

术前乳腺X线片所显示的血肿说明活检靶病变被遗漏,这是因为当病灶内不含微小钙化灶时,在X线立体肿瘤定位成像条件下定位存在困难。在X线立体肿瘤定位成像时,成像条件可做如下调整:仰卧位、站立位、坐位;不同加压条件;采集矩阵在X线立体肿瘤定位成像时达到512^2或者$1\,024^2$;在数字乳腺X线摄影时像素达到$4\,096 \times 3\,328$;点片时视野达到5.5 cm×5.5 cm;平片时边缘长度达到18 cm×24 cm或24 cm×29 cm。

在X线立体定位点片中,因为视野较小而可能较难发现病灶并且难以与其他正常结构如正常乳腺腺体组织鉴别(表3.3)。尤其是当病变内没有微小钙化灶时,靶病变与周围组织间密度仅有很小的差别。

因为X线散射较少,有时乳腺标本X线片比乳腺X线片更容易发现浸润性癌灶。因此,即使在肿块活检后没有发现肿瘤相关钙化时也常进行乳腺标本X线摄影(见彩图3.12)。

芯针及真空穿刺活检

由于乳腺X线摄影特异性较低(报道为64%~91%)而常引起假阳性,这成为限制乳腺癌手术前后处理的主要因素。由于超声(包括彩色超声多普勒)及磁共振乳腺成像特异性太低而难以对X线片上发现的BI-RADS(乳腺影像报告和数据系统)分级为3~5级的病变进行明确的良恶性鉴别。不必要的手术会对患者造成身心负担,而且会增加额外的经济负担。

因为这些原因,针对早期乳腺癌检出、诊断、治疗及随访的指南指出:至少90%手术治疗的乳腺癌应该进行术前经皮芯针或者真空穿刺活检病理证实。文献报道术前经皮芯针或者真空穿刺活检假阴性率为1%~15%。当前的指南要求低于5%。应该召开一个多学科间会议来对照临床、影像及病理结果以进一步认识矛盾的检查结果。

表3.3 数字乳腺 X 线摄影及数字 X 线立体点片技术因素对比

技术因素	数字乳腺 X 线摄影	数字 X 线立体点片
体位	站或坐位	俯卧位
加压	半自动	手动
加压程度	相对高	相对低
成像方向	上下位,斜位或内外侧位	点片在所选择的矢状或冠状位的 +15° 到 -15° 间,轴位针对靶位置并且在几乎 360° 的范围内是可变的
采集矩阵	达到 4 096×3 328 像素	达到 512^2 或者 $1 024^2$ 像素
视野	18 cm×24 cm 或 24 cm×29 cm	5.5 cm×5.5 cm
自动曝光控制	是	否(筛查时是)
电压	25~34 KV	22~34 KV
正极材料	钼或钨	钼

参考文献及建议阅读

Kreienberg R, Kopp I, Lorenz W, et al. Interdisciplinary S 3 Guidelines for the Diagnosis, Treatment and Follow-up Care of Breast Cancer. First updated version 2008; http://www. uniduesseldorf. de/ WWW/AWMF/ll/ (accessed November 10, 2010)

Perry N, Broeders M, de Wolf F, Törnberg S, Holland R, von Karsa L, eds. European Commission. European Guidelines for Quality Assurance in Breast Cancer Screening and Diagnosis. 4th ed. Cologne: Bundesanzeiger Verlag; 2006. /www. euref. org/

Peter D. Grünhagen J, Wenke R, Schäfer FK, Schreer I. False-negative results after stereotactically guided vacuum biopsy. Eur Radiol 2008; 18:177–182

Riedl CC, Pfarl G, Memarsadeghi M, et al. Lesion miss rates and false-negative rates for 1115 consecutive cases of stereotactically guided needle-localized open breast biopsy with long-term follow-up. Radiology 2005; 237: 847–853

Shah VI, Raju U, Chitale D, Deshpande V, Gregory N, Strand V. False-negative core needle biopsies of the breast. An analysis of clinical, radiologic, and pathologic findings in 27 consecutive cases of missed breast cancer. Cancer 2003; 97:1 824–1 831

乳腺肿瘤？

病史与临床检查结果

一位63岁的女性患者，因自述有持续数周的左侧乳房疼痛而行乳腺X线摄影。2周前医生在其左乳外上象限触及一结节，然而之后未再触及，其他视诊及触诊未见异常。乳腺X线片可见双侧乳腺内纤维囊性变，内可见微小钙化（图3.13）。随后左侧乳腺超声发现在外上象限及腋窝软组织交界处可见一约2 cm的椭圆形低回声肿块，病变最可能是淋巴结或是纤维腺瘤，建议行磁共振检查以排除恶性肿瘤。

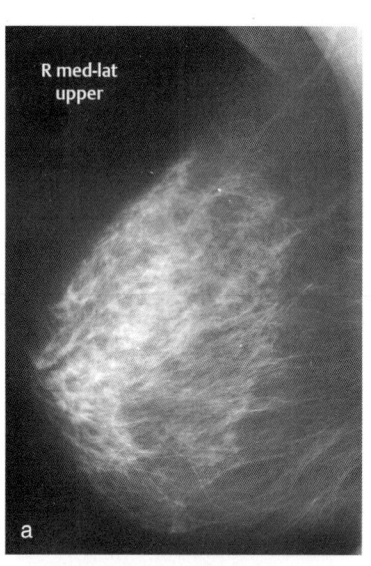
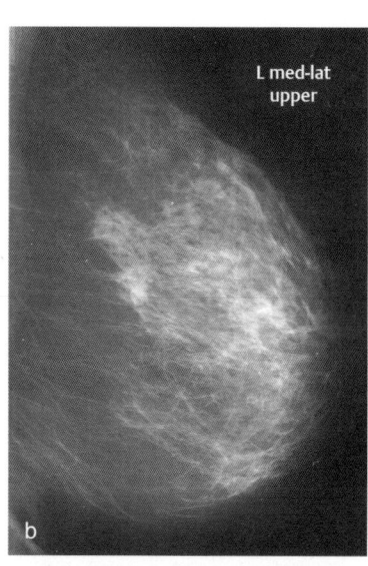
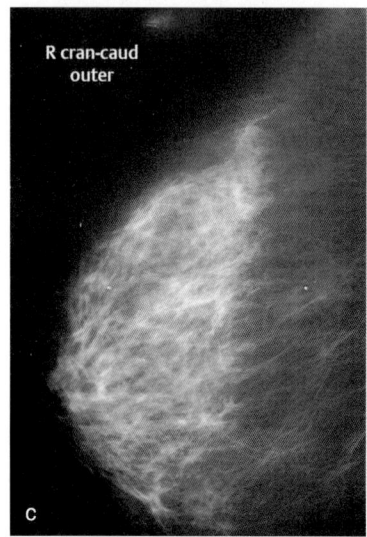
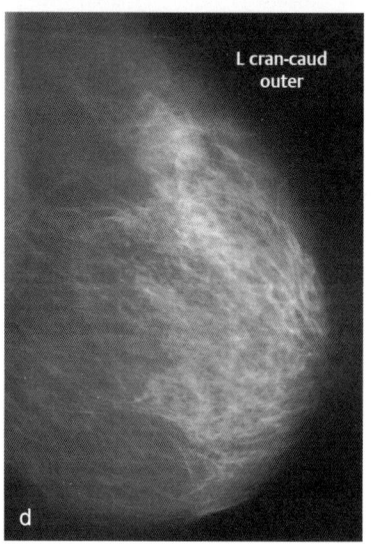

图3.13 乳腺X线片可见双侧乳腺内纤维囊性变，内可见微小钙化

病例追踪与总结

1年9个月后,该患者再次行钼靶X线检查,发现左乳外上象限一个可触及的约3 cm的肿块(图3.14b, d)。之前曾建议患者行乳腺MR检查,但被拒绝(该患者无私人医保),原因未知。除左乳内活动结节外,左腋窝可触及增大淋巴结。钼靶X线片见一个约3 cm的肿块,周围边界不清,触及肿块的区域内见无定形的微小钙化灶。回顾性分析后发现,该病灶于初次钼靶X线片已显示,前后2次检查间隔期内病灶有所增大(图3.14a, c)。

切除活检诊断为侵袭性导管癌。治疗选择保乳肿瘤切除术及腋窝清扫。肿瘤大小为3 cm,5个腋窝淋巴结内发现转移。病变分期为pT2 N1 M0 G3。尽管应用放化疗辅助治疗,患者还是在一年半后死于播散的肿瘤病变。

误判分析与防范策略

初次钼靶X线片判读时出现以下误判:
- 中侧位及头尾侧投照时双侧乳腺未进行对称分析。如进行比较后,应能发现左侧腋尾部密度增高。
- 乳腺组织内局部密度未进行完整分析,否则应能检出外上象限圆形肿块。
- 在初次拍摄的钼靶X线片中,已经显示了疑为恶性病变的簇状不定形钙化,由此应关注周围密度的改变。
- 确诊之前,无癌症病史的女性腋窝无痛性淋巴结增大应考虑到乳腺癌转移所致。

乳腺间期癌钼靶X线筛查

基于钼靶X线筛查方案所得的数据,可对一些因钼靶X线片误判而漏诊的乳腺癌的发病进行评估。

乳腺间期癌定义为2次检查间隔期病变达到一定大小并足以在接下来的检查中被检出的癌灶。大多数筛查方案中,间隔期为2年。

评估间期癌发病的重要性在于评价筛查方案的有效性。因此,对发展为间期癌的患者应进行多次钼靶X线片回顾性分析,以鉴别真性间期癌、假阴性病例或漏诊的癌灶。

当前的指南认为,定期诊断的乳腺癌中间期癌比例应小于50%,间期癌中曾诊断为假阴性的比例应小于20%。依据回顾性分析方法,乳腺钼靶X线筛查中假阴性的真正发生率为3%~56%。分析时真性癌灶的比例已知或未知、钼靶X线片由一人或多人解读、研究组中仅包括了间期癌患者还是纳入正常者,这些因素均可影响回顾性分析所得的结果。已发表的分析数据是基于70~130个间期癌病例得出的,所有研究表明乳腺实质密度增加,假阴性发生率上升。

参考文献及建议阅读

Albert U-S für die Mitglieder der Planungsgruppe und die Leiterder Arbeitsgruppen Konzertierte Aktion Brustkrebs-Früh-erkennung in Deutschland. Stufe-3-Leitlinie Brustkrebs-Früherkennung in Deutschland. 1. Aktualisierung 2008; http://www.uni-duesseldorf.de/WWW/AWMF/ll/(accessed November 10,2010)

Duncan AA, Wallis MG. Classifying interval cancers. Clin Radiol 1995;50:774–777

Ikeda DM, Andersson I, Wattsgard C, Janzon L, Linell F. Interval carcinomas in the Malmö mammographic screening trial: radiographic appearance and prognostic consideration. AJR 1992;159:287–294

Moberg K, Grundström H, Törnberg S, et al. Two models for radiological reviewing of interval cancers. J Med Screen 1999;6:35–39

Moberg K, Grundström H, Törnberg S, et al. Radiological review of interval breast cancers. J Med Screen 2000;7:117–183

Perry N, Broeders M, de Wolf F, Törnberg S, Holland R, von Karsa L, eds. European Commission. European Guidelines for Quality Assurance in Breast Cancer Screening and Diagnosis. 4th ed. Cologne: Bundesanzeiger Verlag; 2006. http://www.euref.org/

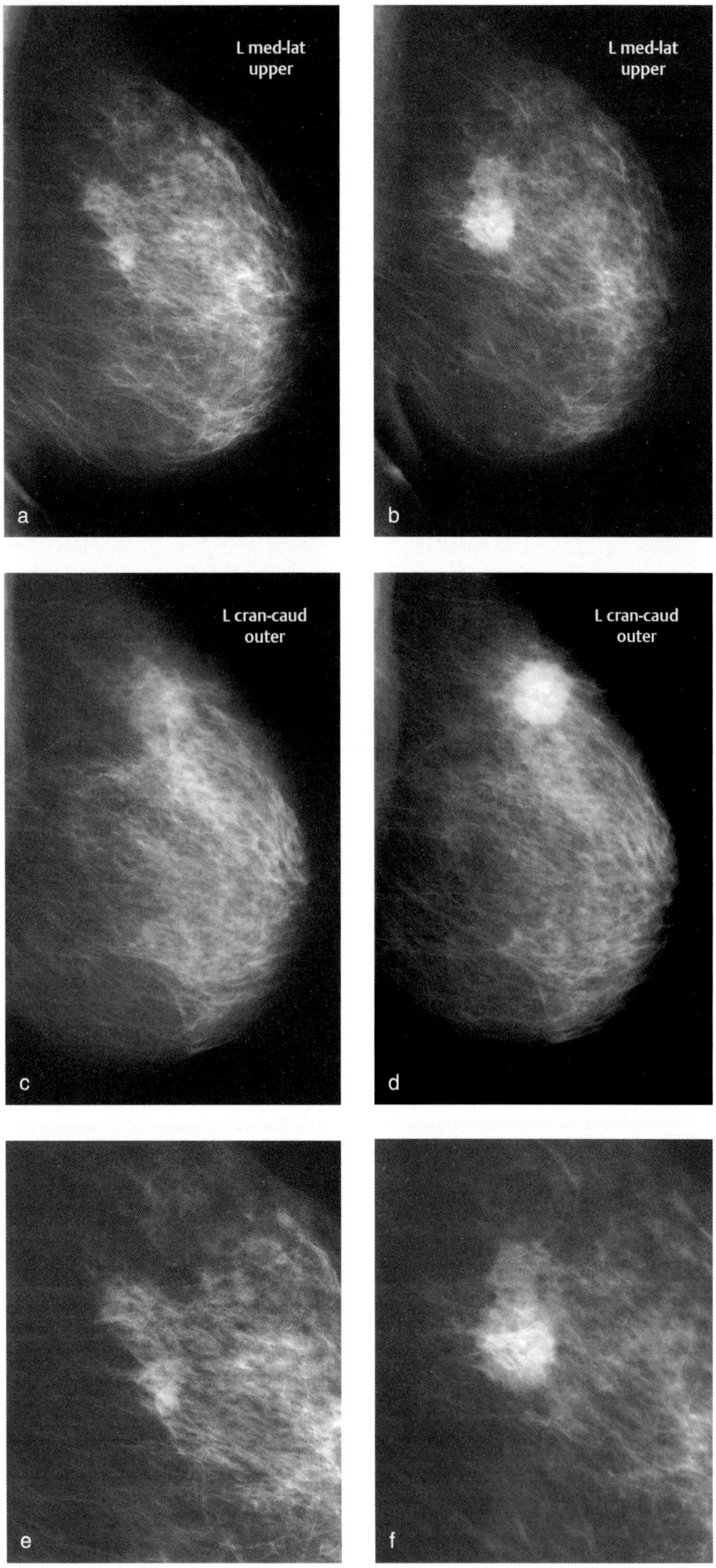

图3.14 随访左乳腺X线片示在最初检查时发现的类圆形病灶增大，密度增高。a,c.最初检查；b,d.1年9个月后随访影像；e.放大观察a中病灶；f.放大观察b中病灶

乳腺癌？

病史与临床检查结果

一位48岁的女性患者，因左乳新发现一个可触及的结节灶就诊。该结节位于3点钟位置，距乳头2 cm，质地硬。数字化钼靶X线片显示乳腺退化残余腺体组织内见纤维囊性变，较2年前乳腺X线检查结果无明显改变（图3.15）。未发现乳腺X线检查与结节间的关联。据二者间的不一致性，该病例划分为ACR 2（见表3.1）和BI-RADS 0（见表3.2）。

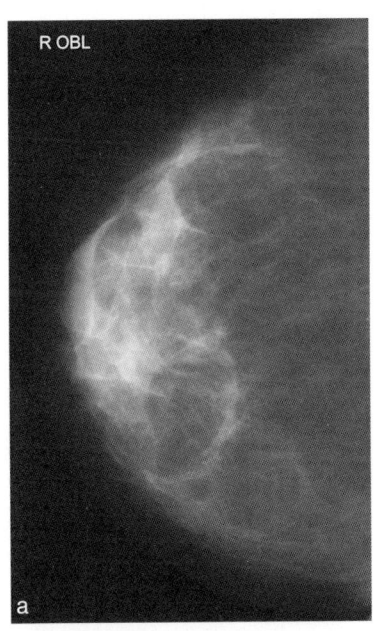
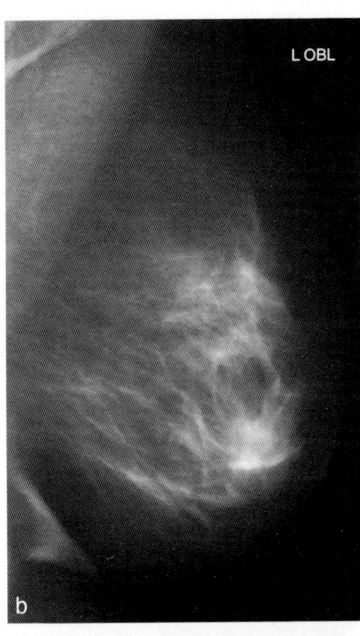
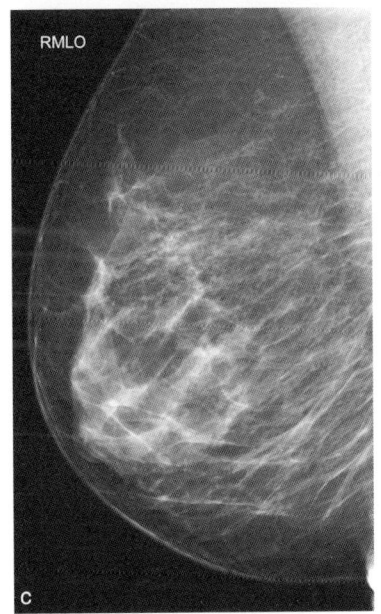
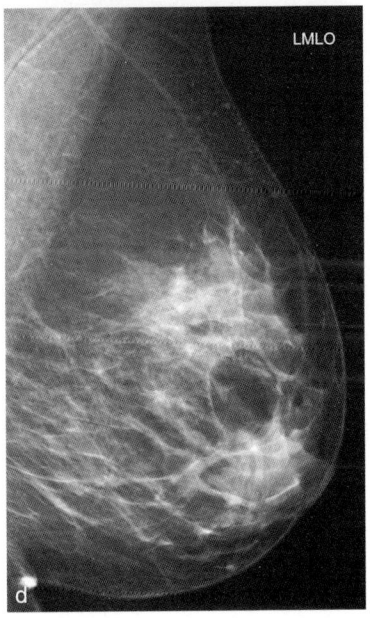

图3.15　2年前的乳腺X线检查图像（a，b）与现在的数字化钼靶X线片（c，d），所有图像均解读为阴性。因可触及结节的出现，诊断归为BI-RADS 0。a，b. 先前检查；c，d. 现行检查

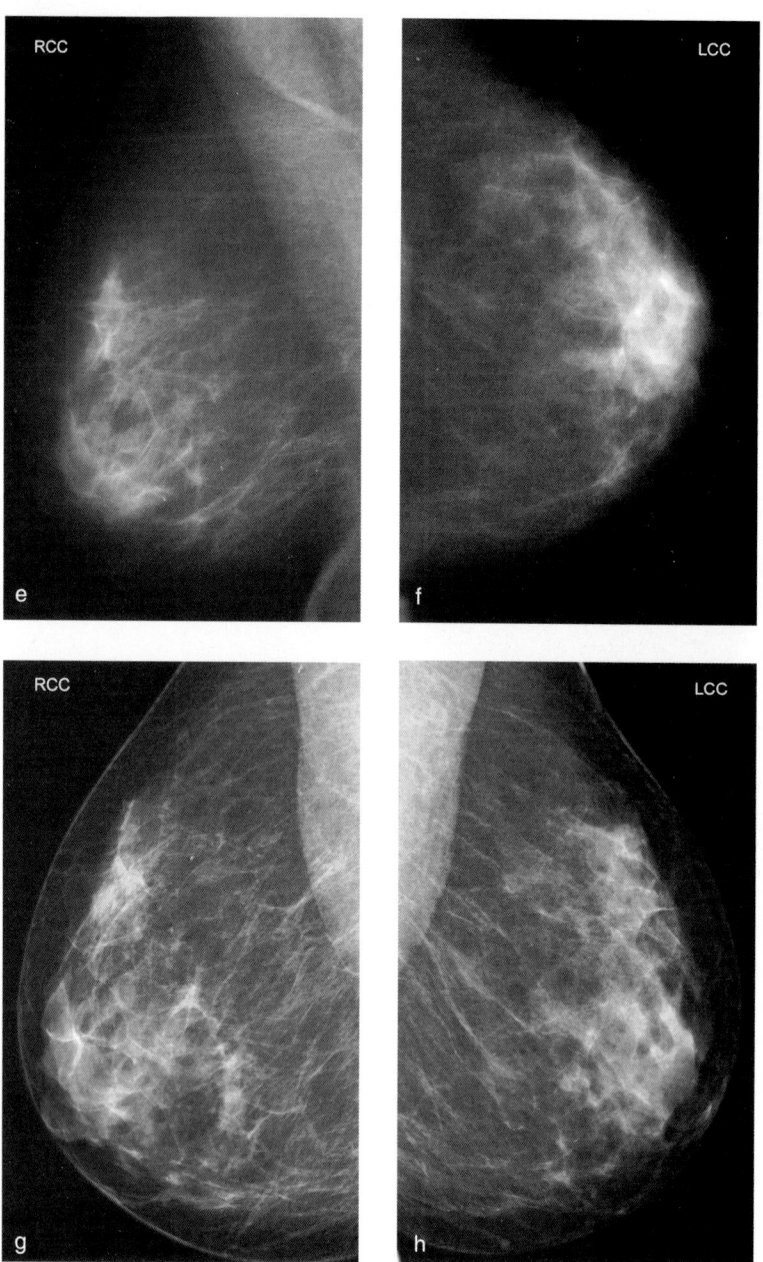

图 3.15（续） e,f. 先前检查；g,h. 现行检查

病例追踪与总结

应用 13-MHZ 高分辨率探头行乳腺超声检查，可见一约 2 cm 低回声、不均匀肿块，边缘不规则，相应区域内散在钙化（图 3.16）。肿块后方伴有声影和回声增强。超声所见高度怀疑为恶性病变（BI-RADS 5）。

超声引导下穿刺证实该病灶为侵袭性导管癌。治疗包括部分乳房切除术并乳房复位成形，腋窝清扫，对称性右乳复位成形。辅以化疗、放疗和激素疗法。组织学标本提示为侵袭性导管癌，分期为 pT1c（最大径为 1.8 cm）pN0 pM0 G2。

误判分析与防范策略

即使已知肿块存在，约 10% 新诊断的乳腺癌在 X 线片上仍未见显示。这些肿瘤中大多数由乳腺自检或常规体检（触诊、超声）首次发现。无论乳腺大小，其内肿瘤的检出取决于病变与周围组织的对比。不同的影像技术上这一对比度有差异，因此对于一些不同病例检查会得出不同结果。如果肿瘤在形态上类似正常乳腺小叶且未影响乳腺的横向对称，在 X 线片上这些癌灶也就无法检出。乳腺内密度分布（X线片成像基础）与组织表面声阻抗（超声成像基础）无相关性，因此2种影像检查方式可互相补充。患者触及乳腺肿块而X线检查为阴性时，应进一步行超声或乳腺MR成像。

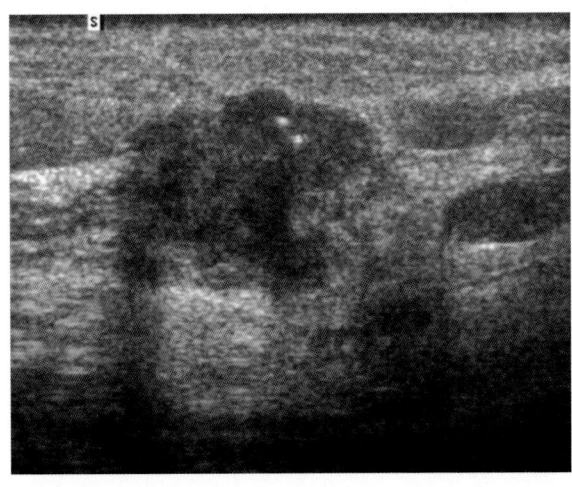

图3.16 触及的结节区内见癌灶的声像图表现。肿块边缘不规则呈扇贝样改变，内部回声不均见低回声间质。肿块边缘及内部回声符合乳腺癌声像学表现。病变后方的声影源自肿瘤内回声吸收及其组织成分的多样性

参考文献及建议阅读

American College of Radiology. Breast Imaging and Interventions. http://www.acr.org/SecondaryMainMenuCategories/quality_safety/guidelines/breast.aspx (accessed November 10, 2010)

American College of Radiology. BI-RADS Atlas (excerpted text). http://www.acr.org/SecondaryMainMenuCategories/quality_safety/BIRADSAtlas/BIRADSAtlasexcerptedtext.aspx (accessed November 10, 2010)

病理报告的修正?

病史与临床检查结果

一位46岁的女性患者,因慢性淋巴细胞白血病(CLL)行乳腺X线检查以排除第二肿瘤。乳腺外观、触诊均未见异常。乳腺X线片显示为致密型乳腺(ACR 2,见表3.1)并纤维囊性变。左乳外上象限2个邻近的区域内见致密、圆形或三角形、簇状分布的多形性微小钙化灶(图3.17)。临床疑为导管原位癌(DCIS)或侵袭性导管癌(见表3.2)故分类为BI-RADS 4,并决定行乳腺X线立体定位真空辅助旋切活检。首次组织取样部位为小的多形性微小钙化灶聚集区,因该区被疑为癌性病灶。

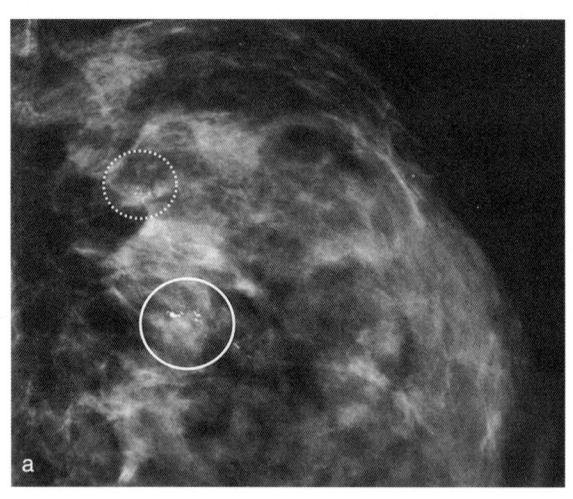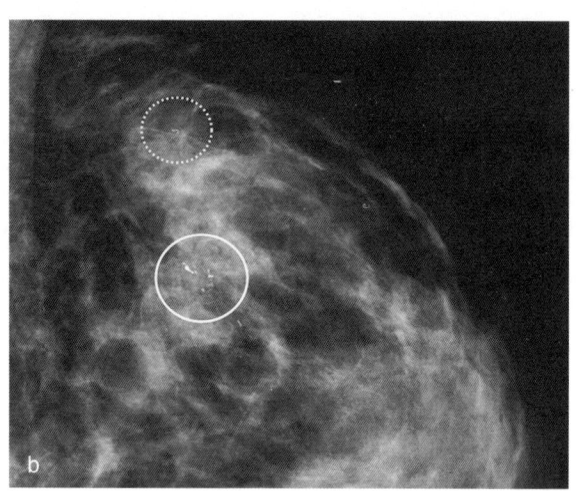

图3.17 初诊影像所见。左乳外上象限放大显示。点状环形区代表第一次穿刺的微小钙化灶区。实线环形区代表6个月后的穿刺区。a. 头尾侧投照;b. 中侧位投照

标本X线片显示穿刺组织内的钙化有很好的代表性(图3.18a)。标本病理结果提示纤维囊性变并微囊化,未发现支持恶性病灶的证据。常规干预后放射学检查,组织病理结果与X线检查一致,因此安排患者6个月后左侧乳腺X线拍片随访。

6个月后,患者随访X线片显示左乳外上象限一些微小钙化灶已消失(图3.19),其他所见较前无变化。鉴于有残余癌的风险,决定对左乳靠上、外侧另一个区域的微小钙化灶区进行乳腺X线立体定位真空辅助旋切活检。

病例追踪与总结

第二次穿刺活检经组织病理学分析诊断为中分化侵袭性导管癌、DCIS,并白血病浸润。胸片、腹部超声及放射性核素骨扫描结果均为阴性(M0期)。治疗包括弹簧钩丝超声下定位肿块切除、残余乳腺组织局部修补、乳房固定术及前哨淋巴结清除。侵袭性导管癌病理分期为pT1c(最大径为1.6 cm,)pTis pN0(送检3个淋巴结转移0个)。患者术后病情一直平稳,辅以乳腺癌化疗,CLL由肿瘤科医生治疗。

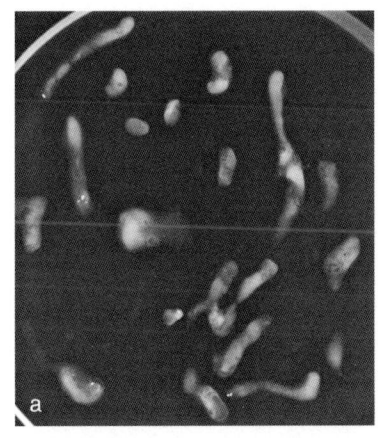 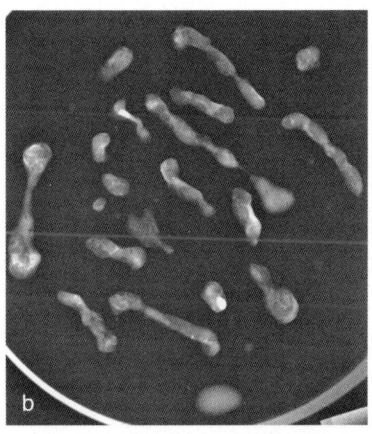

图3.18 X线立体定位真空辅助旋切活检,第一次(a)和第二次(b)穿刺组织的标本X线片。因微小钙化灶存在认定取样具有代表性

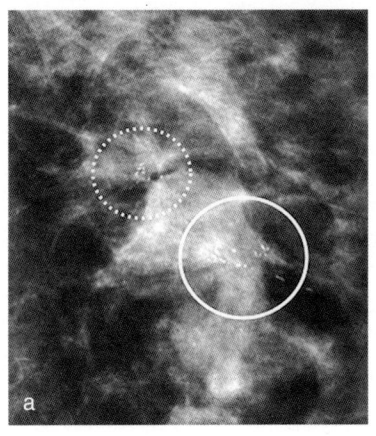 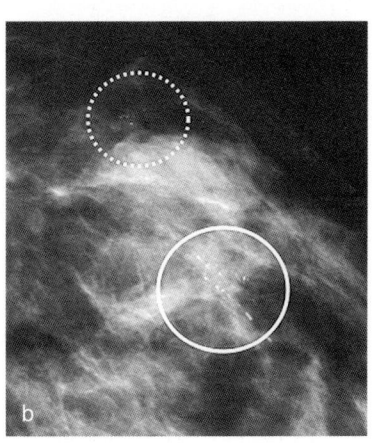

图3.19 6个月后X线片随访。左乳外上象限放大显示后见活检区微小钙化灶数量减少(点状环形区)。非活检区钙化丛未见改变(实线状环形区)。a. 头尾侧投照;b. 中侧位投照

误判分析与防范策略

2处微小钙化丛紧邻且影像学表现相似。基于这一原因,第一处钙化丛为纤维囊性变,而第二处钙化丛诊断为侵袭性导管癌与DCIS的混合组织学类型不太可能。对此不一致性与病理学家进行了探讨,将第一次活检组织重新进行切片组织学诊断,检出原位癌,van Nuys评分为2。组织学误诊的原因为活检组织切割时不够深。

DCIS并非都进展为侵袭性导管癌,任何一个这样的病例都很难准确预测其潜在的恶变倾向,因此所有DCIS患者均推荐外科手术治疗。高van Nuys评分(2和3级)与恶变倾向间有一定相关性。

评价了第一次穿刺活检组织的X线片,接受了假阴性的病理学诊断结果,致使侵袭性导管癌的诊断和治疗延误了6个月。延误的原因在于过分强调了病理报告的准确性。由于病理学分析也可以发生误诊,乳腺筛查的欧洲指南中对这些程序的操作和解读进行了严格的标准界定。小的钙化丛高度可疑且2处钙化均应进行术前定位,而本例初次就忽略了对2处钙化丛进行活检。

因为首次活检是良性的,而第二个病灶与第一个病灶钼靶特征相似,所以没有怀疑地接受了这个结果。

原位导管癌(DCIS)

微小钙化 乳腺钼靶能够在约90%经组织病理学证实的原位导管癌中发现微小钙化,作为对比,只有20%~40%的侵袭性导管癌在乳腺钼靶上发现有微小钙化。微小钙化在原位导管癌和侵袭性导管癌的分布代表了在导管系统形成的钙化管型,其典型分布为簇状及多形性,表现为多种大小、形状和密度,根据它们与乳腺导管的关系而呈线性或节段性分布。良性情况下(纤维囊性变)的微小钙化一般弥散分布在乳腺组织内,它们的大小、形状和密度相似。在190例经组织学证实为原位导管癌的病例中,微小钙化是最常见的恶性征象(117/190,62%)。190例中43例发现软组织密度肿块,30例(16%)乳腺钼靶表现为正常。

大小 原位导管癌的范围经常在乳腺钼靶中被低估。肿瘤体积被低估的可能性随原位导管癌的大小而增加。根据实验的设计,50%的病例中低级别和中间级别的原位导管癌的最大径线被低估约2 cm。然而,根据病灶的大小和位置,乳腺钼靶上如果高度怀疑为原位导管癌应该很确定地尽快安排保乳手术。大约20%原位导管癌的患者累及双侧乳腺。

乳腺MR和超声 乳腺MR和超声空间分辨率相对较差,不能对微小钙化的形态进行评估,因此它们对原位导管癌的诊断帮助不大。原位导管癌图像在2种形式下都是没有特征的。作为一般规律,静脉团注对比剂后产生的乳腺MR时间—信号曲线也和诸如纤维囊性变等良性乳腺病变情况相一致。作为对比,静脉团注对比剂后的磁共振序列对发现侵袭性导管癌很敏感。乳腺MR对原位导管癌的检出率也在上升,尽管其敏感性和特异性比乳腺钼靶低。因为特异性受限,所以应该施行MR引导的经皮穿刺活检来明确诊断。

乳腺钼靶和病理 虽然乳腺钼靶上的发现能够为原位导管癌提供许多高度可疑的依据,但确定诊断还是要依靠组织病理学。一方面,现在没有能够发现穿透基底层的成像方式,而这是区别原位导管癌和侵袭性导管癌所必需的。另一方面,即便肿瘤没有穿透基底层侵犯基质,原位导管癌周围组织炎性改变和纤维化也能够在乳腺钼靶产生恶性软组织改变。经皮穿刺最多能够检查一个样本区的组织变化,一个适合的有代表性的样本区。这解释了为什么在术前归类为原位导管癌的肿瘤其10%~20%的手术样本区的组织病理分析能够发现侵袭性导管癌成分。

组织病理学分类 随着保乳手术的普及,组织病理学分类因具有评估原位导管癌进展为侵袭性导管癌的危险性和复发可能性的作用而迅速发展。van Nuys分数是以核分级和坏死存在与否为基础的,分为3个组:没有坏死的低级核分级(类型1),有坏死的低级核分级(类型2)和有坏死的高级核分级(类型3)。

参考文献及建议阅读

American College of Radiology. Practice Guideline for the Management of Ductal Carcinoma In-Situ of the Breast. http://www.acr.org/SecondaryMainMenuCategories/quality_saftey/guidelines/breast/mri_breast.aspx(accessed January 7,2011)

Bazzocchi M, Zuiani C, Panizza P, et al. Contrast-enhanced breast MRI in patients with suspicious microcalcifications on mam-mography: results of a multicenter trial. AJR 2006;186:1 723-1 732

Kreienberg R, Kopp I, Lorenz W, et al. Interdisciplinary S3 Guidelines for the Diagnosis, Treatment and Follow-up care of Breast Cancer. First updated version 2008. http://www.uniduesseldorf.de/WWW/AWMF/ll/(accessed November 10,2010)

Perry N, Broeders M, de Wolf F, Törnberg S, Holland R, von Karsa L, eds. European Commission. European Guidelines for Quality Assurance in Breast Cancer Screening and Diagnosis. 4th ed. Cologne: Bundesanzeiger Verlag; 2006. http://www.euref.org/

Vag T, Baltzer PA, Renz DM, et al. Diagnosis of ductal carcinoma in situ using contrast-enhanced magnetic resonance mammography compared with conventional mammography. Clin Imaging 2008;32:438-442

4

腹 部 Abdomen

肝脏、胰腺和腹膜后
Liver, Pancreas and Retroperitoneum

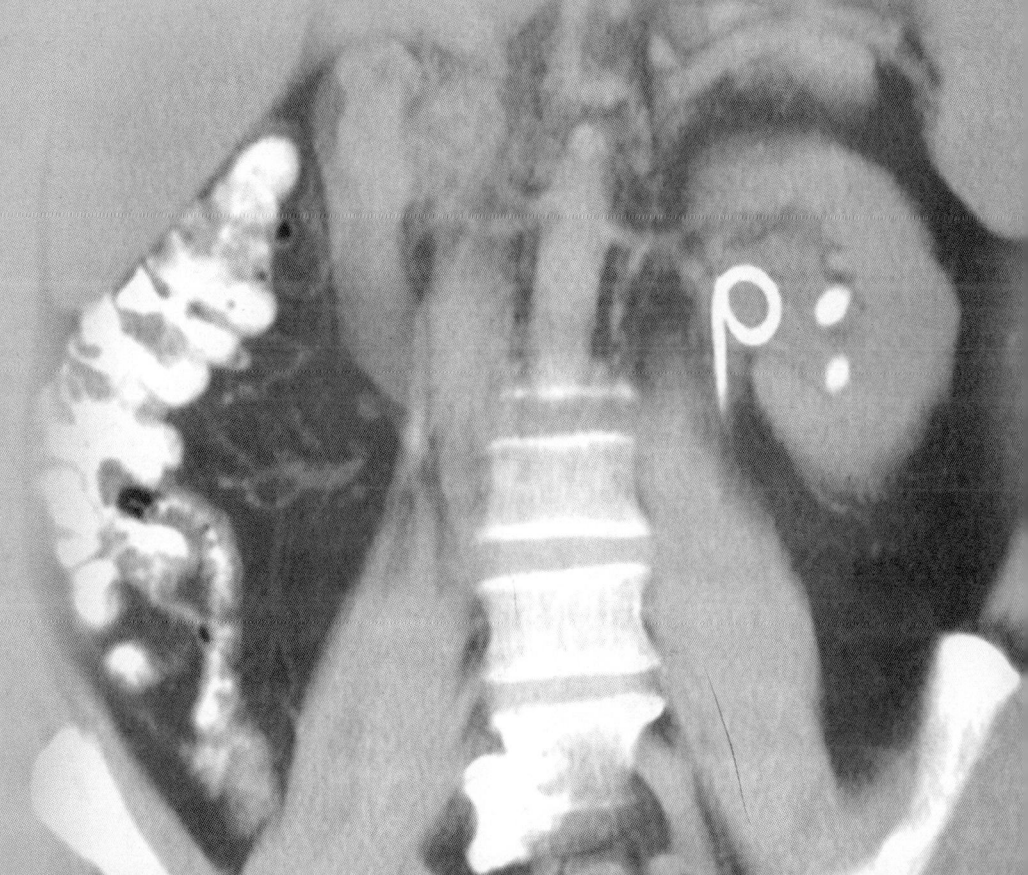

经静脉注入对比剂的并发症

病史与临床检查结果

一位 51 岁的男性患者，左侧尿路结石及双 J 管置放，经静脉注入 150 ml 非离子型对比剂进行腹部 CT 扫描（图 4.1）。患者检查后即开始出现咳嗽、皮肤红疹，无呼吸异常迹象或心动过速。其症状被认定为对静脉对比剂的过敏反应，经静脉给予二甲茚啶 4 mg、雷尼替丁 50 mg 和甲强龙 250 mg，经此治疗后患者症状缓解。随后 15 min 医生在操作台上分析已得图像并告知患者有何发现。那时患者症状已消失，可安返病房。

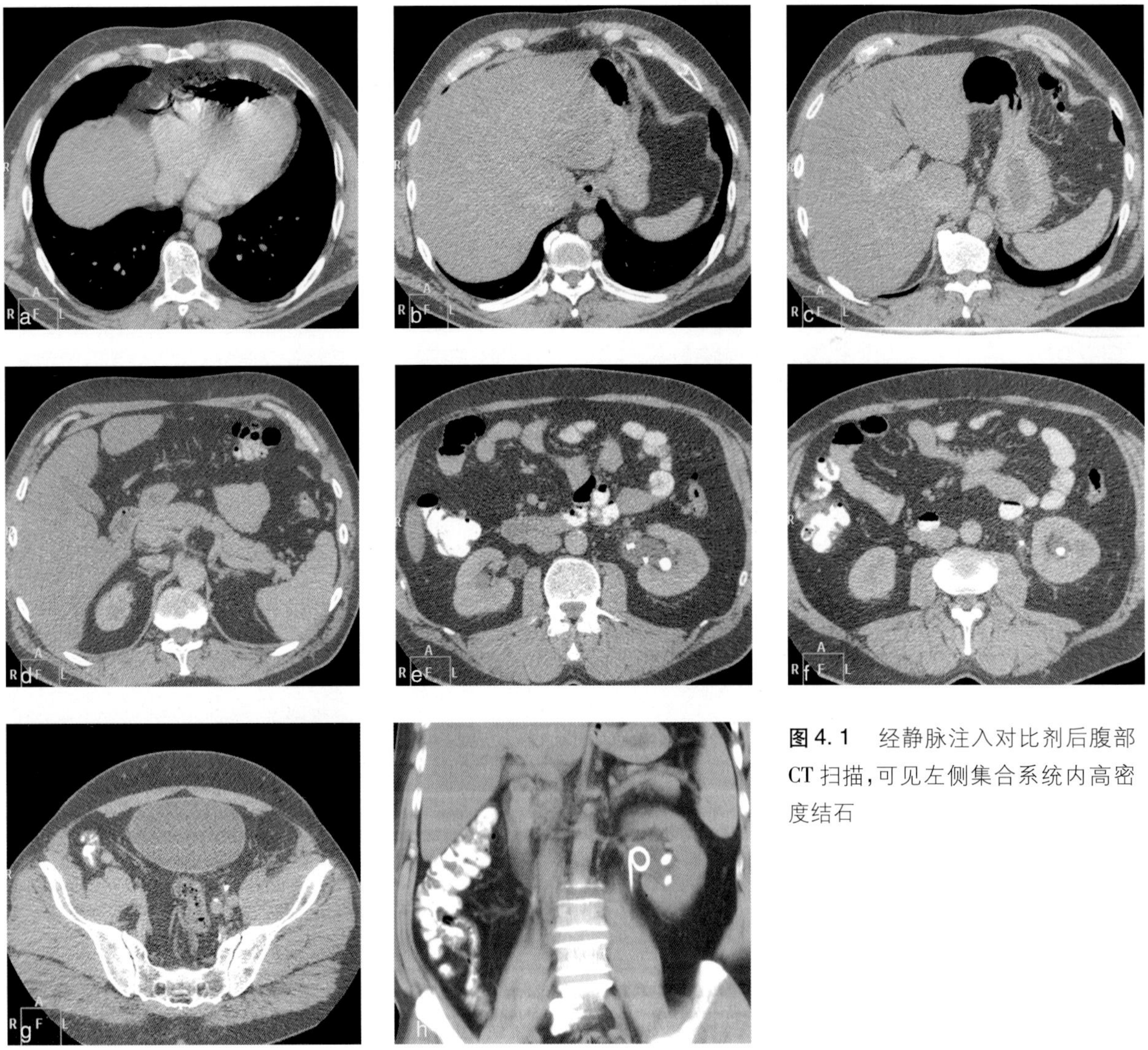

图 4.1 经静脉注入对比剂后腹部 CT 扫描，可见左侧集合系统内高密度结石

病例追踪与总结

检查后即刻签发的放射科诊断报告提示右心室内存在游离气体（图 4.2），并立即告知病房医生和患者本人。患者无呼吸困难、胸痛或循环障碍等可提示临床肺栓塞的症状。随后的几小

时内密切监测患者。初次检查6 h后行胸部CT检查,心腔或肺动脉各段内未见气体显示(图4.3)。此后再无异常表现。

误判分析与防范策略

150 ml对比剂是经压力注射器以3 ml/s的速度经肘前静脉给予的。压力泵将无菌容器内的对比剂经置于患者前臂的无菌塑料导管注入。仔细回顾每一步骤,推测应是在开始注射前管中气体未能排净,导致气体先于对比剂进入患者静脉,气体经肩带部静脉和上腔静脉进入右心。发生气栓会导致一些临床症状(呼吸困难,心动过速),小的无症状的气泡偶尔可见于静脉注入对比剂后,患者仰卧位时,血管内的气容物一般沿血管前壁分布(图4.4)。

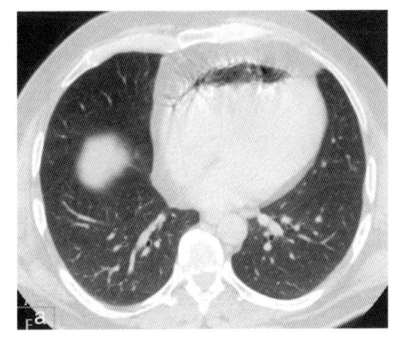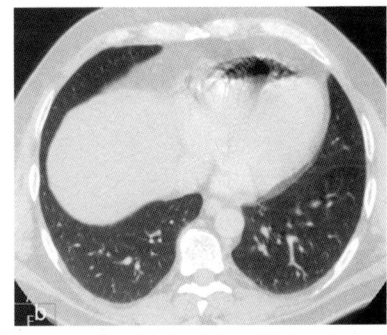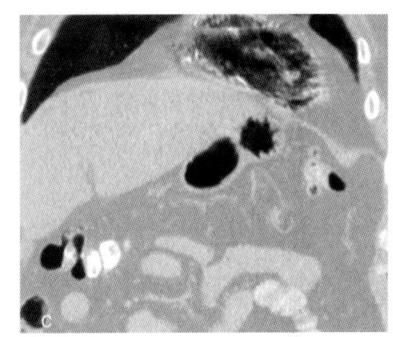

图4.2　气栓所致的右心室内异常气体影

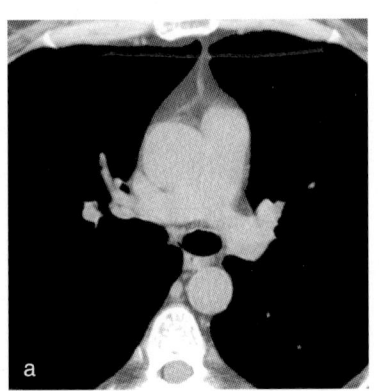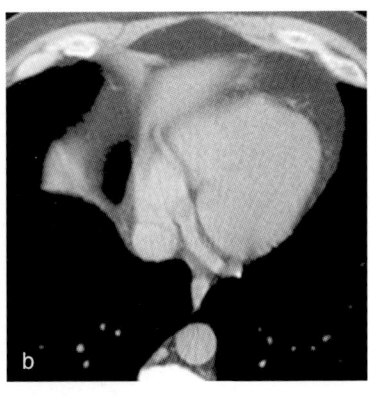

图4.3　初次检查6 h后胸部CT扫描示心腔及肺动脉表现正常,无气容物

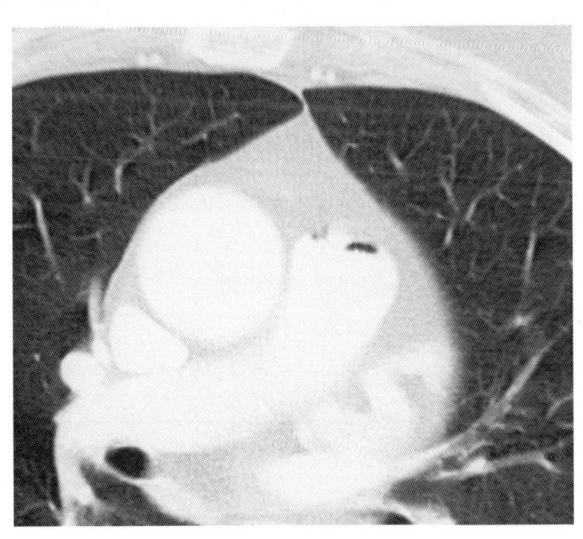

图4.4　另一例患者主肺动脉内小气栓

静脉气栓

静脉气栓指气体进入右心和肺循环,可致全身性(体循环)反应。

原因 最常见的原因为患者行坐位神经外科手术(大气压和心内静脉血压间的压力差)和静脉输液泵的不恰当应用或失效。仅在2007年就有2例患者死于高压注射器(BfArM,2008)的意外气体注入。目前市场上销售的多数压力注射器没有合适的气体检测保险装置,要求在进行注射前必须遵照操作手册中的指导进行气体检查。

临床表现 静脉性气栓的发病率和死亡率取决于气体的量和进入静脉循环的速度。动物研究显示每千克体重(b.w.)0.5~0.8 ml的气体就可致兔子死亡,每千克体重(b.w.)7.5~15.0 ml的气体可致狗死亡。对人类来讲精确的致死量尚未可知,但是个案报道提示,快速静脉注射200~300 ml气体或每千克体重(b.w.)3~5 ml气体可致人死亡。气体进入静脉循环的速度很重要,速度慢会让气体有时间在周围血管中分散开和被吸收,例如于数小时内注入1 400 ml气体,狗仍能存活。

静脉气栓致死有两种病理生理机制:

- 急性右心衰:当大量气体意外进入,气泡阻塞右心室流出道,干扰血流从右心进入肺动脉。
- 呼吸衰竭:根据栓塞量和注射速度,气体可与血液混合,导致气泡伴随血流进入肺循环。最有利的情况就是这些微栓子在肺外围被吸收,另外一些例子却不然,临床上出现气泡导致严重的甚至致命的缺氧。这些结果源于肺动脉高压(气体诱发血小板聚集,血栓形成,阻塞周围循环,血管收缩)、弥散异常(炎性介质和毒性物质释放致细胞膜通透性增加,出现肺水肿)和反应性支气管收缩所致的通气—灌注障碍。

治疗 立即停止注射,无症状患者应密切监护,备好复苏器械;有症状患者应接受恰当的心血管支持治疗(吸氧,复苏)。个别患者可简易采用右心导管将右室内气体吸出。

参考文献及建议阅读

Bundesinstitut für Arzneimittel und Medizinprodukte (BfArM). Luftembolien durch Kontrastmittelinjektoren. 2198/04, Einstelldatum 18. 09. 2007. http://www.bfarm.de/cln_103/DE/Home/home_node.html (accessed November10,2010)

Mirski MA, Lele AV, Fitzsimmons L, Toung TJK. Djagnosis andtreatment of vascular air embolism. Anesthesiology 2007;106:164 – 177

Palmon SC, Moore LE, Lundberg J, Toung T. Venous air embolism: a review. J Clin Anesth 1997;9:251 – 257

血栓形成/流动效应

病史与临床检查结果

一位 56 岁的女性患者,子宫癌子宫切除术后 3 年,于右腹壁又发现肿瘤,考虑淋巴结转移,为准确分期而行腹部 CT 检查。除了腹壁肿瘤外,CT 扫描显示下腔静脉强化不均匀,可疑血栓形成(图 4.5)。

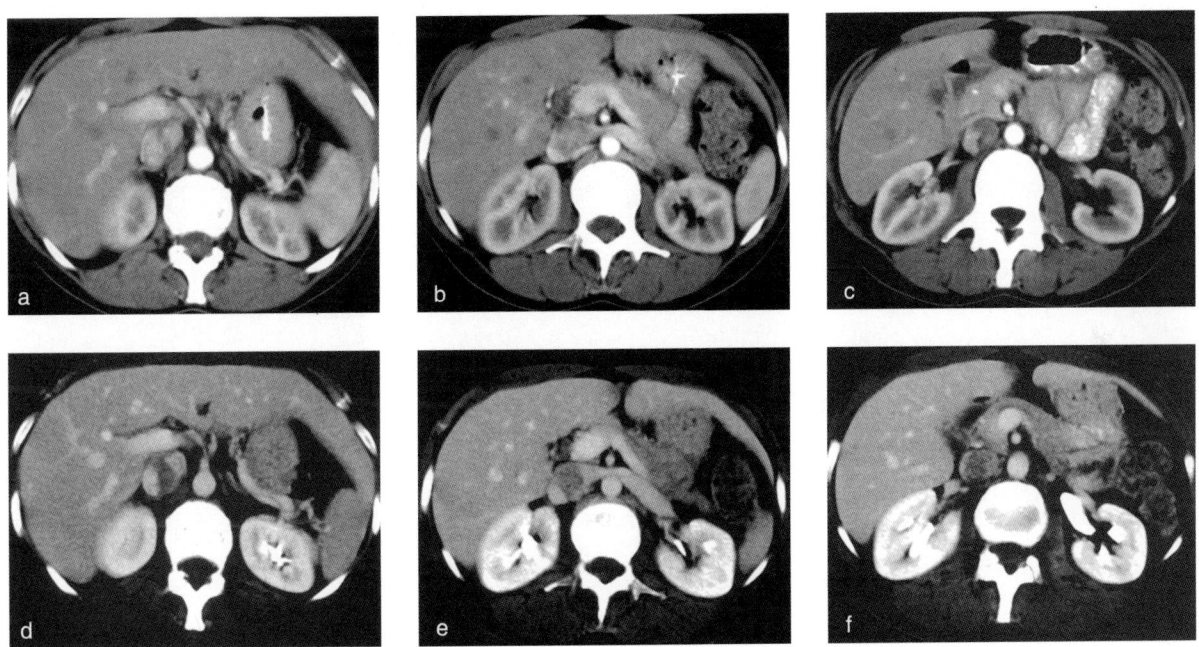

图 4.5 腹部 CT。头—足侧 1 cm 间隔系列轴位图像,经静脉给予对比剂后动脉早期(a–c)和门静脉期(d–f)

病例追踪与总结

多普勒超声扫描证实下腔静脉显示清晰、通畅。

误判分析与防范策略

邻近肾上区下腔静脉内密度不均匀源自肾静脉的强化血流混合了来自下半身非强化的血流(见图 4.5b,e)。将获得的肝灌注动脉早期和门静脉期的图像进行比较,可见同一层面密度有变化,与实性血栓所致的充盈缺损不一致。

为了避免误诊,非常重要的一点是要注意对比剂注射的时间与图像数据采集时间之间的间隔,这与心输出功能和对比剂注射速率关系密切,所以血管内密度的改变与特异的灌注时相是一致的。对于 CT 来说,数据采集可以来自不同的增强相位,所以影像表现应该与该器官的生理和血管性灌注相吻合。

急性胆囊炎/胆囊收缩

病史与临床检查结果

一位46岁的男性患者，因全血细胞减少、关节痛、下肢关节肿、发热高达39℃入院。在经其家庭医生采用广谱抗生素后，其血浆C反应蛋白（CRP）已经从77 mg/L降至55 mg/L，血浆AP、γGT、GOT、LDH升高，而结合珠蛋白水平低，GPT正常。已排除突发性血尿，鉴别诊断包括自身免疫性肝炎和可疑感染或急性白血病。胸腹部CT检查主要显示有胆囊壁的增厚和强化（图4.6a，b）及胆囊床积液（图4.6a），上述2种表现均被解释为急性胆囊炎的征象。另外的表现就是肝脾肿大（图4.6c），脾梗死，双侧腋窝、纵隔、肝门、肝十二指肠韧带、腹膜后实性结节，被认为是不明原因的淋巴腺体肿大。

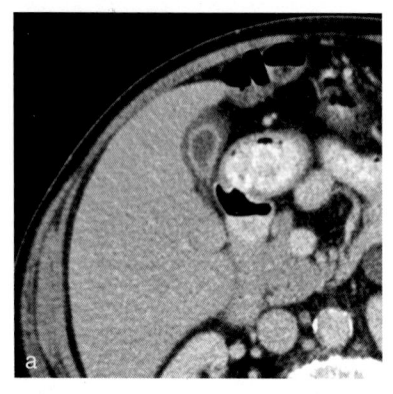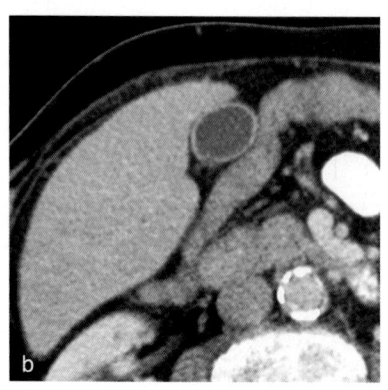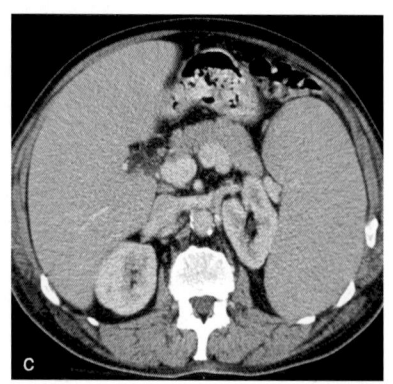

图4.6 腹部CT示胆囊壁增厚、强化及胆囊周围积液，诊断为急性胆囊炎（a，b），并可见肝脾肿大（c）

病例追踪与总结

腋窝淋巴结活检样本组织学评价提示T细胞非霍奇金淋巴瘤，临床表现与淋巴瘤累及肝、脾、腋窝、纵隔、腹膜后、上腹部淋巴结相符。患者被安排行大剂量化疗、脾切除术和干细胞移植治疗。

误判分析与防范策略

有多条理由可提示CT诊断为急性胆囊炎是错误的：

- 患者无胆结石病史和急性胆囊炎的临床表现（明显的上腹痛，Murphy征）；临床表现（关节痛，下肢关节肿，肝转氨酶升高，全血细胞减少）和CT表现（肝脾肿大，淋巴结病）更符合免疫异常或恶性血液病。
- 胆囊壁厚达3~4 mm并非是有效的诊断标准，因为胆囊只轻微扩张；也不存在胆囊水肿，胆囊壁不厚。胆囊周围浆液性液体的低密度衬托使胆囊壁的强化显得更明显。多种原因可致胆囊周围腹膜间隙内出现漏出液，比如肝炎。

在另一例73岁的患者，临床及CT表现符合胆囊炎的诊断（图4.7）。最初的CT扫描描述中忽略了胆囊壁的中断征象，该征象提示胆囊穿孔。手术证实最后诊断是急性胆囊炎并胆囊穿孔。

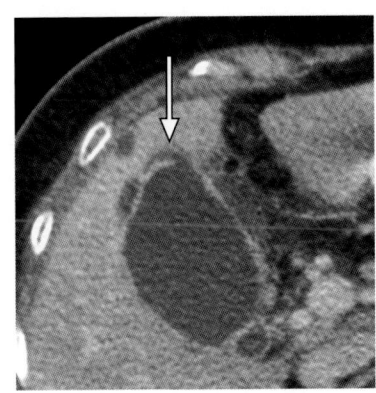

图4.7 另一例患者,胆囊炎穿孔的CT表现。可注意到胆囊壁增厚,胆囊底部壁有缺损(箭头)及囊周积液

急性胆囊炎

病因学 95%以上的急性胆囊炎都是胆石症的并发症发展而来。结石在胆囊管中受挤压,引起阻塞和胆汁淤积。肠道细菌比如埃希大肠杆菌、肠球菌、奇异变形杆菌和克雷伯菌种可以从十二指肠穿过胆管移回或经淋巴道到达梗阻的胆囊。少数情况下,细菌经肝脏分泌顺行进入胆汁到达胆囊。细菌诱发胆囊壁的炎症,壁炎性肿胀进一步致残余胆囊管狭窄,致胆囊肿大(胆囊最大横径>4 cm)。急性胆囊炎的少见原因是胆囊动脉缺血,比如可源于经肝动脉化疗栓塞或毒性反应。可能存在的并发症为胆囊壁缺血和透壁坏死,炎性渗出,胆囊周围腹膜腔脓肿形成和肝脓肿。

临床表现 急性胆囊炎的典型发病表现是右上腹剧痛伴恶心、呕吐,吸气时右肋缘下明显压痛(Murphy征)。

影像 影像检查应选择超声,可见胆囊结石、胆囊壁增厚>4 mm(禁食空腹状态)、胆囊壁分层和胆囊窝积液。肉眼观察下可用超声探头诱发Murphy征。急性胆囊炎的CT诊断标准同超声。

参考文献及建议阅读

Zeman RK. Cholelithiasis and cholecystitis. In: Gore RM, Levine MS, Laufer I, eds. Textbook of Gastrointestinal Radiology. Volume II. Philadelphia: Saunders; 1994: 1 636 – 1 659

正常表现/局灶性肝脂肪浸润/肝转移

病史与临床检查结果

一位 31 岁的男性患者，行右手表浅播散型黑色素瘤切除术，肿瘤已破溃。Breslow 肿瘤厚度为 2.4 mm，肿瘤分期为Ⅱb。2 年后手术切除右腋窝一个淋巴结转移。1 年后常规随访时腹部超声检查在肝右叶中间部分发现 2 个最大直径约 1 cm 的低回声团块（图 4.8），进一步 CT 检查显示一边界不清的病灶位于肝右叶中心，该病灶被认为是良性病变（图 4.9）。鉴于超声与 CT 结论有差异，又行 MRI 检查，结果正常（图 4.10）。

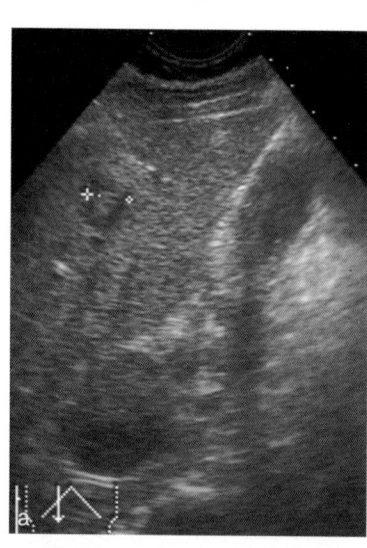
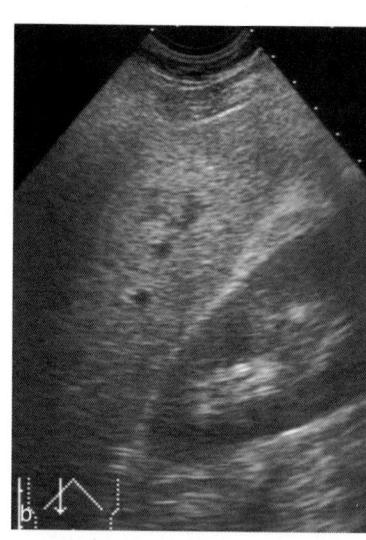

图 4.8 腹部超声显示肝右叶 2 个团块，考虑转移瘤

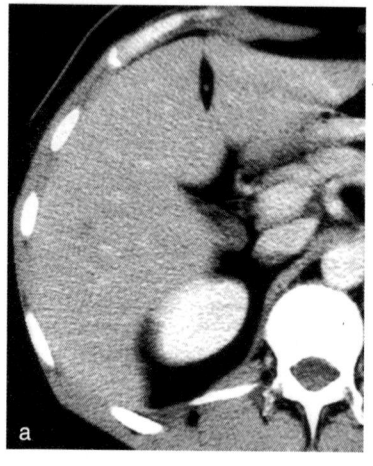
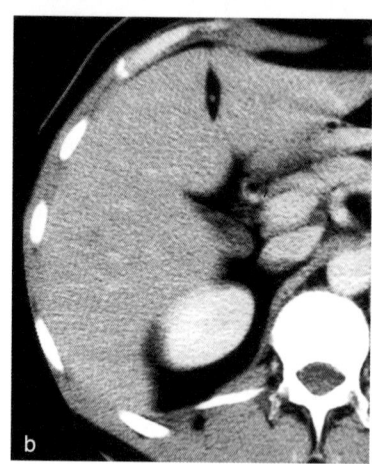

图 4.9 10 mm 层厚 CT 扫描示肝右叶中心一边界不清病灶，考虑为良性。a. 经静脉对比剂给药后动脉早期；b. 经静脉对比剂给药后门静脉期

病例追踪与总结

4 周后复查腹部超声（图 4.11），可见肝右叶有 3 个低回声团块，最初的 2 个团块直径已大了一倍，进一步检查证实为血源性转移。虽然进行了联合化疗和化学免疫治疗，患者仍于 1 年后死于疾病播散。

误判分析与防范策略

如下原因导致了超声上可见的 2 处肝转移

灶在 CT 和 MRI 上被漏诊和误判：
- 超声、CT 和 MRI 利用的是不同的物理组织学特点成像（超声：声阻抗；CT：X 线衰减；MRI：质子密度，T1 和 T2 弛豫时间等），实质病灶的检出有赖于其大小和与周围组织结构的对比。病灶越小，越需要更大的对比差异才可显示。由于各种成像手段基于不同的潜在物理原理，有时小肿块的超声显示优于 CT 和 MRI，反之亦然。
- 要分辨直径小于 15 mm 的肿块，采用 10 mm 层厚是不恰当的（图 4.12）。病变不可能在 1 个层面上完整显示，更多见的是，小肿块在 2 个相邻的层面上部分显示。当 2 个相邻的体素平均融合成 1 个信号，产生的是与原体素不相符的改变了的信号值（部分容积效应），因与周围组织结构间的对比太低而不能被检出（图 4.13）。
- 所用 MRI 检查技术未符合医疗要求。与超声和 CT 不同，MRI 是基于多种组织参数成像，至少应包含 T1 和 T2 序列以充分发挥其对比选项和全面评价兴趣区。本例中，T2 序列被忽略，压脂 T1 加权序列上因呼吸伪影而不能分辨，也无增强后图像资料。
- 表浅播散型黑色素瘤包含黑色素，鉴于此 MRI T1 加权图像上该转移瘤为高信号（见图 4.12），本特点明显异于其他常见肿瘤（鉴别诊断：血管瘤，钙化）。

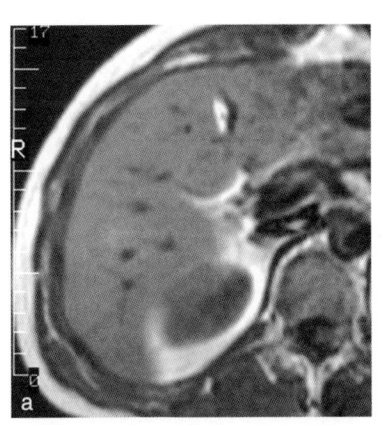
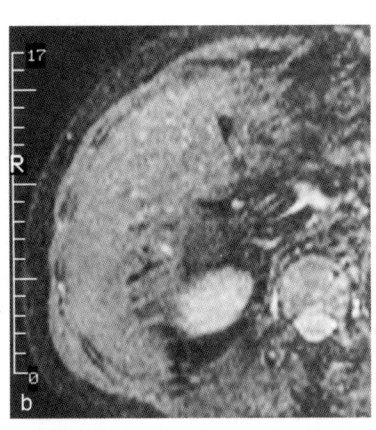

图 4.10　10 mm 层厚 MRI T1 序列，无增强后图像资料，报告提示无异常发现。a. T1 加权序列；b. T1 脂肪抑制 STIR 序列

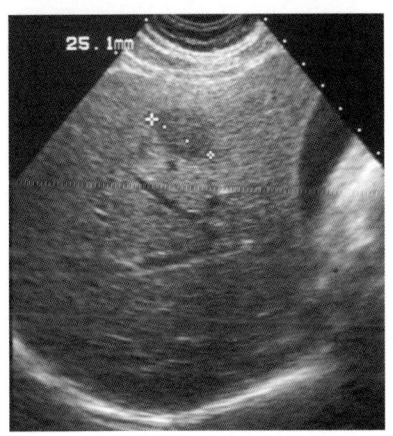
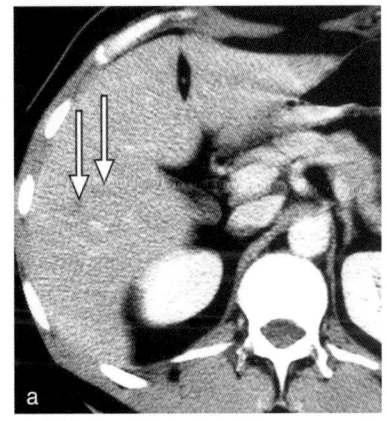
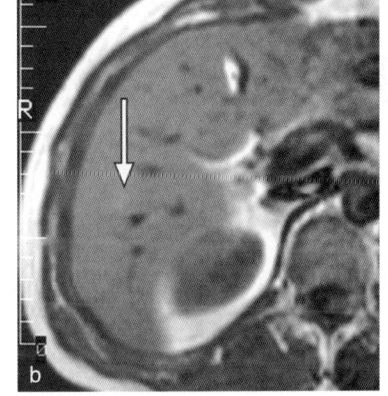

图 4.11　初查 4 周后超声随访示低回声包块增大，证实是肝转移

图 4.12　对图 4.9a 和图 4.10b 的解释阐述。a. CT 扫描动脉早期示肝右叶 2 个边界不清低密度病灶（箭头），较大层厚使 2 个病灶难以显示，妨碍了良恶性病变的鉴别；b. MRI 示肝右叶圆形高信号（箭头），依据黑色素含量多少，转移性黑色素瘤在 T1 加权图像上呈特异的高信号

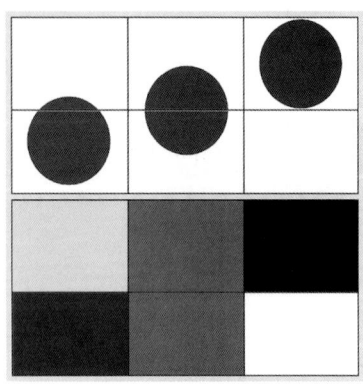

图 4.13 部分容积效应：顶部指采集矩阵，底部是显示矩阵。处理器以像素内结构的平均密度来确定该像素的灰阶水平

恶性黑色素瘤

中欧恶性黑色素瘤的发病率为每年 10～12/10 万，不同类型黑色素瘤的鉴别依靠临床表现和组织学，分为：表浅播散型黑色素瘤（SSM），小结节型黑色素瘤，雀斑样恶性黑色素瘤，肢端黑色素瘤。SSM 一般倾向于早期淋巴和血行转移。目前近 90% 的黑色素瘤在对原发瘤做出诊断时未发现转移。

预后 对于最初诊断为恶性黑色素瘤尚无转移的患者来说，主要的预后因素就是 Breslow 分类中的肿瘤垂直厚度，Clark 分类中的侵犯级别（表 4.1）和组织学上溃疡的存在（表 4.2）。肿瘤厚度 >1 mm、组织学发现溃疡、Clark 高级别侵犯都是预后不良的指征。恶性黑色素瘤可较早出现淋巴转移和血行转移，接近 2/3 的最初首发转移灶限于局部淋巴组织，当为广泛淋巴转移时（Ⅲ期），预后更差。如果发现血行性转移（Ⅳ期）则预示着后果严重，即使应用最先进的外科、免疫化学治疗和放疗也无济于事。随访的范围和频率取决于肿瘤的分期、临床表现和 S100 肿瘤标记物的血清学水平。

表 4.1 黑色素瘤皮肤侵及深度的 Clark 分级

Clark 分级	侵犯分期
1	黑色素瘤局限于表皮内（原位黑色素瘤）
2	黑色素瘤侵入乳头真皮层
3	黑色素瘤侵及乳头—网状真皮层结合部
4	黑色素瘤侵及网状真皮层
5	黑色素瘤侵入皮下脂肪

表 4.2 恶性黑色素瘤病理分期标准（改编自美国关节癌症委员会标准，2002）

分期	原发肿瘤（pT）	局部淋巴结转移（N）	远处转移（M）
0	原位黑色素瘤	无	无
ⅠA	1.0 mm，无溃疡	无	无
ⅠB	1.0 mm，有溃疡或 Clark 4/5 级	无	无
ⅡA	1.01～2.0 mm 有溃疡 2.01～4.0 mm 无溃疡	无	无

(续表)

分期	原发肿瘤(pT)	局部淋巴结转移(N)	远处转移(M)
ⅡB	2.01~4.0 mm 有溃疡 >4.0 mm 无溃疡	无	无
ⅡC	>4.0 mm 有溃疡	无	无
ⅢA	任何厚度肿瘤,无溃疡	1个局部淋巴结镜下转移;2~3个局部淋巴结的节性镜下转移	无
ⅢB	任何厚度肿瘤,有溃疡	1个局部淋巴结镜下转移;2~3个局部淋巴结的镜下节性转移;卫星灶或转变性转移,无局部节性转移	无
	任何厚度肿瘤,无溃疡	1个局部淋巴结大体转移;2~3个局部淋巴结的大体节性转移;卫星灶或转变性转移,无局部节性转移	无
ⅢC	任何厚度肿瘤,有溃疡	1个局部淋巴结大体转移;2~3个局部淋巴结的大体节性转移	无
	任何厚度肿瘤±有溃疡	4个以上局部淋巴结转移	无
Ⅳ	任何厚度肿瘤±有溃疡	任何淋巴结转移	远处转移

RECIST 1.1 标准

根据实体瘤的反应评价标准(RECIST),肿瘤对治疗的反应可用放射学进行评价,作为基线的 CT 和/或 MRI 检查需要在治疗开始前4周内进行,层厚不大于5 mm。基线评价中至少要包括1个可测量的病灶(靶灶,TL),(淋巴)结外病灶 TL 的最长直径不低于10 mm,淋巴结最短直径不小于15 mm。TL 被定义为可被重复测量的最大病灶,每个脏器区域至多界定2个 TL,每个患者界定5个 TL。评价的基础就是全部 TL 的直径总和。非靶病灶(NTLs)指没被界定为 TL 的可测量病灶、短轴直径为10~15 mm 的所有淋巴结和所有非测量性病灶(胸膜、腹膜癌扩散等),所有的 NTLs 均应在放射报告中描述,任何大小的变化都应该在随访时关注到。

靶灶反应标准确定如下:
- 完全性反应(CR)=全部靶灶消失,淋巴结最大短轴直径<10 mm;
- 部分性反应(PR)=全部靶灶的直径总和降低了至少30%;
- 进展期疾病(PD)=全部靶灶的直径总和至少升高了20%,全部靶灶的直径总和至少有5 mm 的增加;
- 稳定期疾病(PD)=全部靶灶的直径总和降低不超过30%或升高不超过20%。

以下评价标准用于非靶病灶(NTLs)的评估:
- 完全性反应(CR)=全部非靶病灶消失(除了淋巴结外);
- 稳定期疾病(PD)=一个或多个非靶灶持续存在;
- 进展期疾病(PD)= NTLs 进展或 CT/MRI 显示一个或多个新病灶存在,FDG/PET 上的新 NTLs 与 FDG/PET 基线比较,在无可用的 FDG/PET 基线时,FDG/PET 上的新 NTLs 也可与相应的 CT 基线比较。

参考文献及建议阅读

American College of Radiology. ACR Practice Guidelines for Performing and Interpreting Diagnostic Computed Tomography (CT). http://www.acr.org/SecondaryMainMenuCategories/quality_safety/guiclelines/dx/ctperforming_inter_preting.aspx (accessed January 7, 2011)

American College of Radiology. ACR Practice Guidelines for Performing and Interpreting Diagnostic Magnetic Resonance Imaging (MRI). http://www.acr.org/SecondaryMainMenuCategories/quality_safety/guidelines/dx.aspx (accessed November 10, 2010)

American College of Radiology. ACR Appropriateness Criteria. Suspected Liver Metastases. http://www.acr.org/SecondaryMainMenuCategories/quality_safety/app_criteria/pdf/ExperPanelonGastrointestinalImaging/SuspectedLiverMetastasesDoc14.aspx (accessed November 10, 2010)

Eisenhauer EA, Therasse P, Bogaerts J, et al. New response evaluation criteria in solid tumours: revised RECIST guideline (version 1.1). Eur J Cancer 2009; 45: 228-247

Therasse P, Arbuck SG, Eisenhauer EA, et al. New guidelines to evaluate the response to treatment in solid tumors. European Organization for Research and Treatment of Cancer, National Caner Institute of the United States, National Cancer Institute of Canada. J Natl Cancer Inst 2000; 92: 205-216

结肠癌/转移/炎性假瘤

病史与临床检查结果

一位56岁的男性患者,12年前因右侧支气管肺癌行双肺叶切除术(pT1 N0 M0),常规胸片随访示右肺下叶尖部新发肺结节(图4.14)。鉴别诊断包括肺转移或新发支气管肺癌,为术前分期进行的腹部CT检查示右结肠肝曲周围区域组织密度增高、肠系膜周围脂肪条纹灶和肝周腹水(图4.15)。鉴于右侧横结肠严重狭窄,结肠镜检查不彻底。4天后钡灌肠检查示右侧横结肠偏心性狭窄、结肠系膜处结肠肝曲部肠壁僵硬、结肠壁不规则增厚(图4.16)。回顾其病史、临床表现和影像检查所见,术前诊断为结肠癌伴局部腹膜浸润及单灶性肺转移。

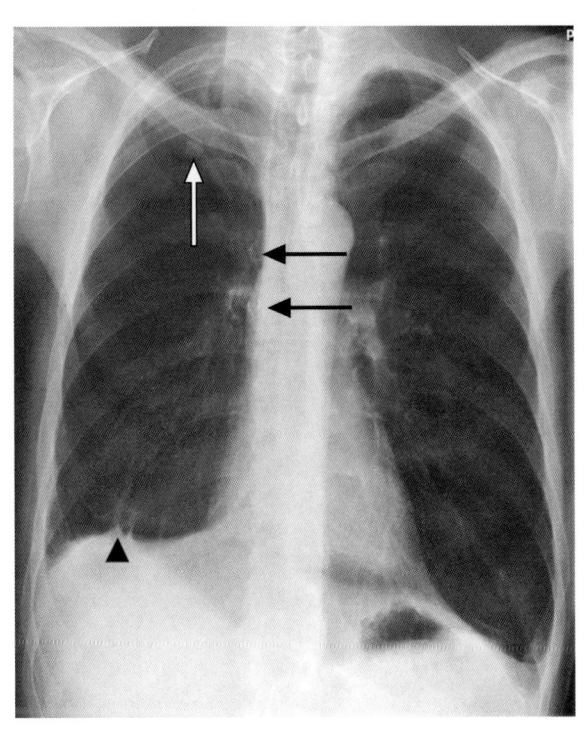

图4.14 患者曾因肺癌行右上两叶肺切除。目前发现包括右侧膈肌抬高、残余肺底部胸膜粘连(白箭头)、右肺门部缝合材料影(黑箭头)。右肺下叶尖部见一结节状影,占据双肺叶切除后的右锁骨下区

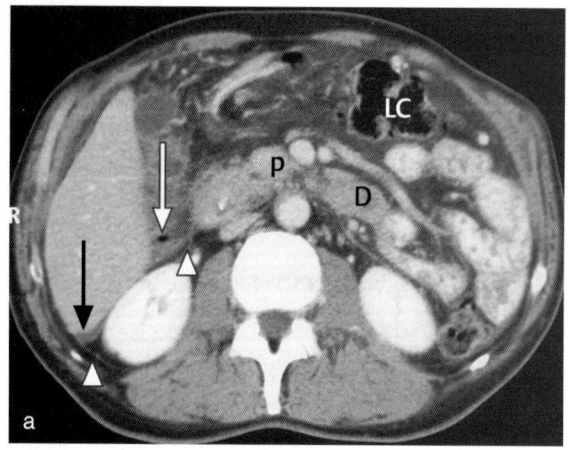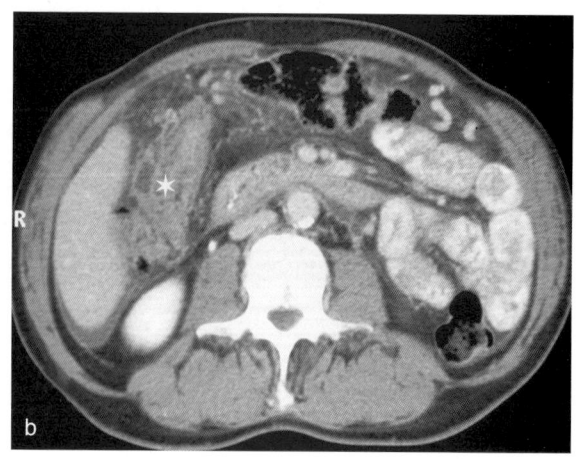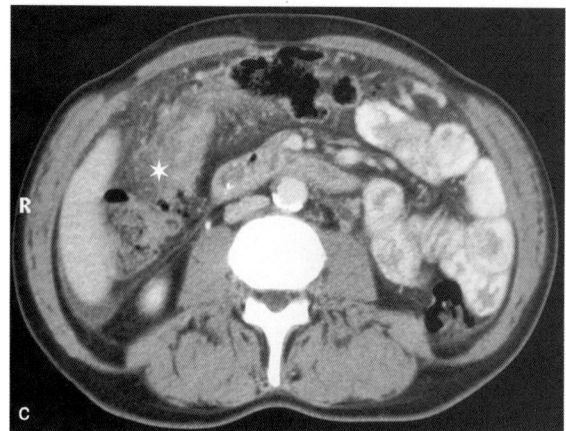

图 4.15 腹部 CT 示右结肠肝曲周围组织密度增高、肠系膜周围脂肪条纹灶和肠周气体，还可见肝周腹水。箭头：腹水；D：十二指肠；LC：左结肠曲；P：胰腺；＊：炎性假瘤

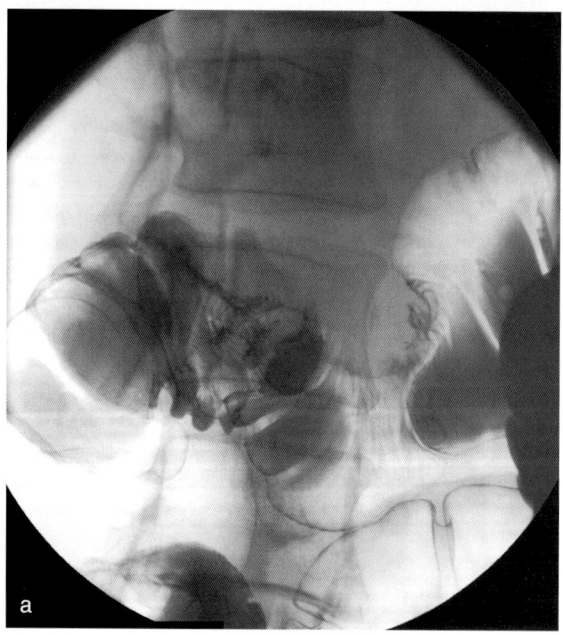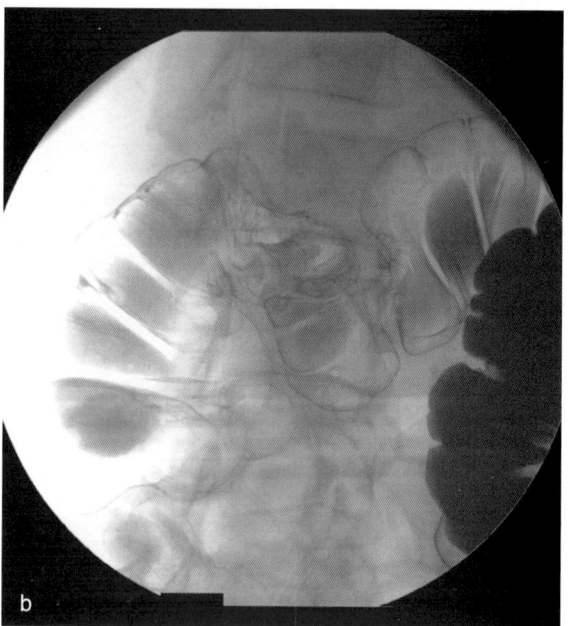

图 4.16 钡剂灌肠示肠壁僵硬和结肠腔长段狭窄，从肠系膜缘至结肠右曲和右侧横结肠可见肠壁呈锯齿状改变

病例追踪与总结

右半结肠切除术后,组织学评价提示源于慢性胰腺炎的炎性假瘤所致穿孔。随后进行了右肺切除术,组织学为支气管癌 pT1 N0 M0。经详细询问患者发现此前1年内曾有胰腺炎发作史,手术时血清胰淀粉酶水平为 150 U/L(正常 <65 U/L),脂肪酵解素为 338 U/L(正常 < 190 U/L)。

误判分析与防范策略

在患者癌症病史的前提下,慢性胰腺炎的病情进展在腹部 CT 扫描解读时考虑不足。因为没有做到对全身器官和器官区域的系统性分析,没有注意到胰腺头部的肿大和肾周筋膜增厚(图 4.17)。炎症胰腺的渗出液所致的肠系膜纤维脂肪组织的吸收被认为是实性肿块,腹水的原因则优先考虑为新生物而非炎症。

急性胰腺炎和慢性胰腺炎急性发作的 CT 征象

- 局限性或弥漫性胰腺体积增大。
- 器官边缘模糊。
- 静脉增强后间质结构不均匀(可见坏死区域)。
- 腹膜后及肠系膜纤维脂肪组织密度增高(炎症胰腺渗出液的吸收)。
- 腹膜后及肠系膜脓肿形成。
- 肾周筋膜增厚。
- 邻近肠管肿胀增宽(炎症累及)。
- 腹水。
- 间质钙化(慢性胰腺炎)。

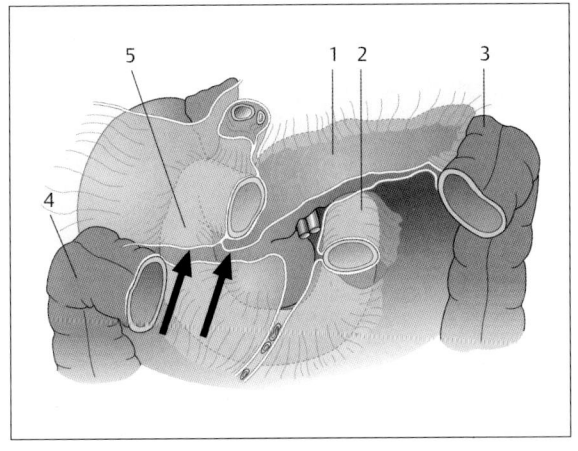

图 4.17 胰腺炎炎性渗出(箭头)通过系膜根部播散至右结肠曲的解剖途径图解。1.胰腺;2.空肠;3.左结肠曲;4.右结肠曲;5.十二指肠

参考文献及建议阅读

Schaefer-Prokop C. Pancreas. In: Prokop M, Galanski M, eds. Computed Tomography of the Body. Stuttgart: Thieme; 2003

囊性胰腺癌/胰腺囊腺瘤/胰腺炎症或胰周炎性假瘤

病史与临床检查结果

一位36岁的女性患者,近期发作性上腹痛,超声显示中上腹部有一个肿块,CT定位肿块位于胰腺头体交界部(图4.18)。肿块呈周边强化和中心坏死表现,肿块与胰腺头部和体部相连,并向前外侧延伸累及胰周纤维脂肪组织和沿肝动脉进入肝门部。参考1年前随访肺结核的图像,该肿块系新发病灶(图4.19)。总体印象是囊性胰腺肿块,可能为癌肿或胰腺炎性假瘤

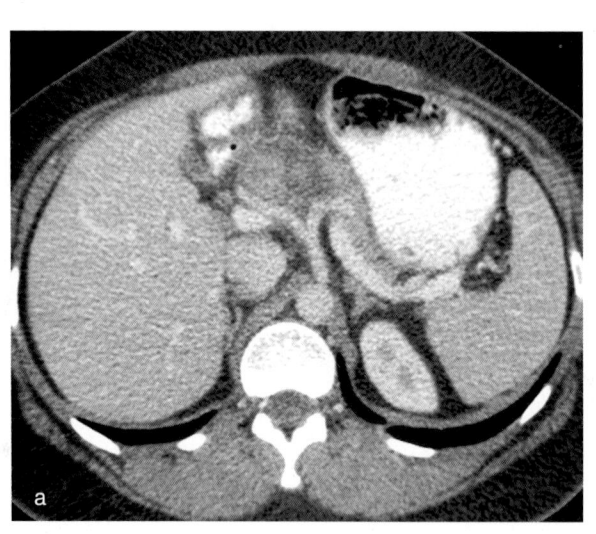

图4.18 腹部CT示胰腺头部肿块周边强化伴中心坏死

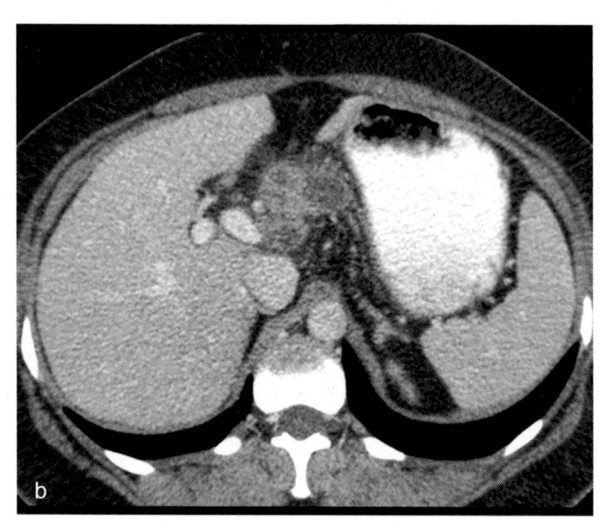

图4.19 1年前腹部CT示正常

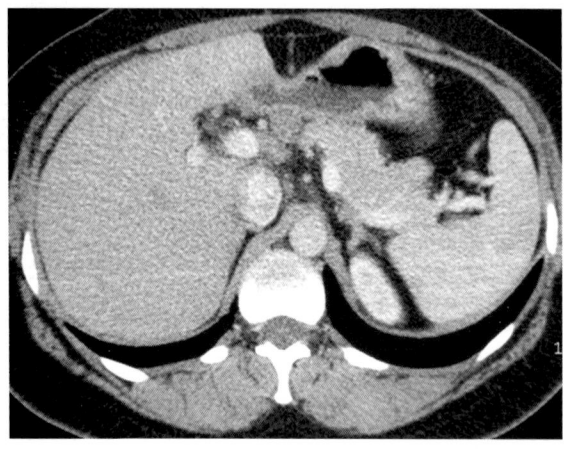

病例追踪与总结

超声导引下胰腺肿块活检的微生物学分析诊断提示结核,以此发现为线索对CT检查所见再评价,冠状和矢状面的重组图像显示炎性假瘤毗邻胰腺表面(图4.20)。2年前的检查显示有肺结核空洞伴腋窝、纵隔和胰腺周围淋巴结受累(图4.21)。回顾过去与现在的CT发现胰周结核性淋巴肿在2年前的图像上已存在,1年前的图像示明显好转,残余约1 cm大小的肿块,肿块位

于目前CT检出的炎性假瘤的中心。因此,排除性地诊断为反应性胰周结核性淋巴肿。

误判分析与防范策略

此炎性假瘤被误诊为胰腺肿瘤,有如下原因:没有对CT数据进行垂直轴位平面的图像重组(图4.20);1年前图像上显示的残余胰周淋巴结被忽略(见图4.19);没有与2年前的检查图像比较(图4.21)。

影像学诊断需结合病史与临床检查结果及其他相关表现,必要时需要与以前的检查相比较。否则,影像学仅表现为胰周强化肿块伴中心坏死,则有许多疾病需要纳入鉴别。如果存在疑问,应行CT或超声引导下(穿刺)活检以获得微生物学证据。

胰周和胰腺结核

原发结核最常见于肺,偶尔见于胃肠道,也可以是原发结核后的继发表现,通过血行传播累及其他器官。常见的受累部位往往是血供丰富的器官,如肾脏、淋巴系统、肝、脾或脑膜。发生于孤立器官的继发结核少见。仅仅基于影像特点,有时继发性结核很难与其他病变鉴别。

流行病学 2005年德国曾报道过40 612例胰腺癌和7 359例胰腺结核。根据世界卫生组织(WHO)的数据,2010年结核的发病率在美洲是29/10万,非洲是340/10万;死亡率美洲是2/10万,非洲是50/10万。在2003~2007年美国侵袭性胰腺癌的发病率是13/10万,因此,累及到胰腺的肿块大多为胰腺癌,其中60%~70%的肿瘤位于胰头。胰腺肿块的少见鉴别诊断包括源于胰腺炎的假瘤、囊腺瘤、囊腺癌、神经内分泌肿瘤和血行性转移。血行播散的胰腺结核和胰周淋巴结结核也很少见。例如,印度对一组300例粟粒性结核的尸检结果,无1例报告有胰腺受累。另一组112例腹部结核尸检结果,发现3例胰腺受累。汇总1 656例结核的尸检结果,胰腺结核约占5%。

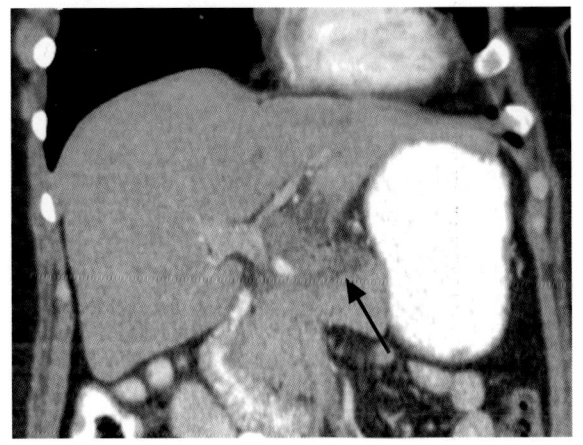

图4.20 斜冠状位重组像示胰周部位的炎性假瘤(箭头)

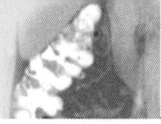

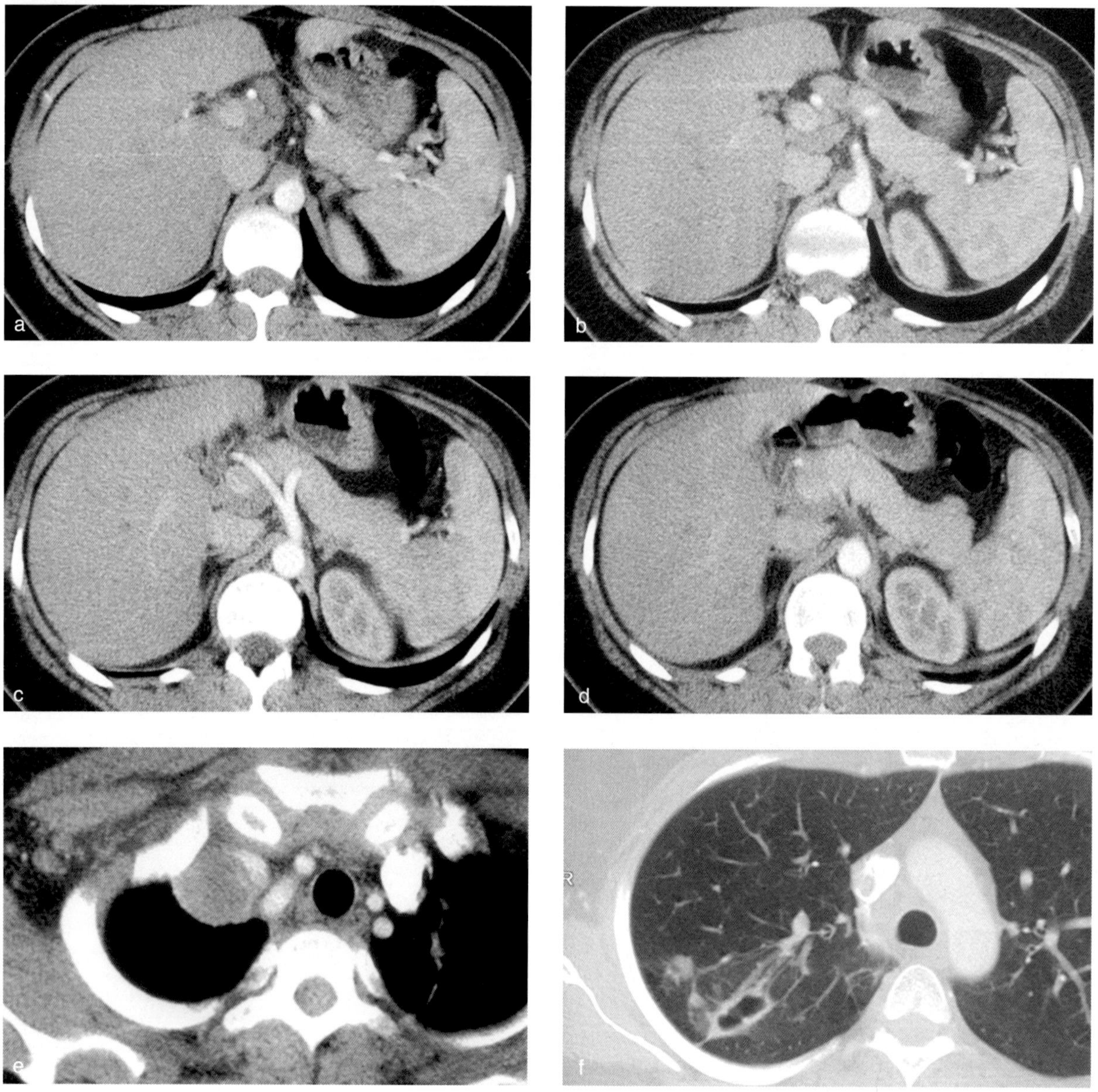

图4.21 2年前的胸腹部CT示胰周(a-d)、纵隔(e)淋巴结结核伴有空洞肺结核渗出病变(f)

参考文献及建议阅读

CDC Centers of Disease Control and Prevention. Department of Health and Human Services. National program of Cancer Registries (NPCR). United States Cancer Statistics (USCS). http://apps.nccd.cdc.gov/uscs/cancersbyraceand ethnicity.aspx(accessed January 16,2011)

Cherian JV, Somasundaram A, Ponnusamy RP, Venkataraman J. Peripancreatic tuberculous lymphadenopathy. An impostor posing diagnostic difficulty. J Pancreas 2007;8:326 –329

Itaba S, Yoshinaga S, Nakamura K, et al. Endoscopic ultrasoundguided fine-needle aspiration for the diagnosis of peripancreatic tuberculous lymphadenitis. J Gastroenterol 2007;42:83 – 86

Teo LLS, Venkatesh SK, Ho KY. Clinics in diagnostic imaging. Singapore Med J 2007;48:687 – 692

World Health Organization (WHO). Tuberculosis. Fact sheet No. 104, November 2010. http://www.who.int/mediacentre/factsheets/fs104/en/index.html(accessed January 16,2011)

腹膜后淋巴结转移

病史与临床检查结果

一位33岁的男性患者,因右侧胁腹部急性发作性疼痛入住泌尿科。4天后行静脉肾盂造影(IVP)检查排除尿路结石,提示正常(图4.22)。

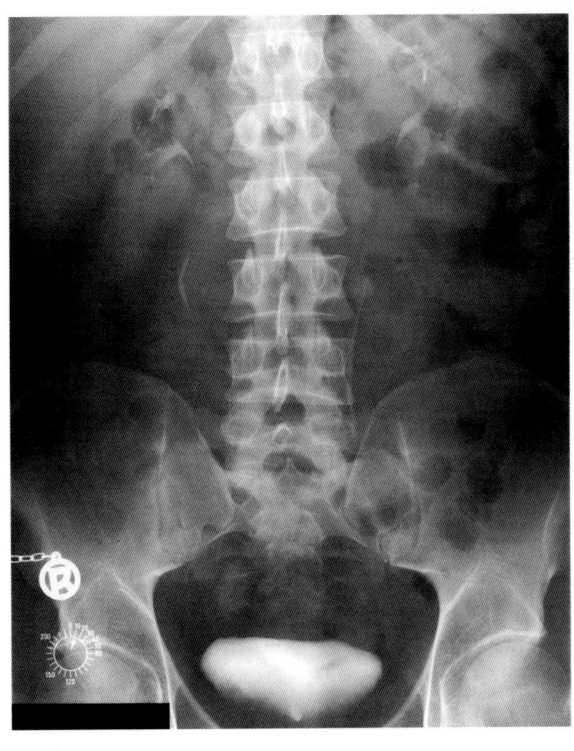

图4.22 静脉肾盂造影显示正常

病例追踪与总结

IVP前3天,腹部CT检查显示肾下方腔静脉前有一个3 cm大小软组织密度肿块压迫下腔静脉(图4.23),结合患者年龄和性别,原发和继发新生物的鉴别诊断包括恶性睾丸肿瘤的淋巴转移。进一步检查证实是精原细胞瘤的转移。

误判分析与防范策略

IVP在该例患者无检查指征,因为CT可提供更多更准确的回答。

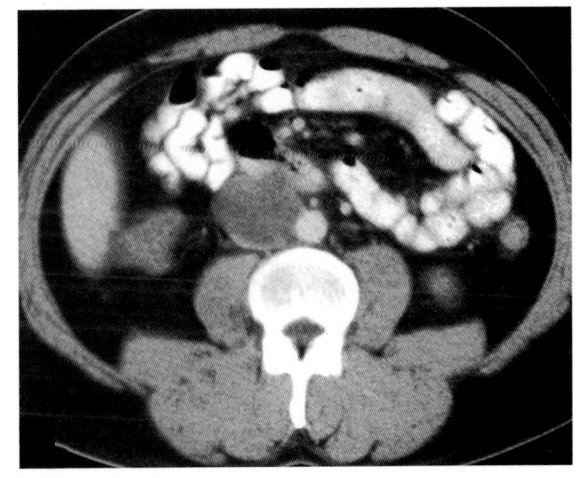

图4.23 腹部CT增强扫描示睾丸精原细胞瘤的腔静脉前淋巴结转移

影像解读：IVP 上见提示肿瘤的间接征象：L4 平面右输尿管被淋巴结推压移位（图 4.24）。鉴于临床问题是待排结石，此征象被忽略。

相互协调问题：IVP 检查时没有参考 3 天前的 CT 所见，这是由于组织工作的缺陷所致；CT 和 IVP 在放射科的不同部门进行检查，那时没有放射信息系统（RIS）；病房医生习惯性地提出 IVP 检查。

以下步骤可帮助避免此类诊断错误：

系统性图像分析：双肾、集合系统、输尿管和膀胱的位置、形状和大小；肝脾下缘、腰大肌、胆囊、大血管、小骨盆和钙化灶在分泌期尿路上的投影；肋骨、胸腰椎、骨盆、股骨、骶髂关节及髋关节。

相互协调问题：未研究患者医疗记录，无原则接受临床的检查要求，未与患者或主管医生就非必须的重复检查的风险进行沟通。在采取影像检查步骤前，应明确有何临床问题尚未解决，预选的检查方式是否合适。

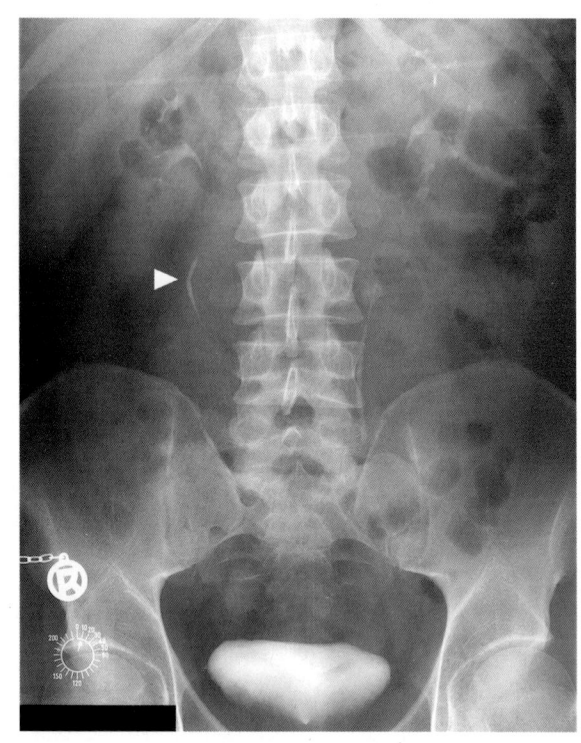

图 4.24 仔细观察 IVP 可见右侧输尿管在 L4 椎体平面因淋巴结转移压迫而移位

睾丸精原细胞瘤的淋巴转移

睾丸肿瘤的淋巴转移发生于沿睾丸静脉至同侧肾门的淋巴结（1 站，前哨淋巴结）和继续经主动脉—腔静脉间淋巴结至对侧肾门淋巴结及腹膜后上区淋巴结、纵隔及锁骨后上区淋巴结。经先天的侧支循环所致的主动脉—腔静脉间淋巴结的原发受侵少见（接近 8%），腹股沟或盆腔手术有可能改变转移模式。

正常表现/腹膜后淋巴瘤

病史与临床检查结果

一位30岁的女性患者,6个月内体重降低12 kg,原因不明,目前体重为46 kg。常规CT检查诊断为腹膜后淋巴瘤(图4.25)。

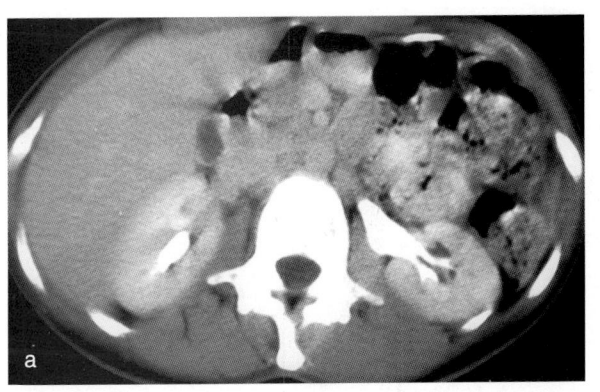
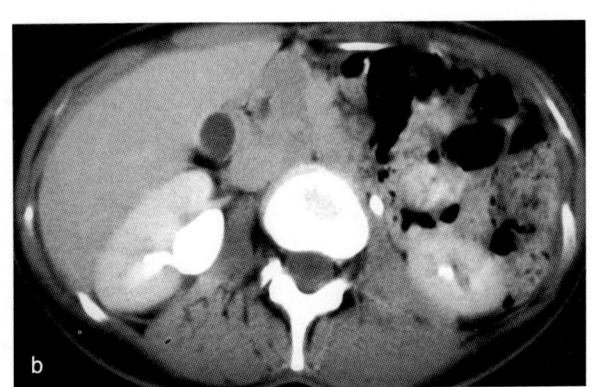
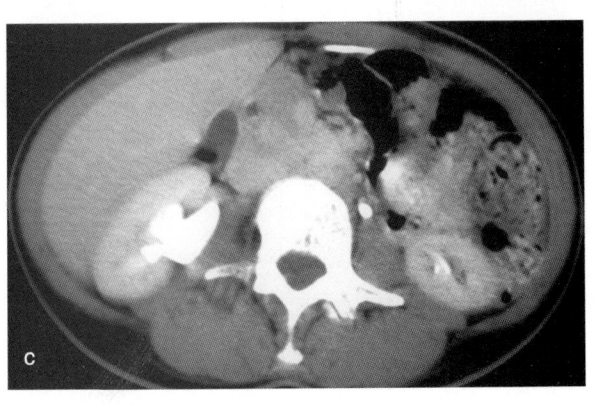
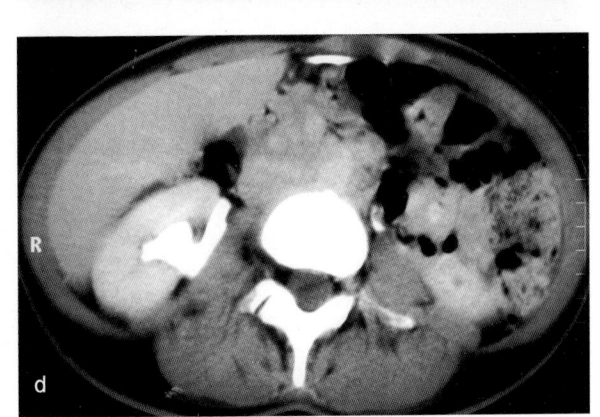

图4.25　腹部CT扫描可见腹膜后淋巴结肿大

病例追踪与总结

患者住院后行腹部超声常规检查,未见异常(图4.26)。鉴于检查时条件较完美(患者较瘦,无肠道气体重叠干扰),未再行MRI检查。所有实验室检查指标均在正常范围内,未发现可致体重降低的器质性病变。考虑到可能发生的心理疾病而进行了心理学咨询,最后将体重降低归咎于自身节食所致。

误判分析与防范策略

CT诊断失误源于肠管内充盈液体,但无对比剂充盈肠道,因脂肪缺乏,彼此间分界不清,故很像实性肿块表现。

体型较瘦的患者腹膜后和肠系膜脂肪少,彼此间解剖结构分界对比不清,口服对比剂溶液完全性充盈肠道很重要。必要时,检查前还要口服额外的对比剂溶液或延迟后进行二次图像采集。对于小的实性腹膜后肿块,肠道充盈不好是导致图像分析错误的潜在根源,尤其是对于很瘦的患者。

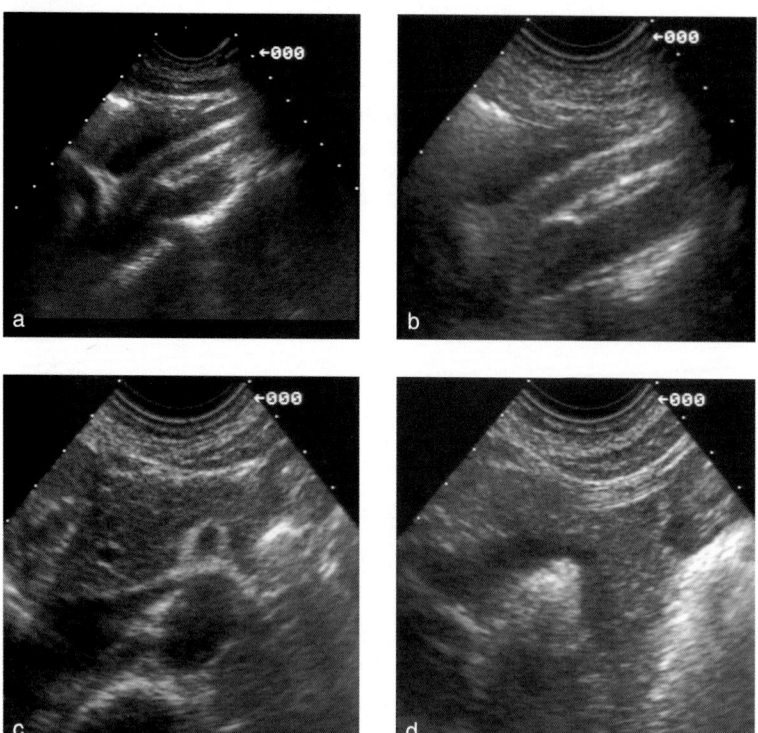

图 4.26 腹部超声显示无异常。a. 经肾上区主动脉长轴位扫查;b. 经肾下区主动脉长轴位扫查;c. 胰头和胰尾的横轴位扫查;d. 胰尾的横轴位扫查

血肿/恶性淋巴瘤/复杂肾囊肿

病史与临床检查结果

一位58岁的男性患者,突发右上腹刺痛,其后2天疼痛特点有变化,怀疑肾结石入院。超声检查示右上腹巨大囊实性肿块,最初诊断为肾囊肿。随后的CT检查显示大部分位于右上腹的肠系膜实性软组织密度肿块(图4.27),高度可疑淋巴瘤。患者被转至外科中心行切除活检。

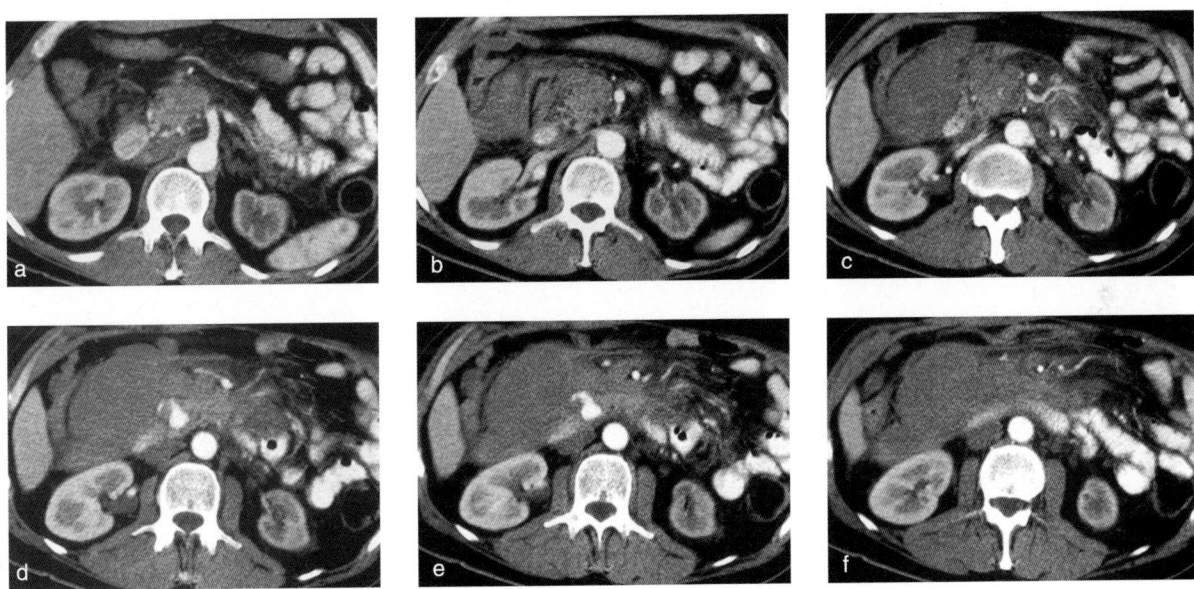

图4.27 腹部CT示肠系膜肿块,初步诊断为淋巴瘤

病例追踪与总结

术前复阅CT图像时观察到胃十二指肠动脉区域的对比剂外渗和动脉局限性扩张(见图4.27e),提示内脏动脉瘤穿孔所致的血肿,随后的彩色多普勒超声证实该诊断;经动脉DSA检查显示了胃十二指肠动脉的一个大动脉瘤和胃十二指肠动脉弓的一个小动脉瘤,该小动脉瘤系出血的来源(图4.28a)。2个动脉瘤均经介入放射下微弹簧圈栓塞治疗(图4.28b)。患者恢复好,5年后临床及放射学随访,病情稳定。

误判分析与防范策略

病史、泌尿系超声所见、CT所示肿块大小,以及身体其他区域未发现肿大淋巴结,不支持恶性淋巴瘤的诊断,胃十二指肠动脉扩张在最初的CT图像解读时被漏诊。

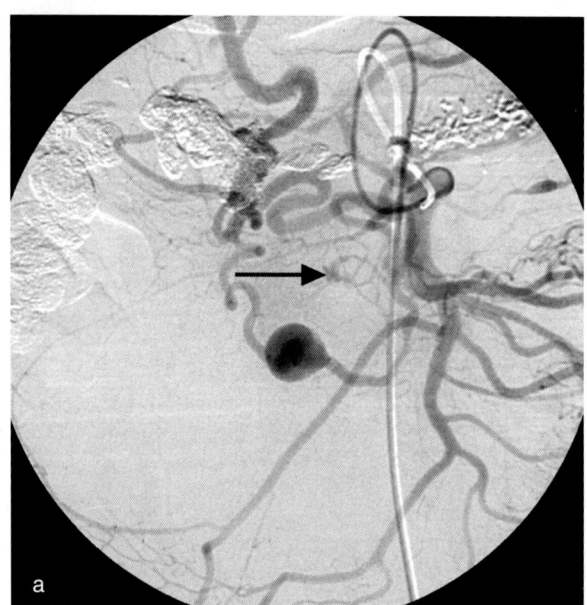 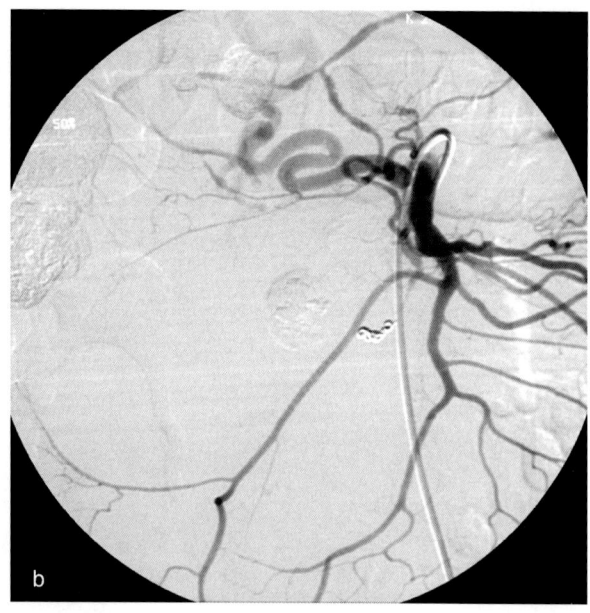

图4.28 经动脉DSA检查示胃十二指肠动脉约2 cm大小动脉瘤和胃十二指肠动脉弓约5 mm大小动脉瘤(a,箭头);上述动脉瘤行Ethibloc及微弹簧圈栓塞治疗(b)。a.介入治疗前造影图;b.2个动脉瘤栓塞后造影图

参考文献及建议阅读

Jörgensen M, Prokop M. Peritoneal cavity and retroperitonenum. In: Prokop M, Galanski M eds. Computed tomography of the body. Stuttgart: Thieme; 2003

经皮肝穿刺胆道引流的并发症

病史与临床检查结果

一位 64 岁的女性患者,因进行性肝外胆汁淤积行内镜逆行胆道造影(ERC)。患者系恶性 B 细胞淋巴瘤伴有胸腹部淋巴瘤患者,已是终末期。无横断面图像资料。因十二指肠部狭窄,内镜无法通过,检查被迫中断;随后采用经皮肝穿刺胆道引流(PTCD)。

PTCD 过程中,位于肝右叶的扩张肝内胆管经皮细针穿刺后首先显影(图 4.29),然后将针直接插入肝右叶扩张的胆管内,注射对比剂后可见肝内胆管扩张(图 4.31),有一长段胆总管闭塞,导丝和导管前行通过梗阻部位(图 4.30),导丝头端放置在十二指肠内,通过导丝引入 3 个自动膨胀支架。头端带球囊的导管将肝管腔扩张至 10 mm。介入后影像检查证实注入的对比剂经过穿肝导管流经再通的肝管进入十二指肠。导管退出后无出血征象。移走经皮针鞘,肝实质内的针道用明胶海绵密封。

大约 4 h 后患者出现急腹症。

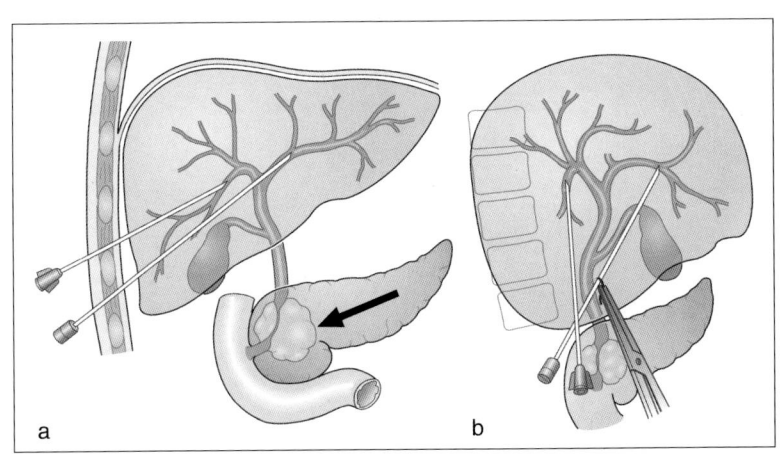

图 4.29 经皮肝穿刺胆道造影的原理。a. 前后位像,箭头:肿瘤;b. 侧位像

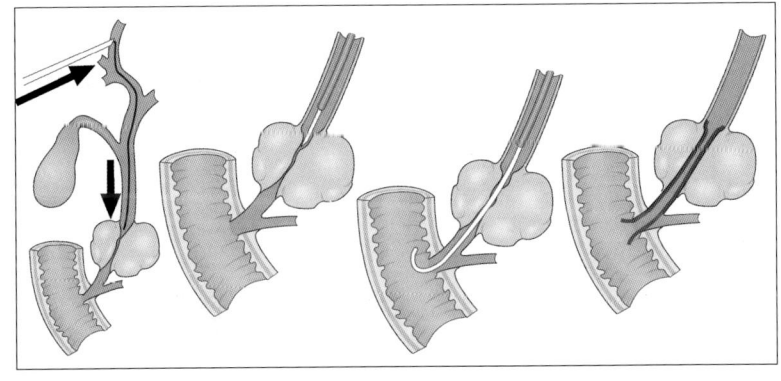

图 4.30 经皮肝穿刺胆道引流(PTCD)的原理,箭头:导管入路方向

病例追踪与总结

行腹部 CT 以明确急腹症原因(胆汁性腹膜炎,内出血,不明原因肠管缺血等);然而患者病情在此后 1 h 内迅速恶化,未及做其他检查。在介入治疗 7 h 后,患者因急腹症和肺水肿死亡。患者家属未同意尸检。

误判分析与防范策略

鉴于未行尸检,只能推测死亡原因。患者病程呈爆发性,更符合毒性过程而非感染。回顾分析该介入治疗的致命结果,更像是肝周腹膜腔胆汁漏所致,胆汁通过针道,诱发毒性刺激,导致胆汁性腹膜炎。可以这样合理设想:当引流通过介入干预被恢复后,肝内胆管内的淤塞物被冲刷进入胆总管并致其阻塞。鉴于肝脏属于腹膜内位器官,除了肝脏与膈肌接触区域(裸区)和镰状韧带附着处(图4.32),腔内压力升高的结果致胆汁经针道回流入腹膜腔。介入后移走针鞘是个错误,应在介入治疗后的关键期留置它,起到密封针迹的作用,还可以为进一步影像检查和再次介入提供通路。

腹膜与胆汁接触,其通透性升高,使液体从间质内弥散进入腹膜腔,引起急腹症的临床表现。

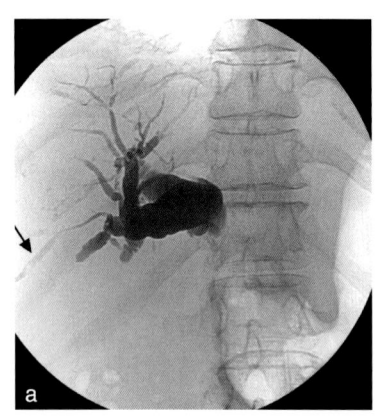 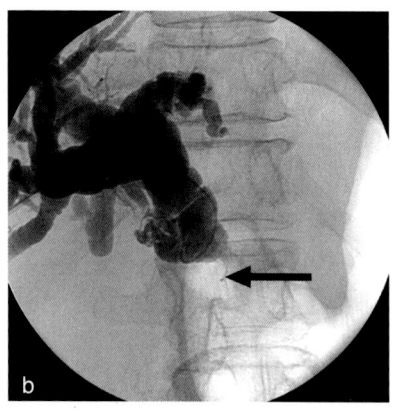 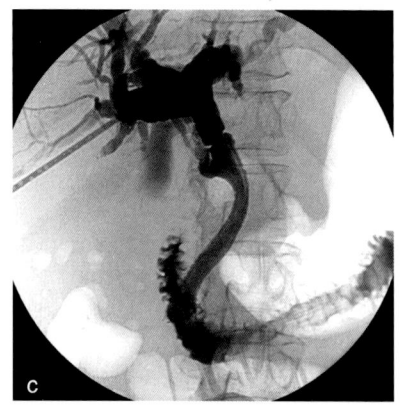

图4.31 经皮肝穿刺胆道引流:因肝外胆汁淤积至肝右叶胆管扩张,移走千叶针后(a)可见对比剂漏出至肝表面(a图内箭头)。原有的周围肿大淋巴结包绕致胆总管梗阻(b图内箭头)。自动扩张式支架植入后的造影示远端胆总管畅通(c)

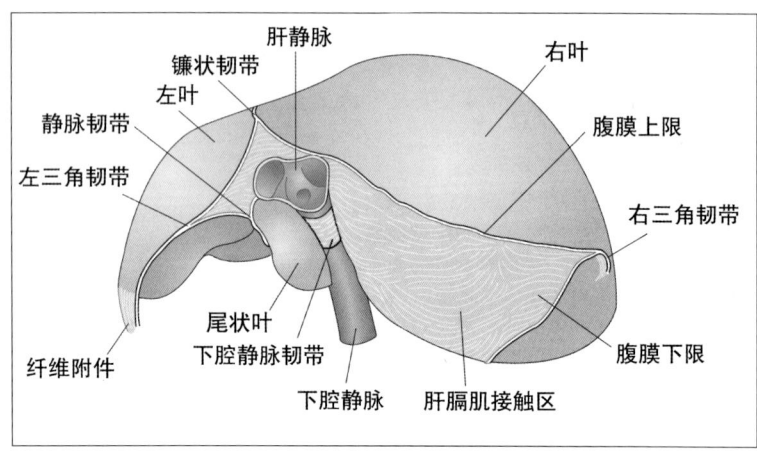

图4.32 肝及肝周内脏腹膜解剖:肝脏完全被内脏腹膜包绕,除了肝与膈肌接触区(裸区)和镰状韧带走行区,将肝周腹膜腔分为右前和左前2个部分

液体进入腹膜腔内(引起低血容量和电解质紊乱),腹压升高(膈肌动度降低致限制性通气障碍)引起肺内气体交换受限导致呼吸衰竭。鉴于患者一般情况差、胆系介入治疗后、急腹症等情况,有理由推测患者死亡前存在心、肾衰竭,导致肺静脉淤血性肺水肿或肺水过量。

PTCD的指征很明确,可姑息性解决胆汁淤积所致并发症(严重的瘙痒),预防细菌性胆管炎(胆汁载菌状态)和凝血功能障碍(脂溶性维生素

K吸收不良,致凝血酶原复合体凝血因子的合成降低)。鉴于患者无法行ERC检查,又因为其十二指肠有狭窄,且原有的晚期基础病和肝门区淋巴瘤禁忌行手术治疗,PTCD成为唯一所剩的姑息性治疗选择。

多数研究报道早期PTCD并发症(出血,胆汁性腹膜炎,败血症,气胸)的发生率为5%～15%,随着技术不断进步,现在这一比率已理所当然地降低。PTCD已很普及,对于一些姑息性病例它

成为一项必然的举措。相关报道中这项技术的操作死亡率是0～4%,30天内的死亡率为2%～29%,主要取决于基础病的严重程度。

另一例患者也说明了浆膜性体腔的敏感性,比如介入性操作致胸膜腔和腹膜腔出现炎性反应(图4.33)。本例患者医生放置了一个经皮导管,在CT导引下引流膈下脓肿致胸膜感染,引起胸膜气肿。

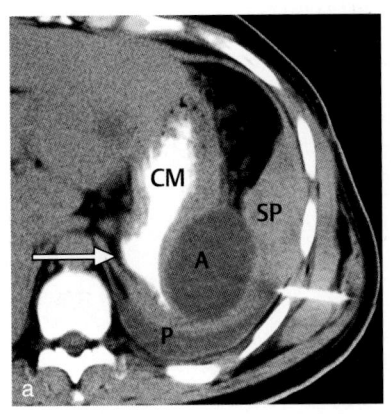
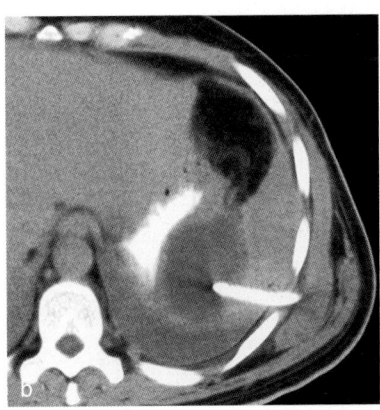
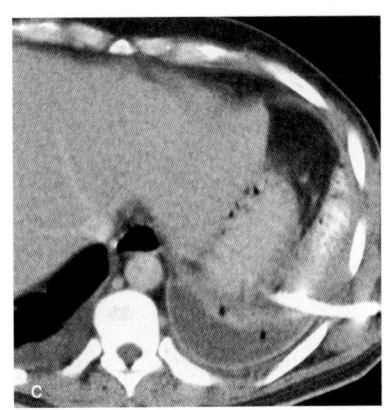

图4.33 CT导引下膈下脓肿引流(a,b)后胸膜气肿(c):针迹穿经后肋膈隐窝致胸膜腔感染。A:膈下脓肿,P:胸腔积液,SP:脾,CM:胃内口服的对比剂,箭头:左膈脚。a. CT导引下放置膈下脓肿引流,中间成像检测;b. CT导引下放置膈下脓肿引流,末次检测;c. 5天后CT随访,胸膜气肿

参考文献及建议阅读

Keane PK, Belperio JA, Henson PM, et al. Inflammation, injury, and repair. In: Gore RM, Levine MS, Laufer I, eds. Textbook of Gastrointestinal Radiology. Volume II. Philadelphia: Saunders; 1994: 449 – 490

Rodriguez-Roisin R, Barber JA. Pulmonary complications of abdominal disease. In: Mason RJ, Broaddus VC, Murray JF, Nadel JA, eds. Murray and Nadel's Textbook of Respiratory Medicine. 4th ed. Philadelphia: Elsevier Saunders; 2005: 2 223 – 2 241

Teplick SK, Brandon JC, Harshfield DL. Transhepatic biliary drainage and interventional procedures. In: Gore RM, Levine MS, Laufer I, eds. Textbook of Gastrointestinal Radiology. Volume II. Philadelphia: Saunders; 1994: 1 746 – 1 761

Van Delden OM, Laméris JH. Percutaneous drainage and stenting for palliation of malignant bile duct obstruction. Eur Radiol 2008; 18: 448 – 456

Wagner HJ, Feeken T, Mutters R, Klose KJ. Bacteremia in intraarterial angiography, percutaneous transluminal angioplasty and percutaneous transhepatic cholangiodrainage. RoFo 1998; 169: 402 – 407

经皮肝穿刺胆道引流的并发症

病史与临床检查结果

一位67岁的男性患者，胃癌胃切除及食管-空肠吻合术后行新辅助化疗。术后9个月发现上腹部及肝门淋巴结转移，致肝总管（CHD）及分叉部狭窄。因为存在黄疸（瘙痒，衰竭）、发生胆管炎的风险（Oddi括约肌功能障碍，胆管固定逆流）和出现凝血功能紊乱（脂溶性维生素K吸收不良，致凝血酶原复合体凝血因子的合成降低），需要缓解肝外胆汁淤积。因为患者术后状态差，逆行内镜疗法不可行；剩下的唯一可行选择就是PTCD，通过支架辅助PTA（经皮血管腔内成形术）使狭窄的CHD扩张，管腔稳定（图4.34）。

介入治疗后最初一段时间无不适，5个月后肿瘤生长迅速，肝外胆汁淤积复发。基于新出现的上腹部症状，诊断为胆管炎，CRP为331 mg/L，GOT是316 U/L，GPT为179 U/L，γGT为1 802 U/L。

再行PTCD治疗胆汁淤积和胆管炎（图4.35）。成像证实了原来预测，即快速生长的肿瘤阻塞了支架，继发肝内胆汁淤积。在不同点经皮穿刺左肝管（LHD）和右肝管（RHD），导丝引入LHD和RHD进入CHD和十二指肠。在RHD内导丝引导下，自动膨胀性支架置入CHD，并将另外2个自动膨胀支架置于RHD和LHD内，通过球囊扩张使血管支架适形于胆管。成像检测证实引流状态良好。LHD引流袋内可见血性液体积聚，经引流管输入对比剂显示介入后正常表现。

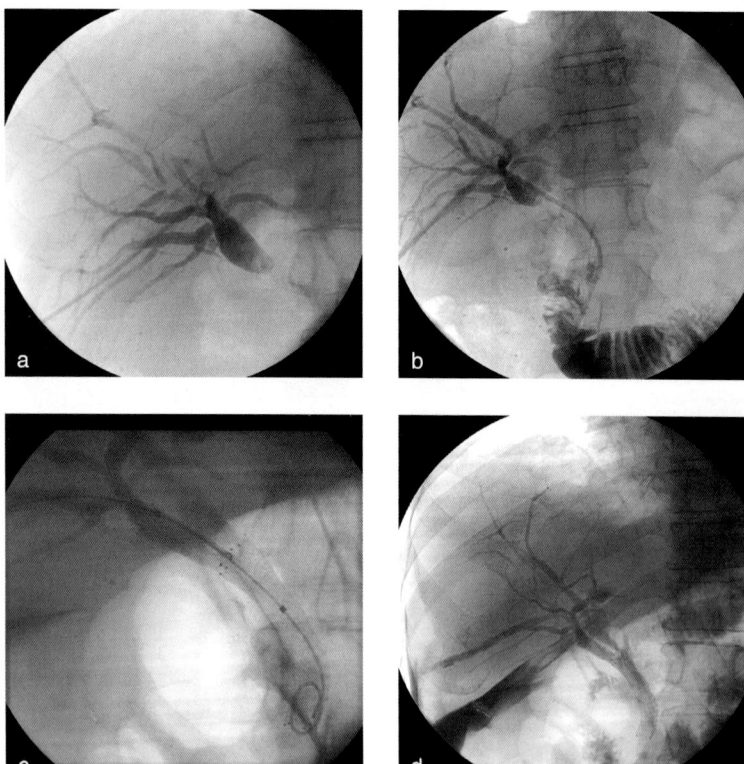

图4.34 第一次PTCD。a.最初表现：肝总管阻塞，肝内胆管扩张；b.导管在导丝引导下进入十二指肠；c. CHD内放置自动膨胀性支架后的情况；d.最后核查证实肝内胆管恢复正常

随后的几小时内患者血红蛋白（Hb）从10.6 g/dL降至9.5 g/dL,然后至4.5 g/dL。为查找出血源行CT平扫及增强后动脉期、门静脉期和实质期扫描（图4.36）。影像报告描述肝实质内有低灌注区域；鉴于此前的PTCD治疗，可见胆管胆道内部分充填对比剂和气体；未发现活动性对比剂外溢；肝门区、胆囊窝和右结肠旁沟示有腹水；腹膜后肿瘤复发亦在报告中有描述。

病例追踪与总结

随后的几小时内患者发生弥散性血管内凝血和消耗性凝血功能障碍，虽然尽最大努力挽救，但最终患者死亡。病房医生在死亡证明上列出的死亡原因为"自然原因"，患者家属不同意尸检。

误判分析与防范策略

没有尸检,我们仅能推测致命的出血可能为其死因。有迹象表明门静脉肝外部分可能有损伤,以下表现支持上述结论：

- 平扫CT示门静脉区高密度液体（胆汁,血液）扩散至下腔静脉内缘的腹膜腔（图4.36，4.37）；
- 增强后动脉期和门静脉期肝脏内见灌注缺损区,提示中心血管损伤（图4.36c）；
- 第二次PTCD后对比剂沉积从肝门区向内上扩散,提示外渗而非LHD扩张（见图4.35，4.38）；
- 第二次PTCD时在相对较中心的位置对右肝管和左肝管行穿刺（见图4.35a）；

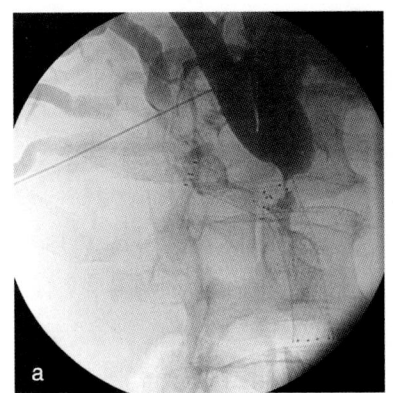 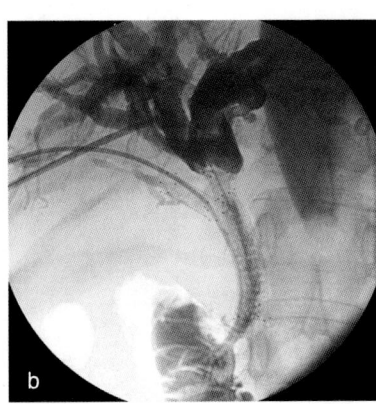 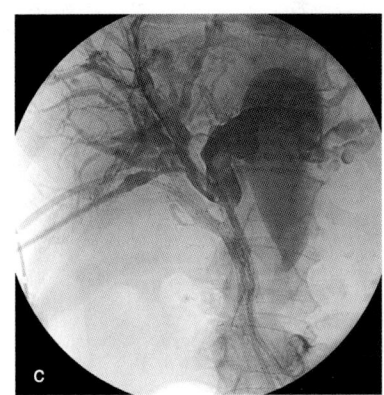

图4.35 第一次PTCD 5个月后行第二次PTCD。a.穿刺针经皮进入右肝管；b.CHD和胆总管内新支架置入后状态,另外2个引流肝右叶和左叶的支架情况；c.最后造影

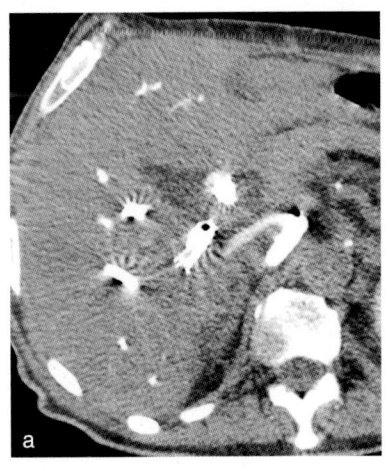 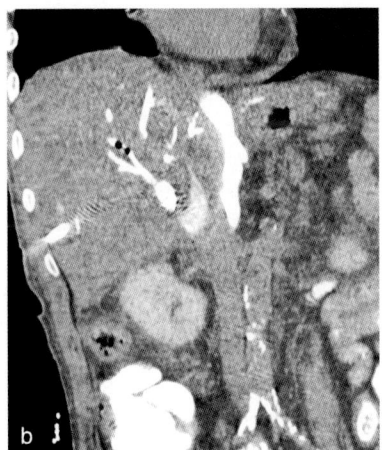 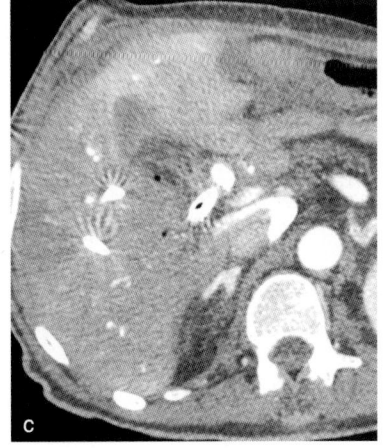

图4.36 PTCD后CT未发现出血部位。报告可疑肝梗死和腹膜内游离液体

- 图 4.37 和图 4.38 上高密度区的形状,被认为是介入时胆囊内的对比剂,随后的 CT 扫描显示胆囊腔内无对比剂征象,但是胆道和腹膜后有强化表现,因此这一结构只能解释为对比剂外漏入下腔静脉内侧的腹膜间隙内;
- 左侧扩张胆管内的充盈缺损可能性最大的是血块(图 4.38);
- 第一次 PTCD 后最后检测图像显示针道和穿刺点附近肝周腹膜腔内高密度液体(胆汁,血液)。

对治疗胆管炎进行第二次 PTCD 是适合的。因为 ERC 检查在胃切除及食管—空肠吻合术后不适合应用,而患者有肝门转移也排除了开放手术的可能,PTCD 是唯一可选的办法来重塑至关重要的胆系引流。源于胆管炎的败血症,即使不合并相关疾病且治疗恰当的话(胆道减压,抗生素治疗),报道的死亡率可达 10% ~ 14%。由于存在肿瘤转移,患者的生命预期有限。考虑到疾病在进展期和胆管炎、缺血所致的肝实质损害,出血点的局限化和合适的治疗对延长患者生命能有多大作用令人怀疑。

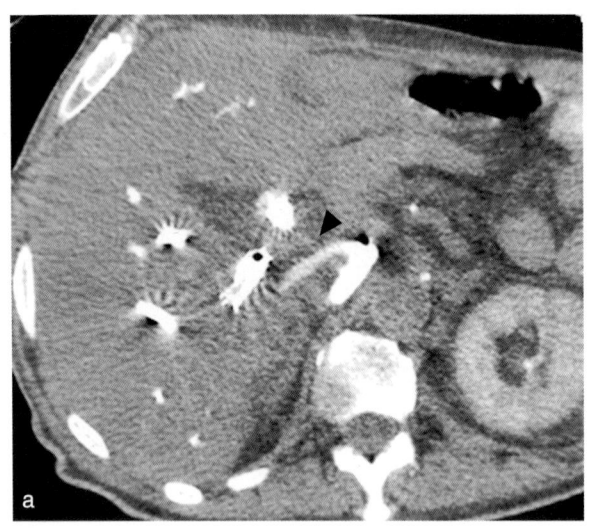
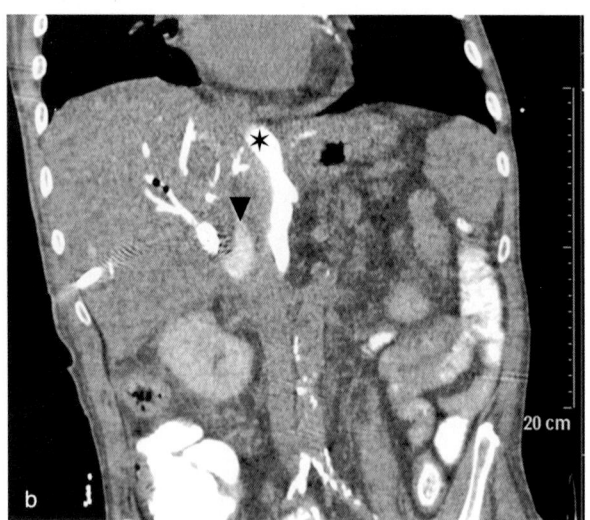

图 4.37　第二次 PTCD 后 5 h 螺旋 CT 数据重组图像(亦见于图 4.36a,b)。可见高密度液体位于肝门部(图 a,b 内箭头)和下腔静脉内侧面的腹膜分隔区(图 b 中星号)

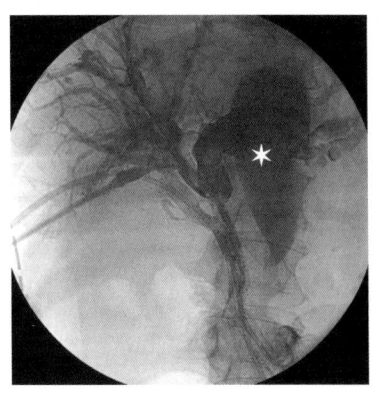

图 4.38　第二次 PTCD(见图 4.35d)示下腔静脉内侧腹膜隐窝内对比剂外漏(星号),血块表现为左侧扩张胆管内的充盈缺损

医学法律专家建议死亡原因列为"不确定"更为合适,辖区律师办公室通常会走法医学评价程序,如果必须确定死因,甚至可行事后检查。这种情况下,法律的肯定性超越一切,无需患者家属的同意。这一程序的目的是为了确认导致死亡的具体原因,以防以后的一些"莫须有"的指控。

参考文献及建议阅读

Keane PK, Belperio JA, Henson PM, et al. Inflammation, injury, and repair. In: Gore RM, Levine MS, Laufer I, eds. Textbook of Gastrointestinal Radiology. Volume II. Philadelphia: Saunders; 1994:449–490

Melzer M, Toner R, Lacey S, Bettany E, Rait G. Biliary tract infection and bacteremia: presentation, structural abnormalities, causative organisms and clinical outcomes. Postgrad Med J 2007;83:773–775

Rodriguez-Roisin R, Barber JA. Pulmonary complications of abdominal disease. In: Mason RJ, Broaddus VC, Murray JF, Nadel JA, eds. Murray and Nadel's Textbook of Respiratory Medicine. 4th ed. Philadelphia: Elsevier Saunders; 2005:2 223–2 241

Rosing DK, De Virgilio C, Nguyen AT, El Masry M, Kaki AH, Stabile BE. Cholangitis: analysis of admission prognostic indicators and outcomes. Am Surg 2007;73:949–954

Teplick SK, Brandon JC, Harshfield DL. Transhepatic biliary drainage and interventional procedures. In: Gore RM, Levine MS, Laufer I, eds. Textbook of Gastrointestinal Radiology. Volume II. Philadelphia: Saunders; 1994: 1 746–1 761

Wagner HJ, Feeken T, Mutters R, Klose KJ. Bacteremia in intraarterial angiography, percutaneous transluminal angioplasty and percutaneous transhepatic cholangio-drainage. RoFo 1998;169:402–407

CT 导引下活检的并发症

病史与临床检查结果

一位57岁的男性患者在此次检查2年3个月前被诊断为Ⅰ级ⅢA期滤泡性B细胞非霍奇金淋巴瘤(B-NHL),伴有颈部、纵隔、腹膜后淋巴瘤和左髂部Bulky瘤。患者采用了R-CHOP、环磷酰胺和阿霉素进行了6周期联合化疗和2周期的美罗华单一化疗方案。最初诊断6个月后,这一方案使病情部分缓解,残留左髂窝肿块。继续进行美罗华恒定量化疗。最初诊断9个月后评价,显示完全缓解。对于髂窝肿块,结论是Bulky瘤已痊愈,左侧小骨盆残留瘢痕组织肿块(图4.39)。最初诊断1年后CT检查显示左侧髂窝肿块体积有增大,维持治疗停止。临床和实验室发现仍正常。因怀疑淋巴瘤复发,从血液肿瘤学角度需要组织病理学检查证实。CT发现复发后3个月患者去放射科在CT导引下行穿刺活检。

门诊患者需知情同意活检措施,包括告知检查操作会造成血管损伤、有可能需要介入治疗或开放手术。患者血压和凝血参数值正常。介入前计划包括患者仰卧位、左下腹部皮肤放置计划网格的螺旋CT扫描数据,不用经静脉注射对比剂。扫描证实软组织肿块约8.8 cm×3.2 cm,位于左侧髂部神经血管鞘区(图4.40)。在CT图像辅助下,在CT控制台上制订针刺活检通路;下一步,将5 ml盐酸甲哌卡因注入已经消毒的预穿刺部位的皮下;用10 cm长18号标准同轴技术的活检系统(Gallini医疗设备)对肿块活检;穿刺针放置的切取位置证实在靶容积内(图4.41),一块实性白色组织核被取样;当把穿刺针从外引导针套内移走以便取出样本时,动脉血从留置的空针内喷出。

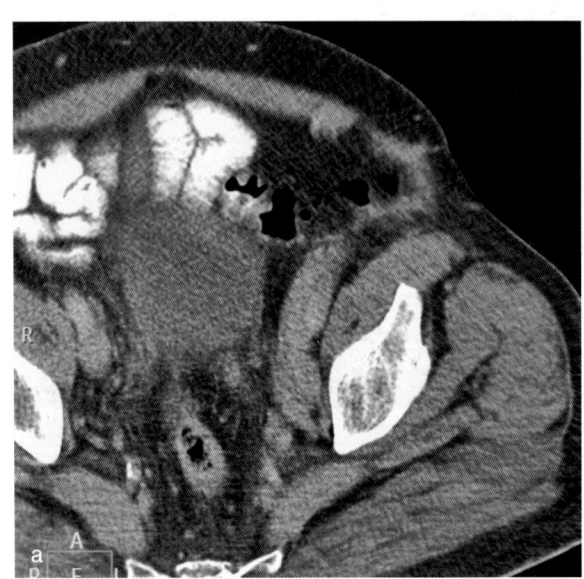 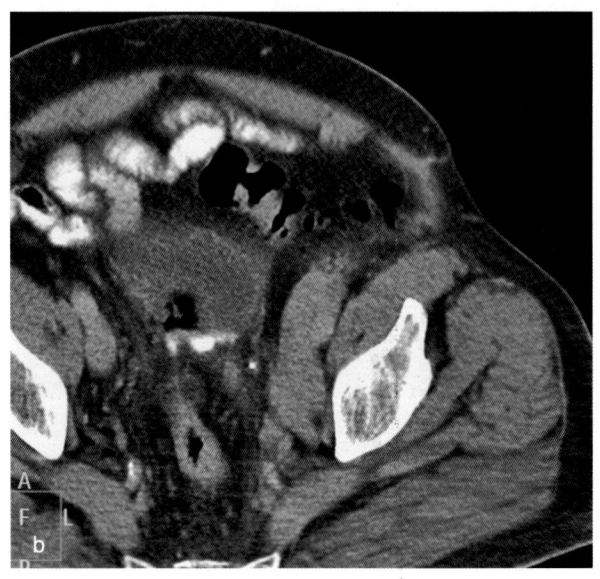

图4.39 最初诊断滤泡性B-NHL 9个月后(a)和12个月后(b)CT随访,左髂部残留肿块较前无明显变化,提示最初诊断9个月后时肿块系瘢痕组织(a);最初诊断12个月后肿块表现可疑淋巴瘤复发(b)

4 腹部

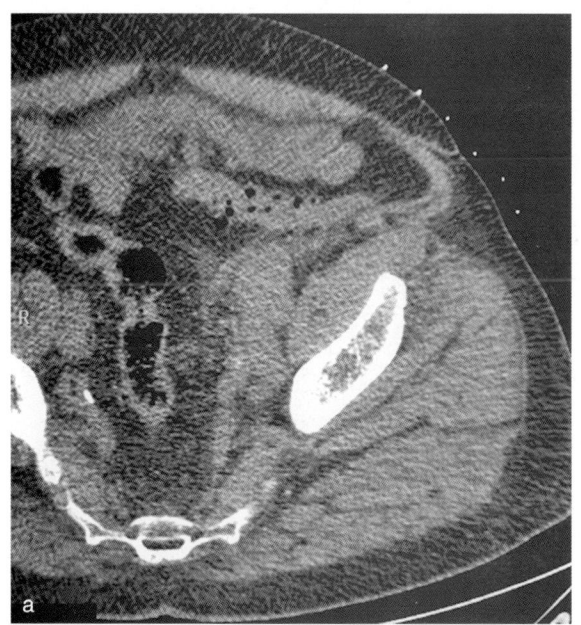
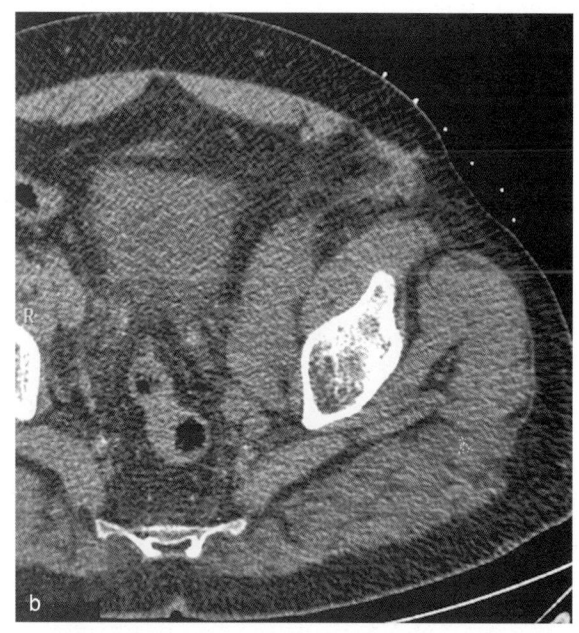
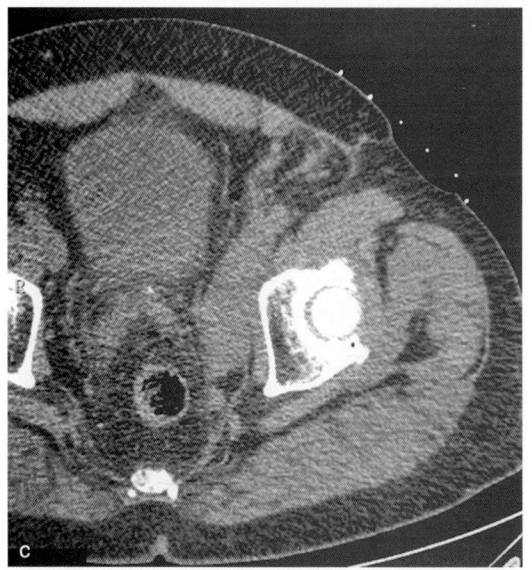

图 4.40 螺旋 CT 平扫介入准备示左髂部肿块较图 4.39 所示有增大。鉴于密度对比差和组织间脂肪层缺失，部分髂血管无法与肿块分辨。定位计划网放置于患者左下腹皮肤上

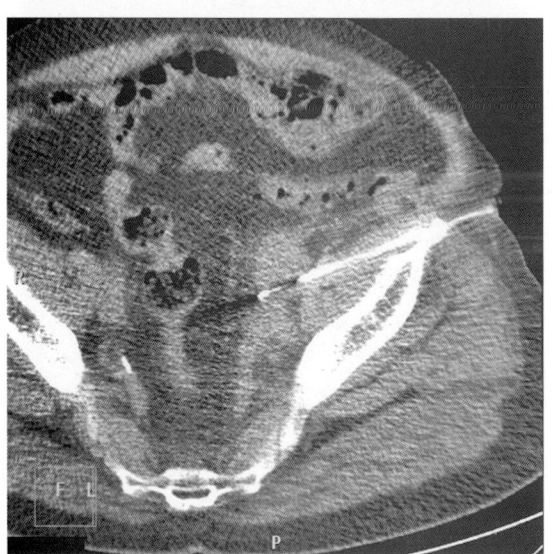

图 4.41 证实活检针切取部位在靶容积内

病例追踪与总结

最令人担心的是髂外动脉损伤致出血。出于此原因,将活检系统的短探针插入空针填塞止血。空针仍在原位,立即进行盆腔扫描成像和经静脉以 3 ml/s 速率注射 120 ml Iohexol(Accupaque350,GE 医疗)后 9 min CT 成像(图 4.42),证实空针尖非常接近髂外动脉,测量针尖与外侧动脉壁的距离约为 2 mm。局部未见血肿征象,未见高密度血液外渗表现。

患者血液动力学尚稳定,空针仍在原位,患者被移到附近的血管造影室以备带膜支架置入。在随后的经对侧股动脉通道选择性地使左髂总动脉、左髂外动脉和左髂内动脉显影时,全部左侧髂动脉均显示正常;这时,在透视引导下退出空针;再次选择性地使左侧髂内外动脉显影(图 4.43),均示正常血管形态,无活动性对比剂外渗征象。

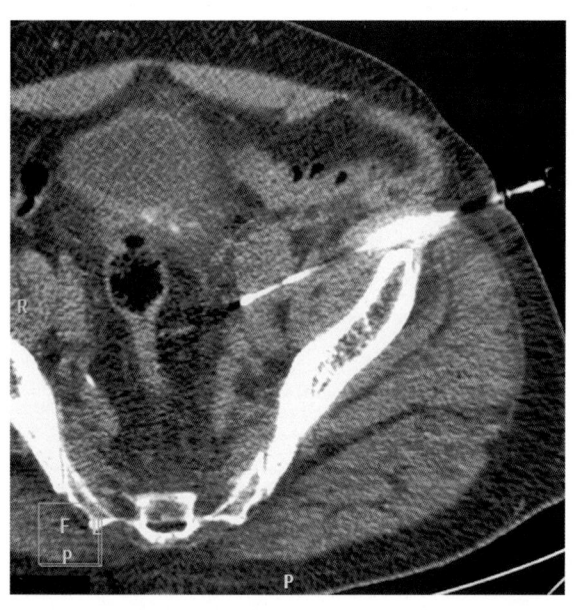

图 4.42 穿刺针在原位,经静脉增强后 9 min CT 扫描示未见外渗

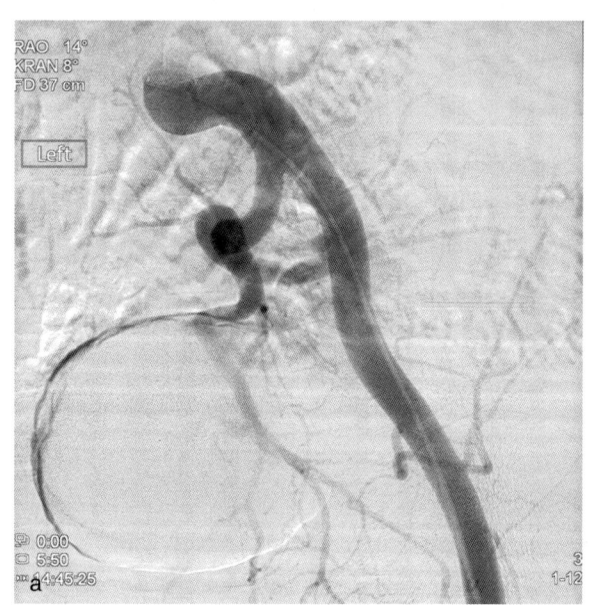
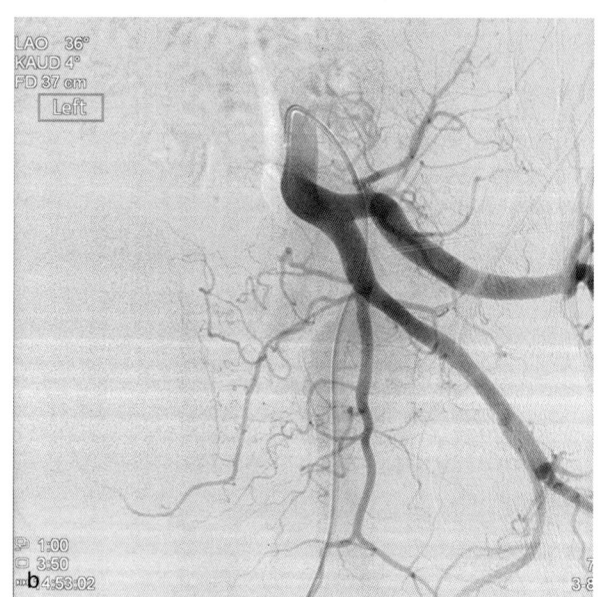

图 4.43 选择性左髂总和髂外动脉造影(a,c)和左侧髂内动脉造影(b,d),在活检系统空针移除前(a,b)和移除后(c,d)

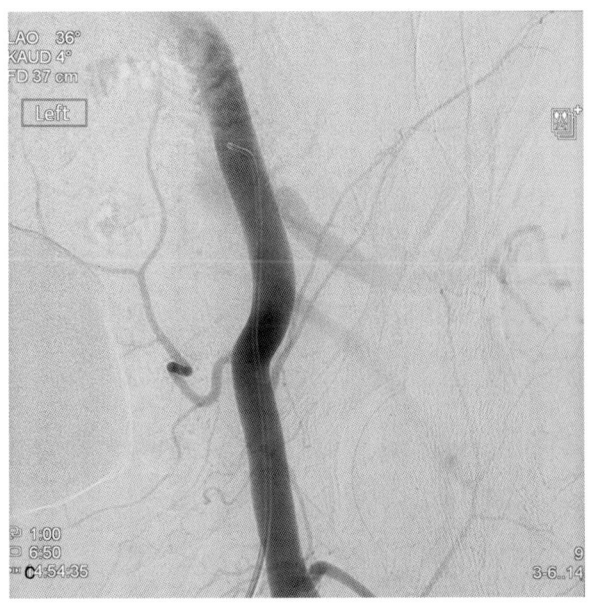
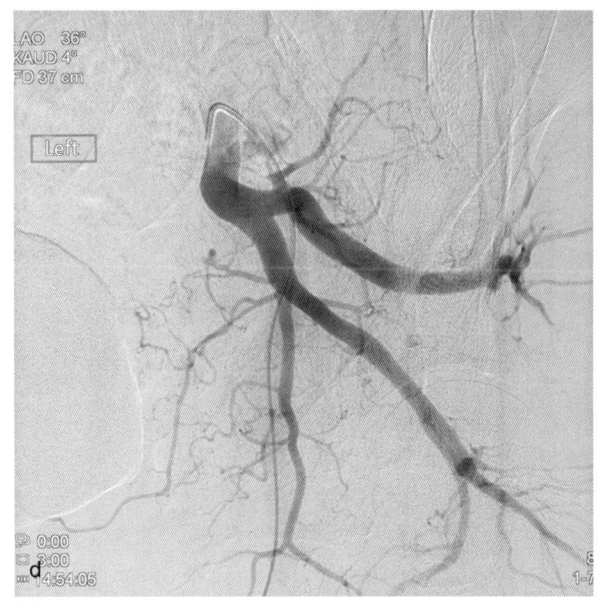

图4.43(续) 选择性左髂总和髂外动脉造影(a,c)和左侧髂内动脉造影(b,d),在活检系统空针移除前(a,b)和移除后(c,d)

患者住院行24 h观察。介入操作8 h后盆腔平扫CT确认未发现腹膜后血肿,多次血压和血红蛋白水平检测示较稳定。

组织病理学检查确定肿块为Ⅰ级滤泡性B-NHL。回顾分析,很明确的是,初诊9个月后做出完全缓解的诊断是错误的(图4.39a)。另外,还存在相当体积的残留肿瘤组织,其生长被维持剂量的美罗华治疗所抑制,使其在一段时间内CT表现上无变化。

误判分析与防范策略

CT引导下穿刺活检后出血对复杂重症来讲有其固有的一系列风险。研究表明CT引导下穿刺活检很少引起动脉性出血,迄今已报道的临床明显出血的少数个案一般发生在对有凝血功能紊乱的患者进行肝活检时。

对于此例的动脉性出血,极有可能是髂外动脉损伤引起的,因为资料显示穿刺针尖与该血管外侧壁相当接近。外漏又被留在原位的空针内的针芯填塞了,直到血管造影完毕。在做计划和实施介入操作时存在以下失误:

- 活检针几乎直接垂直髂血管轴,如果进针过深,容易穿透或损伤髂动、静脉(见图4.41,4.42);进针时平行髂骨翼会大大降低此类风险。
- 鉴于选择针道通路时需考虑乙状结肠的干扰,选择从肿瘤下部活检(见图4.40c)比从肿瘤中心部(见图4.40b)活检更好,同时还会有更多无菌的活检通路可用,不会穿到血管。
- 活检前没做增强CT扫描,最近的一次CT检查是3个月前。因为血管和肿瘤在平扫时密度近似,彼此间又无脂肪组织可分清血管与肿瘤的活检区(见图4.40b),髂血管的确切位置与拟活检区域的关系不明。
- 针尖的确切位置无法精确到毫米级,因为针尖部有伪影干扰,因此,应保持距离血管轴边缘至少5~10 mm的安全距离。

参考文献及建议阅读

Chojniak R, Isberner RK, Viana LM, Yu LS, Aita AA, Soares FA. Computed tomography-guided needle biopsy: experience from 1,300 procedures. Sao Paulo Med J 2006;124:10

Hatfield MK, Beres A, Sane SS, Zaleski GX. Percutaneous imaging-guided solid organ core needle biopsy: coaxial versus noncoaxial method. AJR 2008;190:413

Hesselmann V, Zähringer M, Krug B, et al. Computed tomography-guided percutaneous core needle biopsies of malignant lymphomas: impact of biopsy, lesion and patient parameters on diagnostic yield. Acta Radiol 2004;45:641

Terjung B, Lemnitz I, Dumoulin FL, et al. Bleeding complications after percutaneous liver biopsy. An analysis of risk factors. Digestion 2002;67:138

腹 部 Abdomen

胃肠道
Gastrointestinal Tract

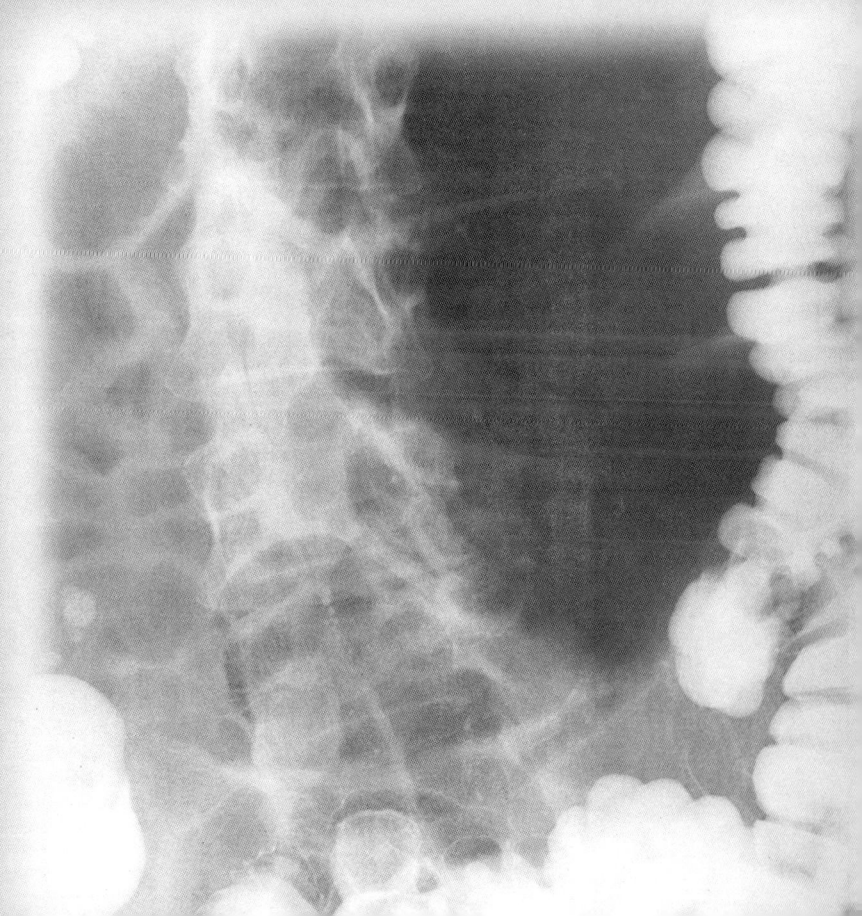

口服碘对比剂还是硫酸钡

病史与临床检查结果

一位56岁患自主性高功能甲状腺结节型甲亢的男性患者，经抗甲状腺治疗功能达到正常后，进一步接受根治性甲状腺碘放射消融治疗。由于碘-131（范围0.5~2.0 mm）产生的β射线可加剧气管狭窄甚至有可能引发危及生命的哮喘，因此，患者在治疗前需行气管X线点片检查了解气管状况。

X线报告表明气管呈锯齿状狭窄并受胸骨后左侧甲状腺肿的挤压而向右移位（图4.44a,b）。在后前位及侧位片上所显示的气管直径分别较正常气管窄约10%和30%，而气管直径受Mueller及Valsalva动作改变很小（无图示）。口服碘对比剂后造影显示食管轻度向右移位并充分充盈。报告结论是患者既没有明显的气管狭窄也没有明显的不稳定性，即气道软化（图4.44c）。

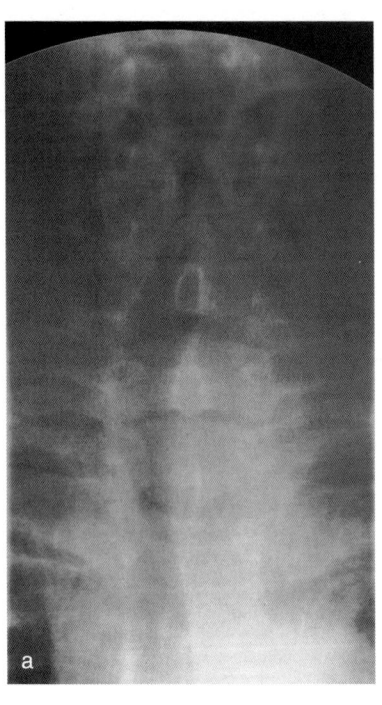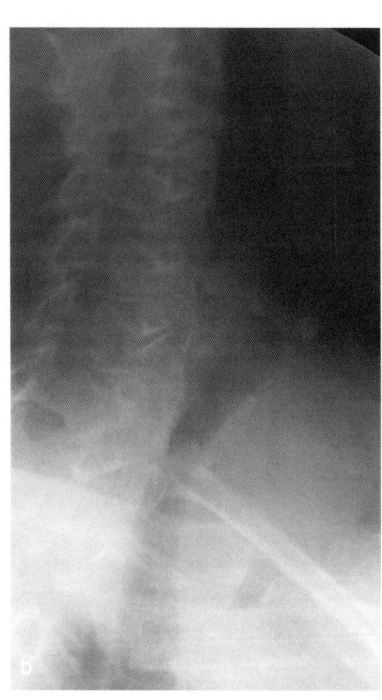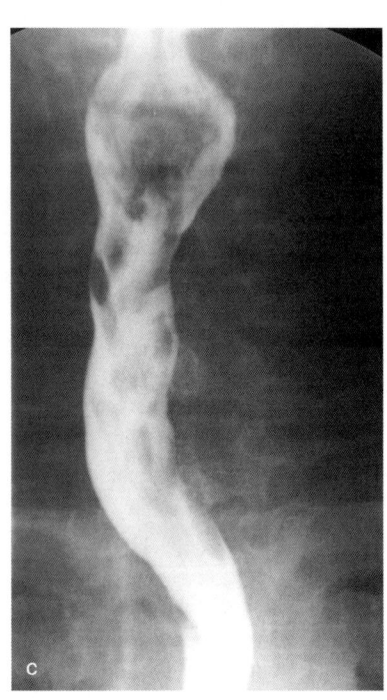

图4.44 气管点片(a,b)和食管口服对比剂检查(c)

病例追踪与总结

第2天根据放射碘测试（碘-131释放的γ射线闪烁扫描检测和定量分析）确定放射碘治疗所需碘-131的剂量。由于甲状腺最大放射核素吸收量低于3%，甲状腺功能减低，所以放射碘治疗必须推迟4周。

误判分析与防范策略

食管上部靠近甲状腺，在气管放射检查时暴露于照射野中。如同行内脏手术前要先行常规体检，该患者接受治疗前要先行食管口服碘化物对比剂（泛影葡胺）检查，这种对比剂含稳定的无机碘-127，在小肠吸收并由血流带到甲状腺，然后主动运输到实质细胞。第2天细胞内高浓度的碘-127竞争性抑制经同样路径的碘-131的吸收。

由于欠缺临床和疗效的理论支持，碘化介质（见图4.44c）的食管口服对比剂检查仍须谨慎。可用口服对比剂硫酸钡替代，这一点应纳入与治疗有关的术前设计。所有具备明显临床用量的碘化介质中的碘都可以在口服后于体内释放并代谢。血液中游离的非结合碘作用如同高氯酸盐(irenat),可阻断自主性甲状腺患者的碘吸收。由于这个原因,在行碘同位素诊断扫描前不应口服或静脉输入碘化对比剂。

放射碘治疗前的气管平片检查

放射治疗相关的气道狭窄表现为在甲状腺水平气管缩窄 4~5 mm。当做 Mueller(气道内压力减小)和/或 Valsalva 检查(气道内压力增大)时可发现气道软化(气管塌陷)。

离子型/非离子型碘化对比剂

病史与临床检查结果

一位61岁的男性患者,因pT3 N1 M0 G3期食管癌,已行胸腹联合经后纵隔胃代食管胸腔内吻合术,恢复6个月后,病理诊断为胸腹膜转移癌并未知原因的吻合口狭窄(鉴别诊断:瘢痕,肿瘤)。因无法经口摄取足够食物而放置饲管,在病房安置饲管失败,患者到放射科行透视引导下饲管置入。操作前(图4.45)患者否认摄入液体有吞咽困难。即使在透视引导下,也未能将导丝送至移位的胃中,随后,让患者口服离子型对比剂观察术后解剖,大部分对比剂摄入后,显示吻合区轻度充盈扩张,这足以将导丝进一步送到十二指肠。此项治疗性操作图像未被记录。

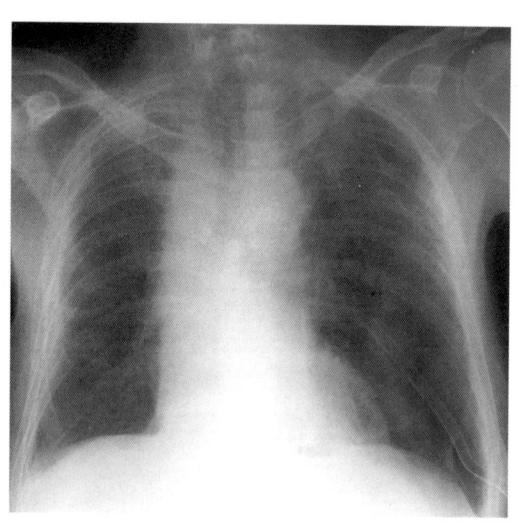

图4.45 干预前一天胸部平片显示纵隔增宽,右侧肋膈角渗出,左侧胸腔引流之前胸膜渗出液的引流管

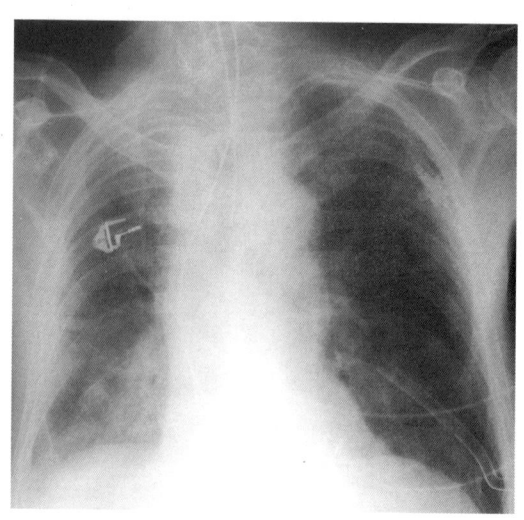

图4.46 干预后近4h胸部平片显示胃管正确置入。右肺下叶可以看到由于吸入造影剂造成的新的渗出。患者仍然插管

病例追踪与总结

之后,患者立即出现呼吸困难并咳水性黏液,出于安全举措,立即静脉输入可的松,在接下来的几个小时中患者的呼吸状况快速持续恶化,被转入ICU,并因呼吸衰竭插管并机械通气。ICU胸部平片示右肺下叶对比剂吸入(图4.46)。2天后患者被诊断为医源性肺炎并于8天后出院。

误判分析与防范策略

采用碘对比剂而不是硫酸钡是正确的,因为硫酸钡会引发潜在的致死性毒性炎性反应。但吸入碘对比剂也会产生不良反应,尤其是在衰弱患者或者已有肺病的患者更是如此。从病理生理角度看,碘对比剂的高渗性可导致液体由间质向肺泡的渗出以及在邻近的肺支持组织发生的复杂的细胞内液体外渗(肺泡肺水肿)。毒性炎性反应是对比剂产生不良反应的又一机制,实验性动物研究表明离子型口服对比剂由于高渗性会比非离子型胃肠外应用对比剂产生更多不良反应。因此,最好是应用非离子型肠道外对比剂或者换成胃肠外输液给予。然而考虑到患者的初始临床状态,这些措施是否会影响进一步临床进程值得怀疑。

参考文献及建议阅读

D'Agostino HR, Liebig RJ, McGovern M, Weinshelbaum A, Reich SB. Effects of iopamidol and iohexol in rat lungs following experimental aspiration. Invest Radiol 1989;24:899–902

Ginai AZ, ten Kate FJ, ten Berg RG, Hoornstra K. Experimental evaluation of various available contrast agents for the use in the upper gastrointestinal tract in case of suspected leakage. Effects on lungs. Br J Radiol 1984;57:895–901

McAllister WH, Askin FB. The effect of some contrast agents in the lung: an experimental study in the rat and dog. AJR 1983;140:245–251

Miyazawa T, Sho C, Nakagawa H, Oshino N. Effect of water-soluble contrast medium on the lung in rats. Comparison of iotrolan, iopamidol, and diatrizoate. Invest Radiol 1990;25:999–1 003

Moore DE, Carroll FE, Dutt PL, Redd GW, Holburn GE. Comparison of nonionic and ionic contrast agents in the rabbit lung. Invest Radiol 1991;26:134–142

胃肠穿孔/功能性十二指肠狭窄

病史与临床检查结果

一位36岁的女性患者,下肢截瘫,因中腹部疼痛并呕吐行腹部X线片检查(图4.47)。X线片示胃十二指肠扩张达十二指肠水平部,提示这位瘦弱患者出现症状的原因是十二指肠在系膜根部与脊柱之间一过性压迫(肠系膜压迫综合征)。片中没有显示提示胃肠道穿孔的腹腔内游离气体。

腹部CT扫描(图4.48)和上消化道水溶性介质点片(图4.49)表现进一步支持之前的假设诊断。

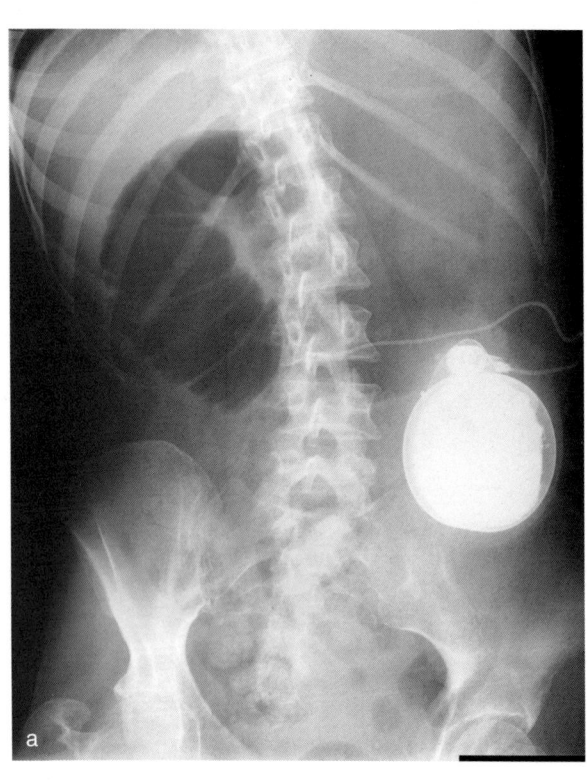 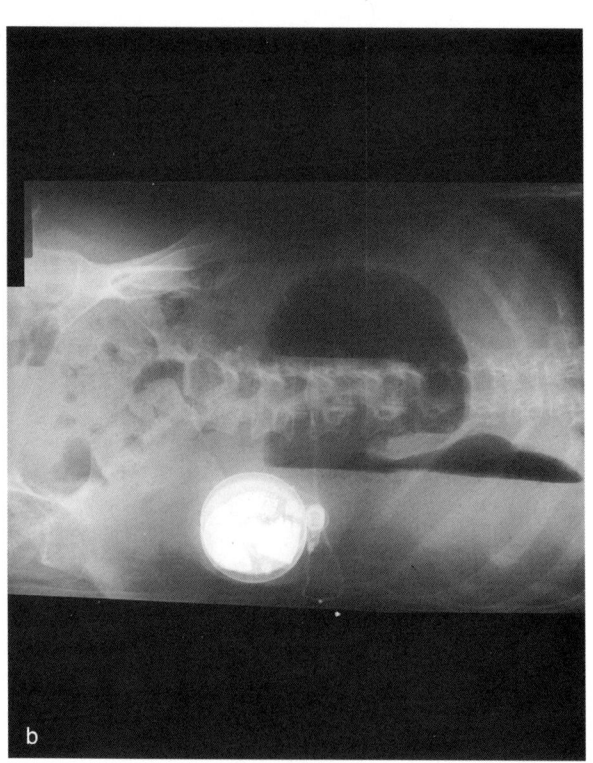

图4.47 腹部平片显示胃十二指肠扩张延伸至十二指肠水平段,提示系膜根部与脊柱之间一过性十二指肠压迫是导致患者出现上述症状的原因。没有气腹征象。为减轻疼痛,患者被预先植入一个硬膜外电极。a. 仰卧位片;b. 左侧位片

病例追踪与总结

由于放射学与临床表现不符,1天后行双重对比上消化道点片检查,结果显示起源于胃底的局限性胃穿孔(图4.50)。

误判分析与防范策略

局限性胃穿孔在CT扫描中漏诊原因如下:忽视了胃底胃壁的缺损(图4.48)。膈下的对比剂溢出在CT扫描中呈切线角,导致误读。没有获取矢状重组图像。

局限性穿孔在第一次胃肠点片(图4.49)中看不到,因为穿孔位于胃底后部而难以在后前位片中显示。

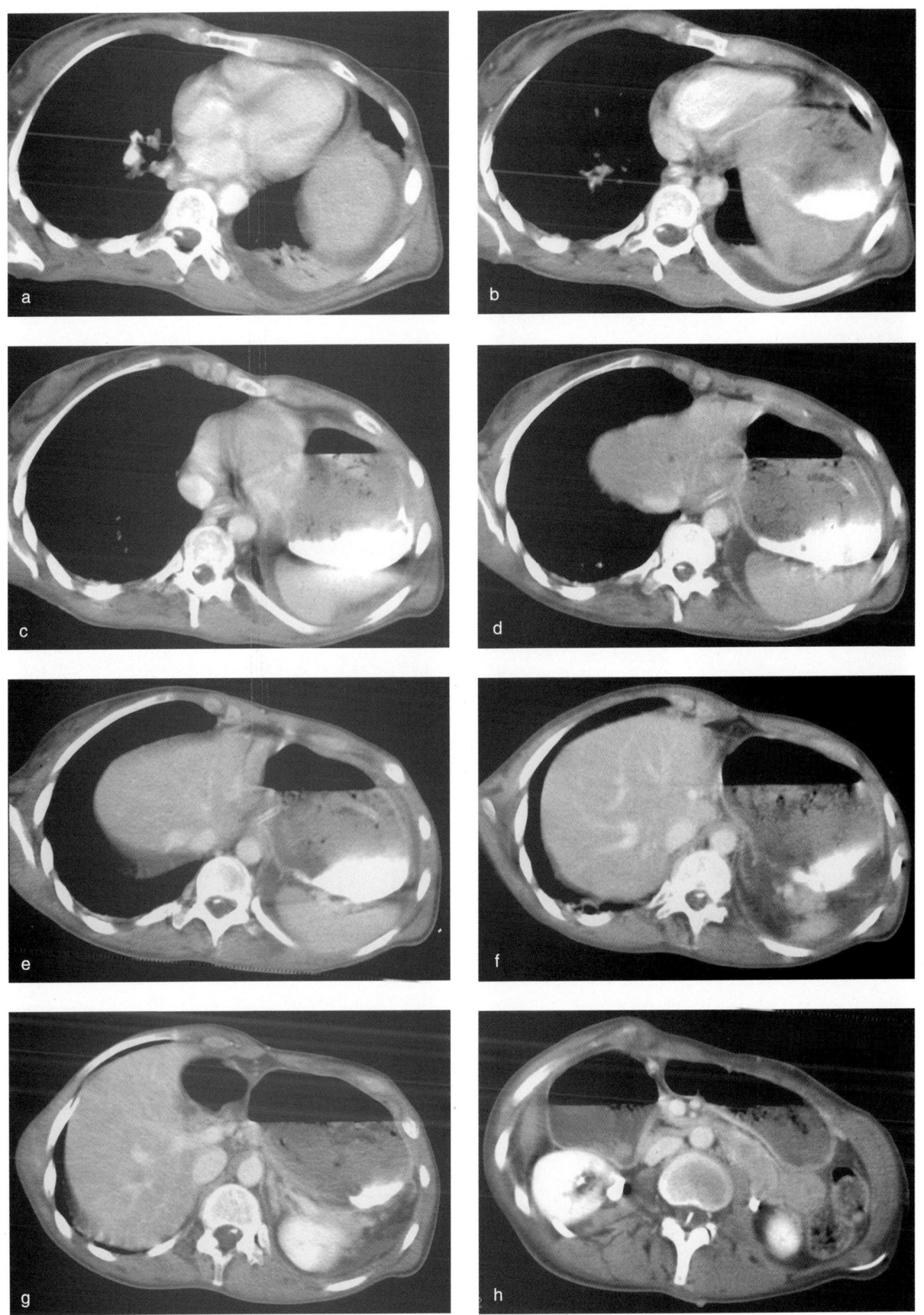

图 4.48 腹部 CT 检查高度怀疑由于 Treitz 韧带水平系膜根部与脊柱之间一过性压迫导致的功能性十二指肠狭窄

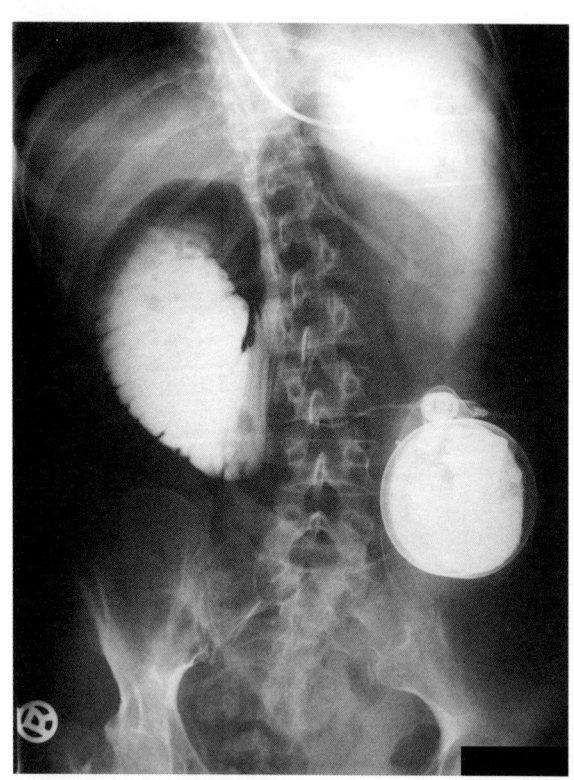

图4.49 上胃肠道泛影葡胺点片。由胃管注入的造影剂在扩张的胃和十二指肠聚集。十二指肠空肠曲以远的小肠和结肠显示正常积气。该检查证实了功能性十二指肠狭窄的CT表现

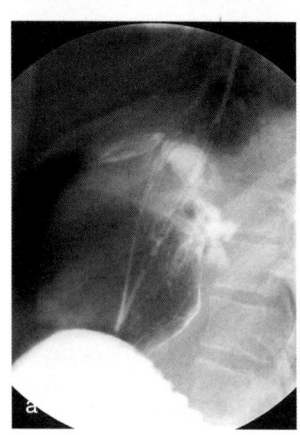 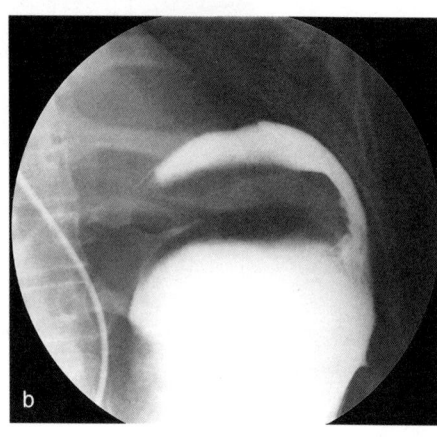

图4.50 第2天的上消化道点片显示起源于胃底后外侧壁的局限性胃穿孔。胃管尖部弯进远端食管

腹主动脉夹层动脉瘤/肠梗阻与肠炎

病史与临床检查结果

一位 68 岁的男性患者,因弥漫性上腹疼痛到他的家庭医生处就诊。医生通过超声诊断为粪石形成并注意到主动脉显著扩张,认为是腹主动脉瘤(AAA)。患者因可疑肠梗阻住院,住院超声确认了腹主动脉夹层动脉瘤的诊断。该患者随后被送到血管外科行动脉瘤修补术,2 次检查的图像没有随身携带。

术前按计划行 CT 血管成像,图像示主动脉及分支血管正常(图 4.51)。所有小肠袢不均匀扩张,内含水样密度液体。没有证据表明肠壁增厚(靶征)、固态梗阻性肠内容物或异常肠管内外积气。综合临床表现与放射检查后得出肠炎的诊断。

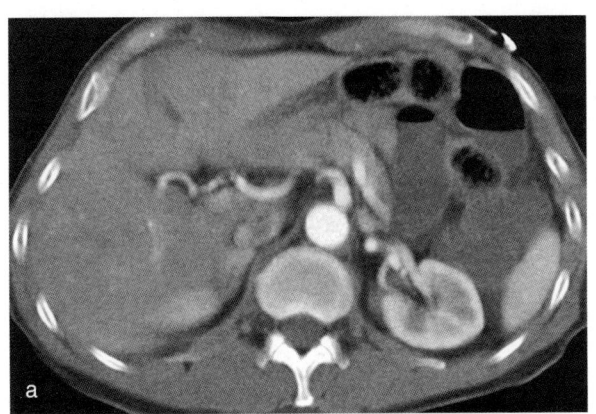

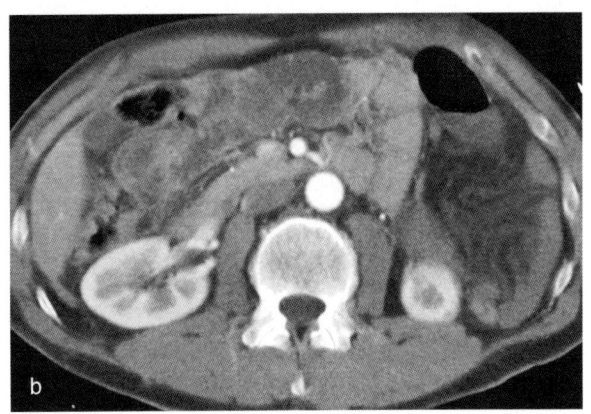

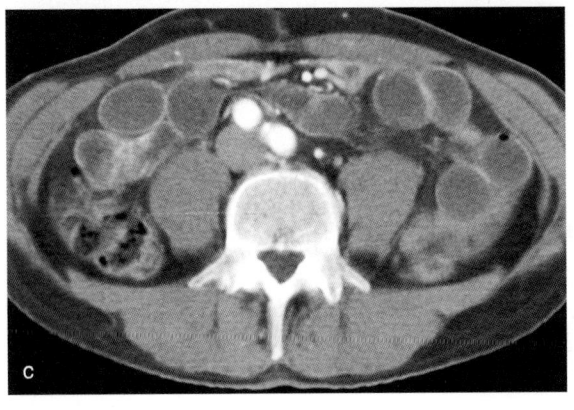

图 4.51 CT 血管成像

病例追踪与总结

进一步的临床诊疗过程确认了肠炎的诊断。

误判分析与防范策略

临床症状符合肠炎,其典型表现即弥漫性或刀绞样腹痛、呕吐和腹泻(黏液性或血性)。症状并非典型机械性肠梗阻或夹层腹主动脉瘤,上述疾病的临床表现往往从症状轻微或疼痛——由于血流减少(进行性主动脉管腔血栓,主动脉分支血管阻塞)所致,到周围结构压迫或急腹症。

肠炎的典型影像学表现为小肠袢全程扩张,其内充满水样密度或信号强度的液体。此表现易被超声检查证实。相反,超声不能发现或排除肠管梗阻,因为所有射入声波在梗阻造成的肠内气液平面被反射,而所有肠管气液平面均是不正常的,当正常蠕动停止而不能维持肠内容物混匀时,高密度物质沉积同时积气浮在其上方就会形成气液平面。此次误诊夹层腹主动脉瘤可能是由于把积液的肠袢误认为是主动脉。

机械性肠梗阻与功能性肠梗阻

定义 机械性肠梗阻有别于功能性(麻痹性)肠梗阻。二者分别由狭窄、肠腔梗阻或肠麻痹所致的胃肠排空中断所引起,均可危及生命。

临床表现 肠梗阻症状可能急性发作或渐进性发展(部分性梗阻),包括恶心、呕吐,肠内容物及气体潴留导致腹胀、刀绞样腹痛、打嗝和腹膜炎(触痛的腹膜刺激,即使没有系统性炎症表现)。有些患者病情进展,会表现为呕吐肠内容物。肠张力与蠕动的(反射)抑制伴随肠内容物淤积牵拉肠壁,导致局部血流受压,肠壁水肿,肠内液体与蛋白丢失产生系统性症状,如低血容量、血液浓缩、心输出量下降并可能休克。

病因学分类

1. 机械性肠梗阻

(1) 因管腔狭窄所致的肠排空中断,如炎性或肿瘤性狭窄、瘢痕、息肉、蛔虫、粪块、胆结石、吞入异物等原因导致的管腔阻塞,以及粘连、肠壁肿瘤或邻近器官粘连致肠扭结所导致的管腔压迫。

(2) 因嵌入疝、肠套叠或肠扭转致肠系膜动脉供血减少或中断所导致的肠梗阻。

2. 功能性肠梗阻

(1) 麻痹性肠梗阻:炎症源性:胰腺炎、阑尾炎、胆囊炎、腹膜炎等;代谢源性:糖尿病酸中毒,血尿,低钾血症等;激素源性:妊娠;反射源性:胆囊或肾绞疼,腹部手术早期并发症,过度充盈的膀胱,椎体骨折等;血管源性:肠系膜血管阻塞、静脉血栓;药源性:鸦片、抗抑郁药等。

(2) 痉挛性肠梗阻:铅中毒、卟啉症等。

3. 胎粪性肠梗阻(特殊类型) 胎粪是婴儿在宫内发育期形成的粪块。由于高胆汁含量而呈墨绿色,正常是在产后完全排出,由此黏性物质造成的末端回肠梗阻可致新生儿机械性肠梗阻。报道新生儿发病率约为1:20 000。胎粪型肠梗阻经常合并囊性纤维化。

参考文献及建议阅读

Fernbach SK. Neonatal gastrointestinal radiology. In: Gore RM, Levine MS, Laufer I, eds. Textbook of Gastrointestinal Radiology. Philadelphia: Saunders; 1994: 1 387 - 1 423

Veccioli A, De Franco A, Maresca G, et al. Small bowel: crosssectional imaging. In: Gore RM, Levine MS, Laufer I, eds. Textbook of Gastrointestinal Radiology. Philadelphia: Saunders; 1994: 789 - 801

麻痹性肠梗阻/机械性肠梗阻/穿孔

病史与临床检查结果

一位 34 岁的女性患者,因突发腹部绞痛入院。胃肠造影显示胃溃疡。因临床怀疑溃疡穿孔,当值医生对其行腹部平片检查,如图 4.52 所示。腹部平片显示小肠肠袢扩张,符合肠梗阻。排除了腹腔内游离气体。

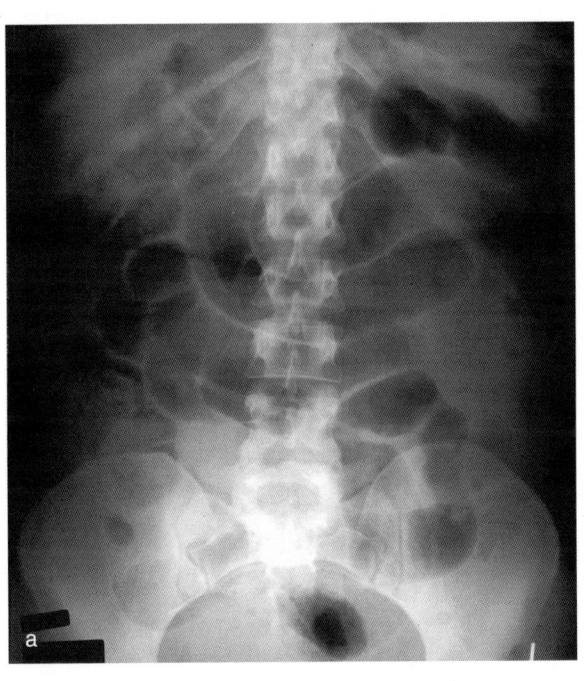 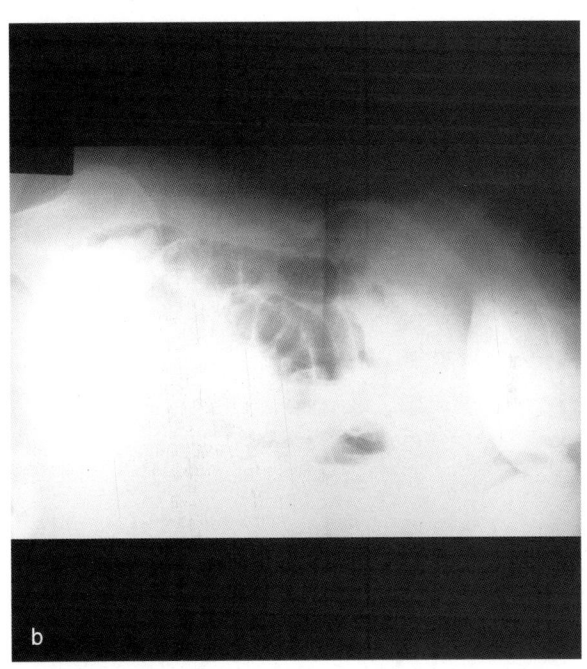

图 4.52 腹部平片显示与梗阻一致的小肠肠袢扩张。没有证据显示腹腔游离气体

病例追踪与总结

入院后 3 天患者临床情况进一步恶化并另行腹部放射检查。听诊闻及高调、金属样肠鸣音(表 4.3)。根据小肠肠袢显著扩张、小肠内液平、除直肠和乙状结肠外的结肠内无气(图 4.53)诊断为机械性肠梗阻。手术证实为 12 年前的阑尾切除术导致的粘连性肠梗阻。

误判分析与防范策略

2 次检查都显示机械性小肠梗阻的特征。左侧卧位(LLBP)扩张小肠肠袢内见气液平面与几乎不含气的结肠证明诊断正确。右半结肠内见到的气体是首次检查时顺行通过回盲瓣到达盲肠及升结肠的,是在急性梗阻发生前(图 4.54)。到第二次检查气体已到达乙状结肠,而小肠梗阻止了更多气体进入大肠。由于粘连是最常见的机械性肠梗阻原因,患者阑尾切除术后的病史本可以缩小鉴别诊断范围。考虑到机械性肠梗阻与麻痹性肠梗阻不同的治疗方法,影像报告应说明梗阻是机械性或非机械性的。

表4.3　各种类型肠梗阻的主要征象和症状

	疼痛	呕吐	腹胀	蠕动	影像
机械性肠梗阻					
高位小肠梗阻	通常较轻	立即	无	正常	梗阻近端十二指肠空肠扩张，回肠结肠无或少量气体
低位小肠梗阻	绞榨性	有	有	响亮、高亢甚至金属音、喷射音	梗阻近端小肠扩张，结肠无或少量气体
结肠梗阻	压迫性	晚发	有	响亮、高亢甚至金属音、喷射音	梗阻近端结肠扩张，远端结肠无或少量气体
绞窄性肠梗阻	急性发作	起初常有	加重	起初增加，后消失	绞窄近端小肠扩张，结肠无或少量气体
麻痹性肠梗阻	无	有	有	无	小肠及大肠均扩张

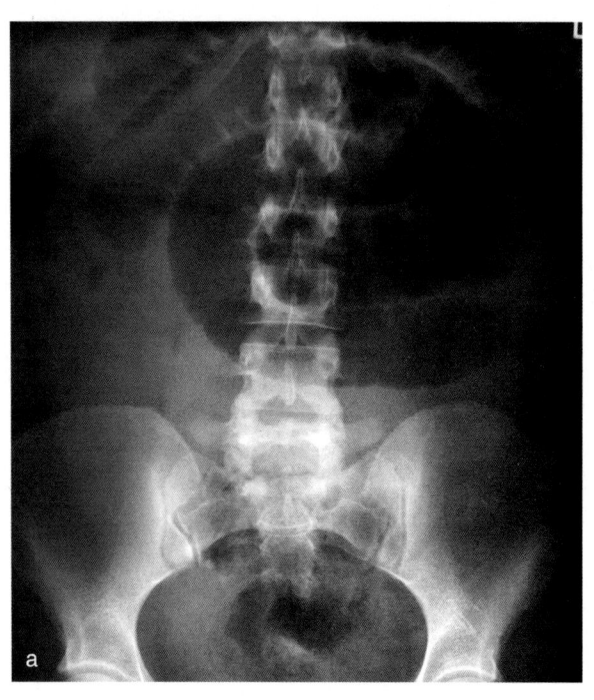

图4.53　入院后2天腹部摄片。机械性小肠梗阻

上消化道点片

水溶性对比剂的上消化道点片用于检查肠梗阻并试图确定梗阻是完全性或不完全性，在有些病例中也能够显示肠梗阻的原因。另外，由高渗对比剂导致的液体转移经常会改善肠道运输并减轻症状严重程度。

肠套叠

肠套叠是指一段肠管下垂并误套入邻近的对口肠段管腔内,主要发生于2岁以下的婴幼儿。大多数肠套叠发生于回肠与结肠间。结—结肠与回—回肠肠套叠较少见。在大多数病例中,肠套叠没有明确的原因。罕见病因包括Meckel憩室、息肉、重复囊肿、淋巴瘤和术后粘连。肠套叠临床可表现为反复的绞窄性腹痛,血性及黏液性排泄物,呕吐和圆柱形腹部肿块。复发性肠套叠不常见。超声可见肠套叠增厚的水肿肠壁呈"双环征"。对比剂灌肠可以确定回—结肠或结—结肠肠套叠并有助于减轻病情。肠套叠表现为结肠内圆形充盈缺损。对比剂包含水溶性等张溶液和/或气体。高于120 mm汞柱的压力不能用于缓解肠套叠。对比剂反流入末端回肠表示结—结肠或回—结肠肠套叠完全缓解。

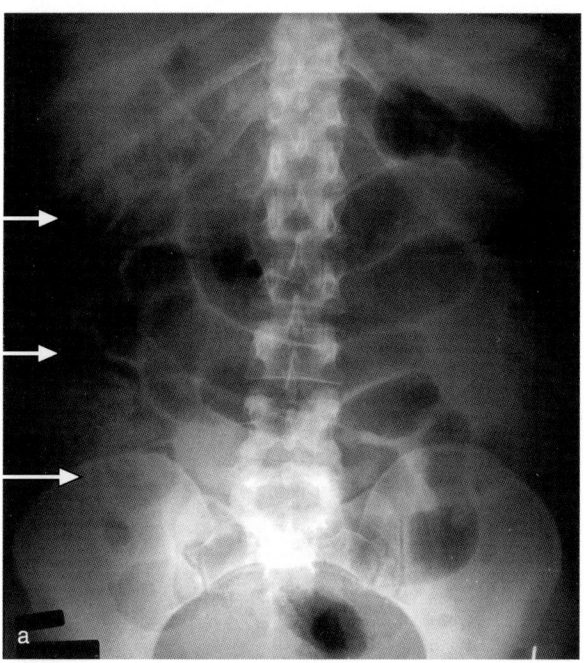 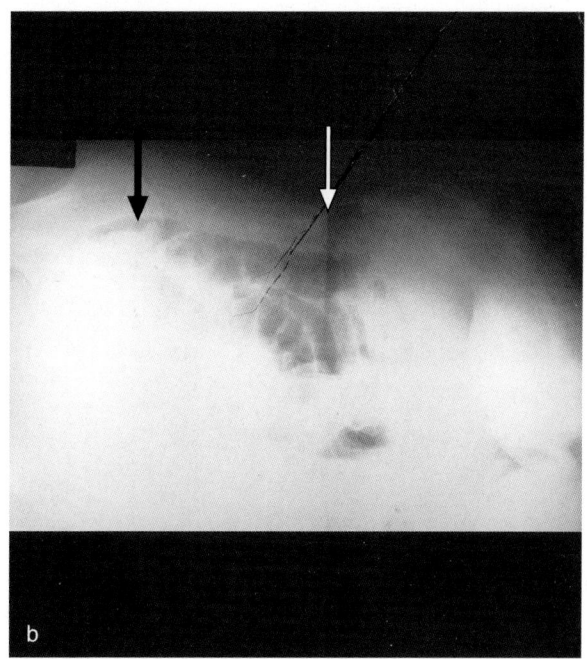

图4.54 腹部摄片显示机械性肠梗阻的特征(与图4.52比较)。箭头指示在梗阻之前通过回盲瓣的盲肠内与升结肠内的气体

参考文献及建议阅读

Gore RM, Levine MS. Textbook of Gastrointestinal Radiology. 3rd ed. Philadelphia: WB Saunders; 2008

扩张小肠袢/机械性肠梗阻/麻痹性肠梗阻/乙状结肠憩室/脓肿

病史与临床检查结果

一位 79 岁的男性患者，因不明原因的腹痛并逐渐加重入院。疼痛定位于中上腹部。实验室炎症标志物阳性（WBC 15.9×10^9/L，CRP 220 mg/L）。患者发热达 38℃。

5 年前患者因结肠癌行右半结肠切除术，之后无复发。近几年因韦格病接受单剂量环磷酰胺（Endoxan, Baxter Oncology）和激素治疗。由于累及肾脏致代偿性肾衰竭（血清肌酐 1.9 mg/L）。

入院第 4 天夜间，因临床怀疑乙状结肠憩室行腹部 CT 检查。在静脉、口服及经直肠给予对比剂后行 CT 检查。发现右下腹横径约 10 cm 的肿块，并见气液平面，认为是小肠的显著扩张肠袢（图 4.55）。CT 也显示邻近肠系膜弥漫性水肿。没有显示肠壁增厚或异常强化，也没有憩室征象。报告另描述肾脏水平以下主动脉动脉瘤并附壁血栓形成，腹部大血管及髂血管动脉粥样硬化。主动脉分支血管灌注正常。

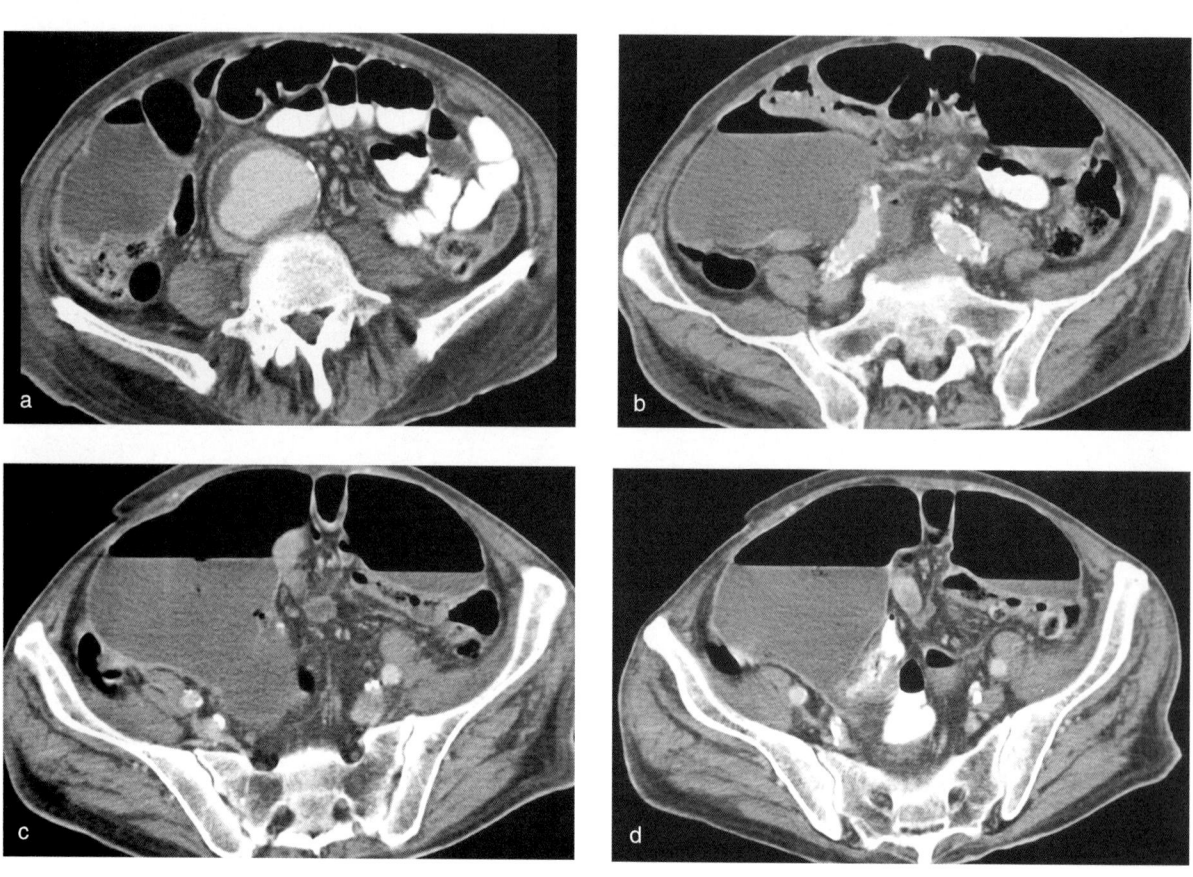

图 4.55 在静脉、口服对比剂及经直肠对比剂灌肠后腹部 CT 扫描。CT 图像示中腹部液性肿块并气液平面，为扩张的小肠肠袢。其他发现还有肾脏水平以下主动脉动脉瘤，腹部及髂血管动脉粥样硬化

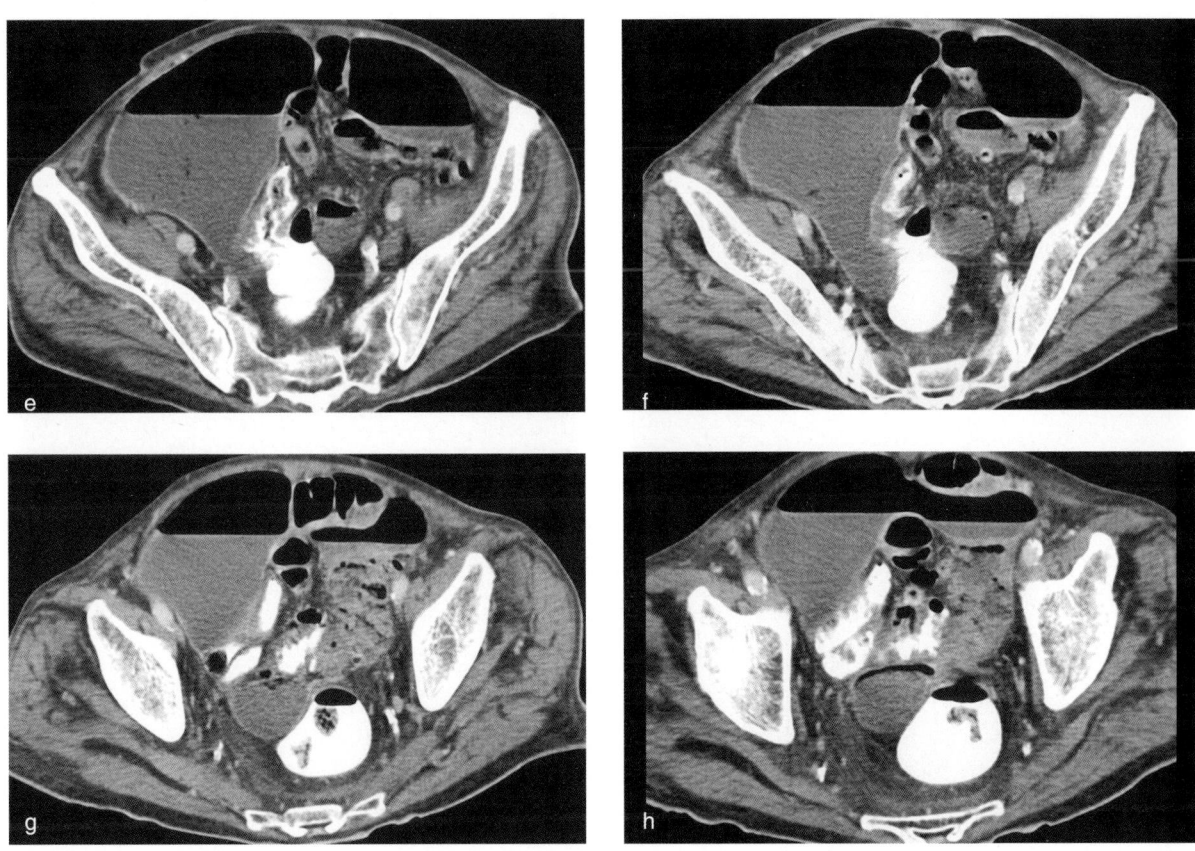

图 4.55（续） 在静脉、口服对比剂及经直肠对比剂灌肠后腹部 CT 扫描。CT 图像示中腹部液性肿块并气液平面,为扩张的小肠肠袢。其他发现还有肾脏水平以下主动脉动脉瘤,腹部及髂血管动脉粥样硬化

病例追踪与总结

入院第 5 天患者的临床状况明显恶化,在入院第 7 天因怀疑机械性肠梗阻行开腹探查。手术显示乙状结肠憩室穿孔导致腹腔脓肿形成,脓腔引流大约 2 L 脓液。患者术后密切观察,最后因肾衰竭及败血症死于术后第 6 天。

误判分析与防范策略

CT 所示含气体及液体的肿物并非扩张的小肠肠袢,而是一个继发于穿孔性憩室炎的巨大腹腔脓肿。增厚发炎的壁腹膜被误认为肠壁增厚。后续的发现提示正确的诊断:

- 积气、积液与小肠不通。
- 气液积聚与狭窄的肠壁增厚的一段乙状结肠直接接触（见图 4.55e – g,4.56）。
- 可见对比剂从壁增厚段乙状结肠溢出（见图 4.55d – f,4.56a）。
- 孤立憩室可见于远段乙状结肠（见图 4.55f、h,4.56）,这一点支持乙状结肠憩室炎的可疑诊断。

通过恰当分析影像所见结合观察直肠内对比剂的分布本可以得到正确诊断。任何存在的疑问都可以通过诊断性 CT 引导下活检得到解答。

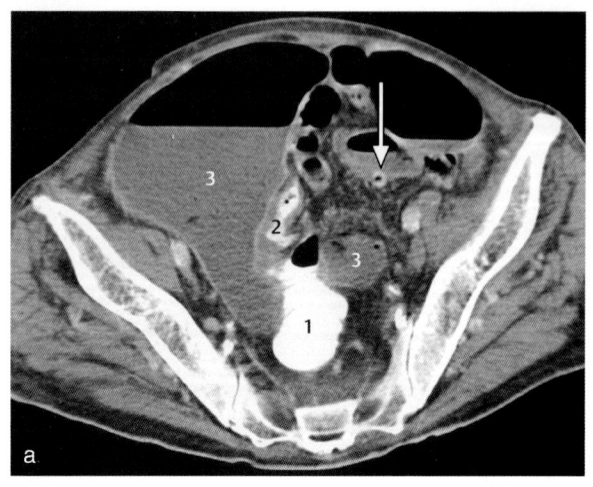 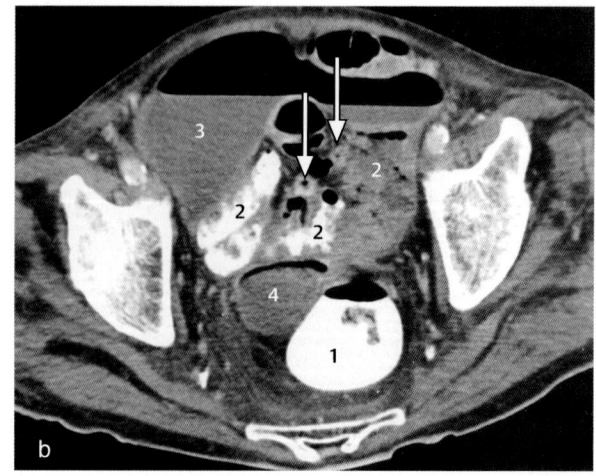

图4.56 CT发现的体层分析。箭头指示壁增厚的乙状结肠憩室。a.图4.55 f注释。1:直肠乙状结肠,2:穿孔,3:含气液平面的腹腔积液;b.图4.55 h注释。1:直肠,2:乙状结肠,3:含气液平面的腹腔积液,4:含气液平面的腹膜直肠血管间隙积液

腹膜炎

腹膜腔弥漫性炎症称腹膜炎,可导致局灶性脓肿形成。大约85%继发于胃肠道穿孔的腹膜炎患者能够通过及时手术和恰当的抗生素治疗治愈。死亡率5%~10%。

腹膜腔是一个由间皮细胞(壁层和脏层腹膜)围成的封闭无菌腔隙。腹膜腔包裹着小肠、脾、肝脏并有大约50 ml浆液。腹膜腔内细菌被局部的巨噬细胞吞噬或通过穿膈通路运到胸淋巴管、胸导管、血管内,并被宿主防御系统消除。细菌的侵入及增殖导致腹膜炎(结果:腹腔内分泌物、炎性增厚的壁层及脏层腹膜及脓肿形成)。腹膜炎的几种类型可以相互区分。

原发性腹膜炎 原发性腹膜炎是由不经穿孔的空腔脏器进入腹膜腔的入侵菌造成的。通常发生于有腹水或腹膜透析的患者。原发性腹膜炎最常见的致病菌是大肠埃希菌和其他革兰阴性菌、金黄色葡萄球菌、粪肠球菌和乳酸肠球菌,偶尔为念珠菌属。一般只有一种致病菌。

继发性腹膜炎 继发性腹膜炎由于穿孔的空腔脏器内微生物进入腹膜腔。致病菌数量和范围随胃肠道运输而增加。1 μl胃液正常包含$10^2 \sim 10^3$个细菌,而1 g排泄物含$10^{11} \sim 10^{12}$个细菌。与结肠相似,当小肠通过受损,局部微生物增殖直到小肠内菌群增加。因为不同微生物生长特征不同,微生物之间的协同作用和初始炎症期宿主防御的影响,构成正常小肠肠道菌群的广谱菌群降至2~3种主要致病原(最显著的是大肠埃希菌,肺炎克雷伯菌,粪肠球菌,乳酸肠球菌,脆弱杆菌,梭形菌,消化球菌和消化链球菌属)。

第三型腹膜炎 第三型腹膜炎发生于继发性腹膜炎细菌的持续污染,尽管有针对大多数革兰阴性需养菌和厌氧菌的标准抗微生物治疗,炎性积液、积脓没有从腹膜腔引流。主要累及有潜在消耗性疾病的老年患者。即使较小侵蚀能力的菌属在这种情况下也可以增殖(例如表皮葡萄球菌,白色念珠菌,绿脓假单胞菌)。

参考文献及建议阅读

Dunn DL. Intraabdominel Infection. In: Cameron JL, ed. Current Surgical Therapy. 7th ed. St. Louis: Mosby; 2001: 1 283 – 1 286

Gore RM, Levine MS. Textbook of Gastrointestinal Radiology. 3rd ed. Philadelphia: WB Saunders; 2008

恰当的诊断检查/漏诊/过度诊断

病史与临床检查结果

一位46岁的男性患者,患CDC C3期HIV感染数年。因怀疑HIV脑病和进展性多灶性白质脑病(PML)收入院。他还患有隐孢子虫肠炎、肛周带状疱疹、结节性淋巴腺炎、脑弓形虫病、外源性抑郁、周围性多神经病和CMV视网膜炎,预后不良,后按患者自己和家人意愿出院回家,当时没有胃肠道不适。唯一的药物治疗是由他的家庭医生给予的吗啡。

4天后患者因急腹症的临床表现被送到急诊室,11:50的腹部摄片显示小肠、大肠积气扩张,胃肠道连续充气直达直肠,小肠和结肠见散在气液平面(图4.57)。

放射科医生与临床负责医生电话讨论了下一步处理,因怀疑是麻痹性肠梗阻,遂确定下一步行上消化道碘对比剂点片检查(图4.58)。口服对比剂后,腹部摄片于13:04,14:13和18:15进行。最后报告显示麻痹性肠梗阻是最可能的诊断,建议使用缓泻药。

病例追踪与总结

患者于最后一次放射检查后2 h死亡。

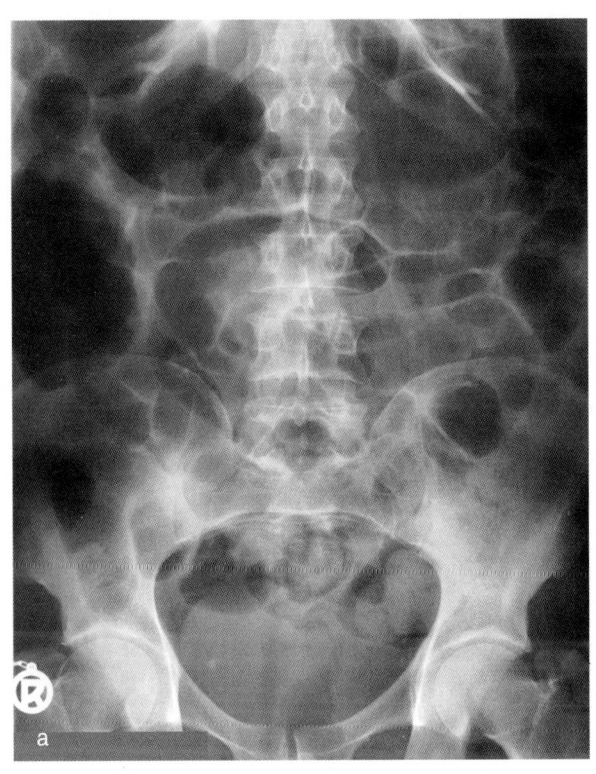 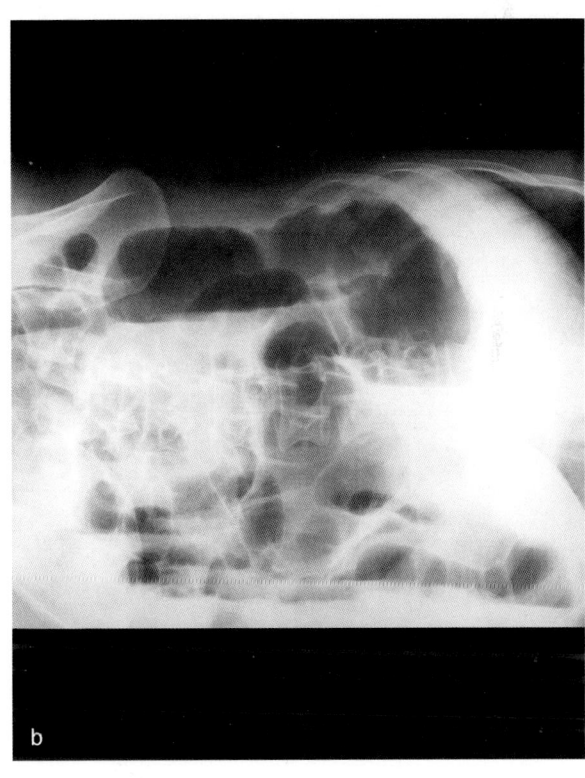

图4.57 11:50摄片。报告描述了小肠及大肠液平,无游离气体。a.仰卧位摄片;b.左侧卧位摄片

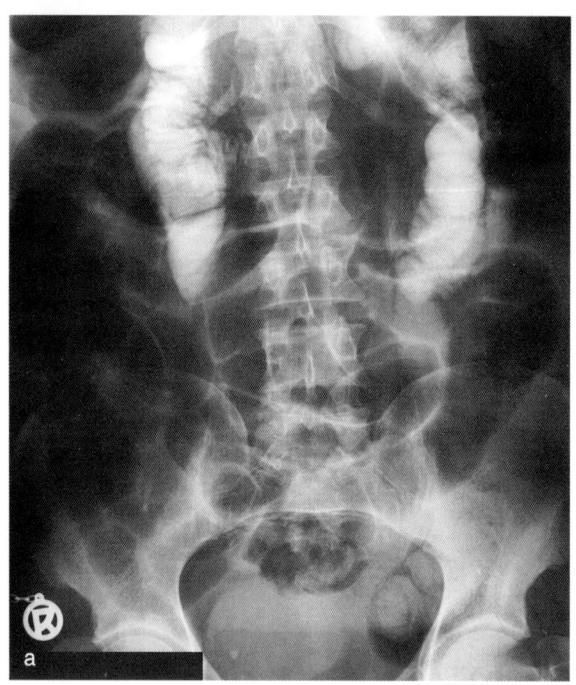 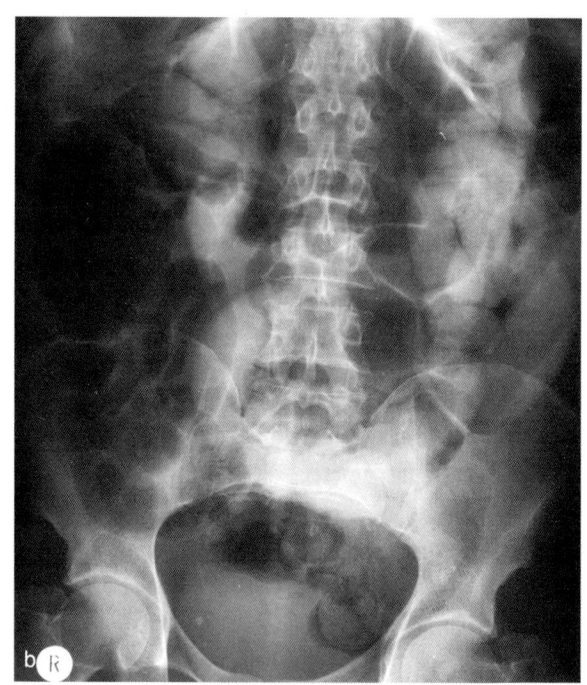

图 4.58 上消化道泛影葡胺点片示麻痹性肠梗阻征象。a. 13∶04 摄片；b. 18∶15 摄片

误判分析与防范策略

患者因吗啡治疗而伴随肠蠕动刺激减弱导致麻痹性肠梗阻（表 4.4），腹部平片已经显示典型的麻痹性肠梗阻特征，即胃肠道直到直肠连续积气，小肠、大肠扩张和肠气液平面。不应使用碘对比剂的上消化道点片，而且诊断检查是过度的，因为首次摄片已可以诊断。在其他情况下，口服碘对比剂如泛影葡胺可以做建立在临床治疗依据上的调整，因为高渗介质可以通过使肠间质液体向肠腔转移来刺激肠蠕动。虽然在标准的摄片规则中使用泛影葡胺是合理的，在这个病例中诊断检查是不恰当的。

表 4.4 麻痹性肠梗阻的可能原因

功能性	血管性
炎症中毒因素	动脉性梗阻
腹膜炎	栓塞
脓肿	血栓
中毒性接触	静脉性梗阻
代谢性因素	肠系膜上静脉栓塞
电解质紊乱	门静脉栓塞
蛋白质缺乏	肿瘤梗阻
反射因素	慢性动脉性梗阻
异常输尿管蠕动	非闭塞性肠系膜缺血
脊椎骨折	血管炎
腹膜后血肿	结缔组织病
神经因素	
药物因素	
吗啡等	

参考文献建议阅读

Gore RM, Levine MS. Textbook of Gastrointestinal Radiology. 3rd ed. Philadelphia：WB Saunders；2008

小肠/大肠机械性肠梗阻

病史与临床检查结果

一位52岁的女性患者,主诉腹痛、呕吐、近3天便秘,来急诊室就诊。既往史:有10年前行肠梗阻手术史,8年前因骨肉瘤行左半骨盆切除术史。腹部超声除显示显著扩张的含气液平面小肠肠袢外,无其他异常。据此腹部平片诊断为机械性小肠梗阻(图4.59)。

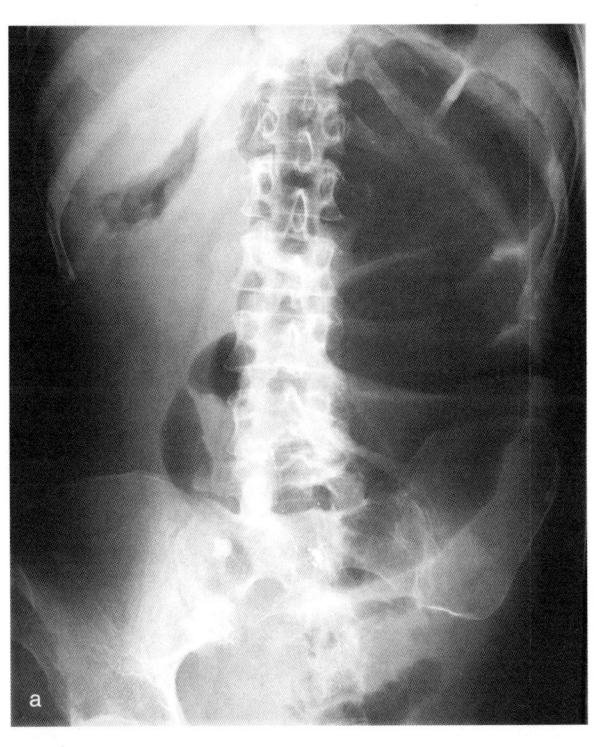
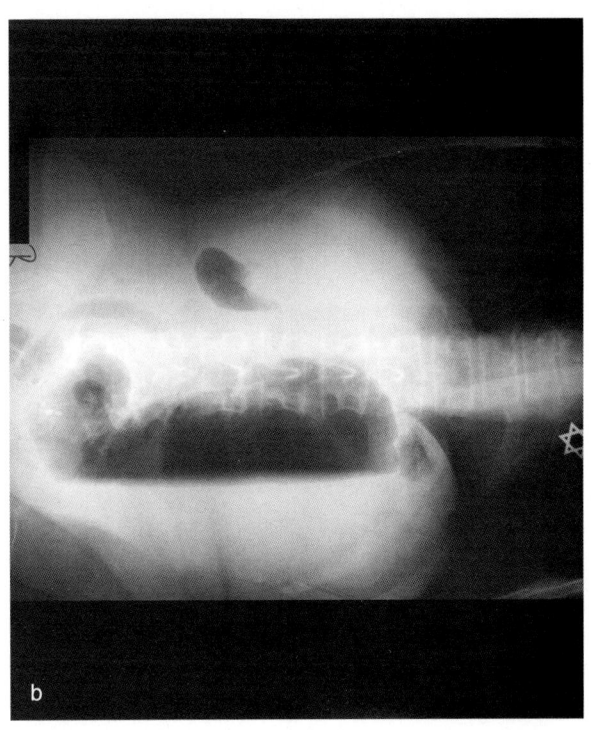

图4.59　2个方位腹部平片均显示了机械性小肠梗阻的特征

病例追踪与总结

手术治疗准备时,外科医生要求水溶性碘对比剂灌肠(图4.60)。检查示小肠机械性肠梗阻。术中发现为一粘连性肠梗阻。行回盲部切除吻合术。患者术后恢复正常。

误判分析与防范策略

将扩张的含气肠袢定位到回肠很难,因为标志性的瓣膜皱襞绝大部分被扩张及进展期肠壁水肿拉平。然而以下征象仍然提示正确诊断:瓣膜皱襞在有些肠袢仍然是可辨认的(图4.61a);左侧卧位腹部摄片显示在左侧腹部扩张的小肠肠袢(图4.61b)。这些扩张的肠袢在仰卧位片看不到。右侧腹部小肠袢受机械性肠梗阻影响而液体充盈,以致于无法把积液的肠袢与周围软组织鉴别开。

意外发现包括一个骶椎腰化移行椎,曾行L6～S1椎板切除术,以及之前脊髓造影的油质造影剂残留,一般不会吸收。

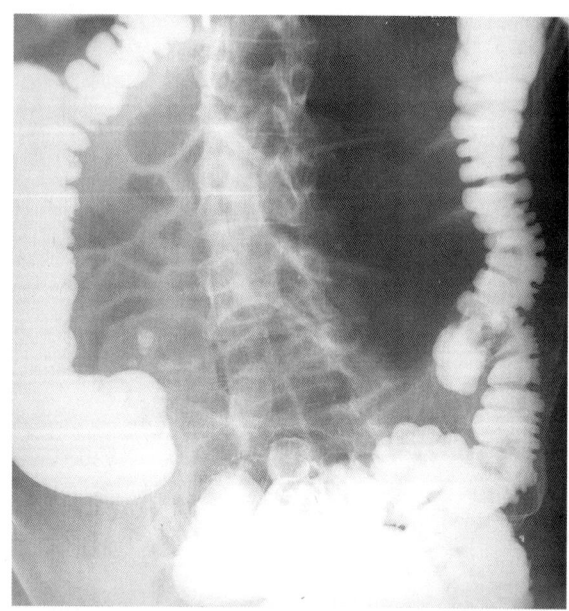

图4.60 对比剂灌肠显示正常结肠和小肠机械性肠梗阻

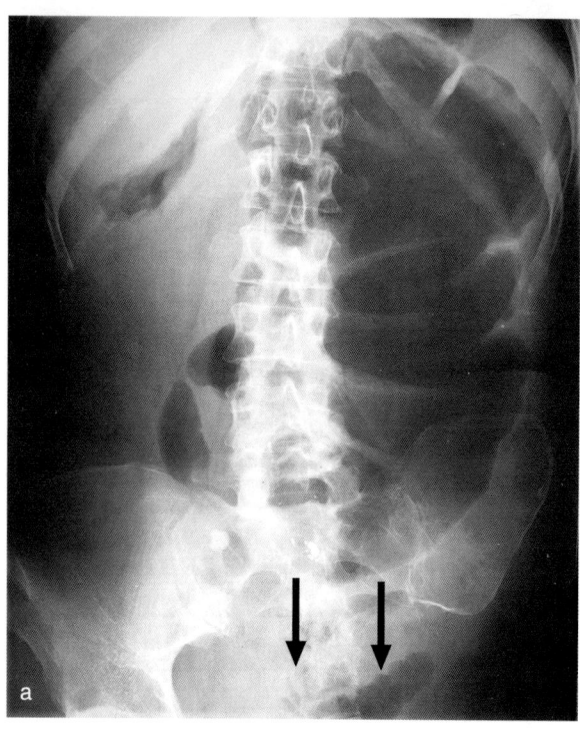
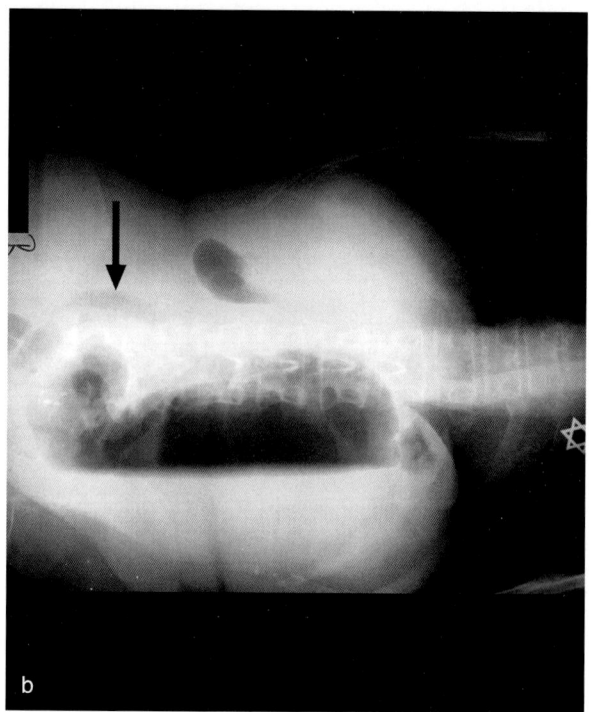

图4.61 2个角度的腹部平片(参照图4.59a,b)显示小肠机械性梗阻征象,明显扩张的小肠和少量结肠气体。偶然发现:腰骶移行椎,曾行L6～S1椎板切除术,左半骨盆切除术,之前脊髓造影的油性造影剂残留。a.仰卧位腹部摄影,瓣膜皱褶(箭头);b.左侧卧位腹部摄影显示肠结构(箭头)和内容物依重力改变

参考文献及建议阅读

Gore RM, Levine MS. Textbook of Gastrointestinal Radiology. 3rd ed. Philadelphia: WB Saunders; 2008

腹腔内气体？

病史与临床检查结果

一位50岁的男性患者，因急腹症临床表现入院。疼痛定位于中腹部。实验室炎性指标升高（WBC 14.7×10^9/L，CRP 230 mg/L）。体温38℃。患者以前因溃疡性结肠炎行结肠切除并回肠造瘘术，并患慢性丙肝、肝硬化数年，肝功能Child C级。

为检出或排除胃肠道穿孔，患者行腹部摄片（图4.62）。腹部平片示右上腹部液平面。

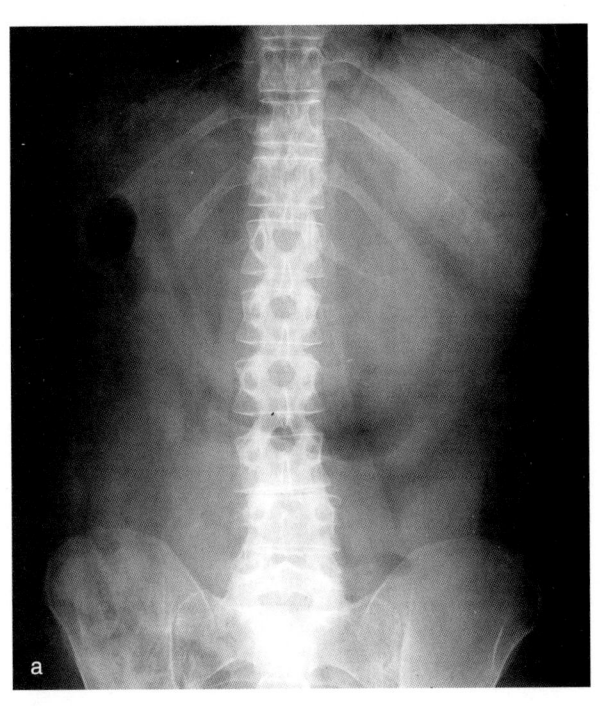
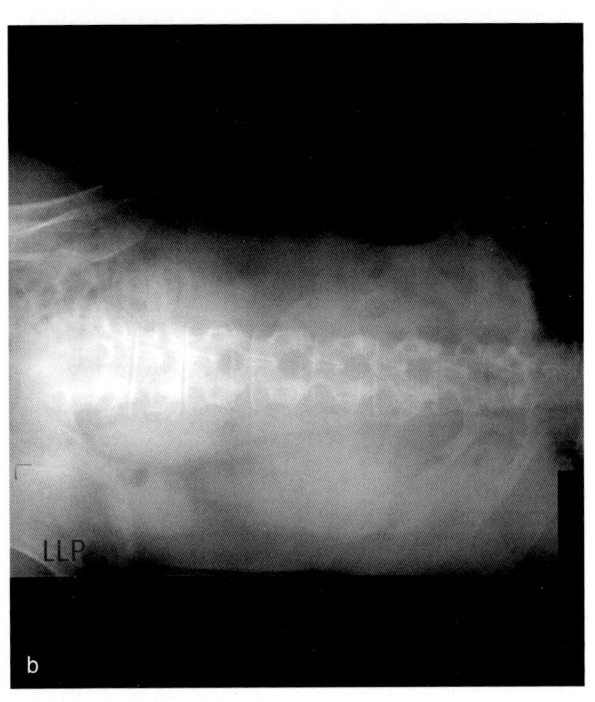

图4.62 腹部摄影显示未知原因的右上腹液平而无肠管扩张

病例追踪与总结

考虑到患者临床情况的严重程度，同一天行腹部CT检查（图4.63）。检查示全腹部局限积气。所有小肠袢几乎完全被液体充填。空肠回肠管壁增厚，有对比增强。检查还显示弥漫性、不均匀的系膜水肿。这些发现解释为胃肠道穿孔并腹膜炎。其他偶然发现有结肠切除后表现及回肠造瘘、肝硬化。

后续手术证实了胃溃疡穿孔并导致弥漫性腹膜炎。

误判分析与防范策略

由于结肠切除术后的粘连，胃穿孔进入腹腔的气体没有自由分布而是积聚在右侧腹部围成的腔隙里，仰卧位（见图4.62a，4.63）、俯卧和左侧卧位图像均有显示（见图4.62b）。腹部平片阅片时，本该注意到在一个结肠切除术后的患者肝脏上方的气体和气液平面是不正常的（图4.64）。因为气体不应在空肠及回肠里，所有这些积气没有可见的皱褶瓣膜改变。回顾胃体和胃窦的扩张，正是反射性麻痹的表现。

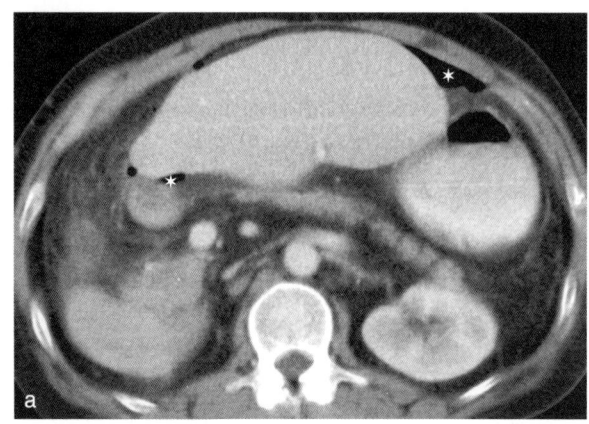
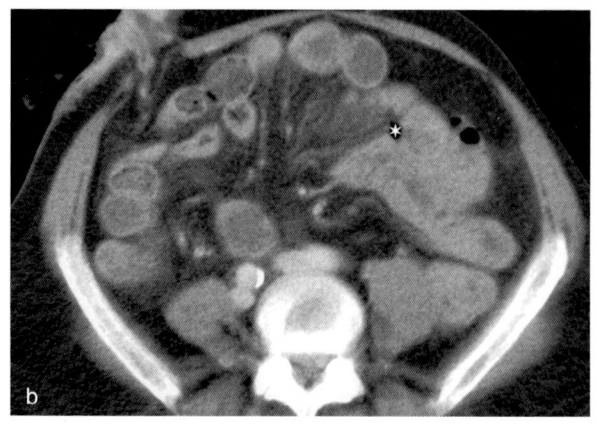
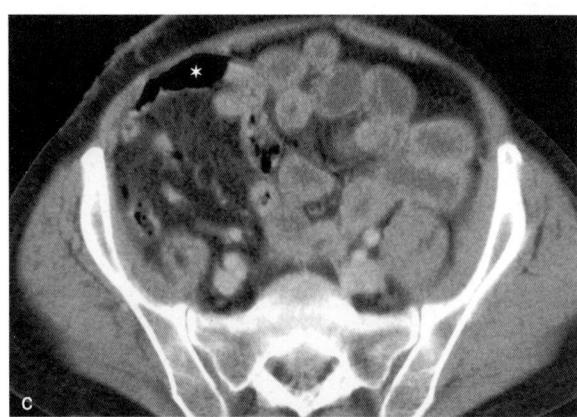

图4.63 口服对比剂后腹部CT检查显示腹腔内因胃溃疡穿孔所致局限性积气(星号)。CT图像表现伴有肠壁增厚及肠系膜异常强化的腹膜炎,肠系膜弥漫性水肿是因肠麻痹积液膨胀所致。患者曾行右下腹结肠及回肠手术

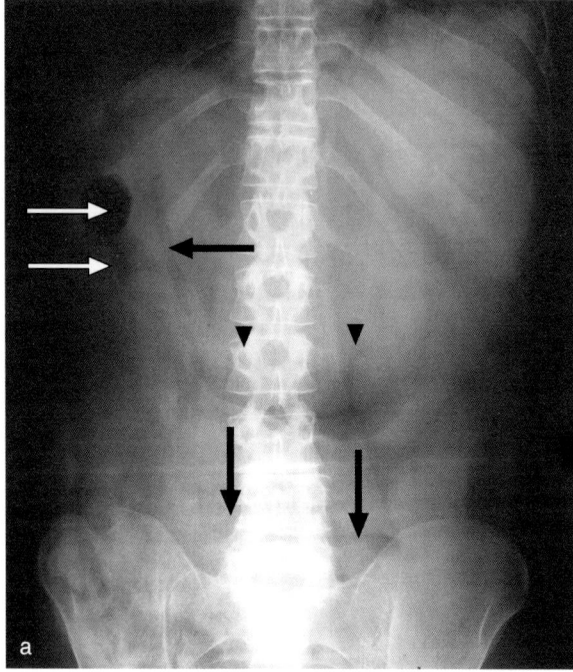
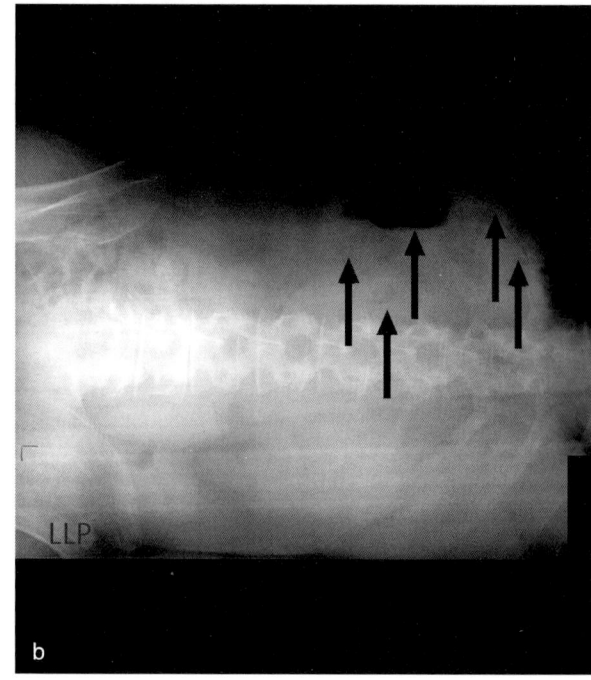

图4.64 腹部摄片中积气(长箭头)在这个结肠切除术后的患者与胃肠道内气体不一致。尤其是肝上和上腹部投照显示的积气内,可见孤立的气液平面。胃窦胃体的扩张是麻痹造成的(短箭头)

腹部空腔脏器穿孔

胃肠道穿孔的影像标志是观察到腔外气体。穿孔脏器(回肠，空肠，横结肠，乙状结肠)产生的游离气体可以在全腹膜腔内扩散。腹膜后穿孔(十二指肠，升结肠，降结肠)导致相应腹膜腔区的积气。如果漏出液体和气体，就可以看到水平位平片和CT扫描见到的气液平面。这是气液平面的少见原因，不应误诊为肠梗阻。气腹见于75%~80%手术证实的穿孔。假阴性可能是由于局限性穿孔部位早期封闭，穿孔肠段缺乏气体，粘连存在或检查本身的技术缺陷(过量曝光，没有或不完整的侧位成像)。

腹部平片 检测游离气体常需要水平投照(一般为立位或左侧卧位)。患者成像前应保持成像体位至少10 min让腹腔气体重新分布。据报道，可检测到的最小腹腔游离气体量是1~2 cm^3。正确曝光的左侧卧位平片能够检出90%病例的游离气体，而仰卧位平片只能检出55%穿孔患者的游离气体。

计算机体层摄影(CT) CT检测腹腔内游离气体及粘连包裹的腹腔内或腹膜后积气较传统平片敏感性和特异性更高。CT通过评价胃肠壁及周围组织以确定穿孔部位、穿孔原因(表4.5)及相关疾病。螺旋CT更容易显示穿孔部位。

表4.5 腹膜内或腹膜后空腔脏器穿孔的常见病因和鉴别诊断

气腹病因	假性气腹病因
胃溃疡或十二指肠溃疡穿孔	Chilaiditi综合征(肝与膈间位肠曲征)
阑尾炎穿孔	膈下脂肪
乙状结肠憩室炎穿孔	基底部气胸
Meckel憩室穿孔	空腔脏器扩张
中毒性巨结肠穿孔	肝与膈间网膜囊脂肪
胆囊穿孔(积脓，积液)	膈下脓肿
小肠溃疡穿孔	
子宫穿孔或破裂	
输卵管破裂(输卵管积脓，异位妊娠)	
肾盂肾盏系统穿孔	
小肠缺血坏死	
创伤性空腔脏器破裂	
Iatrogenic穿孔	
异物穿孔	
腹膜透析	
气胸(先天性经膈胸腹通路)	

参考文献及建议阅读

Earls JP, Dachmann AH, Colon E, Garrett MG, Molloy M. Prevalence and duration of postoperative pneumoperitoneum: sensitivity of CT vs. left lateral decubitus radiography. Am J Radiol 1993;161:781–785

Ghekiere O, Lesnik A, Hoa D, Laffargue G, Uriot C, Taourel P. Value of computed tomography in the diagnosis of the cause of nontraumatic gastrointestinal perforation. J Comput Assist Tomogr 2007;31:169–176

Grassi R, Romano S, Pinto A, et al. Conventional plain film ultrasonography and CT in jejuno-ileal perforations. Acta

Radiol 1998;38:52-56

Grassi R, Pinto A, Rossi G, et al. Gastroduodenal perforations: conventional plain film, US and CT findings in 166 consecutive patients. Eur J Radiol 2004;50:30-36

Hainaux B, Agneessens E, Bertinotti R, et al. Accuracy of MDCT in predicting site of gastrointestinal tract perforation. Am J Radiol 2006;187:1 179-1 183

Stapakis JC, Thickman D. Diagnosis of pneumoperitoneum: abdominal CT vs. upright chest film. J Comput Assist Tomogr 1992;16:713-716

胃切除术后表现/结肠穿孔/术后脓肿/肠梗阻

病史与临床检查结果

一位65岁的女性患者,曾因贲门癌行胃切除术并食管空肠吻合及Roux-en-Y式吻合术。现因急腹症探查行腹部CT。当值医生的书面报告描述了肝周及胆床区少量腹水、之前的胃切除术并Roux-en-Y式吻合术及部分性肠梗阻(图4.65)。

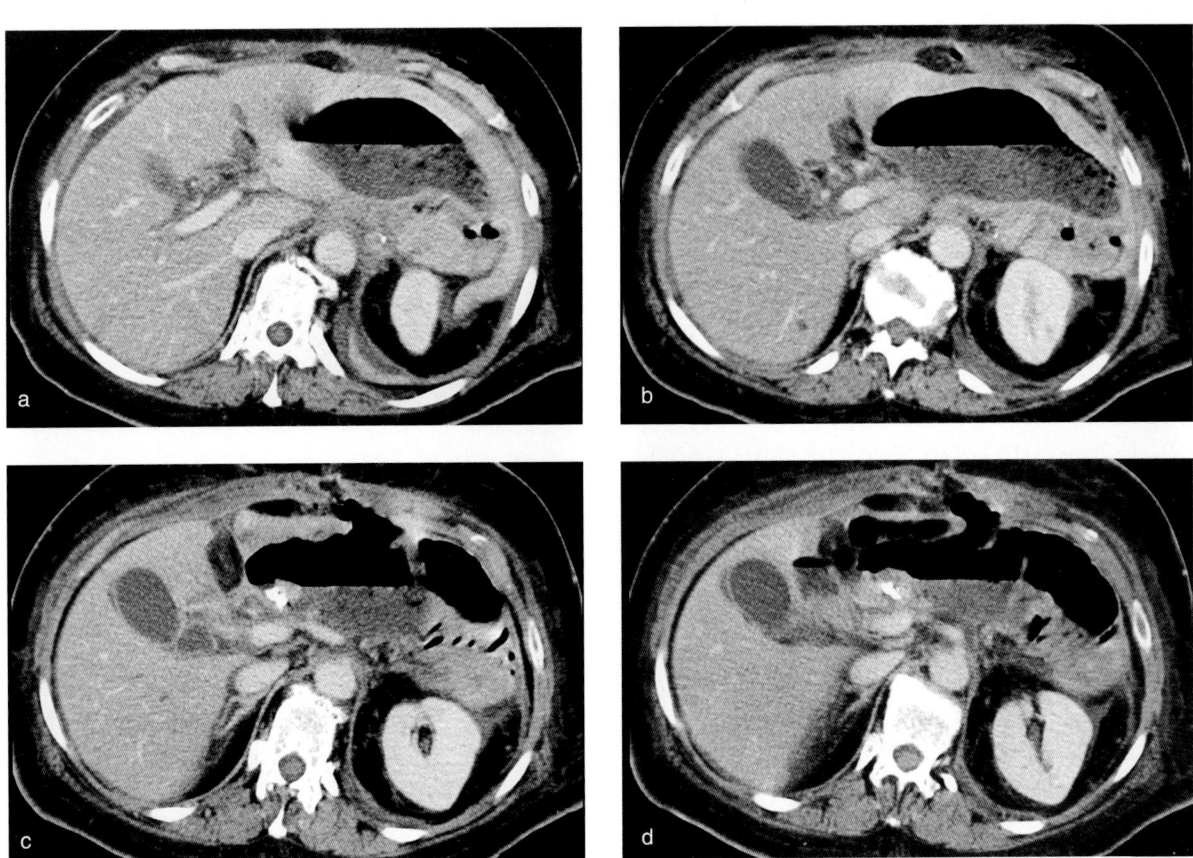

图4.65 腹部CT检查示个体发育不良的肝囊肿(鉴别诊断:转移瘤);仅肝周及胆床区少量腹水;之前的胃切除术并Roux-en-Y式吻合术;部分性肠梗阻

病例追踪与总结

入院第2天常规复习上次所拍CT片发现,起自横结肠的腔外气液积聚并向前延伸至中线,剖腹手术的肌肉部分向头端延伸至腹膜腔左前部分,向后延伸至(胃切除)之前的小网膜囊。在右前部亦见气体。怀疑横结肠穿孔,对比剂灌肠明确了诊断(图4.66)。当日行横结肠穿孔缝合术并做了保护性的回肠造瘘术。

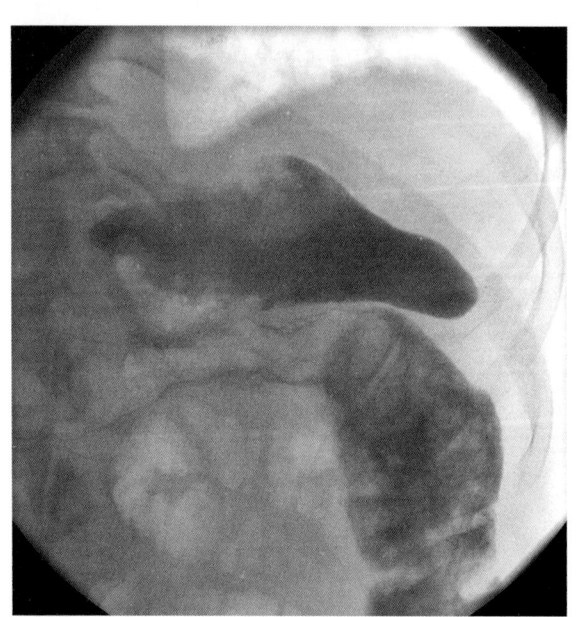

图4.66 对比剂灌肠显示结肠左曲近端的左侧部横结肠穿孔,示横结肠头侧的对比剂外漏

误判分析与防范策略

本例误诊是由于对平片解剖分析不充分(图4.67,4.68)。应发现起自横结肠的宽阔异常气道。即使在胃切除术后,前小网膜囊的宽阔气液平面也是非生理性的,应怀疑并发症。类似的右前腹膜腔的游离气体也不是胃切除术后的正常表现。初次读片失误延迟了手术治疗。患者经进一步治疗后病情平稳。

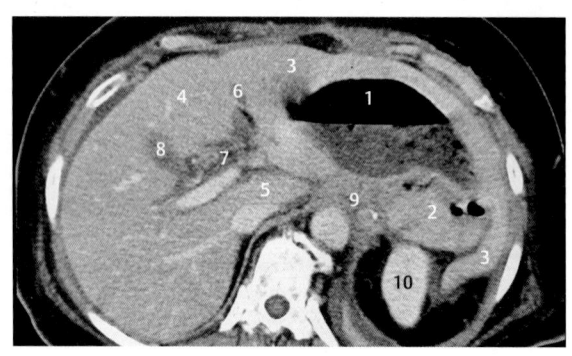

图4.67 CT发现的病理解剖分析(图4.65a)。1:原小网膜囊的气液平面;2:结肠左曲;3:肝左叶;4:肝右叶;5:尾状叶;6:镰状韧带;7:肝门;8:胆囊上极;9:内置胃管的食管;10:左肾上极

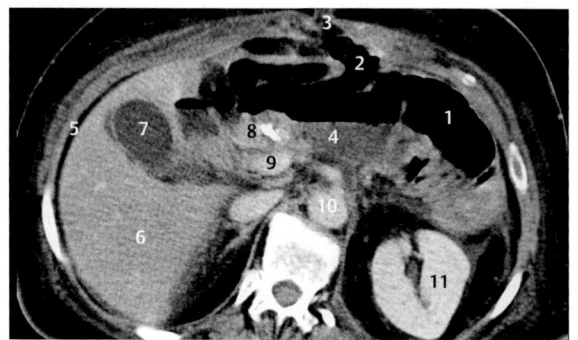

图4.68 病理解剖分析(图4.65d)。1:横结肠;2:穿孔;3:中线剖腹探查术;4:前小网膜囊的气液平面;5:右前腹膜腔的气体;6:肝右叶;7:胆囊;8:带胃管的移位空肠;9:门静脉;10:腹主动脉及腹腔干起始;11:左肾

腹腔内游离气体/肠扭转不良/正常表现

病史与临床检查结果

一位新生儿在出生第一天做俯卧位平片检查胃管位置。摄片显示气体在肝以上（图4.69）。该表现鉴别诊断包括腹腔游离气体和肠扭转不良。俯卧位摄片胸腹部显示胃肠道正常通气。所示气体不能证明气腹存在。考虑到临床表现正常并避免对新生儿的不必要应激，没有做右上腹置片的仰卧水平投照。3天后，临床表现依然正常，傍晚进行随访腹部卧位摄片，报告正常（图4.70）。

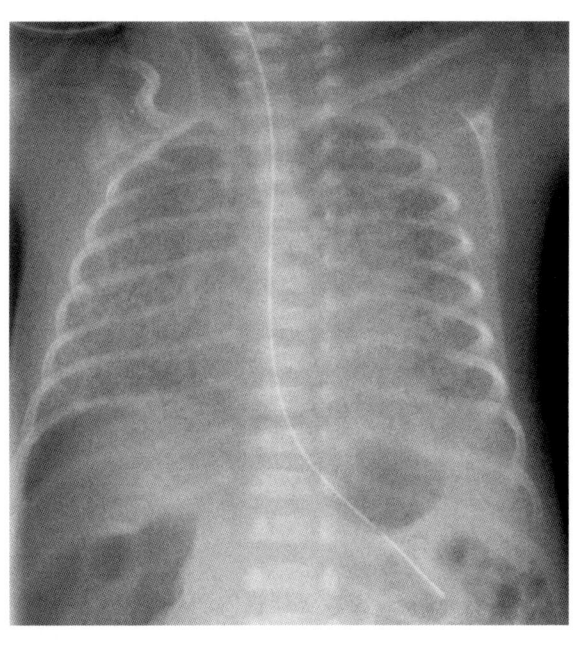

图4.69 仰卧位腹部摄片显示肝上游离气体：气腹或肠扭转不良。胃管位置正常

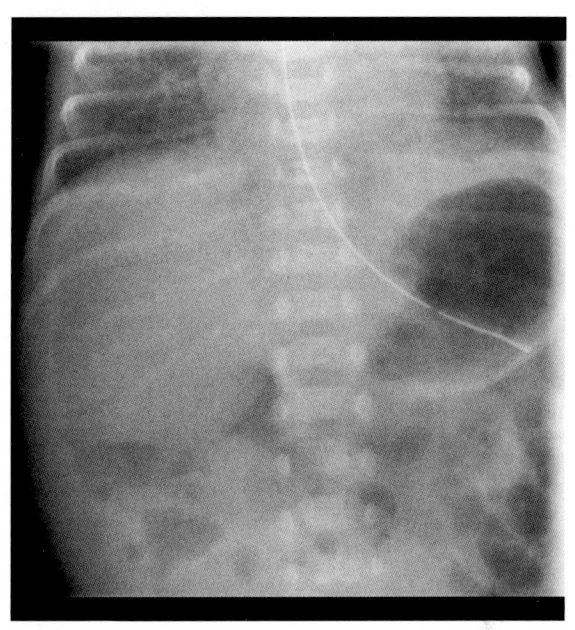

图4.70 3天后仰卧位腹部摄片显示正常，未见腹腔游离气体

病例追踪与总结

在常规回顾前一晚摄片时，对报告进行了修改。右上腹仰卧水平投照确认了腹腔游离气体的存在（图4.71），提示胃肠道穿孔。术中发现了距回盲瓣近端约30 cm的穿孔并缝合。对病程及影像表现的回顾性分析提示穿孔发生于宫内或分娩时。

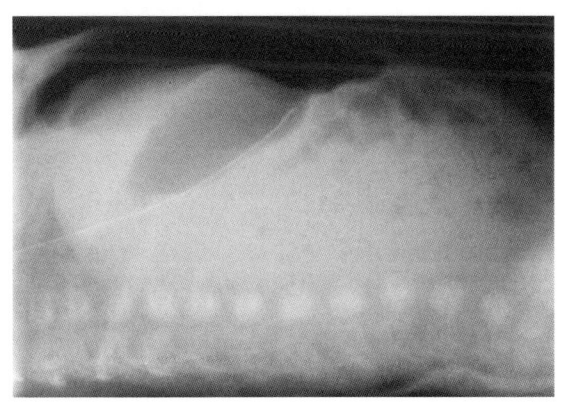

图4.71 在图4.70之后1天的仰卧位水平线束侧位腹部摄片显示气腹

误判分析与防范策略

患者仰卧位腹部摄片时腹腔气体会上升。前后位摄片中,游离气体量足够多时可以被发现,表现为类圆形、椭圆形透光区重叠于实质器官或肠道结构之上(见图4.69)。右上腹仰卧水平投照可以提供未重叠的角度以观察游离气体积聚在前腹壁下。所以这个病例应于生后第1天就通过第二角度腹部摄片确诊。

生后第3天的仰卧位腹部摄片显示了右上腹一个模糊透光区,符合游离气体。这个发现被忽视或误诊了(图4.72)。

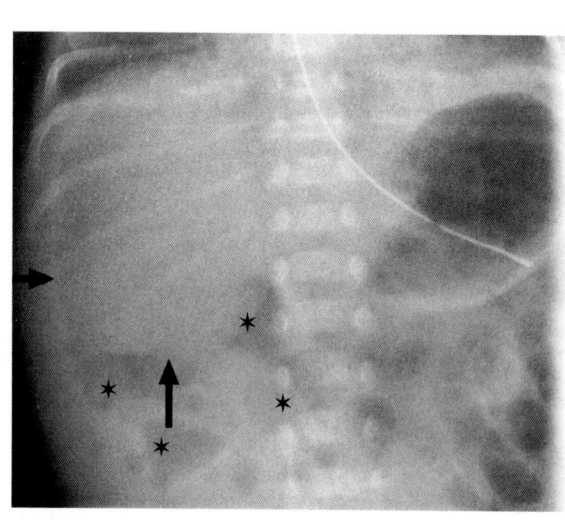

图4.72 肝上的游离腹腔气体显示为侧缘和下缘光滑的透光区(箭头),星号示结肠右曲和横结肠

腹部摄片/透视检查

病史与临床检查结果

一位61岁的男性患者,曾行食管切除胃代食管术。术后普外科医生嘱患者行十二指肠放射检查。放射技师行腹部摄片,图像见图4.73。

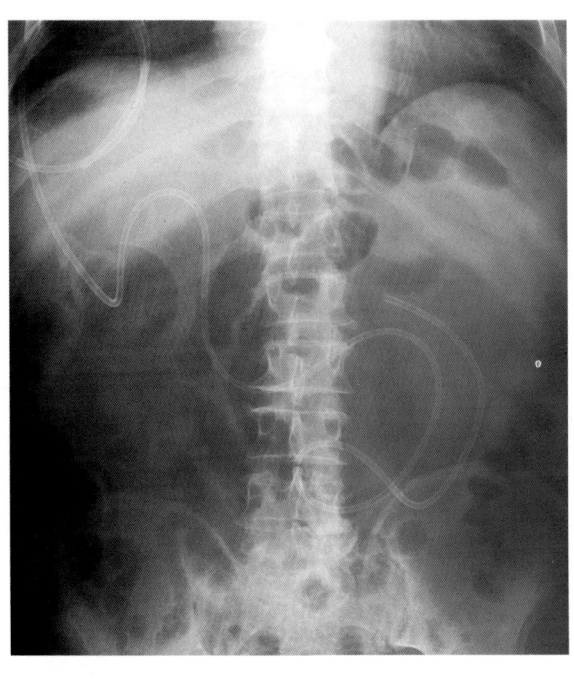

图4.73　腹部平片显示十二指肠饲管

病例追踪与总结

患者因远端食管癌做过胃代食管术。如果禁食持续数周,术后吻合口坏死应愈合。本次检查是用来发现或排除残余外漏。后续的经饲管注入对比剂透视检查显示正常术后表现。

误判分析与防范策略

依法本应由一位有资质的医师(这个病例里指放射科主治医师)核查检查指征和检查技术。从放射安全的立场并结合临床情况,该患者没有做腹部平片的合理指征。对比剂检查中的透视影像应予记录。

举例说明欧盟委员会提议的97/43/EURATOM指南是如何成为国家法律的

德国X线条例定义的"合理指征"(RöV)
RöV第2章指出应由一位具有放射安全经验的医生或牙医决定在医疗及牙科诊疗过程中患者是否及以何种方式接受X线照射。

RöV第23章第一段指出只有经一个具备相关资质的人(见24章第一节中的定义)确立了合理指征后,如已确定X线照射利大于弊,方可允许人体在医疗及牙科诊疗中直接接受X线照射。在这个决定后,可以考虑进行其他涉及到很少或没有X线照射的而有相应健康利益的处理。也可以通过咨询医师确定第一段中定义的合理指征……

RöV第24章第一节表示X线只有以下人员

在医疗及牙科诊疗中使用:

1. 认证医师或授权依此行医,具有必要的X线一般诊断和治疗应用中的放射安全经验的人(完全放射医师)。

2. 认证医师或牙医,或授权依此行医,在他们有限的X线使用领域中具备必要的放射安全经验(没有放射学认证的医师)。

3. 认证医师或牙医,或授权依此行医,目前没有必要的放射安全经验(专门培训中的医师)。

参考文献及建议阅读

American College of Radiology(ACR). ACR Practice Guideline for Diagnostic Reference Levels in Medical X-ray Imaging. http://www.acr.org/SecondaryMainMenuCategories/qualify_safety/RadSafety/RadiationSafety/guideline-diagnostic-reference.aspx(accessed November 10,2010)

Amis ES,Butler PF,Applegate KE,et al. American College of Radiology White Paper on Radiation Dose in Medicine. J Am Coll Radiol 2007;4:272-284. http://www.acr.org/Secondary MainMenuCategories/quality_safety/

Council Directive 96/29/EURATOM of 13, May 1996 laying down basic safety standards for the protection of the health of workers and the general public against the danger arising from ionizing radiation. http://ec.europa.eu/energy/nuclear/radioprotection/doc/legislation/9 629_en.pdf. (accessed January 10,2011)

Council Directive 97/43/EURATOM of 30 June 1997 on health protection in individuals against the dangers of ionizing radiation in relation to medical exposure, and repealing Directive 84/466/Euratom. http://ec.europa.eu/energy/nuclear/radioprotection/doc/legislation/9 743_en.pdf(accessed January 10,2011)

Sonnek C,Bauer B. Die neue Röntgenverordnung. Berlin:H. Hoffmann;2002

转移/阴性肿瘤发现

病史与临床检查结果

一位53岁的男性患者,2年前在其他医院做过无黑色素的黑色素瘤右侧腋窝淋巴结转移切除术。原发肿瘤未知,也不确定结节是局部淋巴转移还是血行转移。皮肤科医生推断3年和7年前的皮肤活检(右肩,acanthotic变异型脂溢性角化病;右锁骨上区,诊断为乳头状瘤复合痣)可能被误诊为良性,可能为原发肿瘤。全身PET/CT检查显示没有原发肿瘤或其他转移征象。患者于其后每隔大约3个月复查,包括临床检查,实验室标志物血清S-100β水平,颈部软组织、腋窝、腹股沟区超声检查。

初诊后2年,患者血清S-100β水平从0.07~0.14 μg/L升高到0.86 μg/L(<0.12 μg/L视为正常,0.12~0.20为临界值,>0.20为异常)。

为排除之前未知的原发肿瘤或转移,嘱患者做胸、腹部CT(图4.74)和颅脑MRI,结果显示正常。考虑到仅仅轻微升高的临界值,安排患者3个月后进行临床及实验室复查。

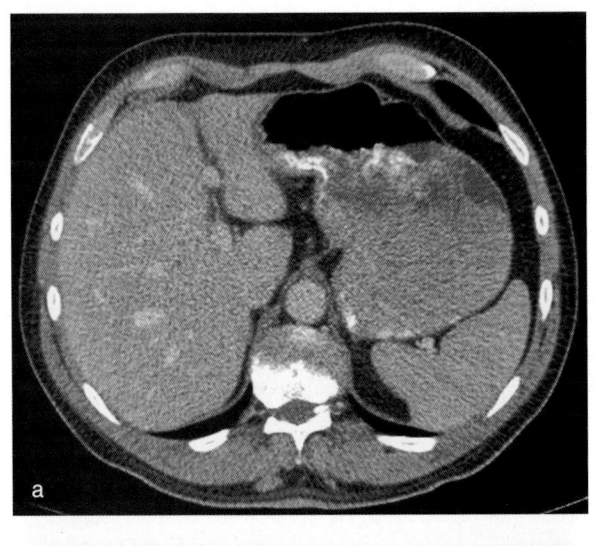
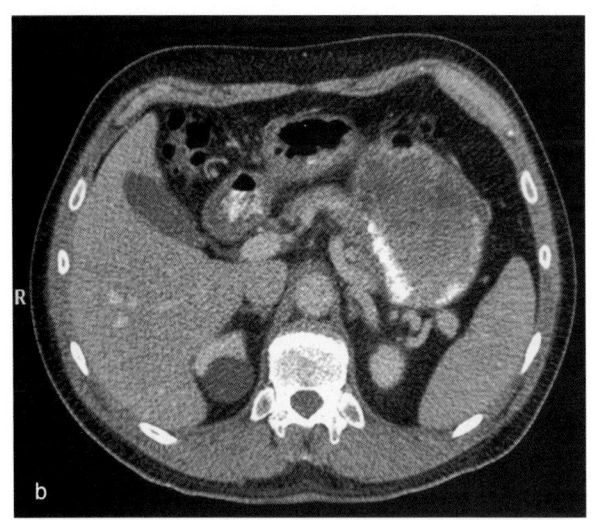
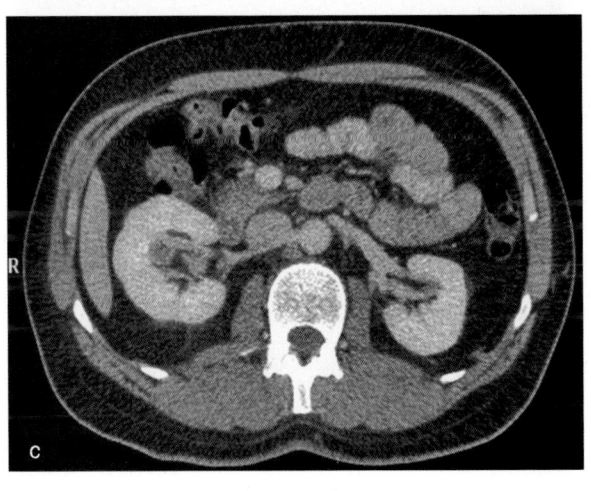
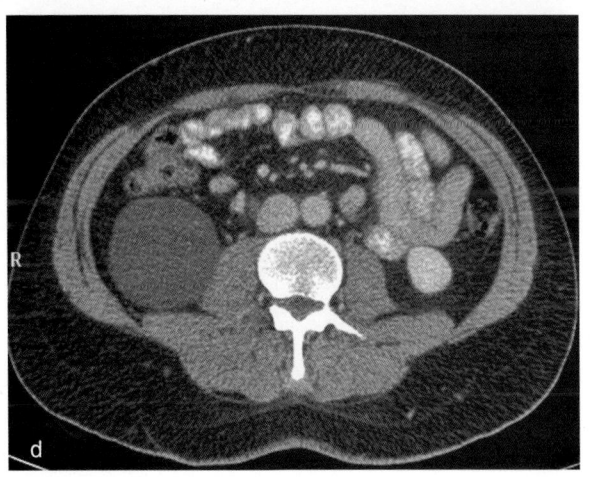

图4.74 腹部扫描未发现恶性肿瘤。右肾偶然发现发育不良性囊肿(c-f)

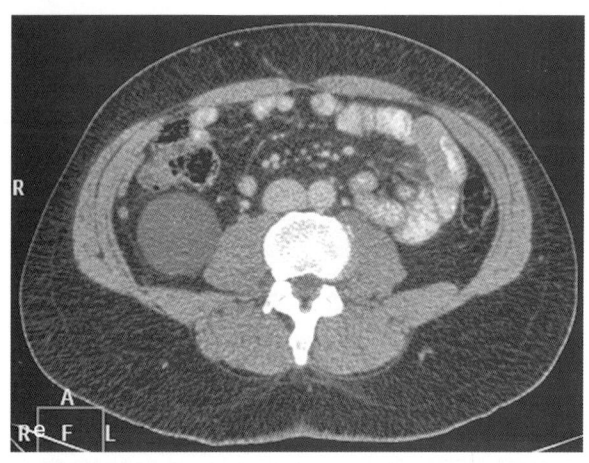
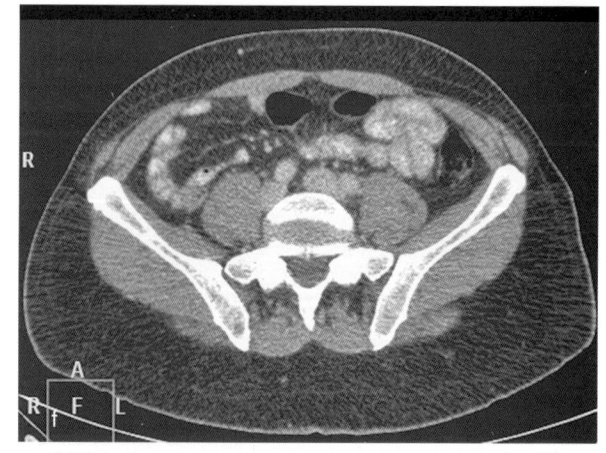
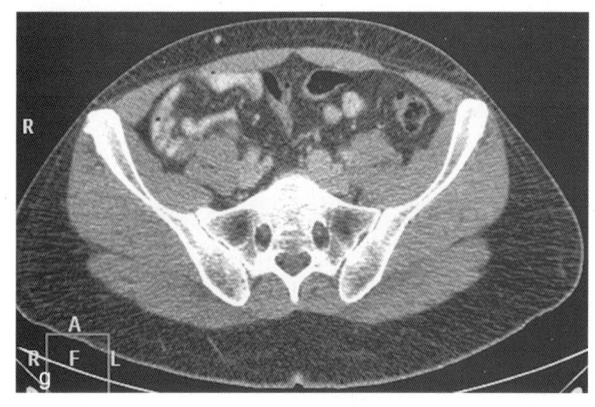
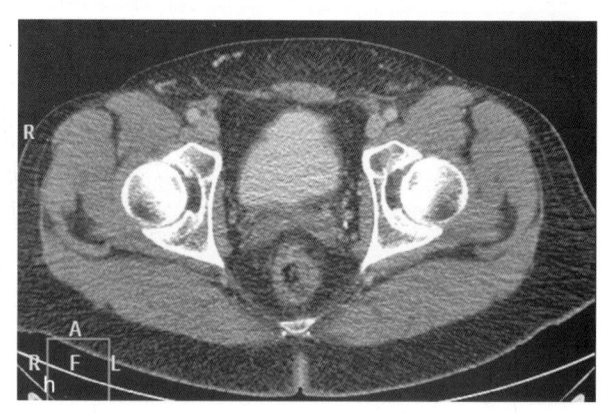

图 4.74（续） 腹部扫描未发现恶性肿瘤。右肾偶然发现发育不良性囊肿（c-f）

病例追踪与总结

3个月后患者主诉左大腿疼痛，其他临床检查正常。血清 S-100β 水平升高到 1.34 μg/L。腹部和大腿 CT 扫描示空回肠交界区小肠肠壁增厚，但没有引起肠梗阻（图 4.75a,b）。鉴别诊断包括原发肿瘤和血源性转移瘤。CT 示左侧股骨干中份溶骨性转移并软组织肿块（图 4.75c,d）。FDG/PET 显示 CT 证实的 2 处病灶葡萄糖代谢增高，没发现其他局灶性病变。第二次 CT 检查后 8 周，患者血清 S-100β 升高到 2.14 μg/L。小肠肿瘤切除后免疫组化确诊为转移性恶性无黑色素的黑色素瘤。由于原发肿瘤仍未知，行左股骨转移灶切除，目的是进行免疫组化检查及肿瘤减容。股骨内植入固定物以加强稳定性并行术后联合放疗。血清 S-100β 水平术后减低，范围 0.37~0.89 μg/L。1 年内随访未发现其他转移。

误判分析与防范策略

因血清 S-100β 水平高并较前增高而行首次 CT 复查已经看到空回肠交界区小肠壁的异常增厚。病变位置在右侧（见图 4.74e）及左侧（图 4.75a,b）的变化可用小肠在腹腔内的活动性来解释，因为肠袢只是由系膜脚栓系于腹膜后。病变被忽视是因为未考虑到肠壁肿瘤转移的可能性，且没有临床症状（图 4.76）。恶性黑色素瘤起自小肠黏膜是罕见的。只有 30% 的恶性黑色素瘤患者会发生原发血行转移。在初诊时，50% 患者有局部淋巴结转移，20% 产生卫星转移或正在转移。在临床及影像检查的分析基础上，恶性黑色素瘤血行转移最常发生在肺（18%~36%），其次为肝（14%~20%）、脑（2%~20%）、骨骼（4%~17%）、肾上腺（1%~11%）和胃肠道（1%~8%，2/3 到小肠，1/3 到结肠）。

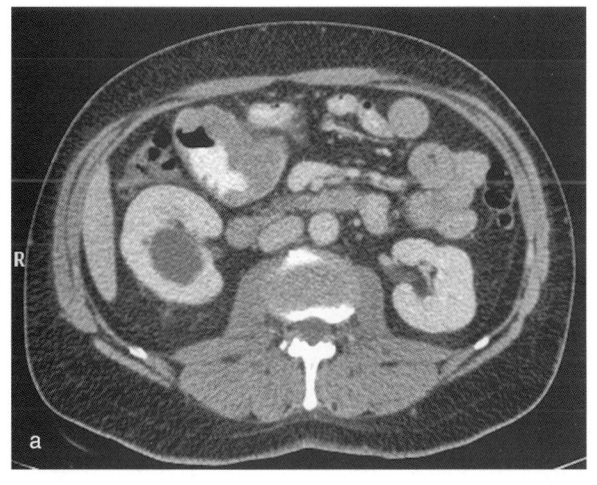
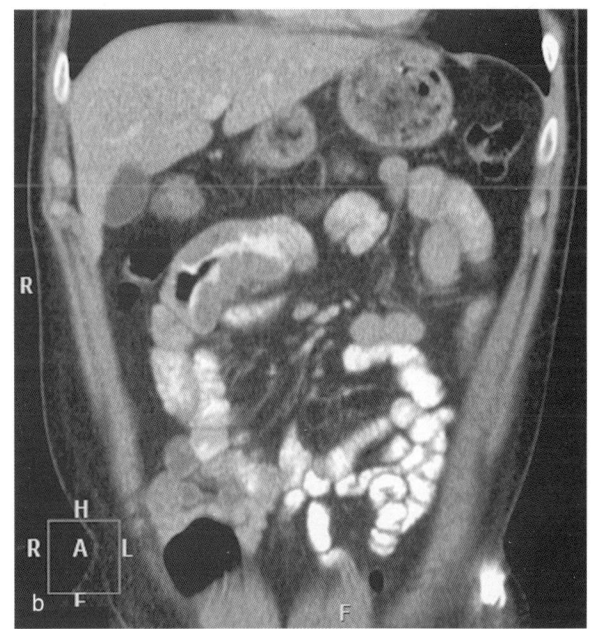
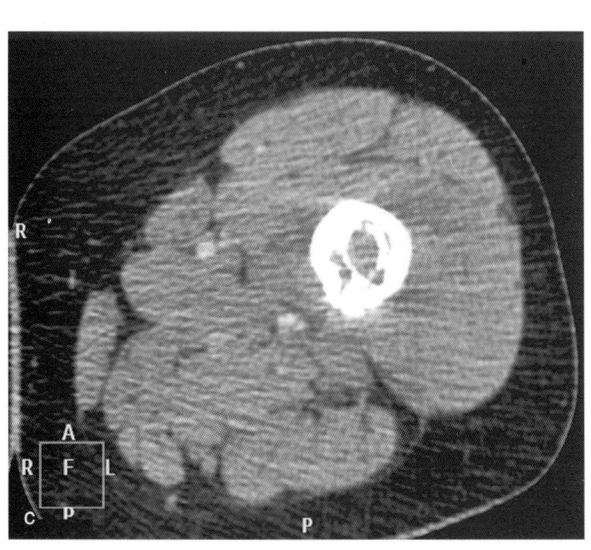
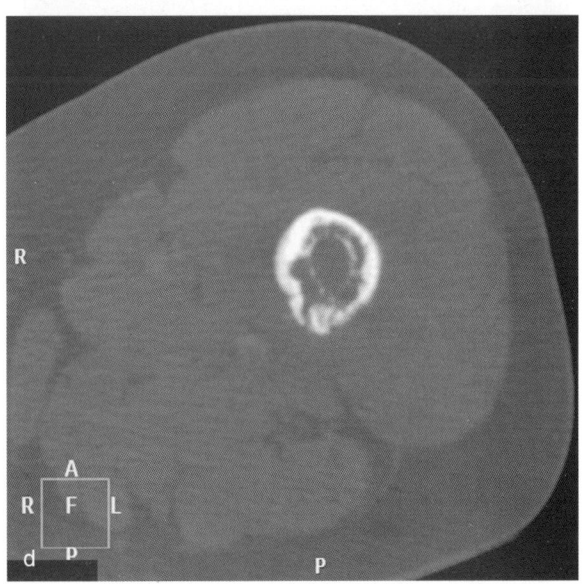

图 4.75 3 个月后 CT 复查。a. 轴位原始图像；b. 冠状重组图像；c. 左大腿软组织窗图像；d. 左大腿骨窗图像

S-100β 肿瘤标志物

S-100β 蛋白由神经系统细胞、软骨细胞、脂肪细胞、黑色素细胞表达。因为在神经系统中表达，S-100β 长期以来被用作血清和脑脊液的恶性黑色素瘤标志蛋白。其首次作为黑色素瘤血清标志物是在 20 世纪 90 年代中期，从此血清 S-100β 水平的测定成为黑色素瘤肿瘤负荷、疾病进展和治疗反映的良好标志。因为血清 S-100β 水平跟患者体内肿瘤有关，高于正常范围的水平提示肿瘤生长。S-100β 标志物在评价血行转移患者的反应中同样有用。由于患者原发黑色素瘤的体积一般较小，因此血清 S-100β 水平不适合用于筛查、诊断原发肿瘤及鉴别痣与黑色素瘤。血清 S-100β 水平与肿瘤负荷有关，与转移患者的总生存率相关，但与无瘤患者的总生存率及无病生存率不相关。

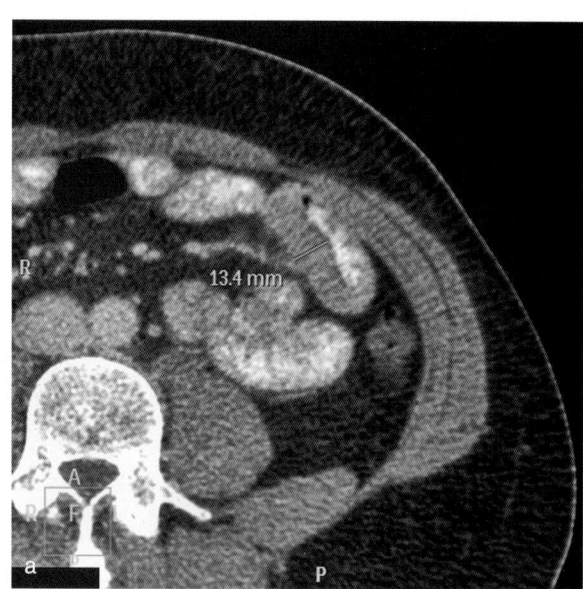
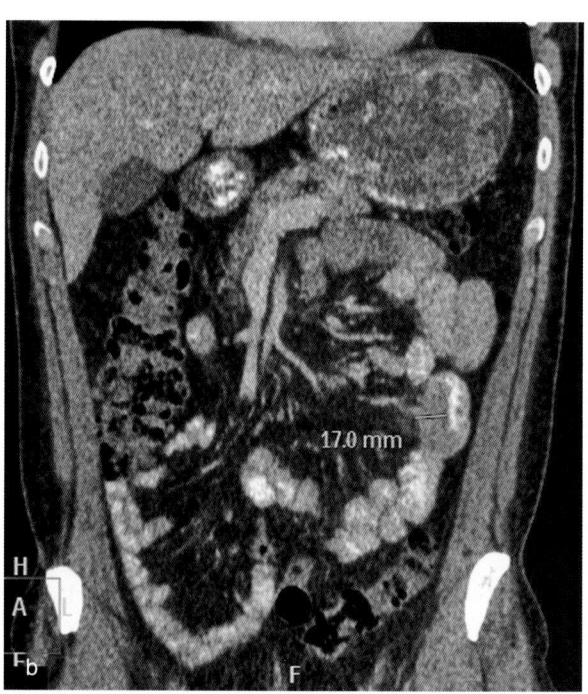

图 4.76 空回肠交界区小肠壁的异常增厚,在最初的 2 次 CT 检查中漏诊(参照图 4.74e)

参考文献及建议阅读

Ghanem G, Loir B, Morandini R, et al. On the release and half-life of S100β protein in the peripheral blood of melanoma patients. Int J Cancer 2001;94:586–590

Guo HB, Stoffel-Wagner B, Bierwirth P, Mezger J, Klingmüller D. Clinical significance of serum S100 in metastatic malignant melanoma. Eur J Cancer 1995;31:924–928

Hauschild A, Engel G, Brenner W, et al. Predictive value of serum S100β for monitoring patients with metastatic melanoma during chemotherapy and/or immunotherapy. Br J Dermatol 1999;140:1 065–1 071

Hauschild A, et al. S100β protein detection in serum is a significant prognostic factor in metastatic melanoma. Oncology 1999;56:338–344

Jury CS, McAllister EJ, MacKie RM. Rising levels of serum S100 protein precede other evidence of disease progression in patients with malignant melanoma. Br J Dermatol 2000;143:269–274

Leiter U, Meier F, Schittek B, Garbe C. The natural course of cutaneous melanoma. J Surg Oncol 2004;86:172-178

腹部 *Abdomen*

泌尿生殖道
Urogenital Tract

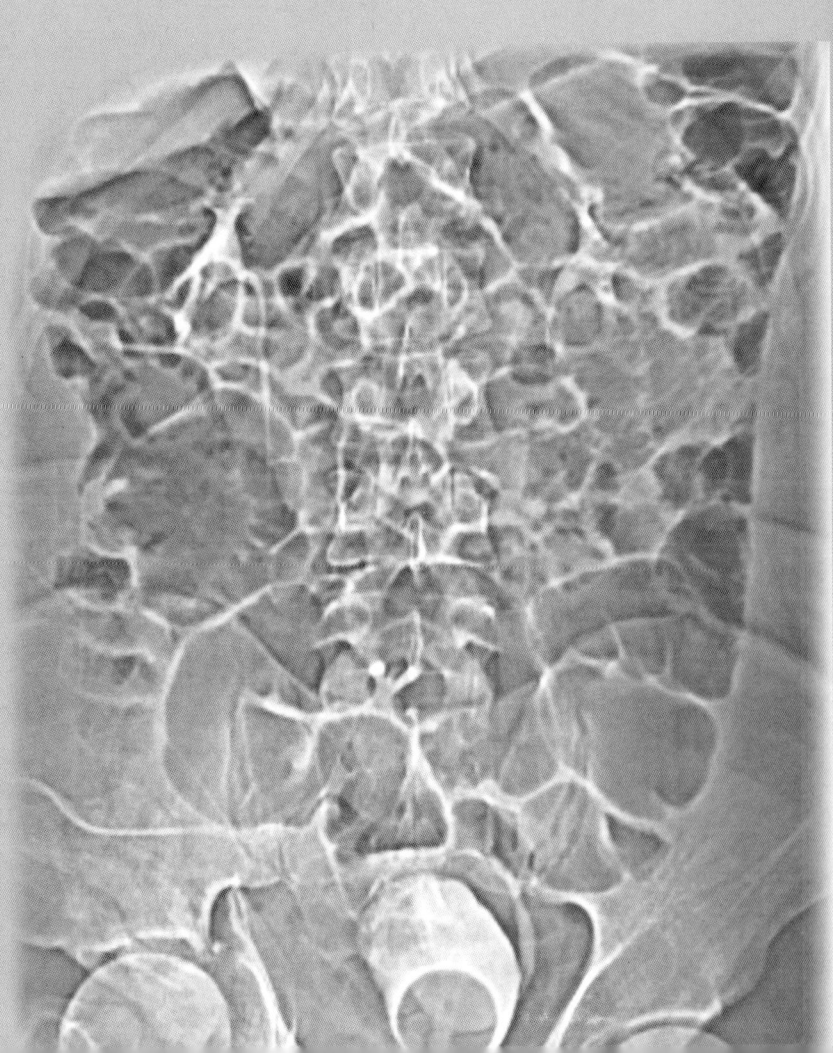

肾实质损害/对比剂应用方式失误

病史与临床检查结果

一位 64 岁的男性患者，因恶性淋巴瘤在肿瘤病房接受化疗，出现两侧胁部非绞痛样疼痛。请泌尿科医生会诊，预约 IVP 检查。当来到放射科时，患者血清肌酐为 1.8 mg/dl。IVP 检查采用标准技术（100 ml 非离子型碘对比剂，碘浓度 300 mg/dl）。静脉注射对比剂后 15 min 腹部摄片，显示膀胱内有对比剂，上尿路显影不佳（图 4.77）。

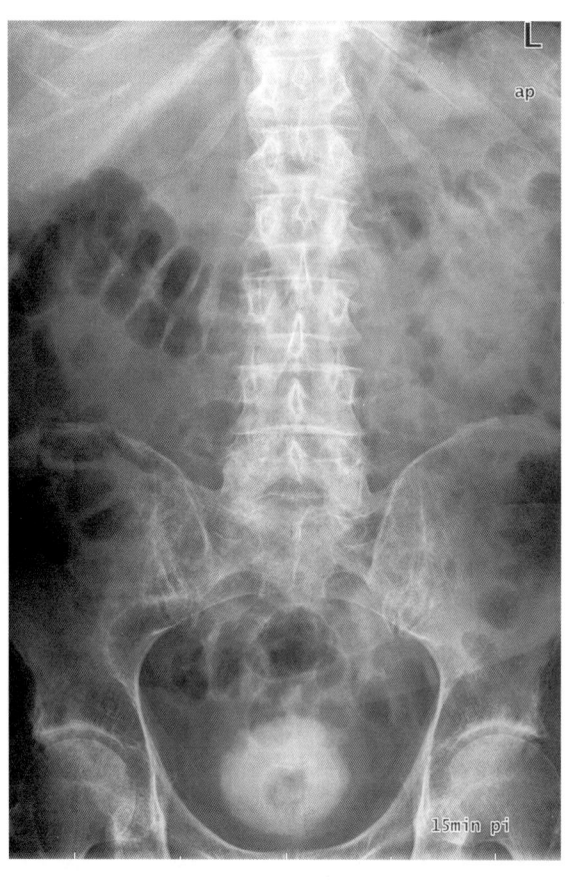

图 4.77 静脉注射对比剂后 15 min 腹部摄片

病例追踪与总结

当询问病房医生后，获知患者在 IVP 前已静脉输入 1 000 mol NaCl 溶液行针对代偿型肾衰竭的容量替代，溶液的稀释作用致肾盂和输尿管显影不佳。因临床症状改善，次日未再行 IVP 检查。

误判分析与防范策略

在 IVP 前静脉输入 NaCl 溶液可致肾和输尿管显影差。静脉注入的盐水可发挥利尿作用，但在代偿型肾衰竭患者，应当在静脉注射对比剂后应用。实际上，IVP 前输入的 NaCl 溶液（1 000 ml）会使对比剂（100 ml）的碘浓度从 300 mg/dl 降低到仅为 30 mg/dl。林格液的输入暂时减低了血浆的胶体渗透压。看以下公式：$P_{eff} = P_C - P_B - \pi$。$P_{eff}$ 指有效滤过压，P_C 是毛细血管静水压，P_B 是 Bowman 囊的静水压，π 是胶体渗透压，可知胶体渗透压降低，则有效滤过压升高，导致滤过的原尿量增加（图 4.78）。对比剂用量和浓度如常，则相同量的对比剂分子分泌进入 Bowman 囊，所以原尿中碘浓度低于平常，即患者未被"水化"前。因为输液造成的血浆和原尿渗透压降低,这种不平衡没能在肾小管转运过程中通过生理盐水和电解质移动得到纠正。另外,对比剂本身有额外的利尿作用,在 Henley 袢的降支,小管内的对比剂浓度因肾小管对水的重吸收而升高,所以原尿的胶体渗透压升高,在一些极端病例中,防止了进一步的重吸收。

另一个因素是因为最初的容量替代措施被隐瞒了,静脉输液使尿量增加,这导致小管内流量增快,使更多含对比剂的尿液进入膀胱。

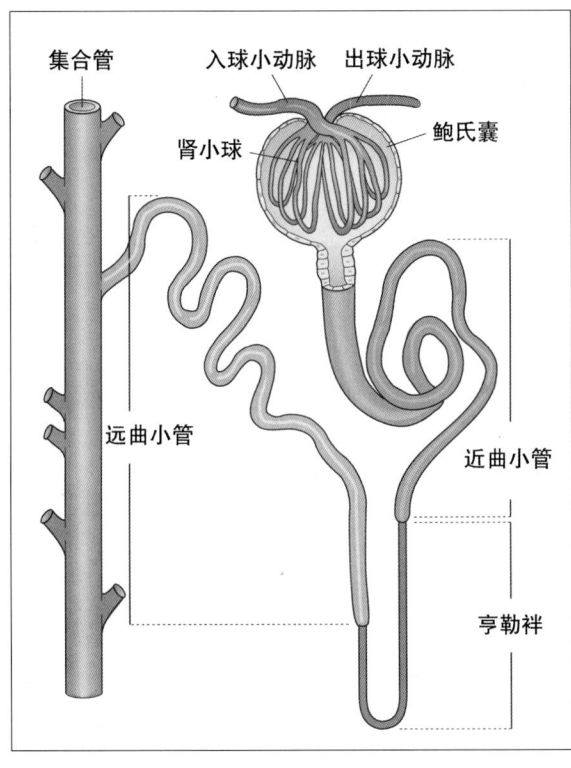

图 4.78　肾结构图

尿生成

原尿生成于肾脏的肾小球部,它基本上是从肾小球毛细血管直接滤过进入 Bowman 间隙,只是不含有蛋白质,标志着尿路分泌部分的开始。肾小球毛细血管壁上有内皮孔,对水和低分子量化合物的通透性高,比如碘对比剂,只有大分子不能通过此滤过屏障。

肾小球滤过的启动动力是毛细血管静水压(P_C),该压力与 Bowman 囊的静水压(P_B)和取决于血浆中蛋白质分子浓度的毛细血管胶体渗透压(π)刚好相反。因此,有效的滤过压(P_{eff})如公式所示:$P_{eff} = P_C - P_B - \pi$。

当血液通过肾小球毛细血管,因慢流速阻力致毛细血管静水压(P_C)仅轻度降低,结果穿经毛细血管的压力差几乎保持恒定。增强时,胶体渗透压(π)沿毛细血管通路显著升高,导致有效滤过压(P_{eff})降低。健康人大约有 180 L/d 的原尿生成,当其流经肾小管时,肾小球滤过液被浓缩,最终尿量约为 1.5 L/d。通过激素的调节完成了各种被动转运过程(渗透,小管袢与小管周围毛细血管的水交换及逆向浓缩机制)和主动转运机制(Na^+ 和 Cl^- 转运等)。

参考文献及建议阅读

Schurek H-J, Neumann K-H. Physiologie der Niere. In: Koch K-M, ed. Klinische Nephrologie. Munich: Urban & Fischer; 2000

Walsh PC, Retik AB, Vaughan ED, Wein AJ, eds. Campell's Urology. Philadlephia: WB Saunders; 2002

Wein JA, Kavoussi LR, Novick AC, Partin AW, Peters CA, eds. Campell-Walsh Urology. 9th ed. New York: Elsevier; 2007

检查技术中的四种错误

病史与临床检查结果

一位 82 岁的卧床女性患者,4 个月前因尿路上皮癌已行右肾输尿管切除术,拟行 IVP 检查评价左侧尿路情况。患者 17 年前曾行左侧全髋关节置换术。超声未发现尿路梗阻。她的血清肌酐为 1.9 mg/dl。IVP(图 4.79)检查采用标准技术(100 ml 非离子型碘对比剂,碘浓度 300 mg/dl),报告提示左肾集合系统和近段输尿管扩张,右上腹部可见外科夹的投影,下腰椎可见骨软骨病征象,右髋是骨关节炎,左侧见置换的人工关节。鉴于肠道气体重叠和输尿管显影淡,未能明了左肾盂和近段输尿管扩张的原因。

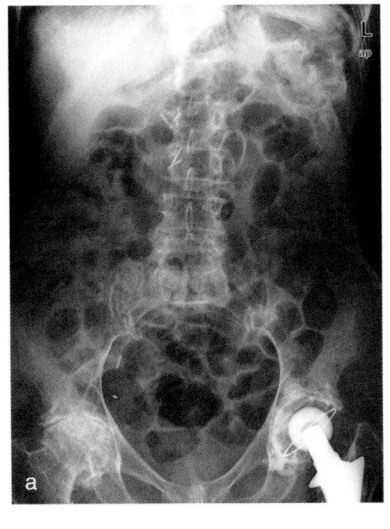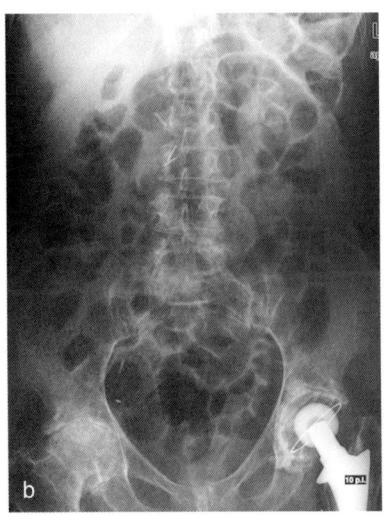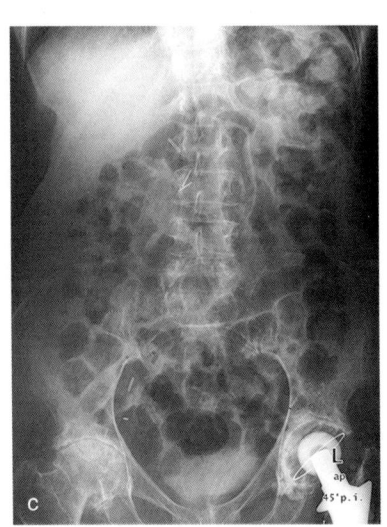

图 4.79 静脉肾盂造影(IVP)。a. 对比剂注射前腹部摄片;b. 对比剂注射后 10 min 腹部摄片;c. 对比剂注射后 45 min 腹部摄片

病例追踪与总结

参照对比术前 IVP 片和泌尿科医生在透视下的左侧尿路逆行造影片,患者无左侧尿路梗阻,但是伴有壶腹型肾盂(图 4.80)。未发现新的尿路肿瘤或结石的征象。

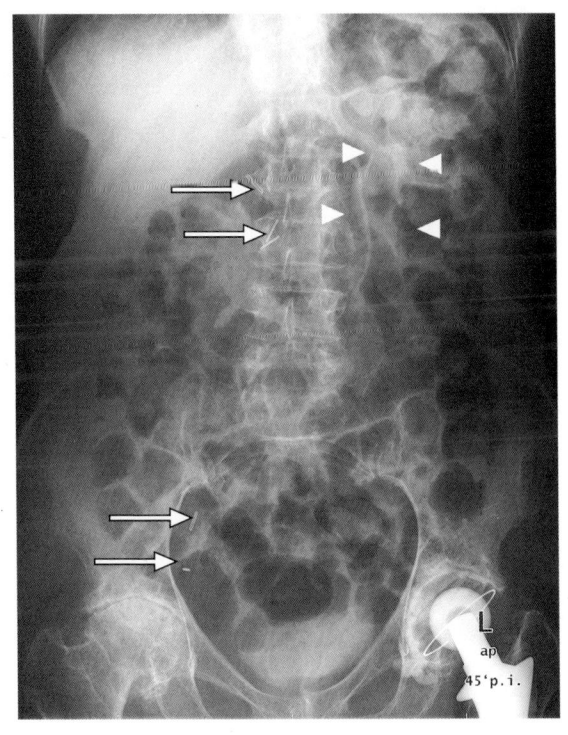

图 4.80 左侧壶腹型肾盂(小箭头):外科手术夹投影在被切除的右肾床区域和右侧小骨盆(箭头)

误判分析与防范策略

该患者其实并无行 IVP 的指征,因为超声检查已排除了尿路梗阻,而且患者血清肌酐升高。检查技术中涉及的错误与准直和腹部摄片程序有关:

- 摄片未校正,违反了相关标准。校正发出的 X 线聚焦于感兴趣区可减少患者身体范围内的散射线以限制身体的曝光辐射接受剂量。X 线球管发射出的射线经过附属的准直器的集束作用,汇集于感兴趣区;经过校正的图像 X 线区域周围会出现校正框。
- 右半腹部的检查没必要。除了病史与临床检查结果,右内侧腹膜后外科夹和右输尿管分离点提示患者曾行右肾输尿管切除术。
- 鉴于小肠和结肠大量积气扩张和代偿型肾衰竭情况,注射对比剂前的腹部摄片后应终止检查,因为在这种情况下,通过仔细分析集合系统以检测或排除小的尿路上皮癌(尿路轮廓不规则,最初的尿路淤滞征象)是不可能的。
- 对比剂注入后 10 min 腹部摄片过早,即便患者肾功能正常,静脉内的对比剂也需要大约 20 min 使肾和输尿管完全显影。在彩色多普勒超声问世前的年代,通常于注入对比剂后 5 min 开始摄片以评价对比剂的流入和肾实质的摄取情况。两侧显影的不一致提示肾动脉狭窄和/或单侧肾实质损害,现在这种强化早期的摄片模式已废弃。

散射线

当 X 线碰到原子,穿透和吸收的过程会伴随散射线的产生,多数散射线不平行于原始射线束,因此对被研究成像的物体无几何学方面的意义。散射线与原始射线束重叠,导致图像出现均一的暗区,降低对比,妨碍一些精细结构的显示。可通过下述方法来减少散射线,包括应用集束 X 线(球管+准直器)、压迫腹部(降低被检物体厚度)、增大被检物体至胶片的距离和应用减低散射的滤线栅。当球管配备了准直器,球管发出的 X 线束就局限在被成像的身体区,同时还减少了散射线。

尿路梗阻/肾盂旁肾囊肿

病史与临床检查结果

一位79岁的男性患者,因胁腹部痛、新做超声示左肾Ⅰ度积水(图4.81)而申请CT检查,此前患者已知有肾盂旁囊肿的病史,其尿检查和CBC正常。

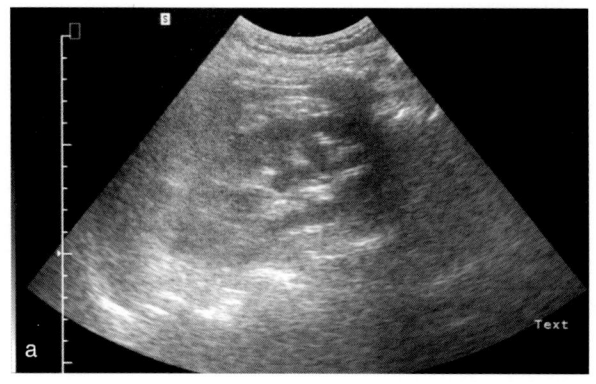

图4.81　左肾B型超声检查,2个不同角度的长轴位扫查

病例追踪与总结

CT可见双肾盂旁囊肿(图4.82a-c),两侧肾盂均呈正常变异的壶腹型,胁腹部疼痛的原因不确定;几天后患者症状加重,近3年来随访无症状复发。

误判分析与防范策略

肾盂旁囊肿内的浆液性液体与集合系统内的尿液回声相同。对于本患者,相邻囊肿间的壁分隔太薄,超声上无法确认,超声也不能阐明肾盏颈部的牵拉是源于肾盂旁囊肿的占位效应所致。结果,肾盂旁囊肿(图4.82)的牵拉导致受压的集合系统扩张。对肾脏的成角横轴位超声检查通过显示正常大小的肾盂输尿管连接部及上段输尿管,应该可以给出正确的诊断。要鉴别泌尿系梗阻与肾盂旁囊肿(图4.82b,c),关键是要观察肾盂输尿管连接部的解剖结构特点。

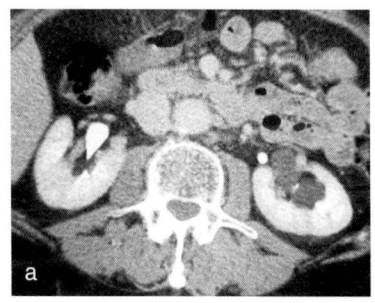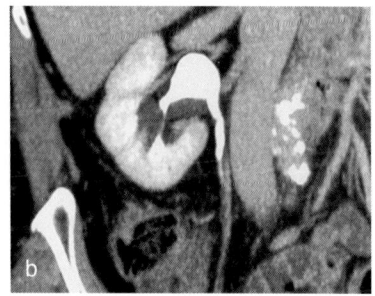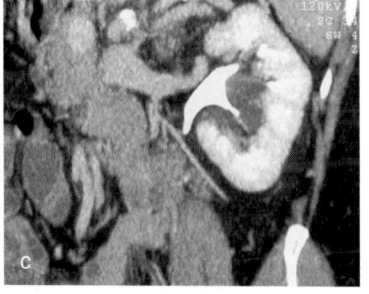

图4.82　a-c.腹部CT示双侧肾盂旁囊肿

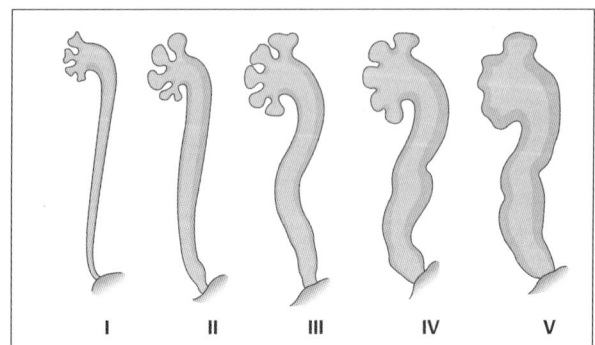

图 4.82(续) d. 肾积水的分级(2006)

参考文献建议阅读

Bücheler E, Lackner K-J, Thelen M. Einführung in die Radiologie. Diagnostik und Interventionen. 11th ed. Stuttgart：Thieme；2006

肝炎/胰腺炎/肾炎/胃肠道感染

病史与临床检查结果

一位63岁的女性患者，恶心、腹泻数天，入院后发热40℃，上腹部有压痛。患者自述5周前曾摔倒，致左侧坐骨骨折。实验室检查显示炎症标记物升高，CRP 28 mg/L，WBC 12×10^9/L。内科医生会诊可疑肝炎、胰腺炎或胃肠道感染，并查看了常规的CT扫描图像，认为未见异常表现（图4.83）。

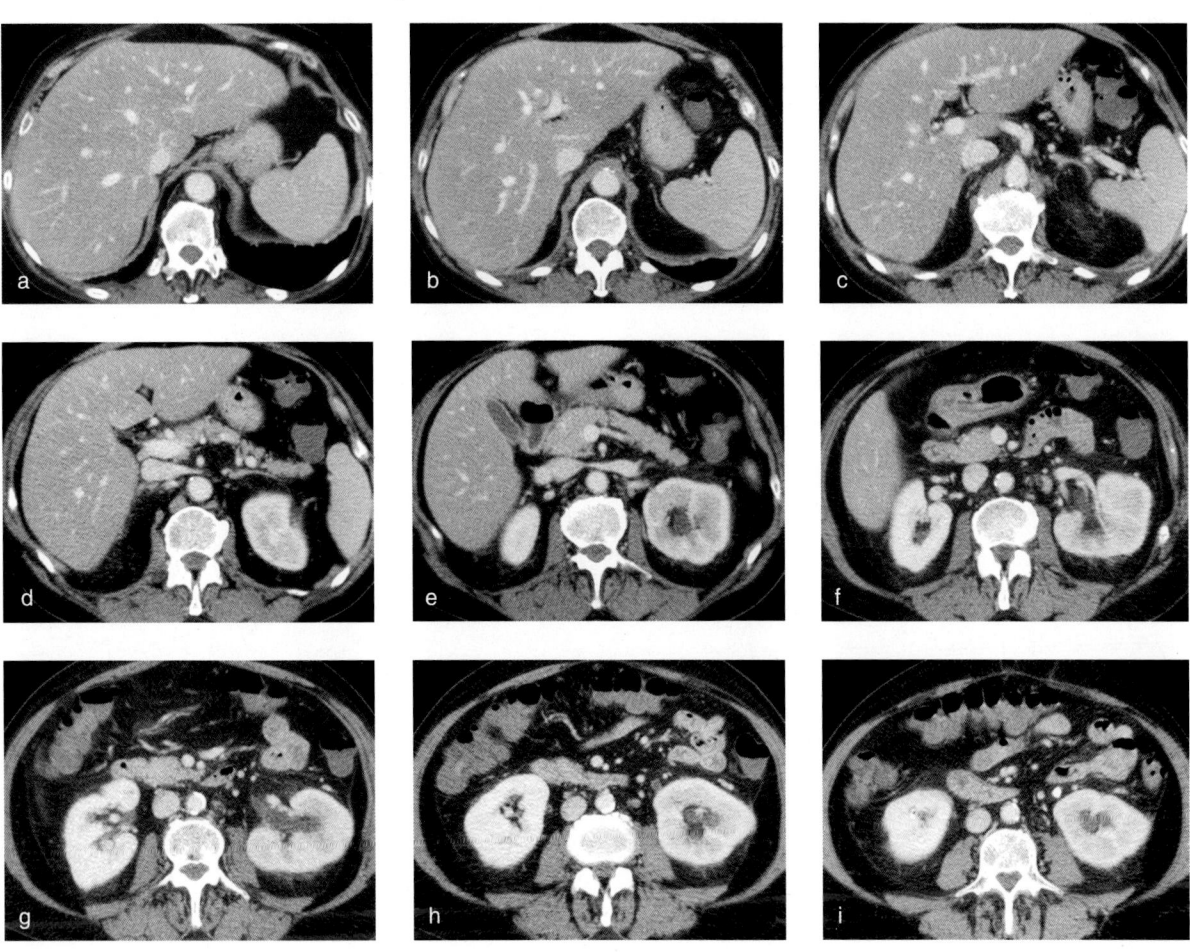

图4.83 腹部CT扫描，最初认为正常

病例追踪与总结

与放射科协商后，内科医生请求泌尿科会诊。泌尿科医生注意到左肾区有叩击痛，再次复习全部CT图像时，发现双侧集合系统内有高密度结石，左侧输尿管发现一颗结石（见图4.83i，4.84）并致Ⅰ度肾积水。在增强后灌注的早期和晚期，左肾实质的灌注强化程度比右肾差（见图4.83e－i，4.84b，c）。泌尿科医生最初采取了超声导引下经皮穿刺肾造口术以缓解梗阻，经造口引流出的尿液WBC含量高。次日，经体外冲击波碎石（ESWL），输尿管结石被打碎，随后数日内结石碎片经尿液排出。1周后患者出院。

误判分析与防范策略

鉴于临床症状的引导，使放射科医生把关注

的重点放在了增强后灌注晚期的图像上。虽然在那些图像上异常已被显示出来了(见图4.83i,4.84c),但是因为实质强化后密度增高,晚期尿液也密度增高,比平扫时更难发现结石,结果漏诊了。

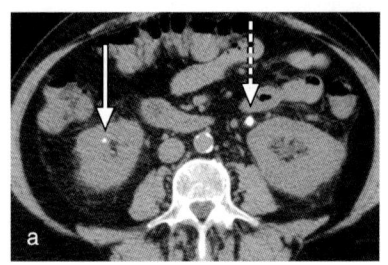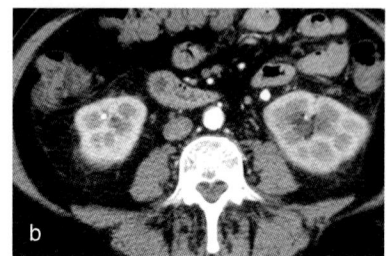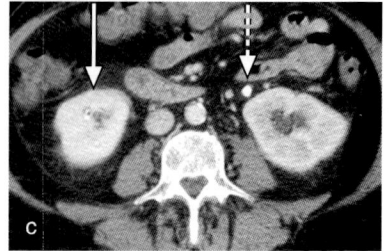

图4.84 CT扫描示右肾集合系统内结石(实心箭头)和左侧输尿管内结石(点状箭头)。比较而言,左肾皮质(b,c)和髓质锥体部(c)强化较对侧差。a.平扫;b.灌注早期;c.灌注晚期

肾积水/肾盂积脓

肾盂积脓(感染性肾积水)指脓液积聚于扩张的集合系统内,常源于尿路梗阻性病变。

- 完全性尿路梗阻导致集合系统内压力增高,高压力通过集合管传递到肾小管和Bowman间隙(肾单元内压升高),使肾小球毛细血管内静水压与Bowman间隙(收集滤出的原尿)及附近肾小管间的压力差降低。因压力平衡的结果,受累肾单元的肾小球滤过率最初会有短期的降低。
- 第二阶段持续仅数小时,以自我调节为标志,通过血管活性激素(前列腺素)扩张入球血管,提高肾血流量,可使肾小球滤过率和集合系统内压力升高。
- 第三阶段持续数周至数月,因对儿茶酚胺分泌的反应而激活肾素—血管紧张素系统,致肾血流量降低,结果使肾小球滤过率也下降,并伴肾小管的缺血损伤。
- 第四阶段属"稳态"期,即使梗阻解除,肾功能受损已不可逆转。

梗阻的集合系统内细菌可快速繁殖,因此肾积水和肾盂积脓有导致尿脓毒症的危险,即使在今天,该症的死亡率也高达70%。

参考文献及建议阅读

Walsh PC, Retik AB, Vaughan ED, Wein AJ, eds. Campell's Urology. Philadelphia: WB Saunders; 2002

Wein JA, Kavoussi LR, Novick AC, Partin AW, Peters CA, eds. Campell-Walsh Urology. 9th ed. New York: Elsevier; 2007

肾母细胞瘤/神经母细胞瘤/节细胞神经瘤

病史与临床检查结果

一位7岁男孩,左胁部疼痛,IVP示左上腹部肿块(图4.85)。随后的CT检查证实为来自左肾上极的肿块伴大块钙化灶(图4.86),受肿块压迫,集合系统回缩并下移,上组肾盏未见浸润或破坏征象。综合上述2种检查诊断为肾母细胞瘤(Wilms瘤)。

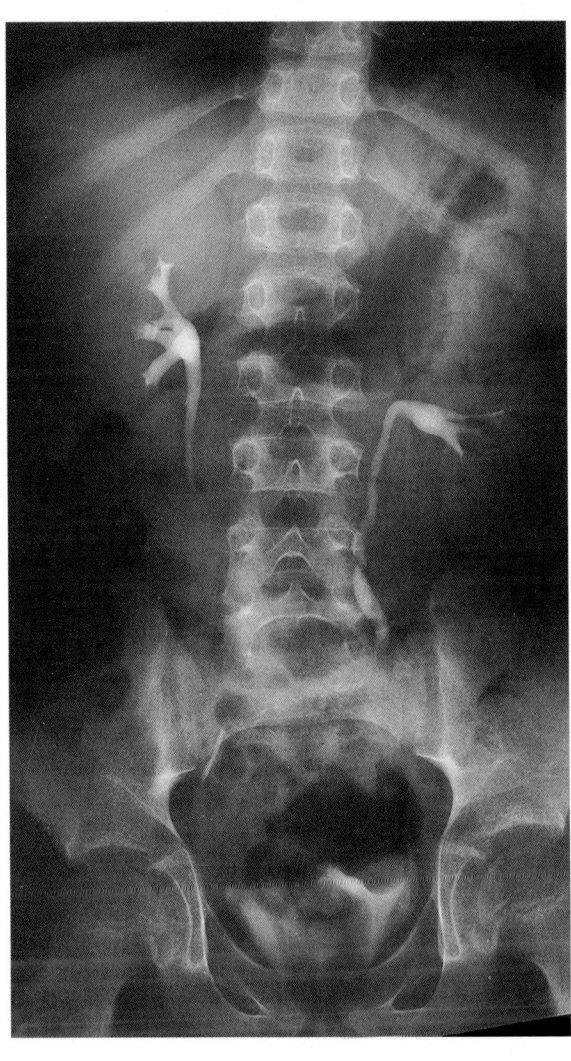

图4.85 IVP显示左侧集合系统下移,提示左肾上极软组织肿块

病例追踪与总结

B型超声检查示肿瘤位于肾外并压迫肾上极(图4.87)。MIBG闪烁核素成像示左肾上腺摄取增高,尿检揭示含儿茶酚胺、高香草酸和神经元特异性烯醇(NSE),故术前诊断改为神经母细胞瘤。术中肿瘤完全切除,标本组织学确定为来自左侧肾上腺的节细胞神经瘤。

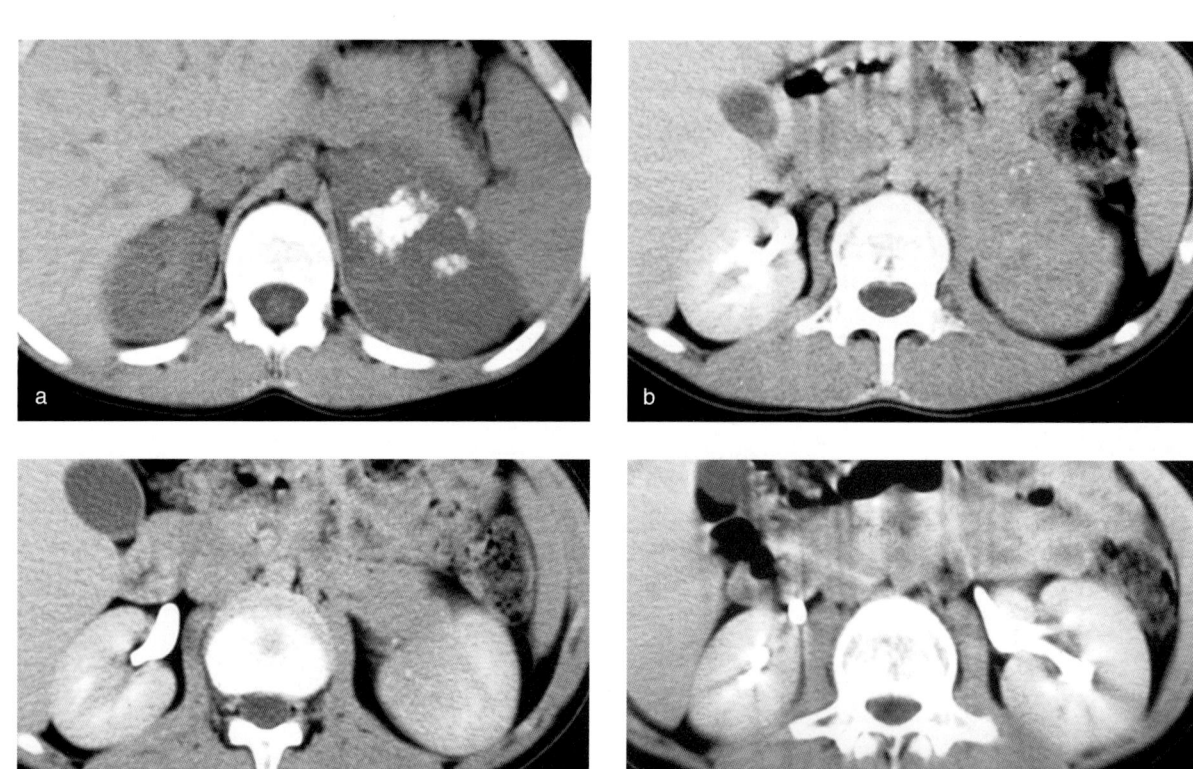

图 4.86 CT 示软组织密度肿块伴大块钙化(a),与左肾上极不能分界(b,c),被认为是肾母细胞瘤。a. 脾下缘层面平扫图;b–d. 增强后图像

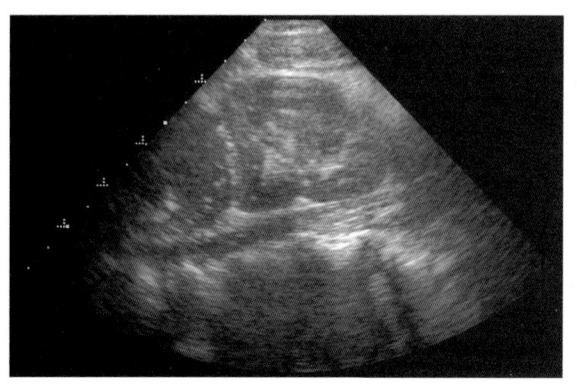

图 4.87 B 型超声检查,长轴位扫查无法将肾上腺肿瘤与肾脏区分

误判分析与防范策略

IVP 上被忽略的以下征象提示肿瘤来自肾外(图 4.88):

- 因为肝脏的原因,正常情况下右肾低于左肾约 1 个椎体,本例位置关系正相反,因肾上腺肿瘤的压迫,左肾位置低于右肾。

- 左肾轮廓可辨,包括肾上极。

CT 扫描的层厚为 10 mm,对肿瘤与肾上极之间的诊断关键区域来讲太厚了(见图 4.86c),结果,部分容积效应导致很难在轴位平面上评价病变形态特点,也未进行冠状位或矢状位的重组成像观察。钙化属于非特异性征象,神经母细胞瘤和肾母细胞瘤均可见。

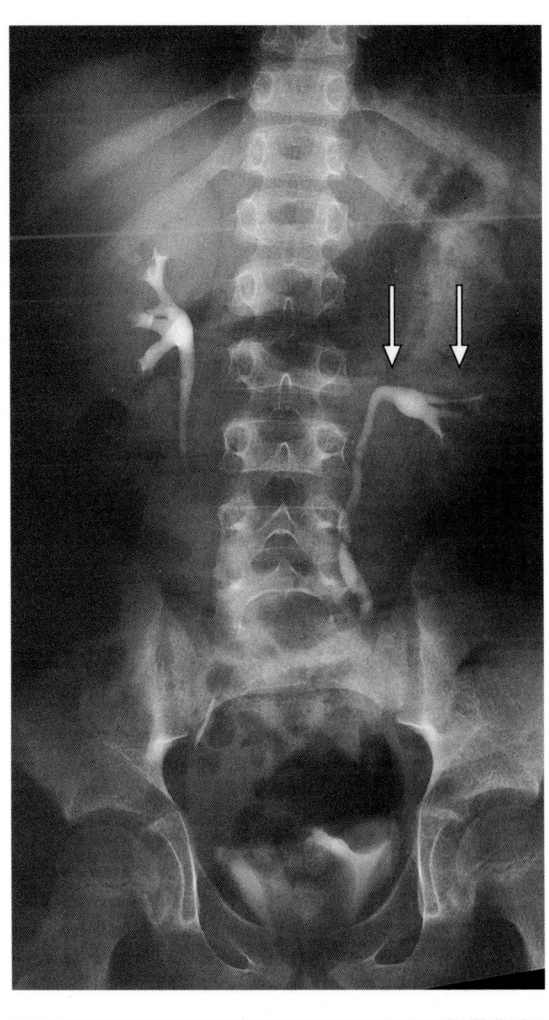

图 4.88 IVP 示左肾向下移位，肾上腺肿瘤将肾上极压平（箭头），肾轮廓存在

肾母细胞瘤（Wilms 瘤）

肾母细胞瘤是儿童最常见的肾脏恶性肿瘤，发生于生后肾原基，正常情况下在孕 36 周时退化。多见于 4 岁以下的儿童发病，据报道儿童发生率约为 1/10 000。肾母细胞瘤除了零星单侧发病外，约 5% 的 Wilms 瘤可累及双侧肾脏，且可伴有家族史。基因异常表现为偶然因素，尤其是 11p13 染色体上 WT-1 抑制基因的突变，它的作用是抑制生长因子，如 IGF-2。

临床表现通常不特异，常表现为无痛性腹部膨隆，也可表现为腹痛和上腹部扪及包块，血尿仅见于 5%~10% 的患者。治疗恰当的话，恢复率达 90% 以上。

成神经细胞肿瘤：神经母细胞瘤，节神经母细胞瘤，节细胞神经瘤

定义 神经母细胞瘤、节神经母细胞瘤和节细胞神经瘤统称为"成神经细胞肿瘤"。它代表了一组起源于交感神经上皮的肿瘤，从神经母细胞瘤（高度恶性潜能）和节神经母细胞瘤（中度恶性潜能）到节细胞神经瘤（很小或无恶性潜能）。成神经细胞肿瘤发生于交感神经干、交感神经节、胸腹部交感神经丛和肾上腺髓质外胚层的成交感神经细胞，存在状态从未分化（神经母细胞）或成熟细胞到神经节细胞和 Schwann 细胞。成神经细胞肿瘤因其细胞内、外成熟程度的不同而彼此有差异。神经母细胞瘤由未成熟神经母细胞组成，而节神经母细胞瘤由神经母细胞和神经节细胞组成，节细胞神经瘤全部由神经节细胞和成熟的基质构成。

发生部位 成神经细胞肿瘤可发生于任何存在交感神经组织的部位(图4.89)。肾上腺髓质(近35%的患者)最常受累,其次是肾上腺外腹膜后(30%~35%),后纵隔(20%),颈部(1%~5%),盆腔(1%~3%)。有1%的患者最初发现的是转移性神经母细胞瘤,而原发灶未能发现。非典型发生部位包括胸腺、肺、肾、前纵隔、胃和马尾。

流行病学和预后 神经母细胞瘤在15岁以下人群的发病率为0.8%。尽管治疗方法不断进步(手术,化疗),神经母细胞瘤毕竟是恶性肿瘤,占儿童肿瘤的10%,占癌症死亡的15%。分化差的神经母细胞瘤最常见于低龄儿(平均诊断年龄<2岁),偶见在新生儿和胎儿期诊断。发病年龄大的患儿肿瘤多较成熟(平均诊断年龄7岁)。另一方面,神经母细胞瘤即使已有转移,其表现也可以是相对较良性的病程。已有大量报道提到肿瘤自行减灭,也可以是分化更成熟,侵袭性减弱。多数自行减灭的神经母细胞瘤可能是因为细胞凋亡基因编码在胚胎期失效,而在出生后被激活。预后受以下因素的影响,包括放射学、组织学、免疫组化特性和基因信息(原癌基因Myc-N的放大)。

临床表现 神经母细胞瘤和节神经母细胞瘤临床常表现为疼痛(原发肿瘤,转移)和腹部包块,其他常见症状可为嗜睡、注意力不集中、体重降低、呼吸困难(腹内肿瘤巨大)和周围神经功能异常(通过椎间孔侵及椎管,神经受压)。90%~95%的神经母细胞瘤和节神经母细胞瘤会释放3-甲氧-4-羟扁桃酸和高香草酸,儿茶酚胺的表达通常没有症状。

节细胞神经瘤 节细胞神经瘤可以是原发,或继发于神经母细胞瘤,或节神经母细胞瘤出现自发或化疗诱导的成熟化的结果。发病率的峰值年龄是7岁。节细胞神经瘤通常多发生于纵隔(42%),其次是肾上腺外腹膜后(38%)、肾上腺(21%)和颈部(8%)。多数无症状,常因胸片检查时偶然发现,大约37%的患者血清和尿的儿茶酚胺升高。

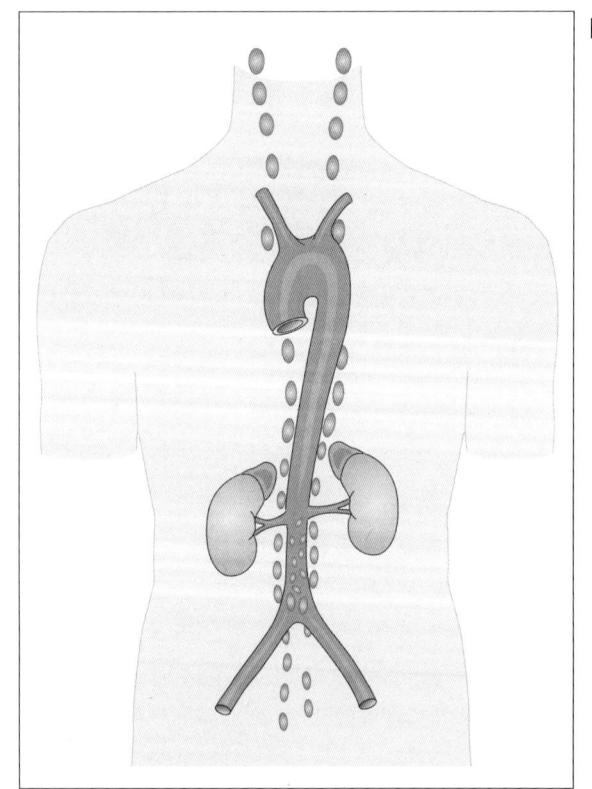

图4.89 沿交感神经链分布的神经母细胞瘤潜在复发部位

参考文献及建议阅读

Georger B, Hero B, Harms D, Grebe J, Scheidhauer K, Berthold F. Metabolic activity and clinical features of primary ganglioneuromas. Cancer 2001;91:1 905 – 1 913

Lonergan GJ, Schwab CM, Suarez ES, Carlson CL. Neuroblastoma, ganglioneuroblastoma, and ganglioneuroma: radiologicpathologic correlation. Radiographics 2002;22:911 – 934

Wittmann S, Wunder C, Zirn B, et al. New prognostic markers revealed by evaluation of genes correlated with clinical parameters in Wilms tumors. Genes Chromosomes Cancer 2008;47:386 – 395

肾细胞癌/嗜酸细胞瘤

病史与临床检查结果

一位 57 岁的男性患者,因过敏性紫癜治疗数年。常规超声检查发现左肾肿块,随后行 CT 检查,报告可疑肾细胞癌(图 4.90)。患者一般情况好,无特异的副肿瘤症状,如体重降低、疲劳或发热等。血清肌酐为 2.62 mg/dL,分肾肌酐清除率左侧为 23%,右侧为 77%。

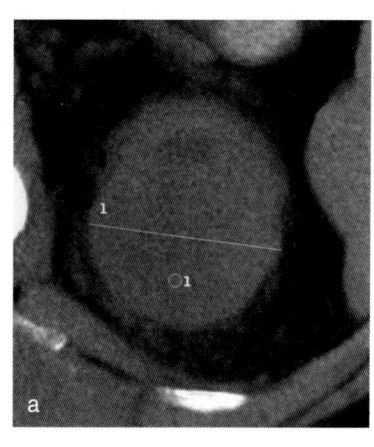
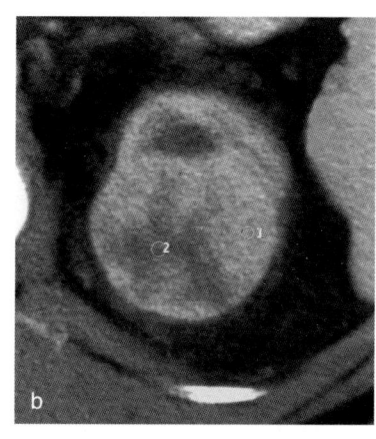

图 4.90 CT 扫描显示左肾上极边缘光整的实性肿瘤。增强后肿块呈周边强化,增强前(a)和增强后(b)中心均呈星芒状低密度

病例追踪与总结

患者因被怀疑左肾癌而行左肾切除术,标本组织学证实为嗜酸细胞瘤。术后血清肌酐升至 6.54 mg/dL,但是尚不认为患者需要进行透析处理。

误判分析与防范策略

肾嗜酸细胞瘤是一种主要由典型的嗜酸细胞(圆形或多边形细胞,颗粒状嗜酸胞浆及小圆形细胞核)构成的本质为良性的肿瘤,偶有恶性转化和转移的报道。肾嗜酸细胞瘤在放射学上很难与嫌色和嗜酸性肾细胞癌区分,因为它们的影像表现很相近(表 4.6),因此诊断要依靠组织学来明确(超声或 CT 导引下穿刺活检,肿瘤剜除,肾切除)。嗜酸细胞瘤直径小于 4 cm 的可行放射学观察(CT,MRI);当肿瘤增大或结构改变,或者嗜酸细胞瘤较大(易发生瘤内出血),建议手术切除(剜除,肾切除)或射频消融。肾嗜酸细胞瘤的鉴别诊断和治疗原则与肾血管平滑肌脂肪瘤相似(图 4.91)。

表 4.6 嗜酸细胞瘤与肾细胞癌的 CT 鉴别

影像表现	嗜酸细胞瘤	肾细胞癌
较肾实质边缘锐利	常见	少见
动脉期强化	少见	常见
中心坏死	少见	常见
肾静脉浸润	无	偶有
淋巴结转移	无	偶有

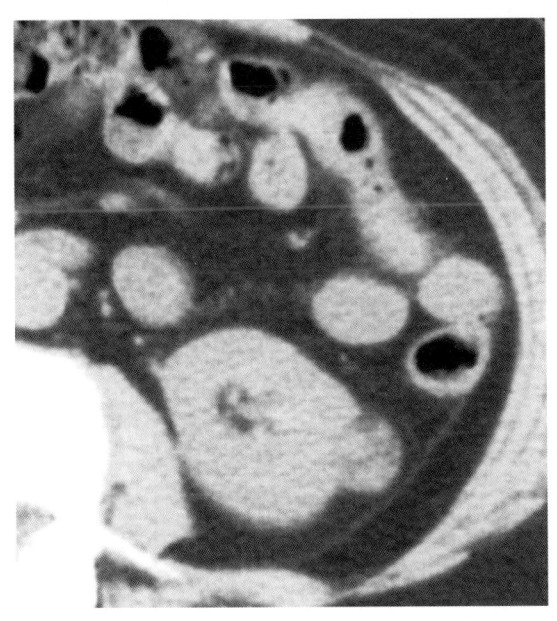

图 4.91 另一例患者的血管平滑肌脂肪瘤术后 CT 扫描,曾误判为肾细胞癌。鉴于患者有自主性甲状腺腺瘤,未行增强扫描。肿瘤内含 CT 值低于 – 70 HU 的成分,认为是血管平滑肌脂肪瘤的证据。本例诊断经手术剜除肿瘤确定

当前这个病例,鉴于肾细胞癌在泌尿外科疾病中的高发病率(嗜酸细胞瘤占 2% ~ 18%),未将良性肿瘤列入鉴别诊断。同时,尽管实验室指标提示肾衰代偿期,还是低估了对侧肾实质损害程度,因而在影像监测评价后,未考虑到采用微创治疗选项,如超声或 CT 引导下经皮活检,或者肿瘤剜除。

影像解读的偏差致使临床和外科决策的不恰当。

有些病例虽然是良性肾肿瘤,但是因为表现不典型,也很难与恶性肿瘤鉴别(图 4.92)。

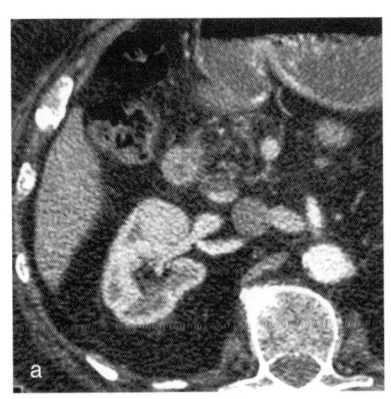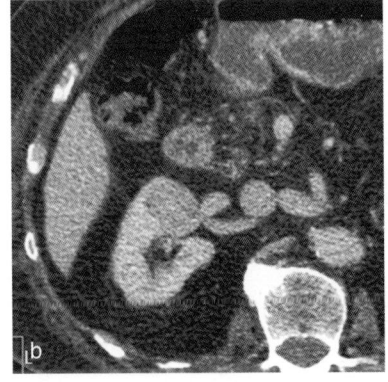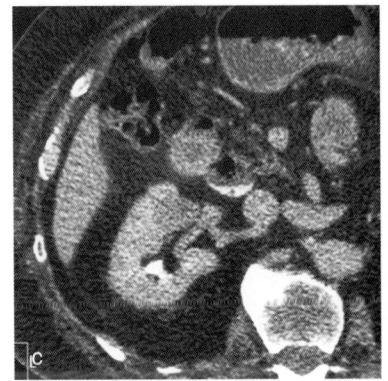

图 4.92 另一例肾细胞癌患者。因为最初对强化动力学分析有误,曾认为是富含蛋白的囊肿,采用肾段切除确定了诊断

参考文献及建议阅读

Amin MB, Crotty TB, Tickoo SK, Farrow GM. Renal oncocytoma: a reappraisal of morphologic features with clinicopathologic findings in 80 cases. Am J Pathol 1997;21:1 – 12

De Carli P, Vidiri A, Lamanna L, Cantiani R. Renal oncocytoma: image diagnostics and therapeutic aspects. J Exp Clin Cancer Res 2000;19:287 – 290

Heidenreich A, Ravery V. Preoperative imaging in renal cell cancer. World J Urol 2004;22:307 – 315

Li GR, Soulie M, Escourrou G, et al. Renal oncocytomas. Report of 13 cases. Ann Urol 1997;31:123 – 130

Perez-Ordonez B, Hamed G, Campbell S, et al. Renal oncocytoma: a clinicopathologic study of 70 cases. Am J Pathol 1997;21:871 – 873

孤立肾急性肾衰竭的血管再通：正确指征？明智的介入技术？

病史与临床检查结果

一位 58 岁的女性患者，因怀疑终末期肾衰竭急性发作而住院。患者有左肾萎缩功能丧失病史；2 年前因右肾动脉狭窄行球囊扩张和介入放射支架植入，自那以后血清学肾功能未随访。3 周前患者诉呕吐、水样泻，入院后尿量明显减少，患者极度疲惫，血清肌酐 20 mg/dL，血尿素氮为 255 mg/dL。

彩色多普勒超声示右肾大小和实质厚度正常，部分动脉节段波形模式显示平缓上挑、低收缩期幅度、收缩期后平缓下拉和舒张期逆流的缺失，上述表现均一致符合明显的血管狭窄。

考虑到可疑右肾动脉血流动力学上的明显再狭窄或阻塞，经泌尿科医生会诊后，决定行数字减影血管造影（DSA），同时做好介入治疗的准备。因为血流显著减少已有 2～3 周的时间，血管再通的效果也不一定良好，但如果不做介入治疗，注定以后要透析维持，当权衡透析的风险时，还是认为尝试介入是合理的。

进一步诊断证实了右肾动脉阻塞（图 4.93）。导管和亲水导丝穿过阻塞部位，手动注射非离子型低渗碘对比剂（碘含量 350 mg/ml）显示了长约 3 cm 的肾动脉阻塞，放置一个 4 cm 长的自动膨胀支架（直径 6 mm）用来扩张阻塞部位。

介入后图像示肾动脉腔达正常大小，即使在肾段、亚肾段动脉和小叶间动脉内血流都很丰富。从亚肾段动脉到弓形动脉间的短锥形区被认为是此前器官缺血性损伤的结果。

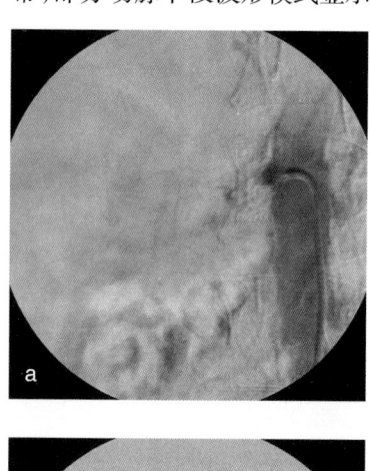
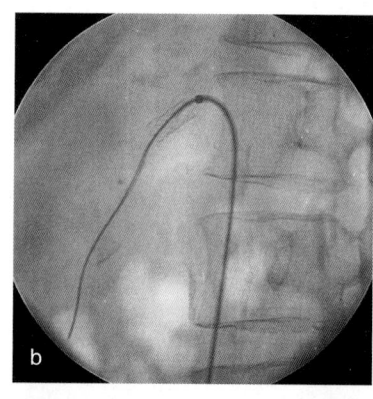
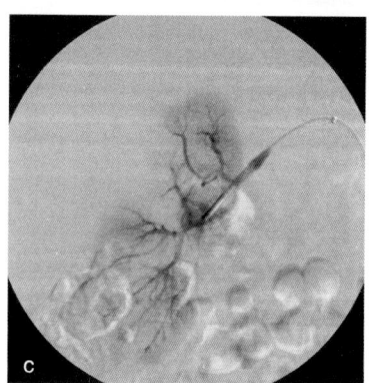
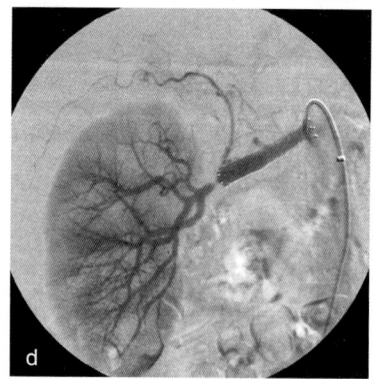

图 4.93 右肾动脉介入再通。a. 以前的支架辅助 PTA 后肾动脉阻塞，左肾切除术后状态；b, c. 右肾动脉再通；d. 支架植入和再通后表现，支架远端可见血管痉挛表现

病例追踪与总结

介入后1 h,患者述右胁腹部疼痛加剧,超声显示肾实质弥漫性分布低回声和无回声带,提示为出血区域,肾血流大幅下降。CT证实又新出现了肾血流减少和肾实质撕裂(图4.94)。发现一个大的囊外血肿位于肾上极水平,并发现血红蛋白水平稳步下降,认为应该行肾切除术。外科证实了存在广泛肾实质裂伤、肾实质内出血、肾上极包膜裂伤和邻近包膜外血肿的存在。手术平稳,患者在ICU短暂停留,后转入泌尿科治疗并进行定期透析。组织病理学报告表明肾实质明显、长期存在缺血性损伤,未发现肾动脉或肾段动脉损伤的情况。

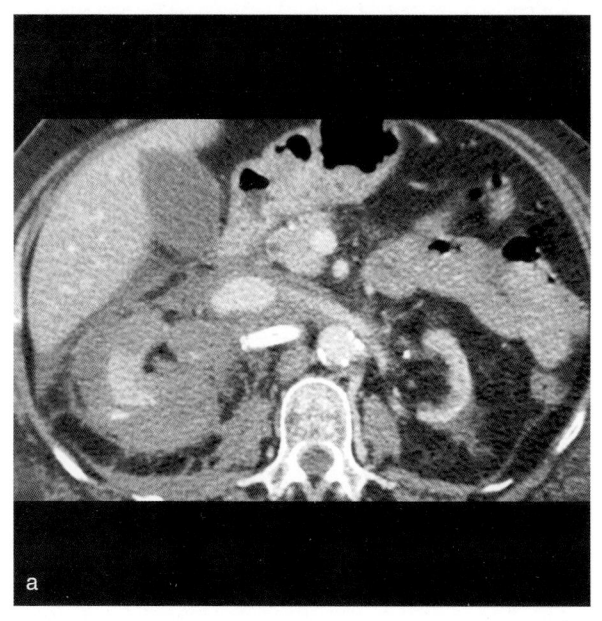 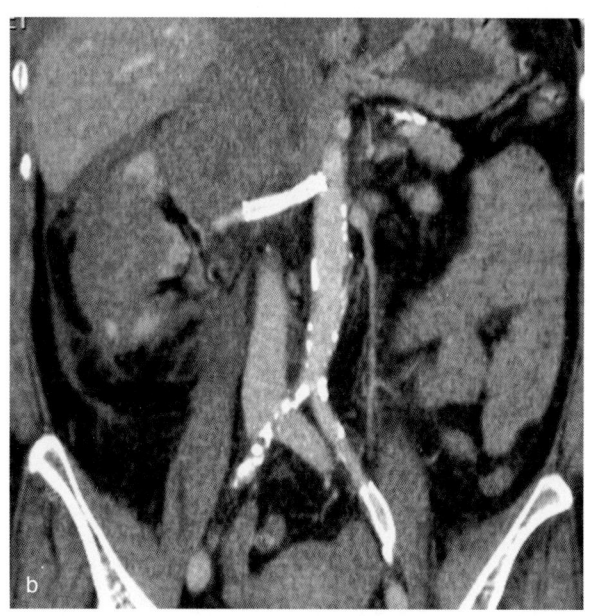

图4.94 静脉增强后门静脉期CT扫描示右肾动脉新植入的支架灌注伴有部分节段动脉阻塞,右肾实质较厚,因为实质破坏,未见强化表现。肾上极平面可见肾外血肿(b)。右肾门、肾周纤维脂肪组织和肝周腹膜腔可见液体,密度近似血液(接近20HU)。患者左肾体积小,无功能(a);主动脉和髂动脉壁可见动脉粥样硬化性钙斑;左髂外动脉内可见以前植入的支架(b)

误判分析与防范策略

实质内弥散性出血是已有持久缺血损害(表4.7)的肾脏再灌注性损伤的结果。2~3周的肾血流量不断降低足以导致尚未瘢痕愈合的细胞性坏死的弥漫性分布,因为髓质部锥体对缺血性损伤敏感,易受损害。器官代谢状态的退化是对突然再灌注的反应,这些效应在细胞水平上可包括大量细胞内水肿和细胞破坏;肉眼宏观水平上为器官整体肿大,因肾包膜的限制致肾内压增高,这也是实质破裂和出血的发生机理。最后,肾包膜内压力太高,上极包膜破裂,产生包膜外血肿。

肾脏未破裂是介入治疗控制的结果,从介入操作过程稳定、组织病理学发现少可见一斑。非离子型低渗对比剂的注入是介入计划准备所必须的,也会引起实质的复合性损害。对比剂可对先前受损的肾脏引起双期血流动力学改变,1期为灌注增加,2期灌注逐渐降低。也可以对肾小管上皮有直接毒性效应。虽然对比剂性肾病所致的血清肌酐升高通常在注入后24~48 h发生,也不能说与对比剂的引入没关系。

表 4.7　急性肾衰病因学（Neumayer,1993）

血管异常
肾灌注压降低
　　入球小动脉张力升高
　　出球小动脉张力降低
肾小球通透性下降
　　超滤过系数降低
髓质充血伴皮髓质血流重分布和皮质缺血

肾小管异常
小管梗阻
　　小管上皮肿胀
　　细胞碎片
　　肌红蛋白
　　胆红素
　　副蛋白
　　结晶等
小管外漏
　　小管破裂
　　小管坏死

细胞性异常
线粒体呼吸降低
细胞内钙超负荷
自由基超量
脂过氧化

肾动脉阻塞所致的暂时动力学状态尚不确定,考虑到复杂的病理生理学改变,认为在肾血流降低的时间和程度与易受再灌注影响的先前存在的实质损害的范围和程度之间不是固定一致的。鉴于这些原因,我们认为,肾血管的再通尝试决定是正确的。类似情况下,肾动脉阻塞的支架辅助血管再通在其他许多病例中都有较满意的结果(图 4.95)。此外,本例中经历的并发症以前文献中未见报道。介入治疗是患者避免被迫透析的唯一机会,开放式血管再通手术会引起与普通外科手术风险一样的病理生理问题。在 ICU 监护恰当的情况下,介入导致致命风险和随后的肾切除是极少发生的。相比较而言,透析则意味着永久的生活质量受限、高度易感继发性病变和寿命缩短。

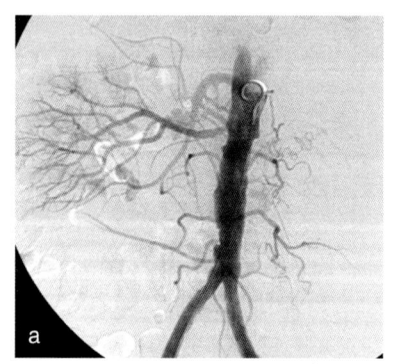
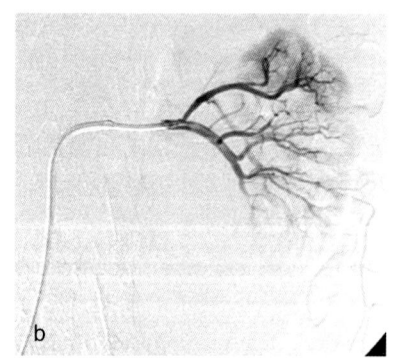
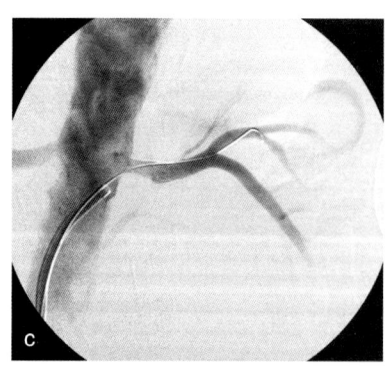

图 4.95　3 个月婴儿左肾动脉阻塞的成功行支架 PTA。介入 6 周前的分肾功能核素显像示左肾无功能,低于基线,给予卡托普利无效。a. 左肾动脉阻塞；b. 左肾动脉阻塞导管术后的表现；c. 左肾动脉支架辅助 PTA 术后的表现

肾缺血的病理生理学（图4.96）

肾缺血期 长时间缺血会导致线粒体能量产生受抑制和细胞内 ATP 含量降低,这就触发了从有氧代谢到无氧代谢状态的转变并发展成酸中毒。作为泵机理中成分,比如 Na^+-K^+ ATP 酶和 Ca^{2+} ATP 酶开始下降,细胞内 Na^+ 浓度升高,细胞膜对 Ca^{2+} 的通透性变大,出现细胞内肿胀。Ca^{2+} 从细胞外间隙进入细胞内的量增大并被从细胞内库存释放出来,大量的离子不再从细胞内向外转运。受损的线粒体可缓冲 Ca^{2+},但仅是在一定限度内。线粒体缓冲容量的丧失导致磷脂酶激活和细胞膜结构不完整。

再灌注期 发生再灌注时,代谢情况并未能提高改善。相反,血管再通后的再氧化新增加了 Ca^{2+} 内流,同时纠正了细胞性酸中毒,这些都是所谓常见的细胞性代谢的损害因素。当氧进入系统,引起缺血期(ATP 及其在尿酸循环中的合作中断)在 Ca^{2+} 影响下合成自黄嘌呤脱氢酶的黄嘌呤氧化酶合成无机自由基(O^{2-},H_2O_2,OH^-)。这些化合物与细胞膜内的磷脂类过氧化物一起,进一步加剧细胞破坏。

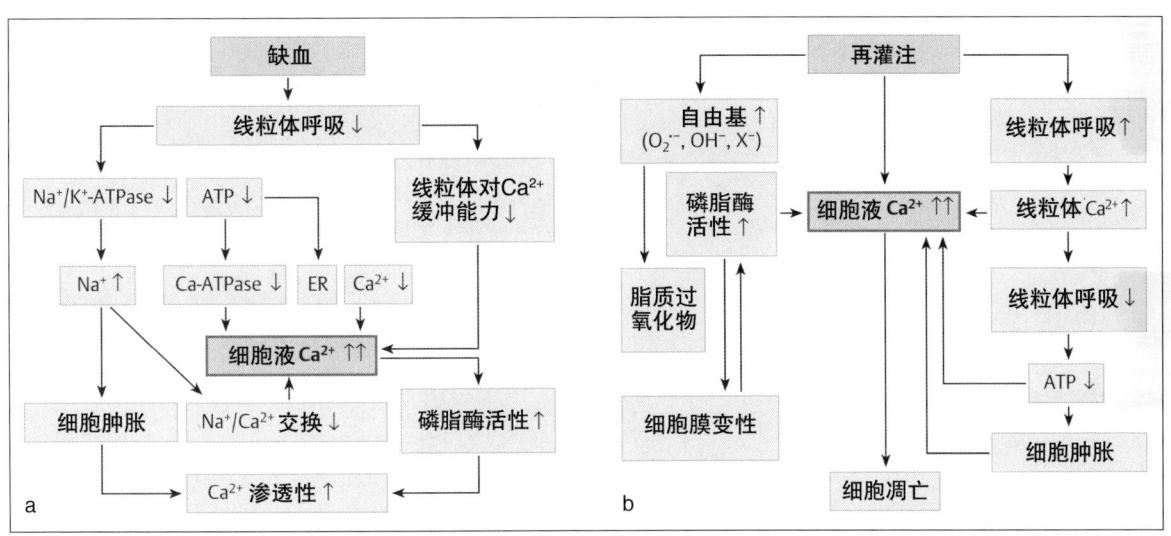

图4.96 缺血和再灌注所致细胞性损害的病理生理(Neumayer,1993)。a. 缺血—诱导的细胞内钙离子平衡变化;b. 再灌注中细胞内钙离子浓度变化、自由基合成和脂类过氧化

参考文献及建议阅读

Neumayer H.-H. Akutes Nierenversagen. In: Franz HE, Risler T, eds. Klinische Nephrologie. Handbuch für Klinik und Praxis. Landsberg: Ecomed; 1993

Walsh PC, Retik AB, Vaughan ED, Wein AJ (eds.). Campell's Urology. Philadelphia: WB Saunders; 2002

Wein JA, Kavoussi LR, Novick AC, Partin AW, Peters CA, eds. Campell-Walsh Urology. 9th ed. New York: Elsevier; 2007

性腺外绒毛膜癌/瘢痕残留/淋巴结转移/成熟畸胎瘤

病史与临床检查结果

一位 26 岁的男性患者，间断性发热、乏力、腹胀和恶心 1 个月。胃镜无异常发现，超声示腹膜后肿块，CT 检出腹膜后肿大淋巴结（图 4.97a），还发现双肺、肝脏肿块；实验室检查示 β-HCG（330 000 U/L）、LDH（520 U/L）和 CRP（110 mg/L）升高，AFP 为 2 U/L，在正常范围内。超声引导下腹膜后肿块穿刺活检，给出性腺外绒毛膜癌的诊断。经讨论认为，可能是来源于"烧坏的"睾丸肿瘤（指发现转移灶时，原发肿瘤已退化）。肿瘤被定为 III 期（肺、肝和腹膜后淋巴结转移）。

随后的 12 个月患者进行了 4 周期顺铂、博来霉素和依托泊甙高剂量化疗，4 周期紫杉醇和异环磷酰胺化疗和自体干细胞移植。肺、肝及大部分腹膜后转移淋巴结对治疗方案反应好。通过前后对比，腹膜后最大的淋巴转移灶在化疗的最初 7 个月内稍有回缩，此后再无明显改变。鉴于此，鉴别诊断还包括含有绒毛膜癌组织活性的成熟畸胎瘤。

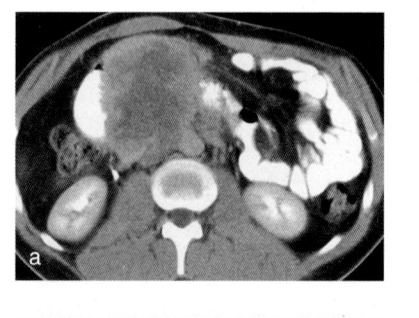
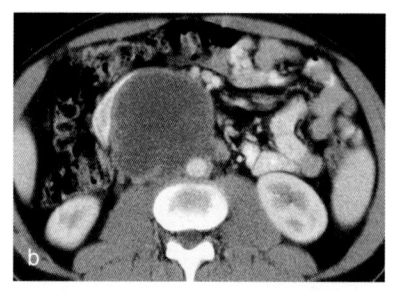
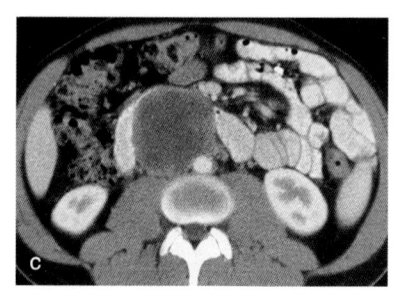
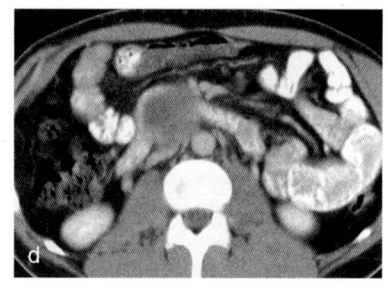
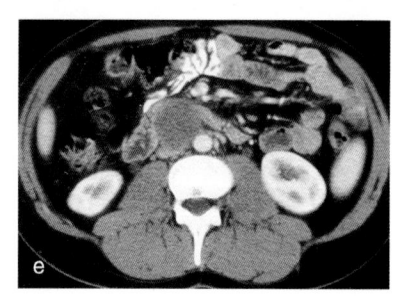

图 4.97 腹膜后、腔静脉前转移性淋巴结对化疗的反应。在化疗的最初 7 个月内，CT 示肿瘤有轻度回缩伴中心坏死（a-d），7~12 个月肿瘤无改变（d,e）。鉴别诊断包括转移性绒毛膜癌活性组织残留和成熟畸胎瘤有进展。a. 最初诊断时 CT；b. 图 a 后 3 个月；c. 图 a 后 5 个月；d. 图 a 后 7 个月；e. 图 a 后 12 个月

病例追踪与总结

最初诊断后 12 个月，腹膜后肿瘤被切除，切除样本的组织学分析揭示为纤维囊内非特异性组织，未见恶性征象。

误判分析与防范策略

对于肿块的良、恶性鉴别，影像学研究必须依赖增强前后的一些间接性标准，比如大小、形态、肿瘤质地、密度特征和与一些潜在疾病的可能关系。随访中，残留组织的大小或结构在未化疗的数月内没有变化，才能诊断为瘢痕组织或缓解灶。本例中，术前最后 5 个月肿瘤无变化，提示病灶转为含有瘢痕组织的假性囊肿的可能性增大；另一种可能性就是残留肿瘤的活性组织位于假囊肿壁，其生长已经被最后一期的化疗所抑

制。另一方面,畸胎瘤的成熟似乎不是因为中心坏死,因为成熟畸胎瘤在 CT 上常典型表现为不均匀实性肿块伴钙化。

因为瘢痕组织和成熟畸胎瘤的葡萄糖代谢均相对较低,应用氟 18-脱氧葡萄糖正电子发射断层成像(FDG/PET)的诊断价值不大。在高剂量化疗后肿瘤出现坏死、瘢痕组织或成熟畸胎瘤的病例,其血清 β-HCG 可以正常。

男性生殖细胞肿瘤

组织病理学和生长特点 睾丸肿瘤可归类为生殖细胞肿瘤(95% 的睾丸新生物)或性腺基质肿瘤(间质细胞和支持细胞肿瘤,10% 为恶性)。生殖细胞肿瘤群体包括精原细胞瘤(近 40% 的生殖细胞肿瘤),其他按恶性程度递减顺序排列,依次为非精原细胞来源的胚胎细胞癌、绒毛膜癌和畸胎瘤。60% 的肿瘤有统一的组织学分型。在混合组织学类,胚胎细胞癌和畸胎瘤("畸胎癌")是最常见的组合。烧坏瘤指睾丸新生物,临床影像已确定有转移,而原发肿瘤已发生退化,组织学表现为瘢痕包埋于睾丸组织中。

原发性腺外生殖细胞瘤少见,在胚胎发育过程中起源于性腺外的生殖细胞,最常位于纵隔。良性生殖细胞肿瘤没有年龄和性别趋势,恶性生殖细胞肿瘤多以年轻男性为主。

囊性肿瘤通常是良性的,实性肿瘤则偏向于恶性,钙化在良、恶性肿瘤均常见。当非精原细胞性生殖细胞肿瘤化疗后未完全退化时,有理由认为其成分构成可能是残留肿瘤组织、瘢痕组织和分化成熟的畸胎瘤。

肿瘤标记物 AFP 和 β-HCG 是非精原细胞性生殖细胞肿瘤的有效血清学标记物,因为 β-HCG 正常不来自胎盘,对于男性检测到血清 β-HCG 水平升高则预示着滋养细胞成分肿瘤的可能,血清 β-HCG 高还提示预后不好。AFP 的半衰期是 4.5 天,β-HCG 是 1~2 天。因此,β-HCG 可作为检测疗效的非常实用的指标,在受累睾丸切除前就应定值测定。LDH 是非特异性肿瘤标记物,是评价进展期精原细胞瘤的疗效和预后的最重要指标。

参考文献及建议阅读

Kumano M, Miyake H, Hara I, et al. First-line high-dose chemotherapy combined with blood stem cell transplantation for patients with advanced extragonadal germ cell tumors. Int J Urol 2007;14:336–338

Petura JL, Lawrentschuk N, Ballok Z, et al. 18F-Fluorodeoxyglucose positron emission tomography in evaluation of germ cell tumor after chemotherapy. Urology 2004;64: 1 202–1 207

Rabbani F, Gleave ME, Coppin CM, Murray N, Sullivan LD. Teratoma in primary testis tumor reduces complete response rates in the retroperitoneum after primary chemotherapy. The case for primary retroperitoneal lymph node dissection of stage IIb germ cell tumors with teratomatous elements. Cancer 1996;78:430–436

损伤的范围?

病史与临床检查结果

一位22岁的女性患者,在晚间发生高速公路车祸。当时急救医生在场,立即一级救护,并转至多学科急救中心。入院时螺旋CT检查头颅、颈椎和胸腹部,CT报告描述有肝破裂、腹腔游离气体(可疑肠破裂)及双侧前后骨盆环复杂骨折(图4.98)。泌尿系无异常发现。当晚,由腹部外科医生对患者行剖腹探查术,缝合了破裂的肝脏和肠管,随后由创伤科医生采用外固定和骨盆C形钳治疗骨盆环骨折。

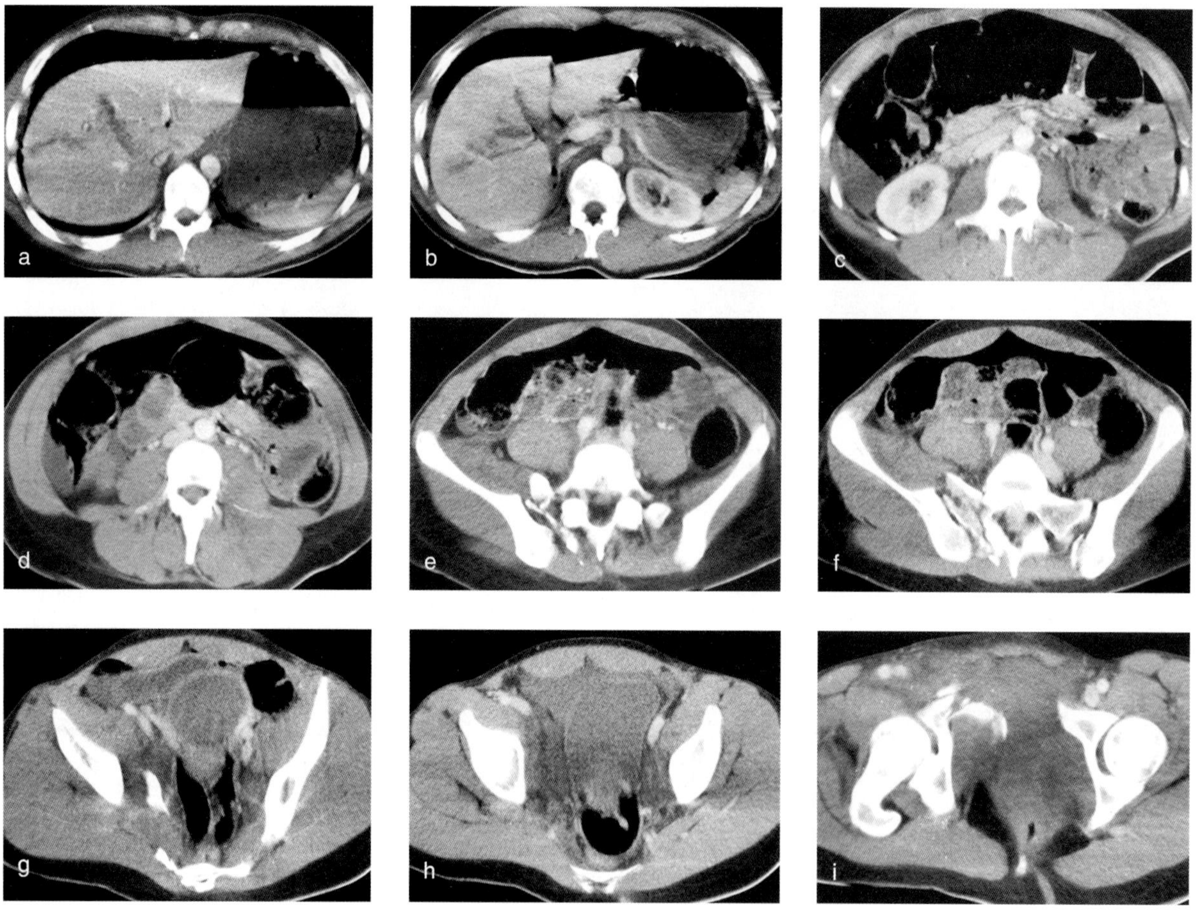

图4.98 腹部螺旋CT示肝破裂(a,b),双侧前(i)后骨盆环骨折(e-g)。软组织窗示腹腔内游离气体不易与肠管内气体区分

病例追踪与总结

伤后1周患者发热伴右侧腹股沟及大腿上部局部肿胀发热,复查CT并随后行Lauenstein位摄片(图4.99),均示对比剂从膀胱溢出至右大腿前内侧软组织内,又经尿道逆行注入对比剂后CT扫描证实了先前漏诊的膀胱破裂和尿道裂伤(图4.100)。

误判分析与防范策略

回顾分析发现,最初的急救处置中膀胱插管未成功,鉴于患者最初的其他致命情况,对尿液的关注被忽略了。在 ICU 时再插导尿管,引出血性液体。

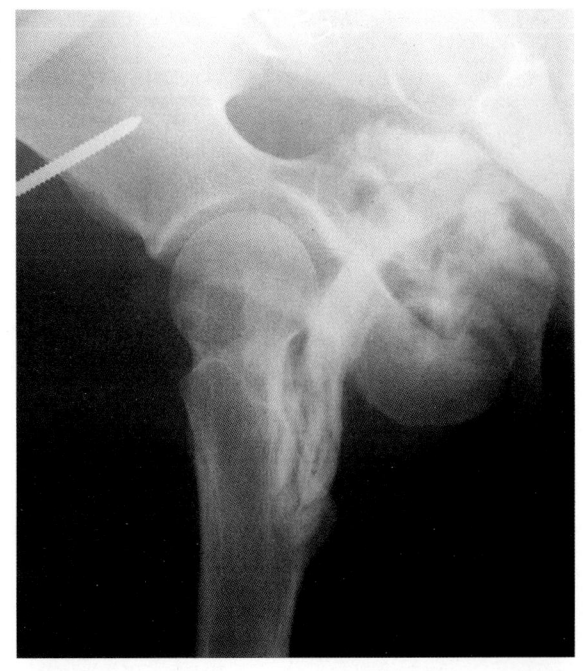

图 4.99 Lauenstein 位摄片示对比剂从膀胱溢出,外固定针投影在右髂骨翼

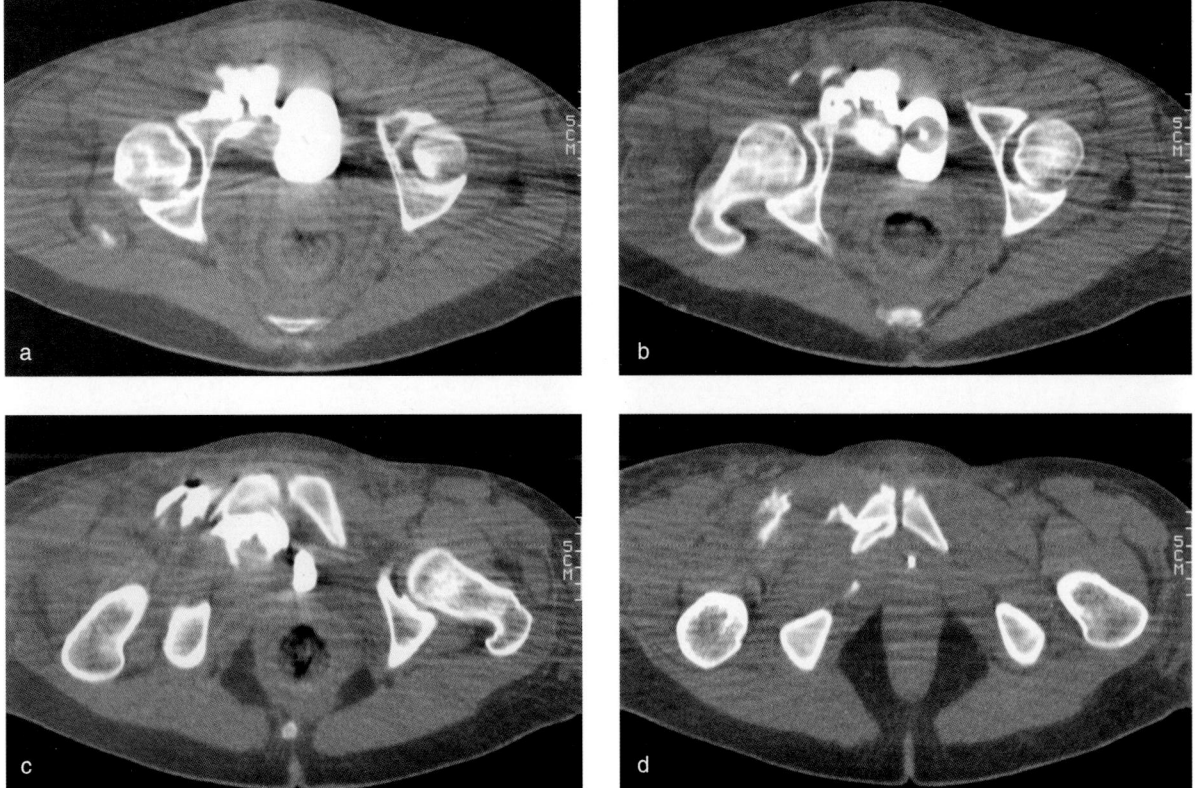

图 4.100 经尿道逆行注入对比剂后 CT 扫描示膀胱破裂和尿道裂伤

解读首次CT检查图像时,未考虑到前骨盆环粉碎性骨折会损伤膀胱和尿道(见图4.98i)。液体沿膀胱右前外侧积聚应被解读为尿性囊肿(图4.98h,i)。该囊肿CT密度(约80 HU)对应于血和尿液的混合密度并低于髂骨血肿(图4.98)。膀胱前外侧液体不应解读为腹水,因其位于腹膜外。

如另一个多发伤患者所示,真骨盆内高位膀胱进一步支持了尿道转位的诊断(图4.101)。因盆底的解剖附着处松弛所以膀胱向上移位。

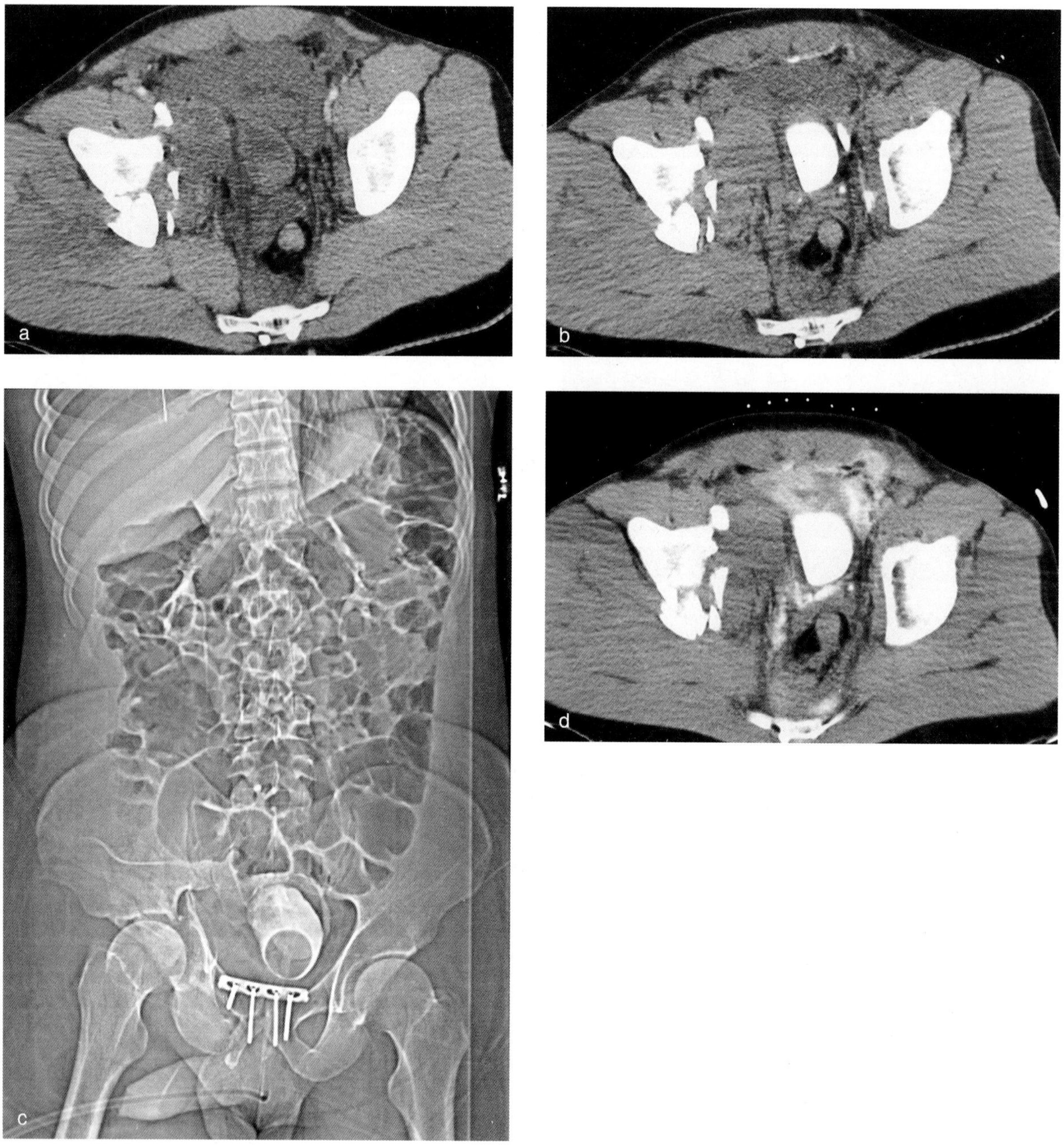

图4.101 另一例多发创伤患者,右侧骨盆环骨折,小骨盆内血肿,膀胱和尿道裂伤。最初的CT上膀胱外侧和前外侧的腔外对比剂聚集被忽略(a,b)。膀胱逆行插管引流尿液不畅,曾可疑尿道裂伤。骨折固定术后,CT引导下经耻骨上入路放置新的膀胱插管,CT引导抽吸前的定位像示膀胱在小骨盆内的位置偏高(c),经静脉增强后,膀胱内充盈了含对比剂的尿液,CT横断面定位像证实有大量含有对比剂的尿液自膀胱进入骨盆底部软组织(d)。a.静脉注射对比剂前CT图像;b.静脉注射对比剂后CT图像;c.CT引导下膀胱抽吸前定位像;d.CT引导下膀胱抽吸计划图

骨盆环骨折伴发损伤

伴发损伤出现时严重骨盆损伤的预后明显较差。泌尿生殖器官、血管、神经和腹部实质器官的伴发损伤最为常见。Siegmeth 等人（2000）报道了 126 例中 39 例（31%）序贯的骨盆环骨折伴发骨盆周围损伤的患者，39 例患者中 16 例（41%）发生 B 型骨折，23 例（59%）发生 C 型骨折。最常见的伴发损伤为肝脏、脾脏、肾脏和胰腺受累（59%），其次为泌尿生殖道损伤（47%）。39 例患者中 26% 出现周围神经的损伤、15% 出现血管损伤。还可见到肠系膜破裂、血管外伤及脱套撕脱伤。骨盆外损伤主要累及胸部（56%）和头部（33%）。39 例患者中 28 例存活，7 例患者死于急性期，4 例患者重症监护中死于多系统器官衰竭。

参考文献及建议阅读

Greenspan A. Orthopedic Imaging: A Practical Approach. 4th ed. Philadelphia: Lippincott Williams & Wilkins; 2005

Siegmeth A, Müllner T, Kukla c, Vècsei V. Begleitverletzungen beim schweren Beckentrauma. Unfallchirurg 2000;103:572–581

5

脊柱
Spinal Column

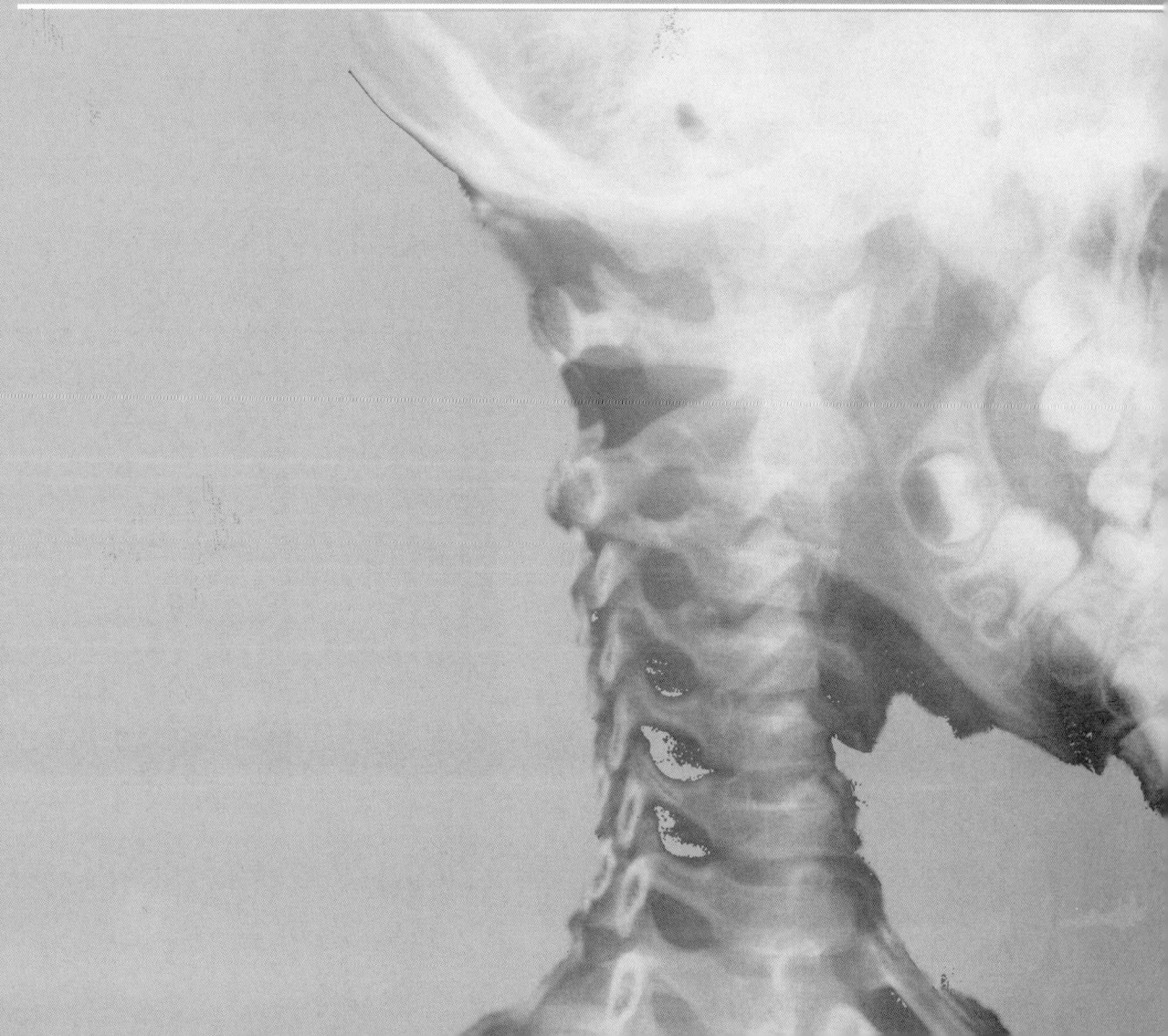

正常表现/骨损伤

病史与临床检查结果

一位23岁的男性患者,在车祸中头部严重受伤,入院时X线片排除了颈椎损伤(图5.1)。

图5.1 颈椎X线片,没有发现任何骨损伤表现

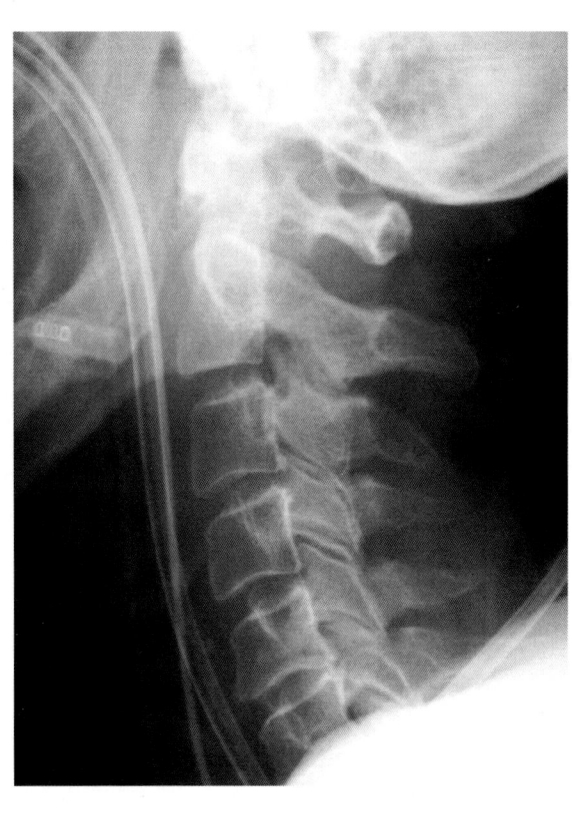

病例追踪与总结

由于头部受伤严重,在接下来的头颅CT检查中包括了上颈椎(图5.2)。此次扫描发现C2椎体基底部冠状走行的骨折线。

误判分析与防范策略

即使CT发现了齿突基底部的骨折,在脊椎X线片上还是不能辨认,这是因为骨折线的特点(骨折线细、冠状走行、断端无移位)以及X线投照的局限性(图5.3)。X线是二维图像,反映了一系列不同密度组织X线吸收率的总和。在正位片上看不到骨折线是因为射线束通过的骨皮质、骨松质以及骨折线的比例是一致的,这种总和效应导致了不能发现骨折线和椎体之间的密度或者吸收率的差别。在侧位片上不能发现这种骨折线也是这种原因:没有足够的图像对比度来发现这种细的、断端轻微移位并且冠状走行的骨折线。

因为50%以上的严重事故的受害者上颈椎损伤的临床表现不是很明显,入院时常常被忽略,所以所有严重头部外伤的患者进行头部CT扫描时应该加扫上颈椎,这样可以避免由于没有发现颈椎损伤而导致的残疾(比如脊髓损伤和在骨折稳定之前移动患者导致的瘫痪),以及由此带来的法律纠纷。

5 脊柱

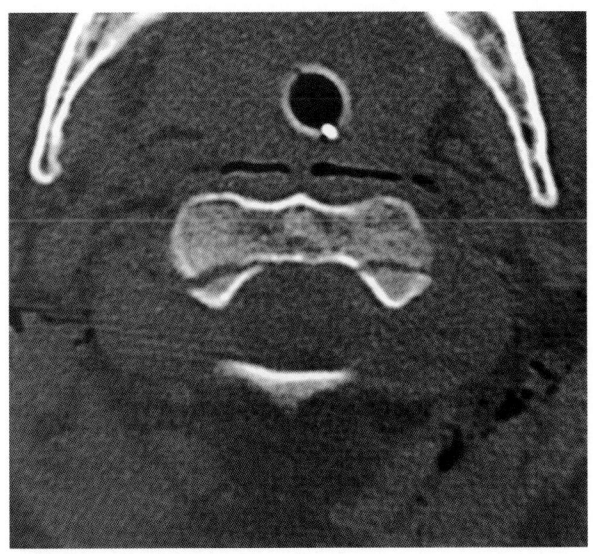 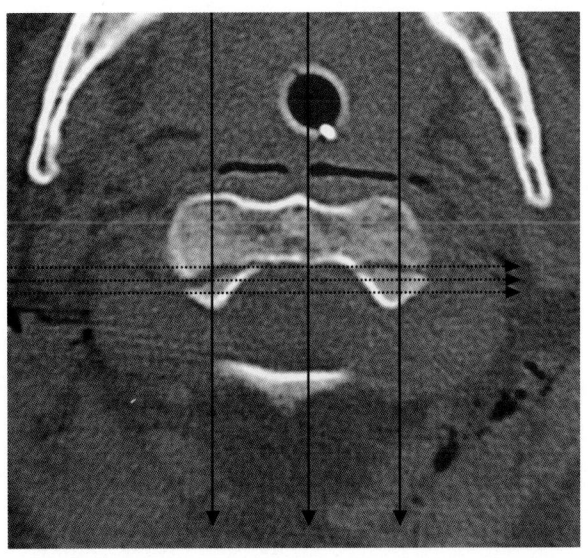

图 5.2 同一天上颈椎 CT 轴位图像,发现齿突基底部冠状走行的基本没有移位的骨折线

图 5.3 上颈椎 CT 轴位图像,在 X 线片上没有发现骨折线,是因为射线束在正位(实线所示)、侧位(虚线所示)通过的骨皮质、骨松质以及骨折线的比例大体一致。因而,没有足够的吸收率的差别来显示骨折线

参考文献及建议阅读

Berne JD, Velmahos GC, EI-Tawil Q, et al. Value of complete cervical helical computed tomographic scanning in identifying cervical spine injury in the unevaluable blunt trauma patient with multiple injuries: a prospective study. J Trauma 1999;47:896 – 902

Davids JW, Phreaner DL, Hoyt DB, Mackersie RC. The etiology of missed cervical spine injuries. J Trauma 1993;34: 342 – 345

Deliganis AV, Baxter AB, Hanson JA, et al. Radiologic spectrum of craniocervical distraction injuries. Radiographics 2000;20:237 – 250

Jelly LME, Evans DR, Easty MJ, Coats TJ, Chan O. Radiography versus spiral CT in the evaluation of cervicothoracic junction injuries in polytrauma patients who have undergone intubation. Radiographics 2000;20:251 – 259

移位/假性移位

病史与临床检查结果

一名 6 岁男孩从约 2 m 高的窗户上摔下,感觉后颈部疼痛,临床上没有任何其他异常表现。颈椎侧位片示 C2 相对 C3 向前移位,因而怀疑有颈椎部位韧带损伤以及 C2~C3 水平椎体移位,而被收入儿科。儿科要患者行上颈椎 CT 扫描,由于外院平片和患者情况不符合又复拍了颈椎 X 线片(图 5.4),这次平片也发现 C2 相对 C3 向前移位(在平片上约 2mm),遂行 CT 头颈交界部及上颈椎扫描,来确认 X 线发现(图 5.5)。

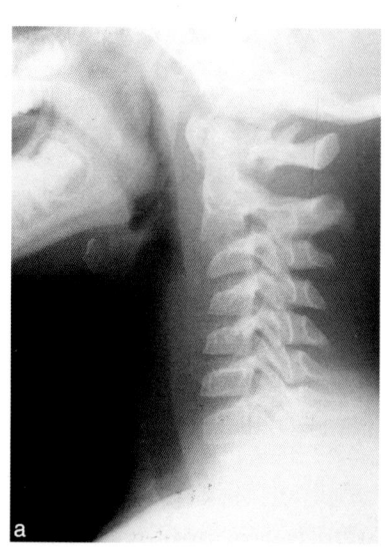
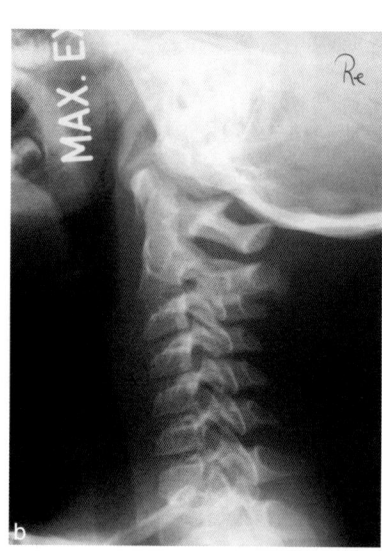
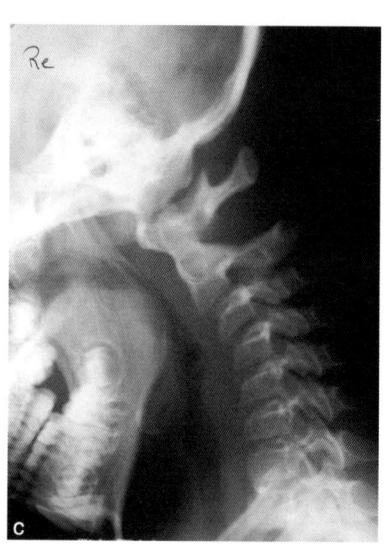
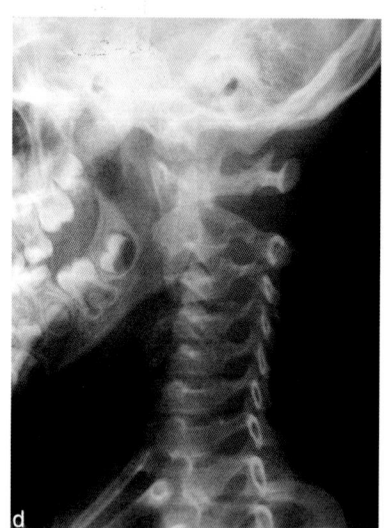
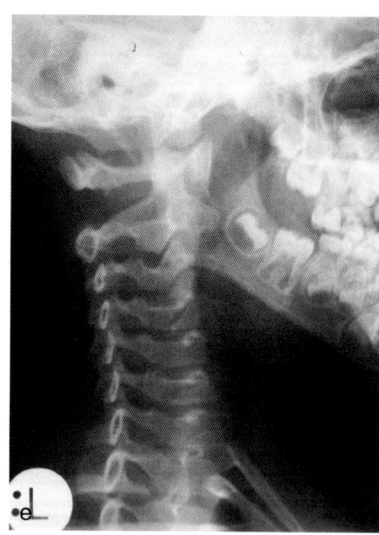

图 5.4　在常规颈椎 X 线侧位片 C2 相对 C3 向前轻度移位(a)。后倾时颈椎位置正常(b)。前屈时 C2 椎体向前移动度增加(c)。没有发现骨损伤。a. 常规侧位;b. 后倾侧位;c. 前屈侧位;d. 右前斜位椎间孔位;e. 左前斜位椎间孔位

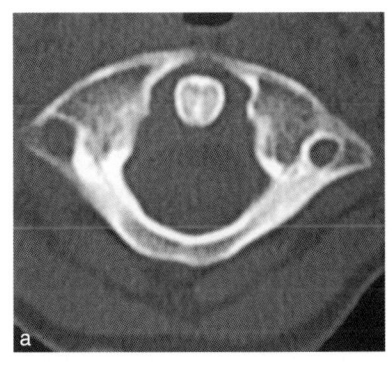 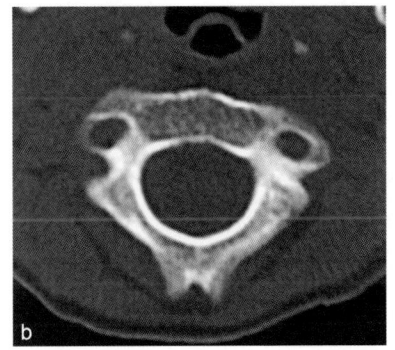 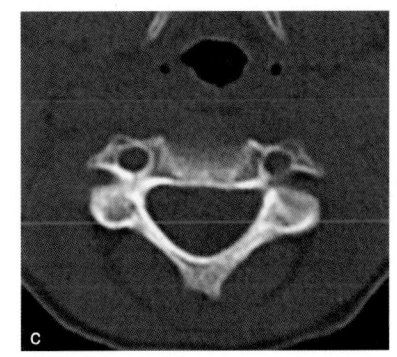

图 5.5　颈椎 CT 平扫没有发现骨损伤。a. C1 和 C2 齿突水平轴位；b. C2 水平轴位；c. C3 水平轴位

病例追踪与总结

在常规位置颈椎 X 线侧位片上发现了 C2~C3 椎体水平的假性移位（图 5.6），没有发现骨损伤及韧带不稳（图 5.7），应用颈托支撑后，自诉好转，很快就得以回校上课。

误判分析与防范策略

在儿童及青少年常规颈椎侧位片上发现 C2 椎体后缘相对 C3 椎体后缘向前移位时，这可能是生理性假性脱位，也可能是由 C2 椎体骨折引起的脱位（汉格曼骨折，即经过 C2 的骨折）。假性移位可能是由于儿童韧带柔软而造成的正常状态，区别是不是真正的移位，要看 X 线侧位片 C1~C3 棘突前缘的连线（后颈线）。假性移位时，C2 椎体棘突前缘到 C1~C3 椎体棘突前缘连线的距离最多为 2 mm，如果超过 2 mm 则诊断为真性移位。

从辐射安全的角度，最好用外院颈椎 X 线片或加照功能位和斜位片，美国放射学会的指南认为被临床怀疑骨和/或韧带损伤（病史、临床检查、X 线片）的儿童和青少年可以行 CT 矢状、冠状位重建和/或 MRI 扫描，以综合分析、评价骨（CT）和软组织（MRI）损伤。

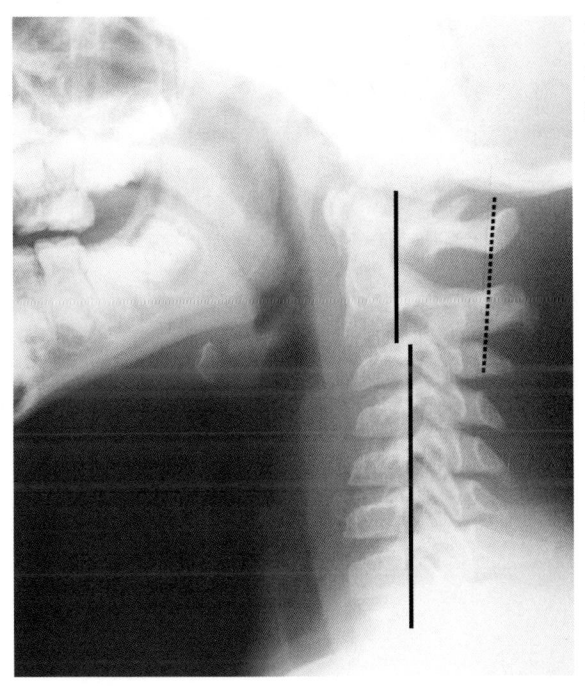

图 5.6　椎体后缘连线（PVBL）不连续（实线）证实了 C2~C3 水平椎体假性移位的存在，同时常规位置的颈椎后缘连线连续（虚线）

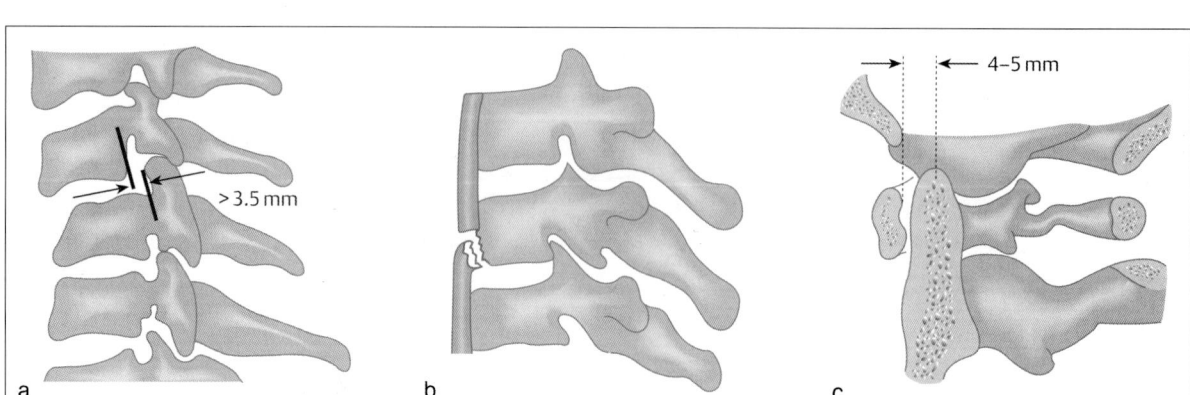

图5.7 成人外伤后上颈椎不稳的征象（Bucheler 等，2006）。a. 椎体后缘移位大于3.5 mm；b. 椎体终板前角骨折；c. 齿突前缘与寰椎前弓后缘的距离加大

参考文献及建议阅读

American College of Radiology ACR Appropriateness Criteria. Suspected Spine Trauma. http://www.acr.org/Secondary-MainMenuCategories/quality_safety/app_criteria/pdf/ExpertPanelonNeurologicImaging/HeadTrau-maDoc5.aspx（accessed November 10,2010）

Bücheler E, Lackner K-J, Thelen M. Einführung in die Radiologie. Diagnostik und Interventionen. Stuttgart: Thieme; 2006

Greenspan A. Orthopedic Imaging: A practical Approach. 4th ed. Philadelphia: Lippincott Williams & Wilkins; 2005

Swischuk LE. Anterior displacement of C2 in children: physiologic or pathologic. Radiology 1977; 122: 759-763

新发/陈旧齿突骨折

病史与临床检查结果

一名 16 岁男孩，车祸中头部受伤，检查发现右侧枕部硬膜下血肿，自诉右眼视力下降。入院时行 CT 颅脑和上颈椎检查，因为在车祸中上颈椎隐匿性骨折很常见（在严重车祸中约占 20%），如果不做上颈椎 CT 检查，半数以上的患者此部位的骨折都会被忽略（图 5.8）。CT 报告上描述齿突基底部皮质断裂，断端无硬化。

2 天后行颈椎 MRI 扫描，报告认为上述骨折线是枢椎和齿突间的骺线（图 5.9）。骨折线周围没有水肿，没看到移位，也没有血肿，基于此，最可能的诊断是先天变异或者陈旧骨折的纤维化期。上述综合表现表明这可能是不典型的新发骨折，需要磁共振进一步随访评价。

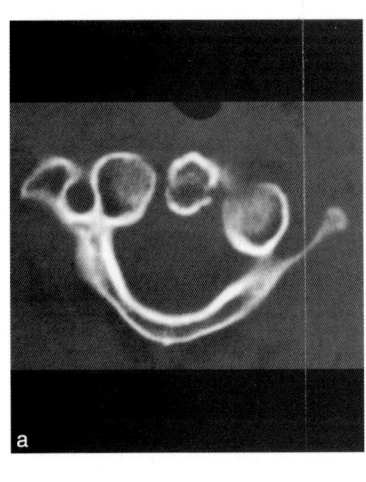
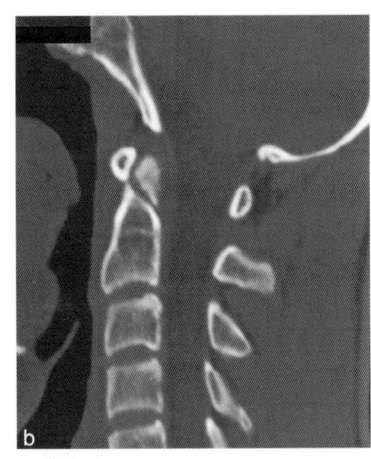
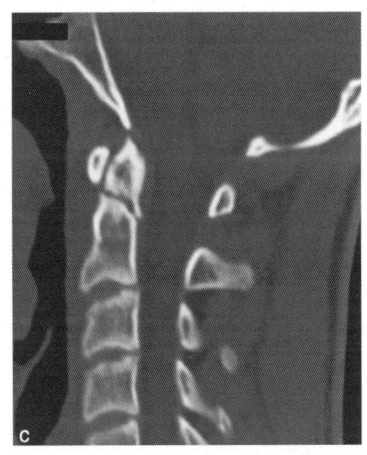

图 5.8 CT 颈椎检查报告描述齿突基底部新鲜的斜行骨折。a. 齿突水平横轴位扫描；b. 正中矢状位重建图像；c. 正中矢状位 b 图左 4 mm 重建图像

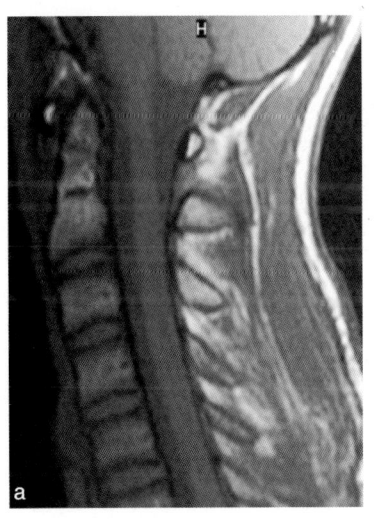
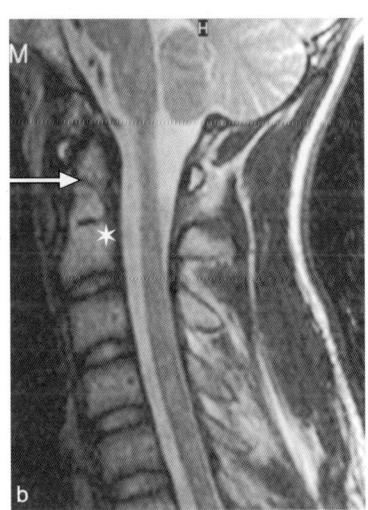
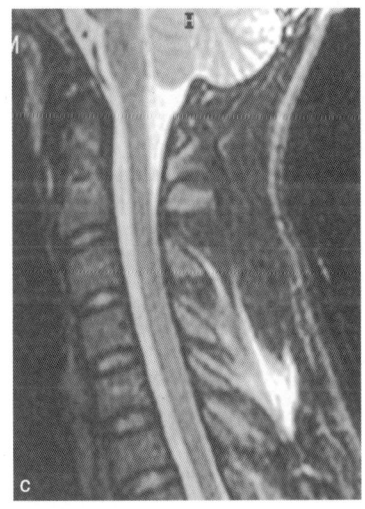

图 5.9 颈椎 MRI。显示齿突与体部间的骺线（星号）及所描述的齿突基底部斜行骨折线（箭头），没有脱位、骨挫伤及血肿形成的证据。鉴别诊断是先天变异或者陈旧骨折的纤维化期。可见颈背部软组织水肿、出血（b，c）。a. 非压脂 T1WI；b. 非压脂 T2WI；c. 压脂 T2WI（STIR 序列）

病例追踪与总结

患者应用颈托行保守治疗 6 周后 MRI 随访显示了更加清晰的骨折线(图 5.10),即使在常规 MRI 图像上骨折线也很明显,齿突尖轻度移位,骨折线增宽,骨折线区新的骨挫伤也比前次检查明显,2 周后再行颈椎 CT 检查发现骨折分离程度加大(图 5.11),骨折 8 周后也没有看到初期的骨质硬化。这是 Anderson–D'Alonzo Ⅱ 型骨折,属于 Eysel–Rosen 分型的 B 型,可能会发展成不愈合(图 5.12,5.13)。外伤 2 个月后,行微创螺钉和单个钛板内固定术,这是一种风险小的手术,1 天后患者感觉良好,出院。

误判分析与防范策略

最初的 CT 诊断是正确的。在最初的 MRI 图像上由于没有看到骨髓水肿和软组织血肿而导致误诊。分析 MRI 图像的医生错误地认为这些征象在外伤的前几天有新发骨折时一定会出现,但没有确切证据表明在骨折时会立刻出现水肿。骨折愈合过程包括炎性修复和肉芽组织形成期、新骨形成期、骨重建期。骨折的修复过程有着巨大的个体差异,这包括许多因素,如患者年龄、骨折区感染的状况、骨折固定的情况、断面是否接近、患者的营养状态和激素水平。骨折没有固定、碎片没有完全清除会干扰愈合过程,导致骨吸收和继发肉芽组织形成,这些可以导致骨折不愈合。

无移位的 Anderson–D'Alonzo Ⅱ 型骨折的患者可以保守治疗(Halo 固定或颈托固定至少 8 周),手术固定主要是用于有向后移位危险的患者,目的是防止不愈合,经典的途径是用 1~2 枚螺钉自前路固定。

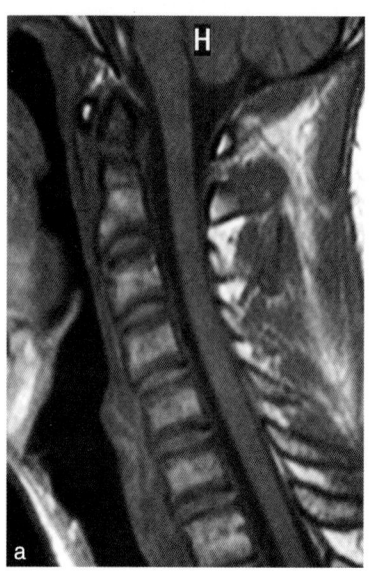
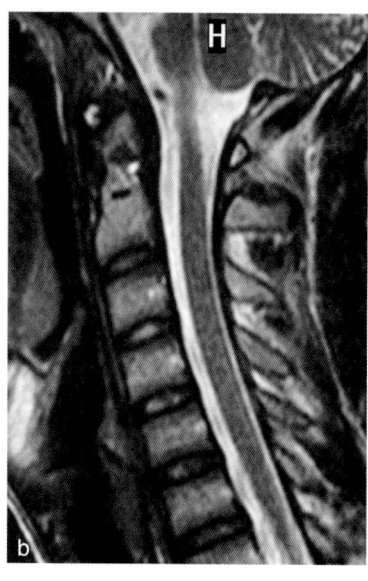

图 5.10　6 周后 MRI 随访可以看到齿突尖轻度移位,骨折线增宽,骨折线附近新的骨挫伤(a 图低信号,b 图高信号)。a. T1WI;b. T2WI

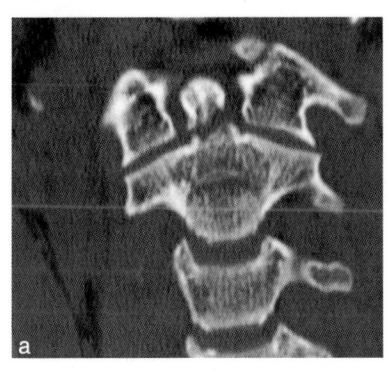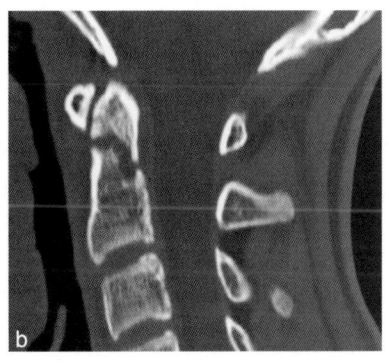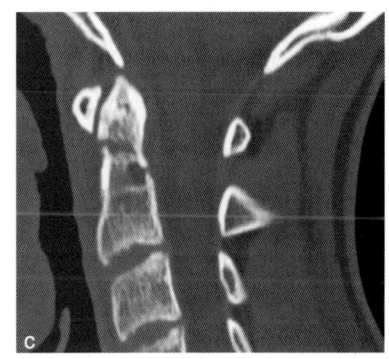

图5.11 8 周后再行颈椎 CT 检查发现骨折分离程度增大,断端后角变尖。a. 冠状位重建;b. 正中矢状位重建;c. 正中矢状位左移 4 mm 矢状位重建

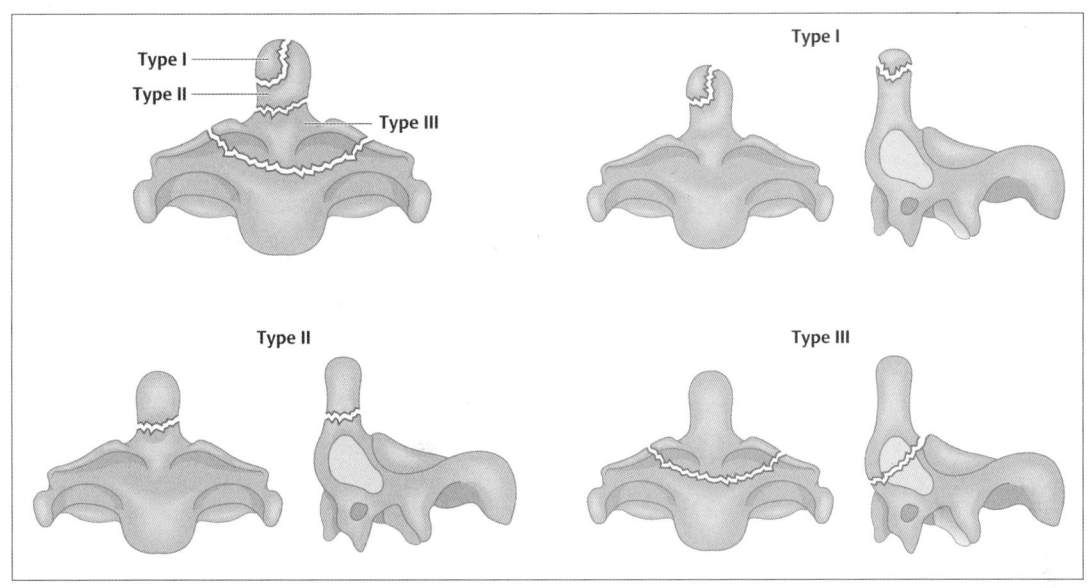

图5.12 齿突骨折的 Anderson–D'Alonzo 分型。Ⅰ型:齿突斜行骨折和翼状韧带附着点撕脱;Ⅱ型:经过齿突隆起的关节外骨折;Ⅲ型:经过枢椎椎体薄弱部位的骨折。枢椎的骨折可能是由垂直方向的压缩和水平方向的撕裂综合作用的结果。Ⅲ型损伤一般是由过伸机制导致。Ⅱ型主要是由来自前外侧的剪切力引起

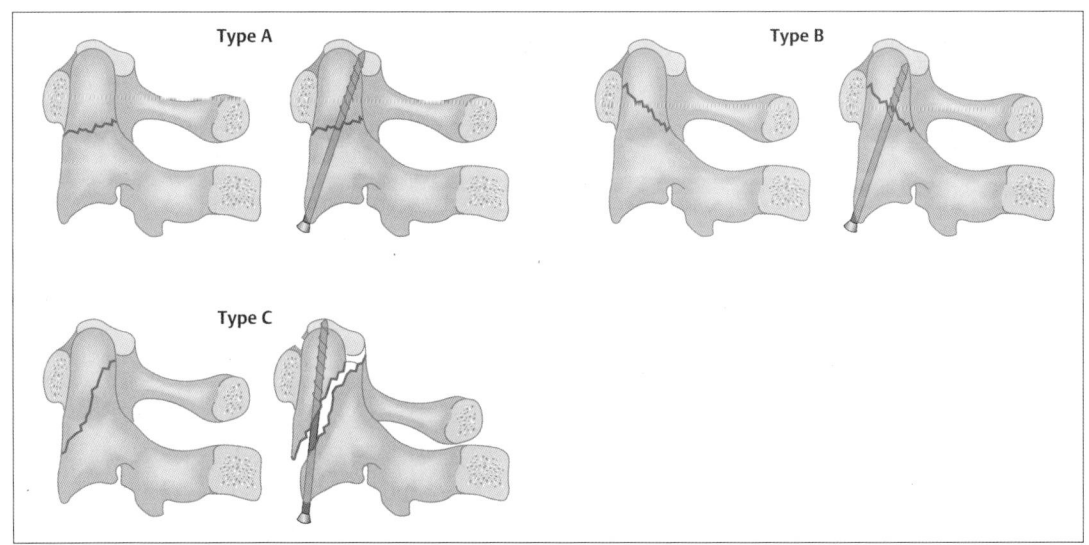

图5.13 枢椎 Anderson 和 D'Alonzo Ⅱ型骨折由 Eysel 和 Rosen 区分了亚型。同时可以看到不同亚型螺钉内固定的方式。A 型:水平骨折线;B 型:前上到后下的骨折线;C 型:后上到前下的骨折线

参考文献及建议阅读

Anderson LD, D'Alonzo RT. Fractures of the odontoid process of the axis. J Bone Joint Surg Am 1974;56:1 663 – 1 674

Deliganis AV, Baxter AB, Hanson JA, et al. Radiologic spectrum of craniocervical distraction injuries. Radiographics 2000;20:237 – 250

Eysel P, Roosen K. Ventral or dorsal spondylodesis in dens basal fracture-a new classification for choice of surgical approach. Zentrabl Neurochir 1993;54:159 – 164

Imhof H, Fuchsjäger M. Traumatic injuries: imaging of spinal injuries. Eur Radiol 2002;12:1 262 – 1 272

Ulrich C, Bühren V. Verletzungen der Halswirbelsäule. Orthopädie und Unfallchirurgie up2date 2006;1:415 – 441

正常表现/骨折

病史与临床检查结果

一位 47 岁的男性患者,因为摔倒导致剧烈胸背部疼痛到骨科就诊。脊柱 X 线平片认为正常(图 5.14)。

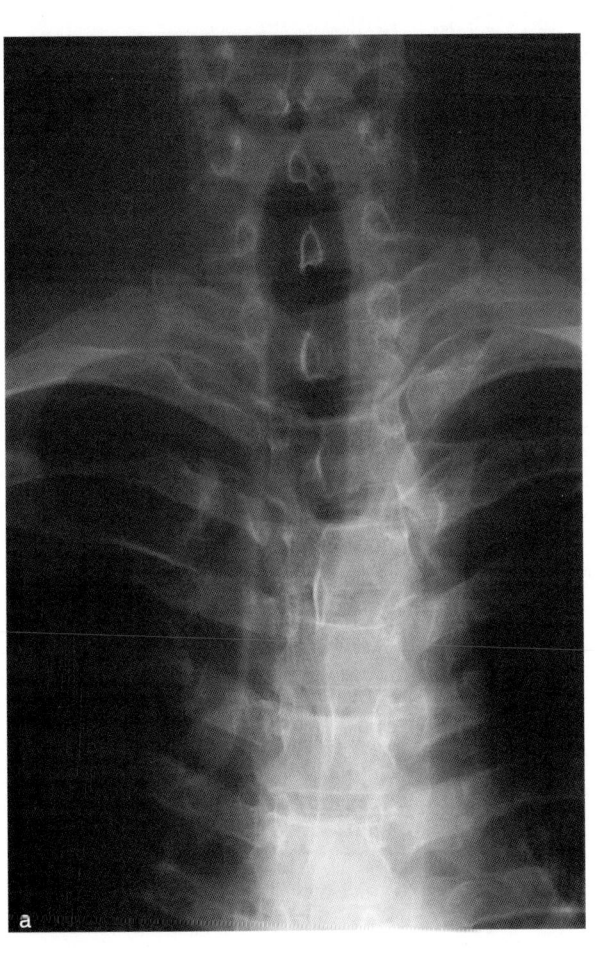

图 5.14 颈胸交界部 X 线片。认为正常

病例追踪与总结

3 天后患者因为持续剧烈的背痛再次就诊,体格检查发现 T4 椎体叩击痛。随后的 MRI 检查发现 T4 椎体内带状 T1WI 低信号,T2WI 高信号(图 5.15)。这是外伤性脊髓水肿信号,在接下来几个星期内,患者接受保守的制动治疗,自诉好转。

误判分析与防范策略

在第一次 X 线片上 2 个骨折相关表现被忽略:T3~T4 水平左侧骨质轻度密度增高,T4 左侧椎体高度略减小(图 5.16)。再次观察侧位片也能发现被忽略的异常表现。由于 MRI 良好的组织分辨率,它比 X 线能更好地发现外伤后骨挫伤。

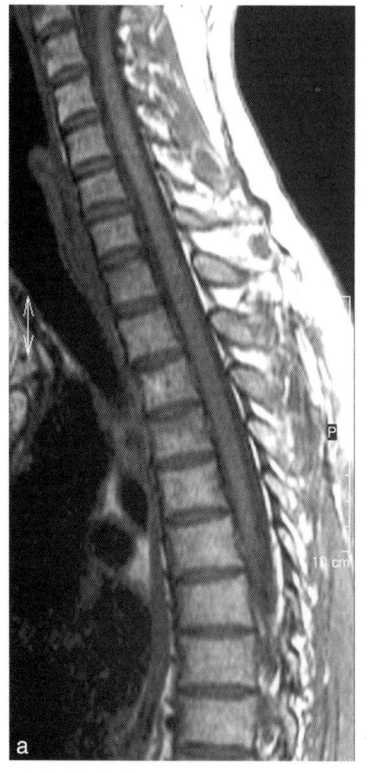 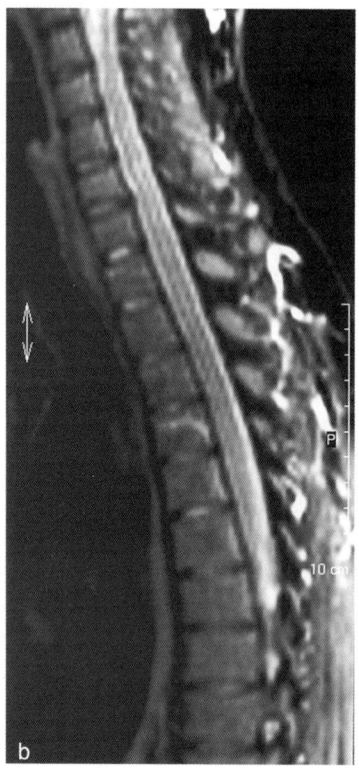
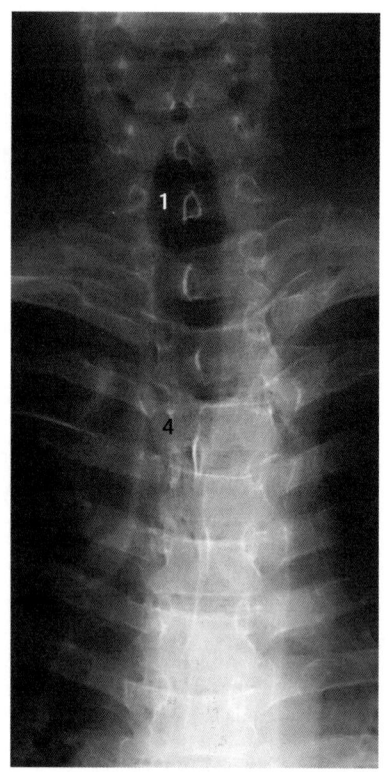

图 5.15 MRI 矢状位平扫。检查发现 T4 椎体内带状 T1WI 低信号，T2WI 高信号。a. T1WI；b. T2WI

图 5.16 颈胸交界部 X 线正位片。T3～T4 水平椎体左侧密度轻度增高，T4 椎体左侧高度略低，这些在最初的诊断中被忽略。1：T1 椎体；2：T4 椎体

骨挫伤

在有外伤史的患者中骨挫伤在 MRI 呈 T1WI 低信号，T2WI 高信号，比较组织病理学认为骨挫伤是骨折导致的骨水肿和小的骨内出血的综合表现。骨挫伤可以由直接暴力引起，也可以由重复的、慢性非生理性负载引起。一般骨挫伤会在外伤后 12 h 出现（外伤后不少于 1 h，不多于 30 h），一般外伤时在影像上仅能看到形态学改变，需要仔细寻找相关损伤。没有受过外伤的患者有脊髓水肿，可能是由炎症、肿瘤或者缺血坏死引起。

参考文献及建议阅读

Blanenbaker DG, De Smet AA, Vanderby R, et al. MRI of acute bone bruises: timing of the appearance in a swine model. AJR 2008;190:W1-W7

Oda H, Igarashi M, Sase H, Sase T, Yamamoto S. Bone bruise in magnetic resonance imaging strongly correlates with the production of joint effusion and knee osteoarthritis. J Orthop Sci 2008;13:7-15

Thiryayi WA, Thiryayi SA, Freemont AJ. Histopathological perspective on bone-marrow edema, reactive bone change and haemorrhage. Eur J Radiol 2008;67:62-67

漏诊/适当的诊断

病史与临床检查结果

一位61岁的女性,从楼梯上摔下,摔下后有短暂意识丧失,没有持续性意识损害。事故发生后几小时内患者自述肉眼血尿,临床检查没有发现异常,没有神经功能缺损,头颅和脊柱也没有叩击痛。用B型超声检查来查找血尿的原因,没有发现异常,但肠管气体较多,影响了检查结果的准确性(图5.17)。由于持续的肉眼血尿,此患者进行了CT检查。

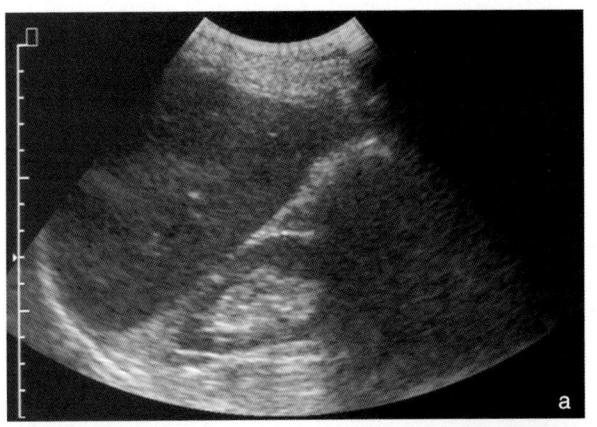
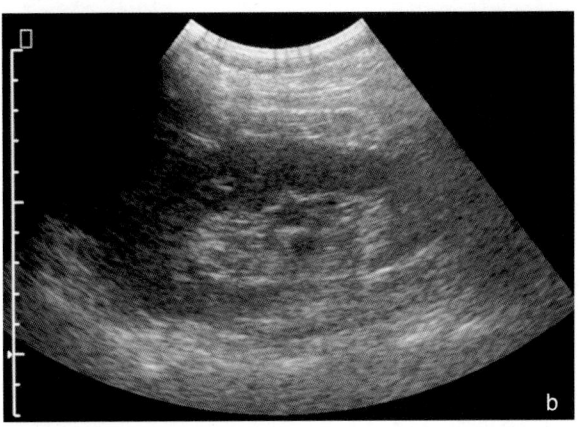
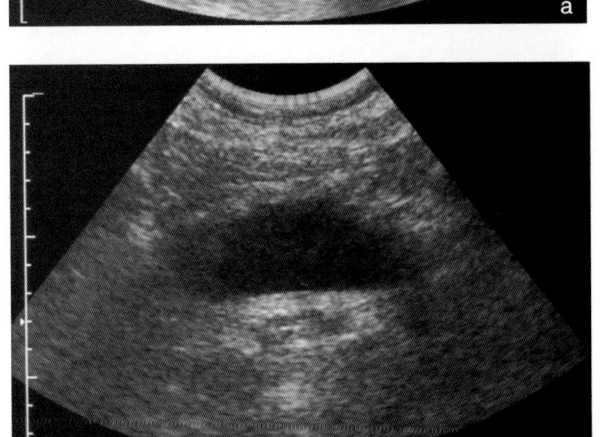

图5.17 腹部超声检查正常,但过多的肠管气体影响了诊断。a.右肾长轴切面;b.左肾长轴切面;c.膀胱横切面

病例追踪与总结

10天后患者由于膀胱功能异常及生殖区的感觉异常而怀疑是脊髓圆锥损伤。下胸椎和腰椎的MRI图像可以看到T12椎体后缘及椎弓根损伤(图5.18)。1个断裂的骨片进入椎管内,骨性椎管的有效矢状径缩小了50%。为了做手术而行胸腰交界部CT扫描,显示T12椎体多发骨折,椎体后缘以及椎体内骨碎片移位(图5.19)。由于开放式损伤导致T11~T12、T12~L1椎间盘内积气。这种损伤属于Magerl分型中的B型,即不稳定的骨和韧带骨折(表5.1,图5.20)。意外发现L5左侧部分腰椎骶化。

表5.1 脊柱损伤的Magerl分型

类型	损伤特点
A	椎体压缩骨折
B	前后方向因素所致开放性损伤
C	前后方向因素所致旋转损伤

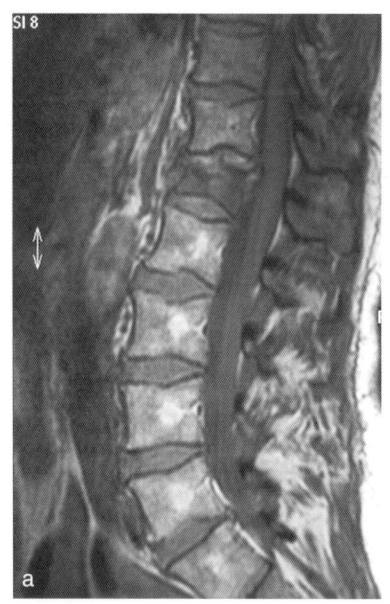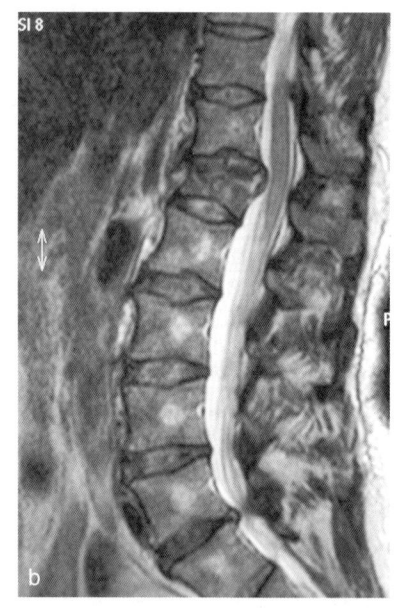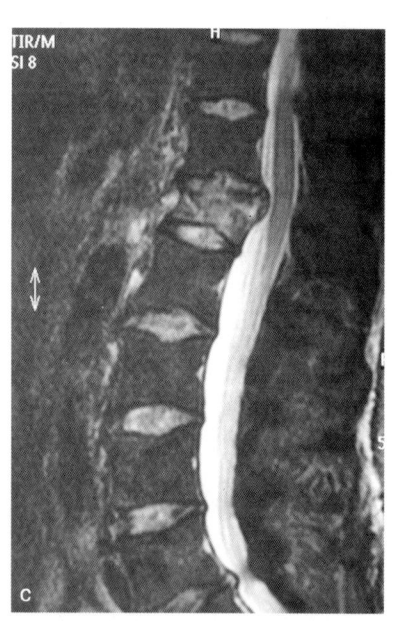

图 5.18 下胸椎和腰椎的 MRI 图像可以看到 T12 椎体骨折，累及椎体后缘、椎弓根以及脊椎后柱。T12 椎体前缘高度减低，前凸增加，椎体后缘移位的骨片导致骨性椎管变窄。a. T1WI；b. T2WI；c. T2 压脂序列（STIR）

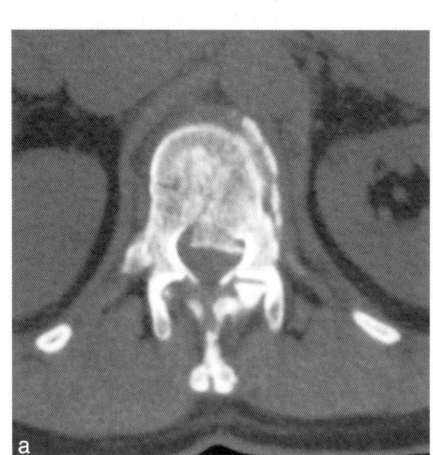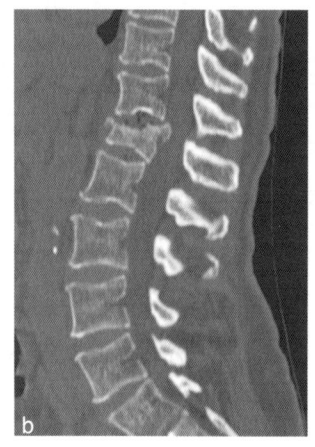

图 5.19 胸腰交界部和腰部 CT 术前检查，显示 T11 和 T12 椎体棘突分离，T11～T12、T12～L1 椎间盘内的外伤性气体积聚。这种骨折包括了椎体后缘、椎弓根和后柱，因而属于不稳定骨折

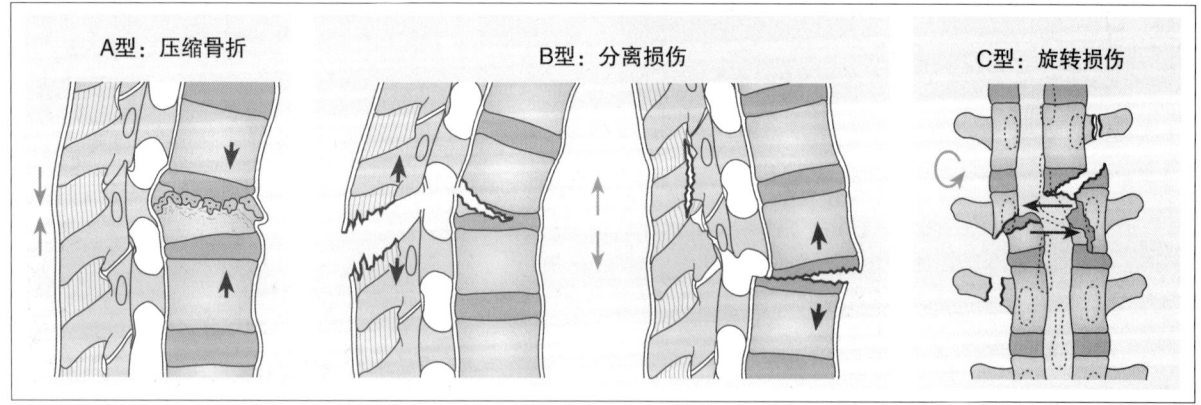

图 5.20 Magerl 胸腰椎骨折分型

误判分析与防范策略

初诊时的诊断不够充分，临床检查低估了血尿的严重性。外伤后短暂意识丧失提示颅脑损伤。基于美国放射学会和德国神经外科学会跨学科指导方针，如果外伤最初有意识丧失就应该行颅脑和上颈椎CT平扫。

短暂血尿强烈提示腹膜后包括肾和输尿管的损伤，超声不能清晰显示腹膜后，也就不能发现或者排除尿路损伤。静脉注射对比剂后，包含下胸椎的腹部扫描是更好的选择。

有15%~20%的头和腹部严重受伤的患者，都会合并头颈交界部以及脊柱的损伤。70%~80%脊柱外伤的患者都会累及胸椎和腰椎，其中超过50%累及胸腰椎交界部。这个部位易损伤是因为它是胸椎后凸和腰椎前凸的交界部位，实际上胸椎由于胸廓存在而稳固。

分析775例在德国创伤外科学会登记的脊柱外伤的患者后发现，车祸（49%）和从高处摔下（20%）是最常见的外伤机制。颈椎（34%）、胸椎（40%）、腰椎（31%）发生骨折的几率大致相同。回顾分析这些脊柱损伤的病例发现，接近半数患者脊柱损伤的表现急诊科医生没有注意到，因此，对于没有脊柱区叩击痛的患者也应该行脊柱区放射学检查来排除骨折。

颅脑创伤

颅脑创伤是一种由于功能改变和/或脑的损害而致的损伤，没有引起脑的损害和功能损害的损伤叫做颅脑挫伤。与颅脑创伤相关的典型主诉有恶心、眩晕、复视和听力减退。查体可以发现软组织肿胀、出血、积气、裂伤及颅骨变形。神经功能损伤表现为健忘症、警觉性下降、无方向感、呕吐、瘫痪、言语和协调能力下降、颅神经受损、癫痫发作和自主功能受损。意识下降是脑功能严重受损的表现。意识下降（警觉性下降，辨认人、地点和时间的能力下降，患者能睁眼）和意识丧失（对周围环境和自身的感知能力丧失）有区别。对于表现为昏迷、意识下降、健忘、其他神经功能损害、呕吐、癫痫和/临床或X线检查发现颅骨骨折的头颅外伤患者，头部CT检查是主要的确诊方法。

脊柱骨折的分类

分类必须能够在简单的临床和放射学的基础上区分任何一种骨折，必须能够解释严重骨折的新发表现并且能够为临床诊断和治疗提供依据。脊柱稳定性骨折是一个复杂且有争议的问题。

临床稳定期的分类 骨折可能分为稳定（在休息和运动时都不会移位）、轻度不稳（在没有明显畸形和神经功能缺损的情况下愈合）或者明显不稳（在功能恢复时可能出现明显的畸形和神经功能缺损）。

两柱和三柱模型 1977年Whitesides提出了脊柱两柱模型：前柱包括椎体和椎间盘，后柱包括椎弓、椎体序列以及韧带。前柱一般是挤压伤，后柱损伤一般是张力引起。1983年Denis增加了第三柱，即中间柱，包括椎体的后部、纤维环的后半部分和后纵韧带。

ASIF分级 在欧洲由内固定协会制定的脊柱损伤的ASIF分类方法被广泛采用（Magerl，1994）。这是建立在Whitesides脊柱两柱模型基础上的分型，根据不稳定的程度分为A到C型。横突和棘突上的骨碎片不予考虑。A型包括椎体或前柱由压缩机制造成的损伤。B和C型损伤两柱均累及。B型是由屈曲造成的损伤，C型则有旋转不稳。每一种类型又根据严重程度分成1~3亚型。累及脊柱后缘和后柱（在Denis模型中是第二柱和第三柱）有开放或者旋转损伤的为不稳定骨折。

治疗 约80%脊柱损伤的患者可以保守治疗，A1和A2型一般可以行早期保守的功能治疗（物理疗法加止痛药）。手术治疗一般用于有成角和旋转畸形、椎管狭窄（一般是由椎体骨片后移引起）或者不稳的患者。手术的目的是纠正畸形，解除椎管压迫和恢复稳定。

参考文献及建议阅读

American College of Radiology. Appropriateness Criteria. Neurologic Imaging. Head Trauma. http://www.acr.org/SecondaryMainMenuCategories/quality_safety/app_criteria/pdf/ExpertPanelonNeurologicImaging/HeadTraumaDoc5.aspx(accessed November 10,2010)

Deutsche Gesellschaft für Neurochirurgie. Leitlinie "SchädelHirn-Trauma im Erwachsenenalter." In: AWMF online (Arbeitsgemeinschaft der Wissenschaftlichen Medizinischen Fachgesellschaften). http://www.nui-duesseldorf.de/WWW/AWMF/ll/(accessed November 10,2010)

Gonschorek O, Bühren V. Verletzungen der thorakolumbalen Wirbelsäule. Orthopädie und Unfallchirurgie up2date 2006;1:195-222

Magerl F, Aebi M, Gertzbein SD, Harms J. Nazarian S. A comprehensive classification of thoracic and lumbar injuries. Eur Spine J 1994;3:184-201

Schinkel C, Frangen TM, Kmetic A, et al. AG Polytrauma der DGU. Wirbelsäulenverletzungen bei Mehrfachfrakturen. Eine Analyse des DGU-Traumaregisters. Unfallchirurg 2007;100:946-952

评价脊柱不稳的风险：CT、X 线或二者都需要？

病史与临床检查结果

一位 79 岁的男性患者，曾因左侧腮腺癌行左侧颈部局部切除术，术后对面部和颈部进行 CT 检查来重新分期，CT 显示多处溶骨性转移（图 5.21）；同时 CT 片还显示脊柱退行性变。基于 CT 表现，患者第 2 天要接受 X 线检查，来确定是否有颈椎不稳（图 5.22）。

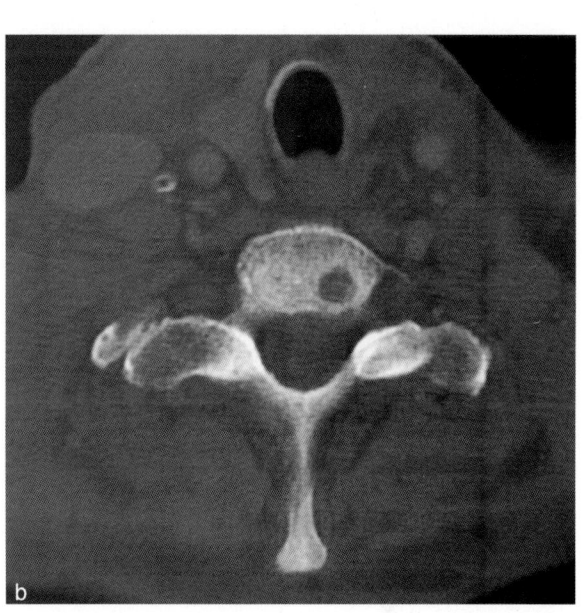

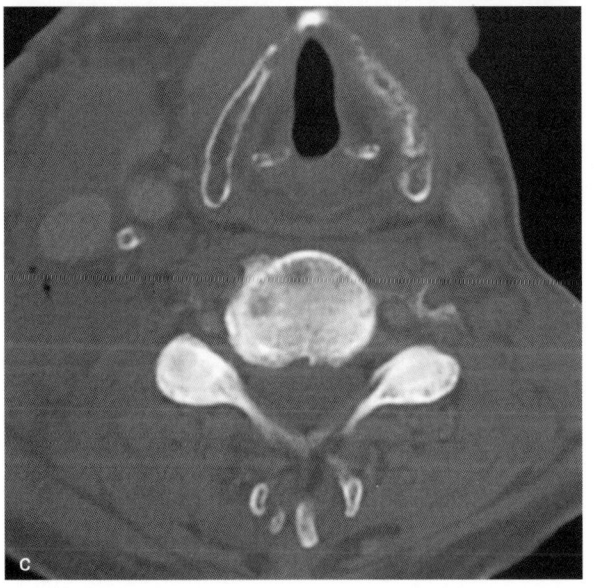

图 5.21　颈部 CT 轴位

病例追踪与总结

X 线检查显示颈椎中部后凸（可能的体位类型）和 C6~C7 节段骨软骨病（骨骺局部缺血性坏死）。没有看到溶骨性破坏。CT 和 X 线表现排除了颈椎不稳的危险。

误判分析与防范策略

一个有放射安全方面专业知识的临床医生在这种情况下不会再去拍摄X线片,原因如下:

- X线平片是重叠图像,在发现小的溶骨性破坏方面,本身就不如CT断层图像。一般而言,只有在约30%骨基质被破坏的时候,X线才能分辨出正常骨松质和溶骨破坏的骨松质间的差别。

- CT已经排除了颈椎不稳的危险,已可确认有足够的骨质来承担来自头和颈的压力,且由骨皮质组成的椎体后缘和侧缘的结构没有改变,稳定脊椎、防止旋转和撕裂的韧带是完整的。

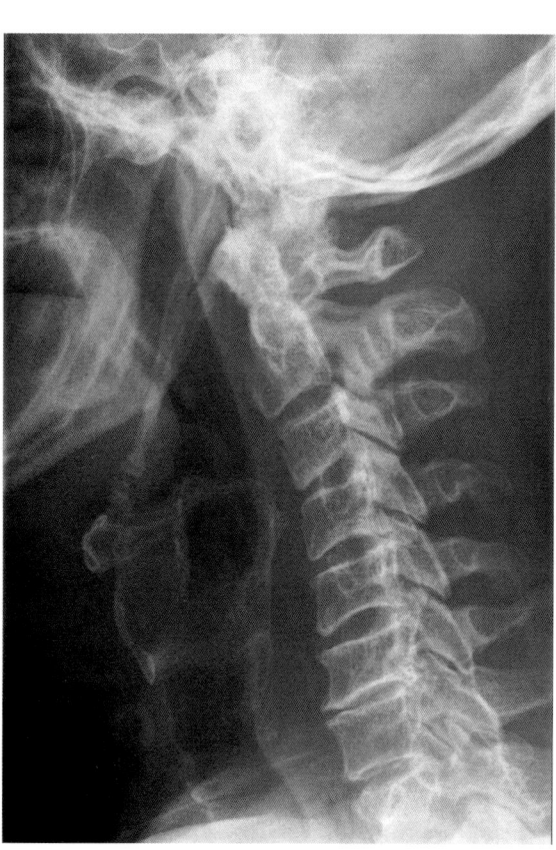

图5.22 颈椎侧位X线片

参考文献及建议阅读

Council Directive 96/29/EURATOM of 13 May 1996 laying down basic safety standards for the protection of the health of workers and the general public against the danger arising from ionizing radiation. http://ec.europa.eu/energy/nuclear/radioprotection/doc/legislation/9629_en.pdf (accessed January 10,2011)

Council Directive 97/43/EURATOM of 30 June 1997 on health protection in individuals against the dangers of ionizing radiation in realation to medical exposure, and repealing Directive 84/466 Euratom. http://ec.europa.eu/energy/nuclear/radioprotection/doc/legislation/9743_en.pdf (accessed January 10,2011)

Ecker RD, Endo T, Wetjen NM, Kraus WE. Diagnosis and treatment of vertebral column metastases. Mayo Clin Proc 2005;80:1 177 – 1 186

Fourney DR, Gokaslan ZL. Spinal instability and deformity due to neoplastic conditions. Neurosurg Focus 2003;15:14

Greenspan A. Orthopedic Imaging:A Practical Approach. 4th ed. Philadelphia:Lippincott Williams & Wilkins;2005

Pathria M. Imaging of spine instability. Semin Musculoskelet Radiol 2005;9:88 – 99

平片/MRI 排除骨转移

病史与临床检查结果

一位 63 岁的有症状的女性乳腺癌患者,行闪烁照相术进行再分期(图 5.23)。骨扫描显示右肩、脊柱(颈椎中段左半部分、L4~L5 椎体)和髋骨左侧浓聚。下腰椎的浓聚在一年半内没有变化,所有的浓聚都有可能是由退变导致的。在同一天内还做了腰椎以及骨盆的 X 线和 MRI 检查(图 5.24,5.25)。

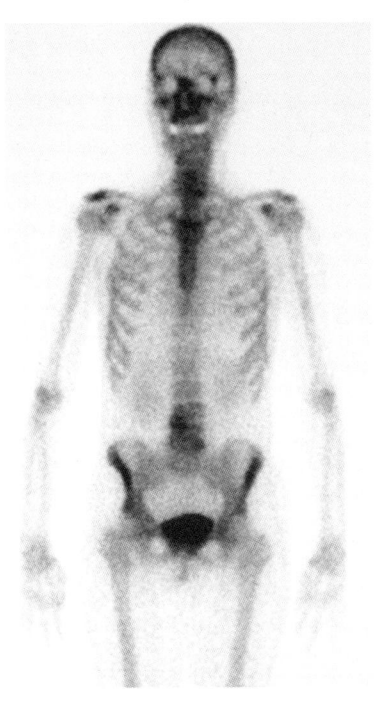

图 5.23 仰卧位放射性核素骨扫描

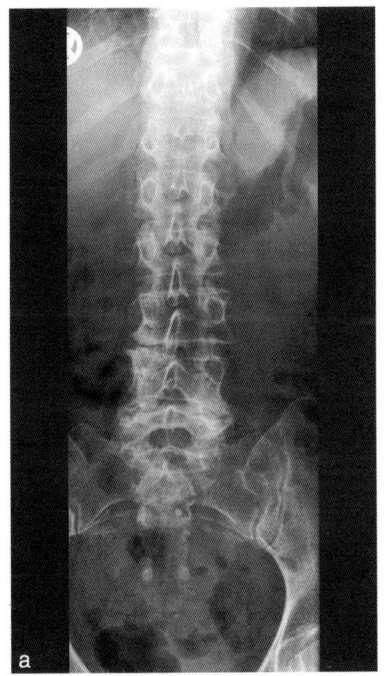

图 5.24 腰椎检查。a. X 线检查;b. MRI

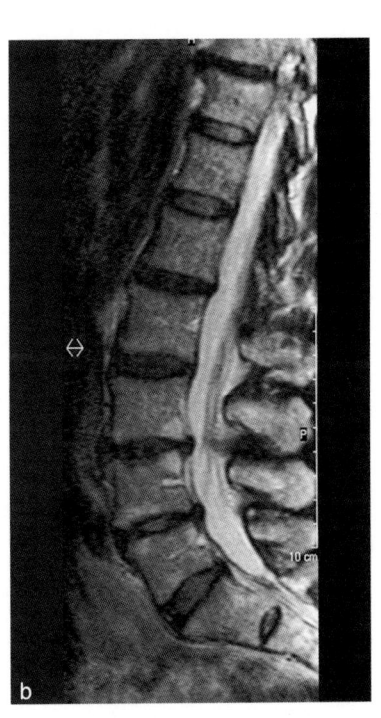

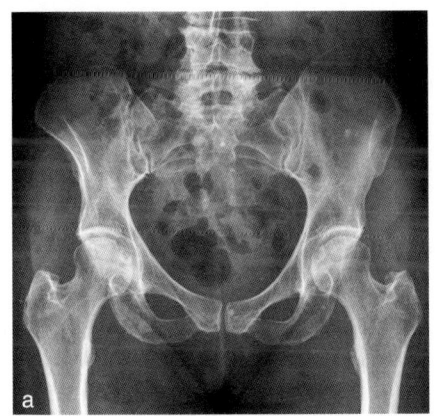

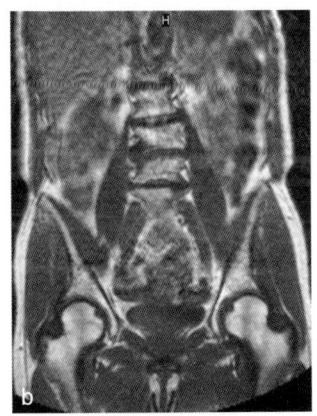

图 5.25 骨盆检查。a. X 线检查;b. MRI

病例追踪与总结

X 线和 MRI 显示椎间盘突出所致的腰椎骨关节病和髋部早期骨关节炎是导致这些区域放射性核素扫描异常浓聚的原因。没有转移,这被此后的 3 年随访证实。

误判分析与防范策略

在同一天对同一个身体区域进行 MRI 和 X 线检查,是一种过度检查。没有必要对腰椎进行检查,因为一年半内的闪烁照相随访表现没有改变,表明是良性病灶。由于 MRI 较好的敏感性,它能比 X 线更好地排除左髋部转移(表 5.2)。

表 5.2　检出骨转移的诊断策略

临床表现	诊断方法	目的
治疗的适应证		
无症状的患者	骨闪烁照相术	寻找骨内任何有浓聚的地方(如转移、退变、外伤后改变)
闪烁照相明显良性的病灶	X 线平片	找出骨闪烁照相术浓聚灶和良性骨病变(骨软骨病、陈旧骨折、脊椎关节病等)的关系。
闪烁照相不能确定的病灶	MRI	区分闪烁照相术显示的病灶,为相关治疗做准备
	CT 引导经皮活检	为治疗提供组织学依据
有症状的患者	MRI	确认局部发现
	CT 引导经皮活检	为治疗提供组织学依据
姑息治疗的适应证		
有症状的患者	X 线平片	评价不稳定的风险
	MRI	在需要相关治疗时,评价局部病灶的表现

骨转移

骨转移是成人最常见的恶性骨肿瘤,最常来源于乳腺癌(占死亡人数的 47%~85%)、肺癌(32%)、前列腺癌(54%~85%)和肾细胞癌(33%~40%)。90% 以上的患者骨转移发生在脊柱和骨盆,这是由于这 2 个部位含有造血功能的红骨髓和丰富的血管。血行转移的途径是通过哈弗管进入骨髓,随后进入骨松质小梁和骨皮质。最常见的初期症状是后背疼,这是由于浸润走行在哈弗管和骨皮质的骨膜内神经引起。

影像学检查方法　由于 MRI 良好的组织分辨率使其成为椎管内病变最敏感的影像学检查方式。骨闪烁照相是第二敏感的方法,由于骨皮质破坏导致的锝-99 甲基二磷酸($^{99m}TC-MP$)放射标记物的浓聚而发现更多的骨转移。经验显示骨松质小梁的破坏本身不能作为闪烁照相术骨转移的充分依据。只有当骨基质破坏超过 30%~50% 时,X 线平片才能显示溶骨性转移。CT 能比 X 线更早地发现骨破坏,但是不能显示椎管内的病变。除非表现非常典型,所以这些影像表现都不是特异性的,CT 引导经皮活检找到组织学的证据才是适当的临床处理方法(怀疑单个早期转移、要进行相关治疗时)。

参考文献及建议阅读

Altehoefer C, Ghanem N, Hogerle S, Moser E, Langer M. Comparative detectability of bone metastases and impact on therapy of magnetic resonance imaging and bone scintigraphy in patients with breast cancer. Eur J Radiol 2001;40:16-23

Ecker RD, Endo T, Wetjen NM, Kraus WE. Diagnosis and treatment of vertebral column metastases. Mayo Clin Proc 2005;80:1 177-1 186

Even-Sapir E. Imaging of malignant bone involvement by morphologic, scintigraphic, and hybrid modalities. J Nucl Med 2005;46:1 356-1 367

Soderlund V. Radiological diagnosis of skeletal metastases. Eur Radiol 1996;6:587-595

Toaka T, Mayr NA, Lee HJ, et al. Factors influencing visualization of vertebral metastases on MR imaging versus bone scintigraphy. AJR 2001;176:1 525-1 530

6

肌骨系统
Musculoskeletal System

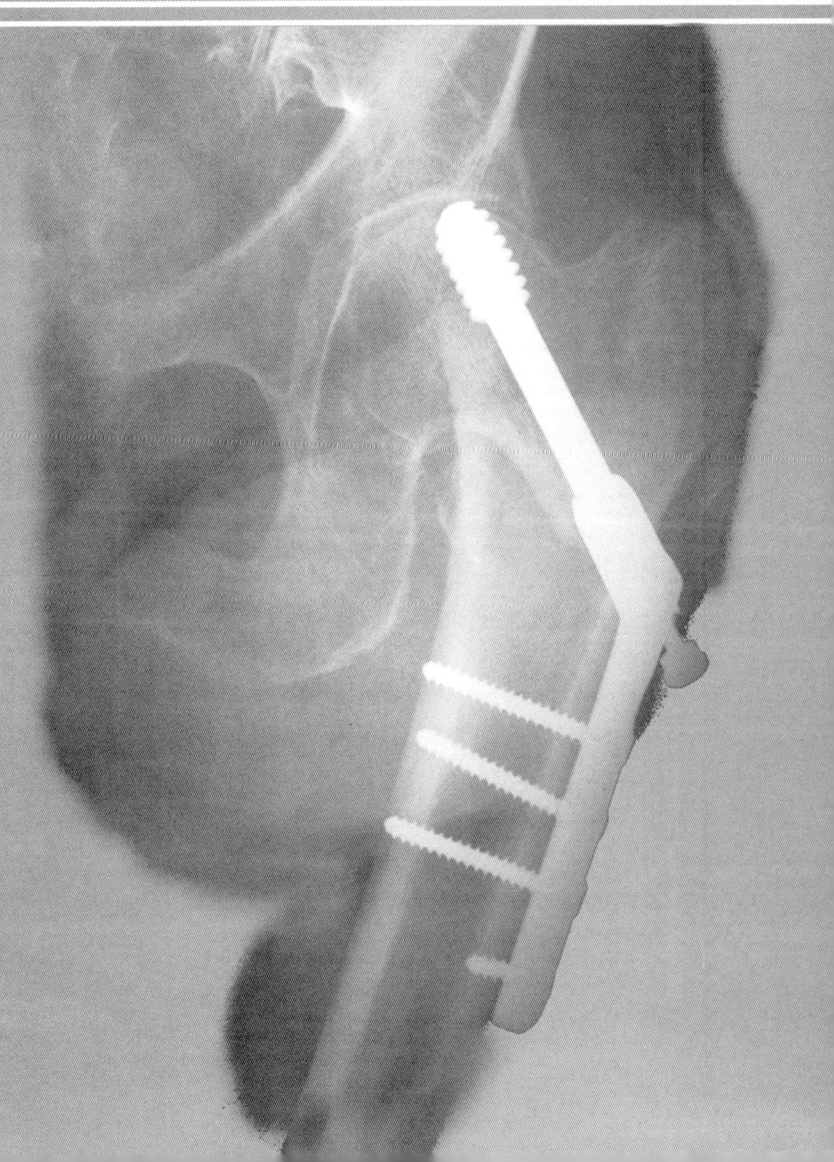

骨损伤?

病史与临床检查结果

一位31岁的男性患者,4周前在足球比赛中摔倒,摔倒时手部着地,之后右手腕桡侧疼痛、活动受限,尤其是伸展位,近日右手肿胀。X线摄片显示右手腕正常(图6.1)。

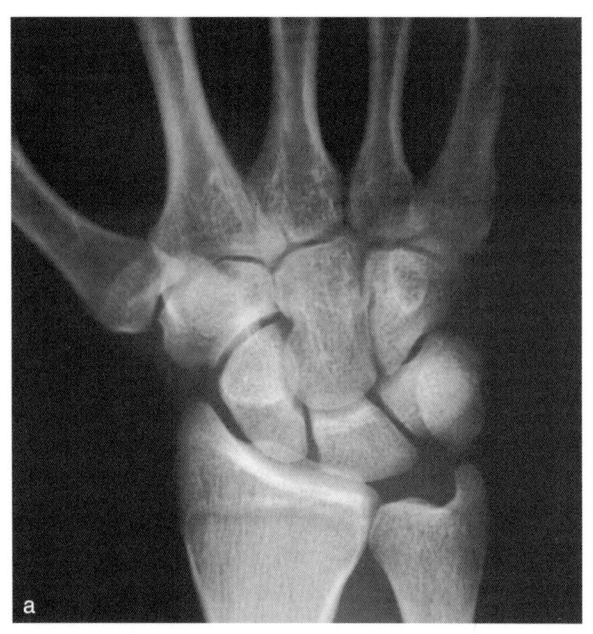

图6.1　右手腕创伤后X线片检查显示正常

病例追踪与总结

由于典型的临床表现(鼻烟窝压痛及大拇指的轴向压痛),创伤外科主治医师认为该患者有舟状骨骨折,要求对舟状骨进行双斜位局部投照点片。平片显示舟状骨为Herbert B2型骨折(不稳定,无移位的骨折线贯穿舟状骨的中间1/3,图6.2、6.3)。

误判分析与防范策略

就目前的病例来说,在标准腕关节正侧位片中高达70%的舟状骨骨折会被漏诊,这是因为周围的关节囊和韧带能够保持碎骨片在其大致的解剖位置。当临床表现高度怀疑舟状骨骨折时,腕关节摄片应该先行包括桡骨、尺骨和腕骨的正侧位投照。由于极小的吸收差异和重叠阴影,即使已知外伤史,当从手的中线位(正侧位)观察时容易遗漏新鲜的、无移位的细微骨折线。应给予舟状骨双斜位投照,所得的旋前和旋后位片能更好地定位舟状骨与成像方向。斜位投照的目的是为了调整舟状骨的掌侧角,使该骨长轴与投照方向垂直(在图6.1和图6.2中的4幅图像被称为"舟状骨四位")。在临床怀疑的病例中,如果摄片不能显示舟状骨骨折,须通过CT或MRI检查来确认,以预防舟状骨骨折发展为坏死或骨不连,这是预测外伤预后和疗效的正确理念。

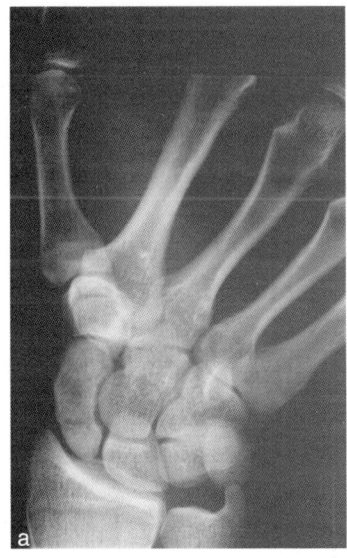
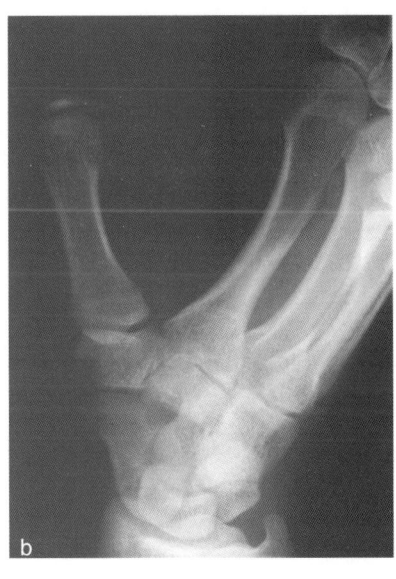

图 6.2 背掌侧位投照的舟状骨平片显示无移位的水平骨折线贯穿舟状骨中间 1/3（Herbert B2 型）。a. 手腕旋前约 15°；b. 手腕旋后约 15°

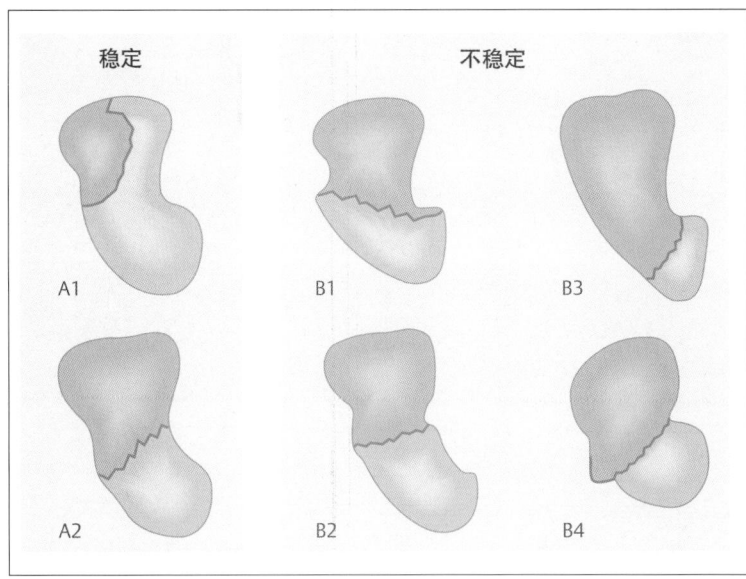

图 6.3 Herbert 对急性和亚急性舟状骨骨折进行分类（Treitl 等，2002）。A1：舟状骨结节骨折，A2：不完全性的中 1/3 骨折，B1：远端斜形骨折，B2：完全性的中 1/3 骨折，B3：近极端骨折，B4：贯穿舟状骨和月骨周围的骨折伴随腕骨脱位

舟状骨骨折

大约 60% 的腕骨骨折涉及舟状骨。舟状骨骨折相对于桡骨骨折的比率约为 1∶10，好发于 15～40 岁的男性。大多数舟状骨骨折是由于摔倒时手过度伸展造成的。这种机制是由于舟状骨作为一个支点，与桡骨后缘相对抗。舟状骨近端通过桡舟头韧带被固定到桡骨上，这样受力向量就直接作用于舟状骨远端。即使舟状骨为完全性骨折，碎骨片也常常无移位，因为外部的关节囊和韧带可以把它们固定在接近于正常的解剖位置。舟状骨的中 1/3 最易受累。舟状骨骨折常常伴随其他骨的骨折和肌腱/韧带损伤。舟状骨骨折的精确定位对它的预后非常重要，因为舟状骨中远端的血供要优于它的近端（图 6.4），故舟状骨的近端骨折相对于其他部位更有可能发展为骨不连。

稳定性和治疗 对急性（外伤后少于 2 周）或者亚急性（外伤后 2～6 周）舟状骨骨折的患者进行影像学检查的目的是为了区分稳定性骨折和不稳定性骨折。稳定性骨折采取传统方法处理，不稳定性骨折采取手术治疗。稳定的骨折：舟状骨结节骨折，不完全性骨折，无移位的中 1/3 横行骨折。

不稳定的骨折：远端斜形骨折，移位的中1/3横行骨折，完全性的近1/3骨折，以及贯穿舟状骨和月骨周围骨折伴脱位。

参考文献及建议阅读

Greenspan A. Orthopedic Imaging: A Practical Approach. 4th ed. Philadelphia: Lippincott Williams & Wilkins; 2005

Treitl M, Stäbler A, Reiser M. Bildgebende Diagnostik der Handwurzel. Radiologie up2date 2002; 1: 93-120

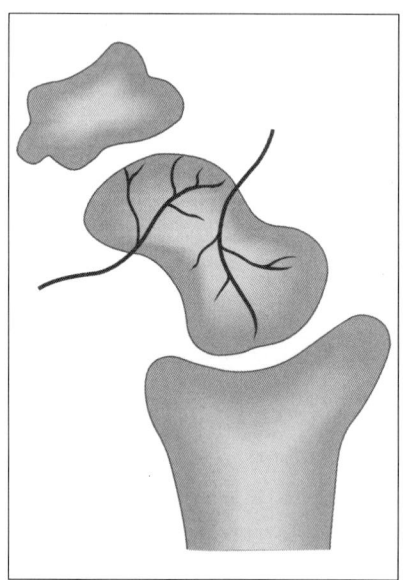

图6.4　侧位示舟状骨动脉血供（Treitl 等, 2002）

内固定术后随访/再骨折/误差

病史与临床检查结果

一位92岁的女性患者，患有骨质疏松症，因左侧股骨远端骨折进入急救室。首次X线片显示为关节外的股骨干远端骨折(图6.5)。术前由于患者临床条件受限，没有拍摄侧位片。术中，在图像增强器的控制下，利用髓内钉对骨折部位固定。术后在ICU内拍摄的左侧股骨的X线片不仅显示了外科固定后的股骨远端骨折(图6.6 c,d)，并且同时在侧位片上出现了一个新的、向后方移位的股骨近端骨折线(图6.6b)。

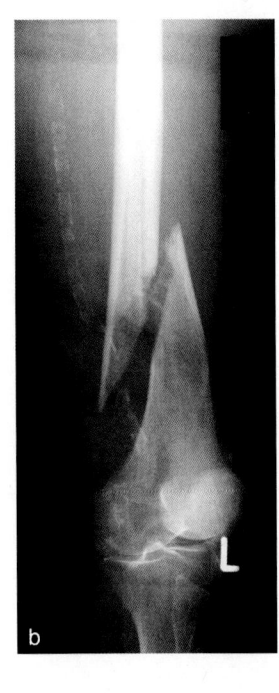

图6.5 术前X线片显示关节外的左侧股骨远端骨折，伴股骨远端短缩、侧方和旋转移位

病例追踪与总结

在手术中使用的图像增强器证实了原发骨折线在股骨干远端。术后侧位片显示股骨近端新的骨折线(图6.6b)。

第二次骨折发生在术后给患者进行第二轮X线拍片摆位时，之后患者也证实了在检查期间，由于患者不能移动，摆位困难，当时感到突然疼痛。髓内钉作为一个杠杆对后方的股骨骨皮质施压，由于同时伴有骨质疏松，骨皮质已非常薄弱，造成了第二次骨折的发生。随后通过内固定，第二次骨折也得到成功治疗(图6.7)。

误判分析与防范策略

术后X线摄片时所犯错误如下(图6.6)：

- 对卧床的92岁老人行X线摄片的2位技术人员都轻视了疏松骨的脆弱性，在放置暗盒期间，相对于已固定的臀部位置，远端股骨被抬高。在这种操作方法下，髓内钉猛烈地压向后方的股骨皮质，导致了在术后平片上显示的近端股骨爆裂性骨折。这种类型的错误很容易成为随后诉讼的理由。

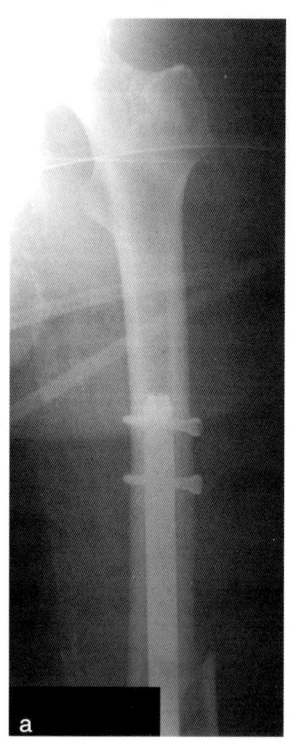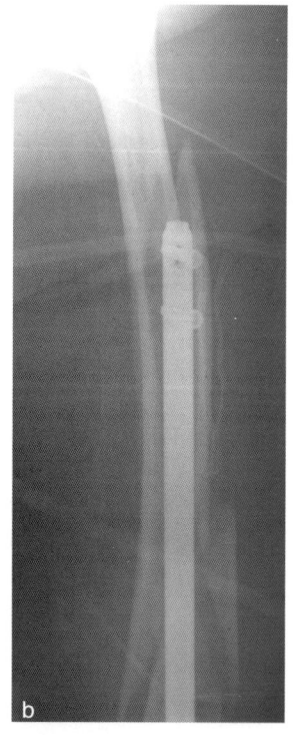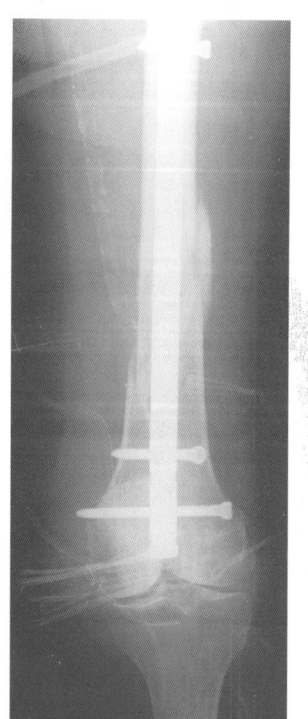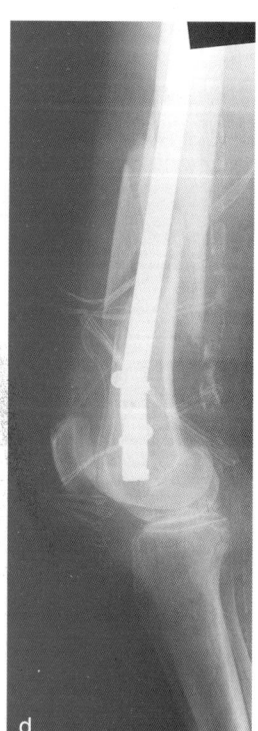

图6.6 术后在ICU依次拍摄的X线片

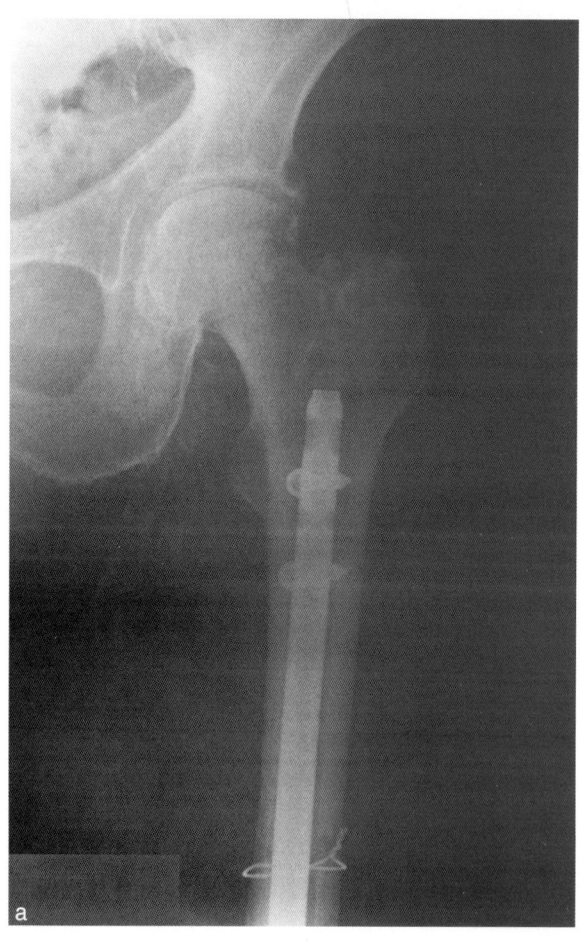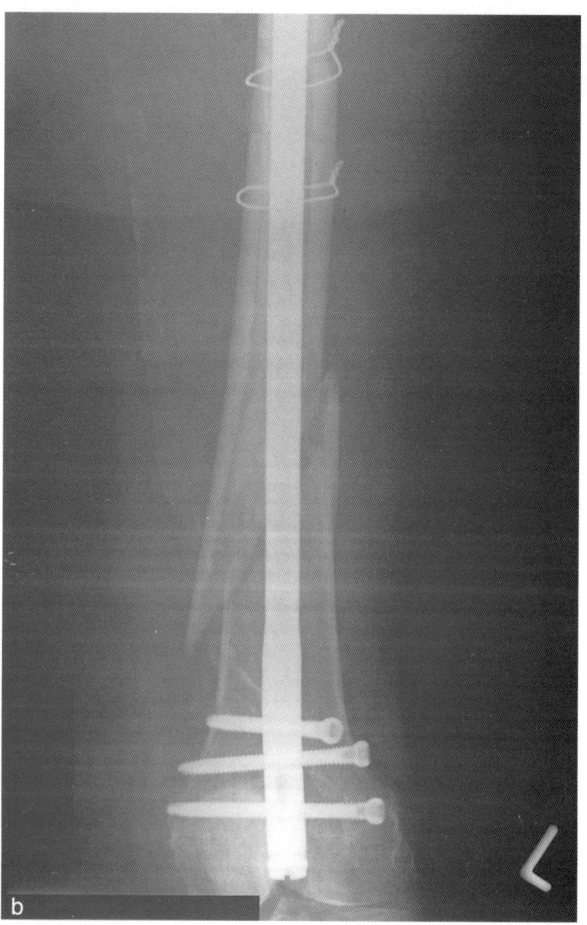

图6.7 移去第一次放置的髓内钉并插入一个更长的带有交叉螺钉的髓内钉后对左股骨行X线摄片。这个新的髓内钉贯穿于整个股骨干的全长

- 近端股骨 X 线摄片时,毫安·秒设置太高(见图 6.6a,b)。因为这个原因,近端大腿是以"肩部"的级配曲线(gradationcurve)成像,而不是以它的线性方式,平片上的各区域之间的所受到的辐射剂量差异也不能转换为以线性方式形成的灰阶差异。

对另外一个 89 岁的患者,行 X 线摄片来评价利用动力髋螺钉(DHS)固定左股骨颈骨折的情况。首次 X 线摄片时右髋关节显示无异常(图 6.8a,b)。当技术人员质疑时,了解到对该患者拍摄的是右髋关节,而不是已做手术的左髋关节。随后对左髋关节拍片,显示为已被动力髋螺钉固定的不稳定的股骨颈骨折。左髋关节平片显示左股骨颈短缩、轴向旋转且与股骨干形成内侧角的嵌入型骨折(图 6.8c,d)。基于此,患侧的股骨头和股骨颈需要被切除以及行髋关节置换术。仔细回顾这个病例,就可以发现,放射科技术人员没有询问患者哪一侧髋关节需要拍片,也没注意到该侧没有外科瘢痕,没有有效指征就对右髋关节进行 X 线摄片,这为医疗事故索赔提供了充分理由。

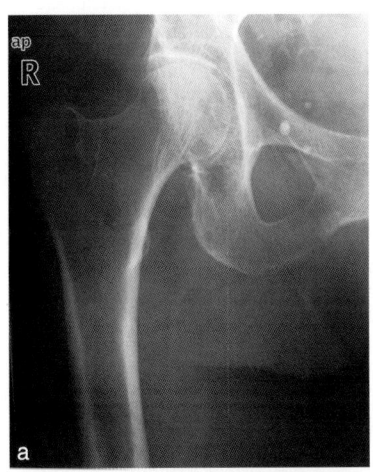
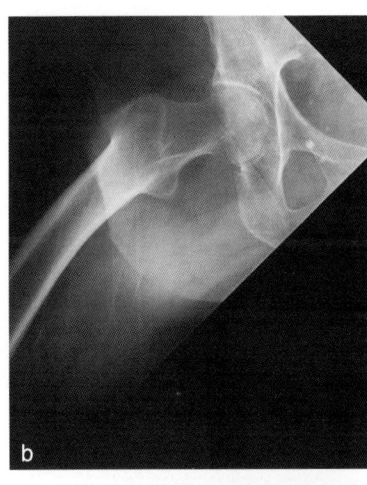
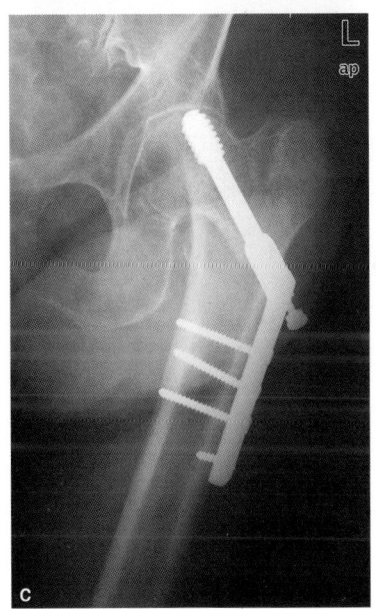
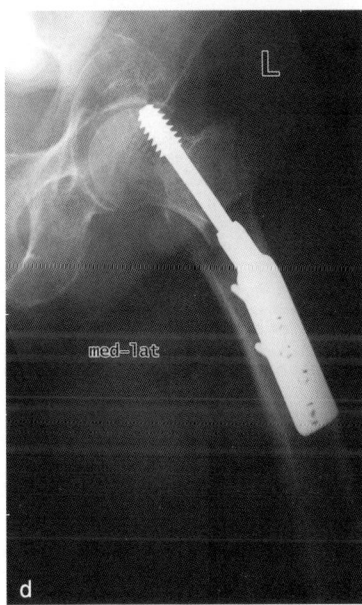

图 6.8 用于评价一位 89 岁女性患者股骨颈骨折患者行动力髋螺钉固定的 X 线图片。a,b. 右侧骨盆的最初的 X 线平片,在 b 图中未看到 A 侧的标记;c,d. 第二次 X 线检查平片

参考文献及建议阅读

American College of Radiology(ACR). ACR Practice Guideline for Diagnostic Reference Levels in Medical X-ray Imaging. http://www.acr.org/SecondaryMainMenuCategories/quality_safety/RadSafery/RadiationSafety/guideline-diagnostic-reference.aspx (accessed November 10, 2010)

Amis ES, Butler PF, Applegate KE, et al. American College of Radiology White Paper on Radiation Dose in Medicine. J Am Coll Radiol 2007;4:272-284. http://www.acr.org/SecondaryMainMenuCategories/quality_safety/white_paper_dose.aspx (accessed November 10,2010)

Council Directive 96/29/EURATOM of 13 May 1996 laying down basic safety standards for the protection of the health of workers and the general public against the danger arising from ionizing radiation. http://ec.europa.eu/energy/nuclear/radioprotection/doc/legislation/9629_en.pdf (accessed January 10,2011)

Council Directive 97/43/EURATOM of 30 June 1997 on health protection in individuals against the dangers of ionizing radiation in relation to medical exposure, and repealing Directive 84/466/Euratom. http://ec.europa.eu/energy/nuclear/radioprotection/doc/legislation/9743_en.pdf (accessed January 10,2011)

Sonnek C, Bauer B. Die neue Röntgenverordnung. Verordnung über den Schutz vor Schäden durch Röntgenstrahlen (Röntgenverordnung RöV) vom 8. Januar 1987(BGBl. I S 114),zuletzt geändert durch Verordnung vom 18. Juni 2002(BGBl. I S 1869). Berlin:H. Hoffmann;2002

退行性变/溶骨性病变

病史与临床检查结果

一位67岁的男性患者,经放射治疗后,因右侧髋部疼痛,进行骨盆X线片检查(图6.9)。这位患者有未知原发灶的转移性腺癌病史,已伴有肝、肺、纵隔淋巴结和肋骨损害。影像学报告示:低位腰椎退行性变。尽管由于在之前使用静脉注射对比剂的检查中使膀胱内充填了碘造影剂并与骶椎部分重叠,骶椎的下段仍不能显示,但溶骨和成骨性的改变仍然可以被排除。

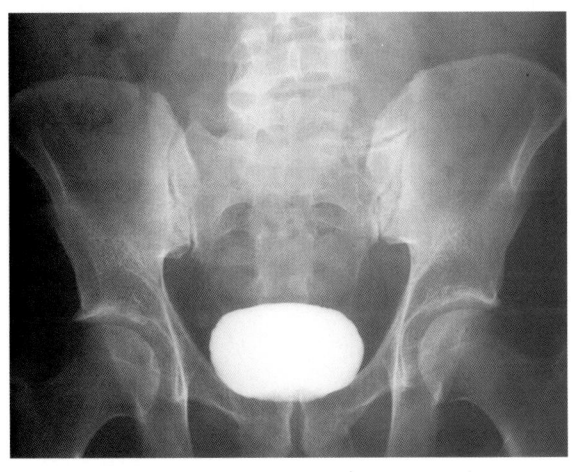

图6.9 骨盆X线检查显示正常

病例追踪与总结

L5左侧椎弓根和左侧横突的溶骨性转移可以较早的在CT上表现出来(图6.10)。回顾观察,其实X线也可以发现这些改变(图6.11),左侧腰骶移行处椎体的退行性变作为次要诊断。医生就播散性转移瘤实施放、化疗方案,随后组织学证实原发性肿瘤为小细胞肺癌。

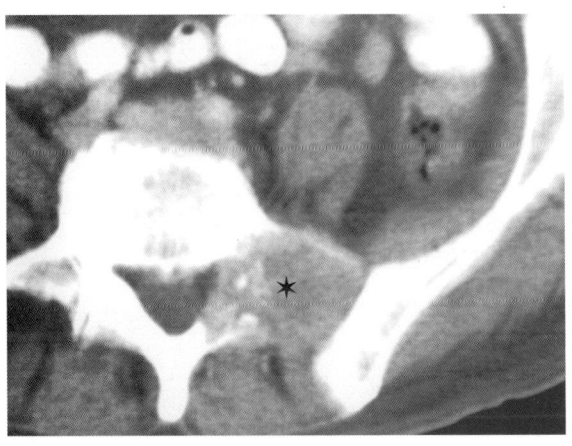

图6.10 显示异常:L5左侧椎弓根、左侧横突破坏同时伴有骨外软组织(星形标记)

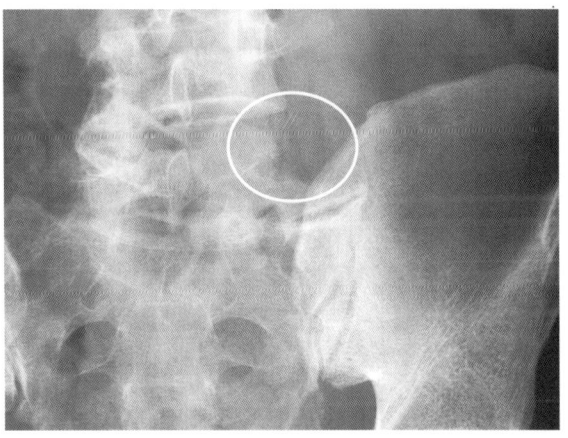

图6.11 骨盆X线成像。放大观察溶骨区(圆圈标记)

误判分析与防范策略

患者之前已经做过比平片更优越的 CT 检查,所以没要求再进行骨盆 X 线检查。尽管对患者病例的仔细审查及询问患者都提示要复查,但是临床要求拍摄的骨盆平片并没有囊括 CT 检查信息。骨盆 X 线片显示:膀胱内的造影剂提示之前做过 CT 检查,且影响 X 线诊断。

因为起初的临床症状是右侧髋部疼痛,所以 L5 左椎弓根和左横突的破坏可能会漏诊。

参考文献及建议阅读

American College of Radiology(ACR). ACR Practice Guideline for Diagnostic Reference Levels in Medical X-ray Imaging. http://www.acr.org/SecondaryMainMenuCategories/quality_safety/RadSafety/Radiations afety/guideline-diagnostic-reference.aspx(accessed November 10, 2010)

Amis ES, Butler PF, Applegate KE, et al. American College of Radiology White Paper on Radiation Dose in Medicine. J Am Coll Radiol 2007; 4: 272 - 284. http://www.acr.org/SecondaryMainMenuCategories/quality_safety/white_paper_dose.aspx(accessed November 10, 2010)

Council Directive 97/43/EURATOM of 30 June 1997 on health protection in individuals against the danges of ionizing radiation in relation to medical exposure, and repealing Directive 84/466/Euratom. http://ec.europa.eu/energy/nuclear/radioprotection/doc/legislation/97 43_en.pdf(accessed January 10, 2011)

Sonnek C, Bauer B. Die neue Röntgenverordnung. Verordnung über den Schutz vor Schäden durch Röntgenstrahlen(Röntgenverordnung Röv) vom 8. Januar 1987(BGBl. I S 114), zuletzt geändert durch Verordnung vom 18. Juni 2002(BGBl. I S 1869). Berlin: H. Hoffmann; 2002

骨转移：CT/普通平片

病史与临床检查结果

一位 63 岁的男性患者，前列腺根治性切除术后 10 年。在随访中发现血清前列腺特异性抗原（PSA）>10 μg/ml，在随后的随访中继续上升。CT 发现多发中轴骨硬化病变，同时证实患者成骨性骨转移（图 6.12）。为证实 CT 的发现，6 天后，泌尿科医生让患者做了一次中轴骨 X 线检查。

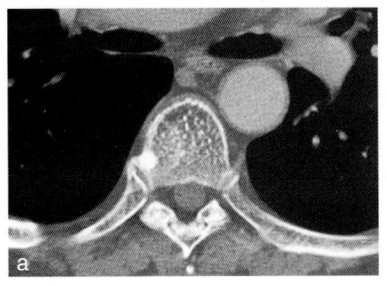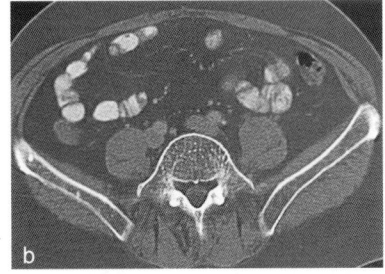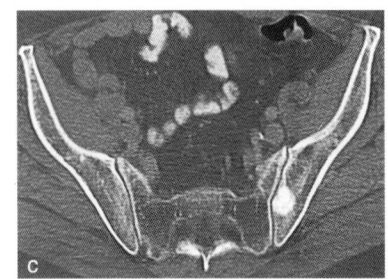

图 6.12 CT 示多发转移的成骨性包块

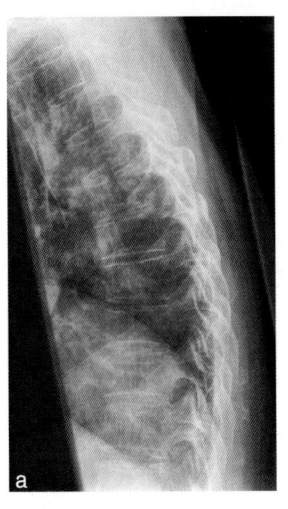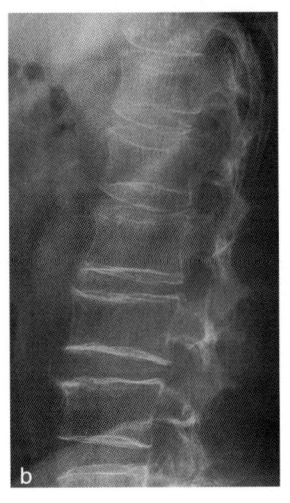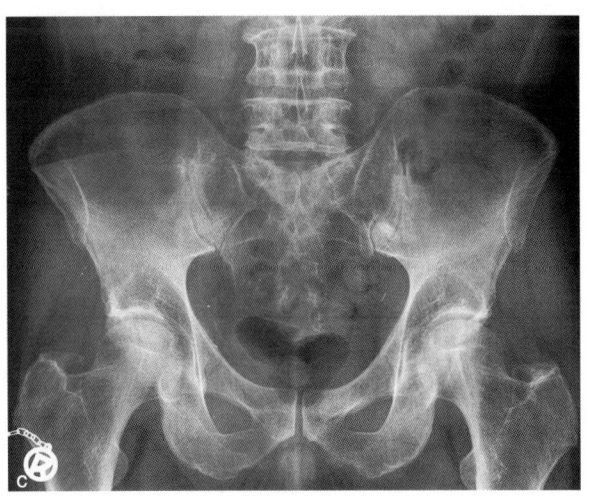

图 6.13 普通平片的典型部位显示：前列腺根治术后，可见左侧髂骨成骨转移和小骨盆内的手术夹

病例追踪与总结

在骨盆平片上可以看到接近骶髂关节的左侧髂骨上的成骨性转移（图 6.13），在中、下部腰椎可以看到骨质疏松和变形、硬化的椎关节。

误判分析与防范策略

X 线平片检查阴性的原因如下：
- 前列腺癌骨转移的诊断是建立在血清 PSA 水平和异常 CT 表现上的。根治性前列腺切除术后，任何测得的有意义的 PSA 浓度都表明仍然存在前列腺癌组织，这些癌组织可能是局部复发、淋巴结转移或骨转移形成的。综合 CT、临床表现及实验室结果应该能够识别出肿瘤灶中及皮质骨中表现为圆形、高密度病变的骨转移瘤（表 6.1）。

表 6.1 多发圆形成骨性病变的鉴别诊断

良性
皮质骨中的骨岛
全身脆弱性骨硬化
结节性硬化症
恶性
转移瘤（特别是来自前列腺癌和乳腺癌）
恶性淋巴瘤
骨肉瘤

- 进一步治疗的所有相关问题(转移灶的数量和大小)都能在 CT 检查中得到答案。成骨性转移不会破坏骨的稳定性。
- 由于 X 线片的投照性质,普通 X 线摄影技术的空间分辨率及对比度分辨率都要次于 CT。这就可以解释为什么在 CT 片(图 6.12)看到的小的转移瘤,在普通 X 线片上不能显示(图6.13)。

通过仔细应用泌尿学及放射学的选择标准,普通 X 线摄影是可以避免的。任何不必要的放射学成像可导致患者不必要的花费,甚至成为患者因身体损害而请求赔偿的法律依据。

前列腺癌

前列腺特异抗原(PSA) PSA 是前列腺癌最重要的血清标志物,它是前列腺上皮细胞产生的一种糖蛋白。正常的血清 PSA 水平小于 4.0 μg/ml。在良性前列腺增生和急性前列腺炎中血清 PSA 水平会略有升高。血清 PSA 浓度与大多数 PSA 表达细胞紧密相关。当血清 PSA 浓度超过 10 μg/ml 时,就应该高度怀疑前列腺癌。血清 PSA 浓度的变化与它的绝对值一样重要。超过 15% 的前列腺癌细胞并不表达 PSA。在根治性前列腺切除术后,任何可测得的有意义的血清 PSA 浓度都是异常的,提示局部肿瘤的复发或转移。

血清 PSA 低水平:0~2.5 μg/ml;轻度升高:2.6~10.0 μg/ml;中度升高:10.1~19.9 μg/ml;明显升高:≥20 μg/ml。

前列腺癌骨转移 大约90%的前列腺癌患者都会发生骨转移。在这些骨转移的患者中大约80%为成骨性的,4%为溶骨性的,16%为混合性的。在发生转移的患者中约60%发生闭孔和骨盆淋巴结转移,40%发生肺转移,25%发生肝转移。

参考文献及建议阅读

American College of Radiology(ACR). ACR Appropriateness Criteria™. Metastatic bone disease. http://www.acr.org/SecondaryMainMenuCategories/quality_safety/app_criteria/pdf/ExpertPanelonMusculoskeletalImaging/MetastaticBoneDiseaseDoc14.aspx (accessed January 13, 2011)

Greenspan A. Orthopedic Imaging:A Practical Approach. 4th ed. Philadelphia:Lippincott Williams & Wilkins;2005

Krug B,Wolters U,Stützer H,Lackner K. Inadequacies of repeated radiological examinations in a university hospital. Acta Radiol 2001;42:612–661

Krug B,Boettge M,Coburger S, et al. Qualitätskontrolle der ambulanten bildgebenden Diagnostik in Nordrhein-Westfalen,Teil I. RöFo 2003a;175:46–57

Krug B,Boettge M,Reineke T, et al. Qualitätskontrolle der ambulanten bildgebenden Diagnostik in Nordrhein-Westfalen,Teil II. RöFo 2003b;175:346–360

Walsh PC,Retik AB,Vaughan ED,Wein AJ,eds. Campell's Urology. Philadelphia:WB Saunders;2002

Wein JA,Kavoussi LR,Novick AC,Partin AW,Peters CA, eds. Campell-Walsh Urology. 9th ed. New York:Elsevier:2007

检查技术的缺陷？

病史与临床检查结果

一位69岁的男性患者，曾因左髋部持续加重的疼痛就诊，最终诊断为左侧骨盆血管内皮肉瘤。

在行骨盆正位片评价骨的稳定性（图6.14）时发现左侧髋臼病理性骨折，同时伴有溶骨性和成骨性改变。

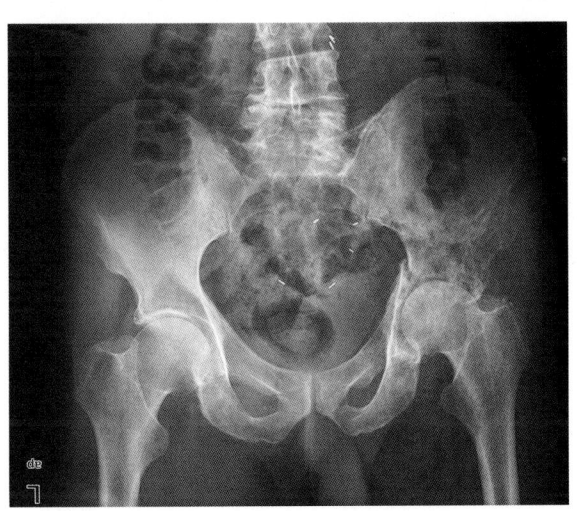

图6.14 已知患有血管内皮肉瘤的患者骨盆X线片示左侧髋臼病理性骨折并伴髂骨翼内溶骨及成骨混合骨改变

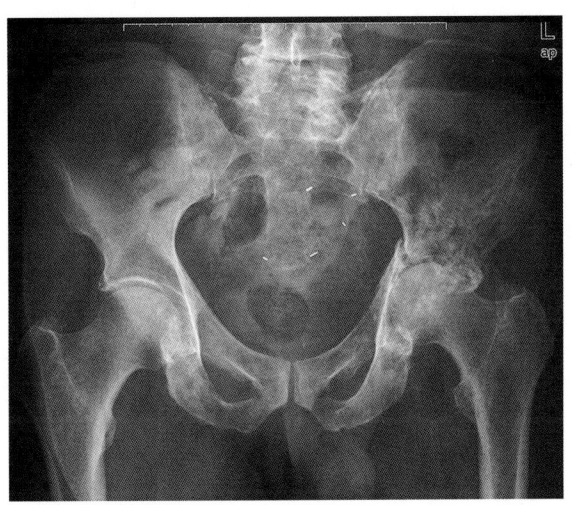

图6.15 4周后骨盆正位片示：左侧髋臼病理性骨折边缘出现增生硬化，出现在右侧坐骨和左侧股骨粗隆间的溶骨性病变则认为是血行转移的结果

病例追踪与总结

4周后，在化疗前，再次行骨盆正位片（图6.15）检查。当2张图像比较时，发现第一次图像"L ap"的标志放在了错误的一边。

误判分析与防范策略

X线操作员及诊断者没有发现在最初的图像上左右标反了。检查是在数字平板探测系统完成的，当成像程序选定后，左右标志是自动完成的。操作员记得当时由于空间限制，她让患者旋转180°，把患者的头摆到了数字铅板平台上脚的位置。后来图像自动沿身体纵轴扫描，导致左右标志标反。直到后来再一次检查时才意识到错误。

为了描述地准确性及避免医疗事故，在行X线摄影及数字成像时要根据解剖部位校正左右标志。

参考文献及建议阅读

American College of Radiology(ACR). ACR Practice Guideline for Communication of Diagnostic Imaging Findings. http://www. acr. org/SecondaryMainMenuCategories/quality_safety/guidelines/dx/comm_diag_rad. aspx (accessed November 10,2010)

American College of Radiology(ACR). ACR Practice Guideline for Diagnostic Reference Levels in Medical X-ray Imaging. http://www. acr. org/SecondaryMainMenuCategories/quality _ safety/RadSafety/RadiationSafety/guideline-diagnostic-reference. aspx (accessed November 10, 2010)

Amis ES, Butler PF, Applegate KE, et al. American College of Radilology White Paper on Radiation Dose in Medicine. J Am Coll Radiol 2007;4:272 - 284. http://www. acr. org/SecondaryMainMenuCategories/quality _ safety/white _paper_dose. aspx(accessed November 10,2010)

适当的检查/过度诊断/漏诊

病史与临床检查结果

一位 67 岁的女性患者,体重 94 kg。自诉用力时右腹股沟区疼痛。病史:与脊柱退行性变相关的慢性背痛,因左乳腺导管原位癌(DCIS)(肿瘤直径约 0.8 cm)做过乳房保守外科手术。

此患者因右腹股沟疼痛做了一系列的影像学检查,包括腰椎、骨盆及右髋部平片(图 6.16),因持续疼痛,3 个月后又做了腰椎 MRI,这些检查都未发现肿瘤。乳房 X 线检查显示为纤维囊性改变。在 MRI 检查 3 个月后又行骨盆 CT 扫描,显示右髋臼骨皮质破坏的溶骨性病变,怀疑转移(图 6.17)。骨闪烁显像显示除了右髋臼处的局部摄取增高,其他无异常。9 天后,CT 排除了股骨的溶骨性病变。此后 5 天行颈部及胸部 CT 检查,影像发现未知原因的伴有舌骨部分破坏的喉部肿胀及左肺上叶的 3 cm 肿块,要求进一步检查。3 周后的右髋骨 X 线片证实了右髋臼前柱溶骨性病变(图 6.18)。几天后行腹部 MRI 检查,与第 4 周做的骨盆 CT 片比较,溶骨性的软组织肿块较前增大,且在右髋臼的骨松质内出现了 2 个新的卫星灶。由于导管原位癌(DCIS)的病史,乳腺癌转移不做考虑,7 天后利用 ^{18}F-脱氧葡萄糖行正电子发射断层扫描(FDG/PET)寻找原发肿瘤。结果显示在左肺上叶尖段肿块的糖代谢异常增高(见彩图 6.19),右髋臼前柱的糖代谢也局部增高。在 CT 引导下行骨组织活检,组织病理学认为是 Paget 病,但这个诊断似乎也不成立,因为患者的临床表现是进展性的。由于担心病理性骨折拍摄了骨盆 X 线片和 CT 扫描,检查对要进行的放疗没有提供新的诊断和指导信息。在 PET 检查 10 天后,再次行胸部 CT 平扫,此次因是首次胸部扫描,没有使用对比剂。第二次胸部 CT 显示左肺上叶尖段的肿块与纵隔胸膜紧密相连,且伴随纵隔淋巴结肿大,直径约 7 mm(图 6.20)。这个结果进一步提示肺癌的可能性。

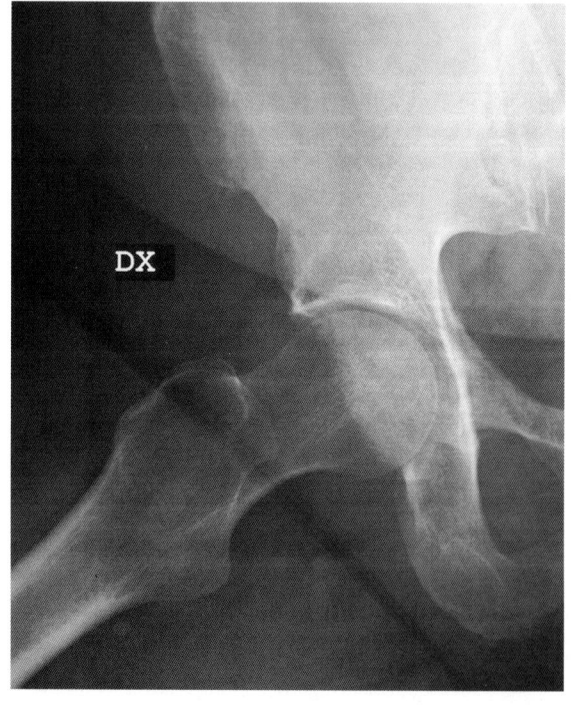

图 6.16　右髋部平片显示正常

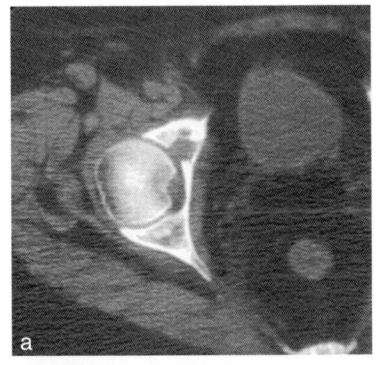
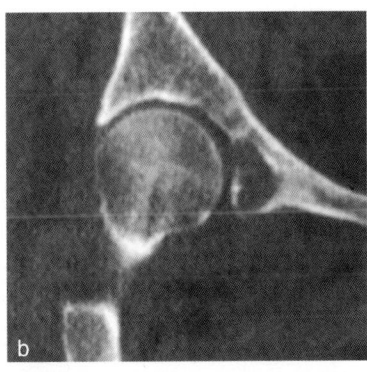

图6.17　骨盆CT(未注射对比剂)显示髋臼前柱的溶骨性病变

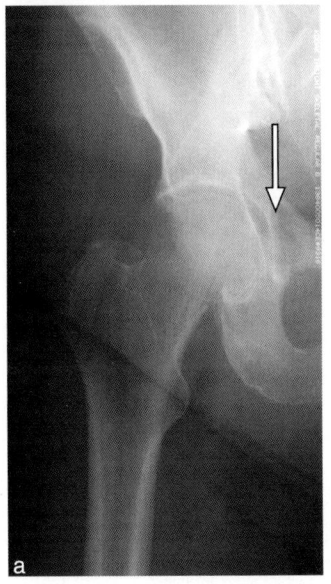
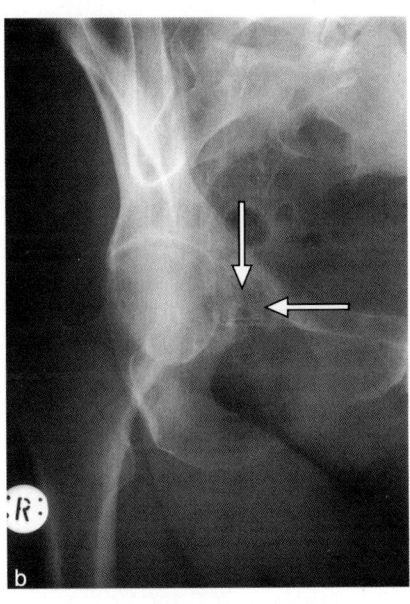

图6.18　首次X线检查20周后的右髋部X线平片,显示髋臼前柱的溶骨性病变(箭头)

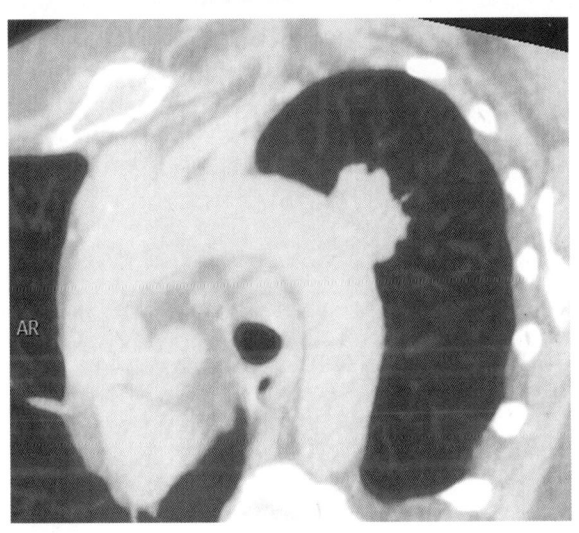

图6.20　倾斜冠状位的胸部CT平扫片示:左肺上叶的软组织肿块与主动脉弓广泛相连,无明显边界。影像诊断:该软组织肿块考虑为周围型支气管肺癌。中纵隔内2个肿大的淋巴结,直径约0.7 cm

病例追踪与总结

通过在CT引导下对与主动脉弓后缘直接相连的左肺上叶尖段的肿块进行活检(图6.21a)。这种检查方式导致了1个小的、无临床症状的肺内肿瘤旁出血,且伴随后方少量气胸,这些继发病变在24 h内被吸收(图6.21b)。首次组织病理学结果为瘢痕组织及弹性组织变性。就影像学表现和组织病理学结果的不一致性,与病理学家进行了讨论后,又进行了一次病理学穿刺,结果为高分化到中度分化的腺癌,符合肺的原发性腺癌。

误判分析与防范策略

至少部分重复检查是由于对之前影像学检查表现及成像本身的价值缺乏意识。回顾性分析,有助于把对疼痛症状的诊断性检查及寻找原发肿瘤的检查区别开:

- 对右腹股沟区疼痛的病因检查,首选骨盆平片。当骨盆平片是阴性的时候,下一步应进行 MRI 检查(对骨髓结构和骨周围的软组织的显示优于普通平片)。骨盆 CT 检查是为了进一步评估病变、指导 CT 引导下的骨组织活检及确定放疗野。
- 准则规定对原发肿瘤的定位检查应局限在乳房 X 线检查、颈胸部 CT、腹部 MRI(或颈、胸、腹部 CT)及骨闪烁显像检查上。对于这个病例,在已经知道左肺肿块的情况下,让患者进行遭受更多的辐射(5~8 mSv)而并没有提供更多的诊断信息的全身 PET 扫描,是一个成本很高且不必要的检查。

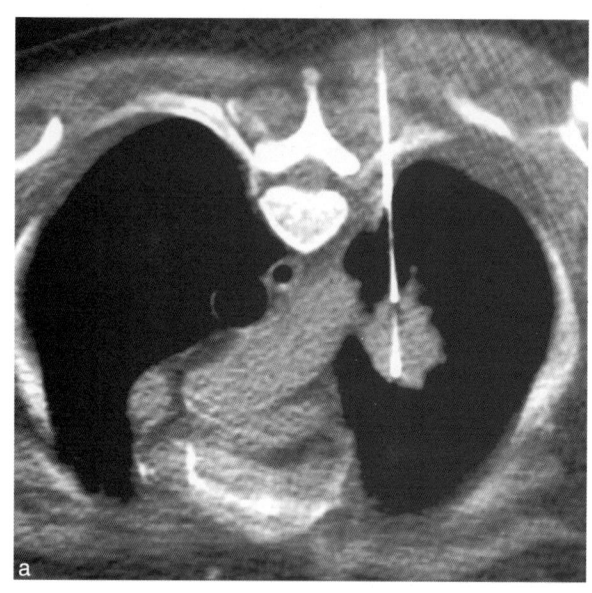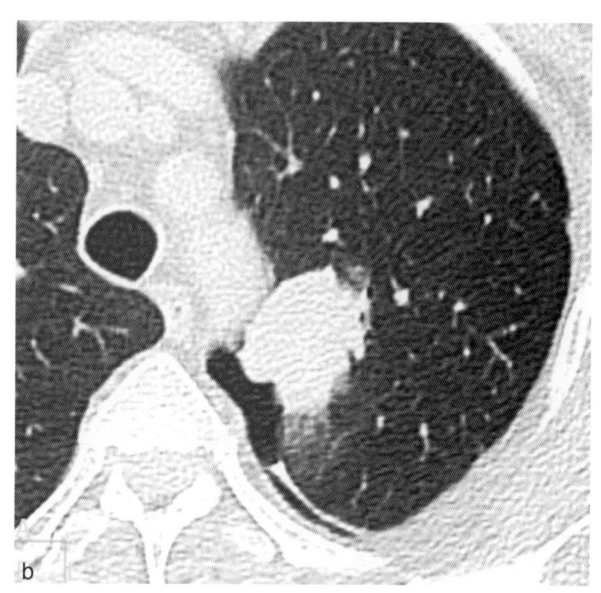

图 6.21 CT 引导下对左肺的肿瘤活检。a. 轴位扫描显示肿瘤上穿刺针的位置; b. 穿刺干预后 CT 显示出一些沿着穿刺针走行的邻近肿瘤的小出血点。后方有 3~4 mm 的气胸

代谢成像:正电子发射体层成像(PET)

原理 PET 成像已作为一个课题研究了 25 年。最常用的放射性示踪元素是 ^{18}F-氟脱氧葡萄糖(FDG)。示踪剂如 ^{11}C-乙酸盐、^{18}F-胆碱及 ^{18}F-乙基胆碱常用于前列腺癌成像。PET 能够显示软组织代谢的局部改变。静脉注射 FDG 后,具有放射性的葡萄糖进入血液并沿着渗透梯度进入细胞间隙。随后通过特异性依赖能量载体以主动转运的方式进入细胞内。对扫描进行质和量的评价时,应考虑到血管和细胞间隙内放射性 FDG 的本底放射性。在常规临床条件下,通过将初始投入放射活性和测得的局部放射活性联系在一起,可以使错误降到最低。要想得到更精确的数据(科学研究),需要在重复测定血糖浓度的基础上进行规范化处理。通过在检查前嘱患者禁食几小时,假阴性(葡萄糖受体被非放射活性的葡萄糖所饱和)是可以避免的。注射放射性示踪元素 30 或 60 min 后,通过测定其标准摄取值[SUV = 组织的局部放射活性(mCi/g)/注射剂量(mCi 每千克体重)],可以半定量测定局部摄取葡萄糖的浓度。通过在随访中使用相同的获取参数(禁食、间隔注射 FDG、影像学),可以提高结果的可比性。应用以下公

式时用到血糖浓度：SUV$_{(校正)}$ = SUV$_{(未校正)}$ × 血糖/100。

诊断价值 肿瘤直径 >10 mm 被认为是 PET 能够检测到的最低限。这是由于 PET 依赖肿瘤大小所测得的活性，即使是在高代谢活性的肿瘤中。探测器中传感器的边长限制了其空间分辨率，临床上全身扫描仪最小像素的边长是 3.6 mm，其他形式的常规像素边长是：CT 为 0.3~0.7 mm，MRI 为 0.6~1.3 mm。不像在 CT 和 MRI 中描述局部病变使用的一维灰阶，PET 是把局部代谢活性的增高用彩色来编码，并使它们在影像判读中更容易认识。使用循证医学标准的研究显示 PET 并没有比 CT 或 MRI 更敏感。

局限性 FDG/PET 的一个局限性就是糖代谢的局部改变是非特异性的，并且对特异性诊断没有多大价值，尤其是更小的病灶可能增加鉴别诊断的难度或可能在 PET 成像的探测阈以下。PET 还有以下方法学的局限性：

- 由于 FDG/PET 的空间分辨率相对较低，仅仅是具有高糖代谢的小恶性肿瘤能够被检测到。
- 一些肿瘤没有较高的糖代谢性，而使其本身成为"PET 阴性"。
- 增高的糖代谢性是非特异的表现（鉴别诊断：炎性疾病，修复过程等）。
- PET 成像有许多潜在的危险（颈部肌肉和肠平滑肌的收缩，泌尿道中具有放射活性的尿液等）。

导管原位癌（DCIS）

DCIS 是一组在组织病理学、临床表现及预后中区别相当大的异质性癌的总称。顾名思义，DCIS 的癌细胞局限在乳腺导管结构中，它的基底膜是完整的。DCIS 病灶在导管系统内通过毗邻或非毗邻传播，这就可以解释它的频发多源性及病灶的多中心性。当 DCIS 有高比例的异型核（Van Nuys 得分 2 或 3）和肿瘤体积较大时，高达 50% 的病例会发展为浸润性导管癌（标准：穿透基底膜，导管周围间质的浸润）。目前的乳腺准则在对活检切片和切除的组织的病理学分析方面制定了严格的质量标准。尽管如此，在 DCIS 少数病例中病理学家仍有可能漏诊其中的浸润性导管癌。保乳手术 DCIS 每年有 2%~3% 的复发率，相应的在 5 年内有 10%~15%，10 年内有 20%~30% 的复发率。对于那些高 Van Nuys 得分、肿瘤体积较大及边缘间隙较窄的病例，推荐使用辅助性放疗或乳房切除术。建立在对乳腺癌的诊断、治疗及随访各学科间的 S3 准则的基础上（Kreinberg 等，2008），应该保证放疗用于所有那些肿瘤未切除的病例中。在肿瘤 <2 cm、Van Nuys 得分低及手术标本中肿瘤与切缘的间隙至少为 10 mm 的病例中，可不使用放疗，平均 5 年生存率为 97%~100%。

参考文献及建议阅读

American College of Radiology. Practice Guideline for the Management of Ductal Carcinoma In-Situ of the Breast. http://www.acr.org/SecondaryMainMenuCategories/quality_safety/app_criteria/pdf/ExpertPanelon-MusculoskeletalImaging.aspx (accessed November 10, 2010)

American College of Radiology. Metastatic Bone Disease. http://www.acr.org/SecondaryMainMenuCategories/quality_safety/app_criteria/pdf/ExpertPanelon-MusculoskeletalImaging.aspx (accessed November 10, 2010)

American College of Radiology. Chronic Hip Pain. http://www.acr.org/SecondaryMainMenuCategories/quality_safety/app_criteria/pdf/ExpertPanelon-Musculoskeletal-Imaging.aspx (accessed November 10, 2010)

Buell U, Wieres F J, Schneider W, Reinartz P. 18FDG-PET in 733 consecutive patients with or without side-by-side CT evaluation. Nuklearmedizin 2004;43:210–216

Kreienberg R, Kopp I, Lorenz W, et al. Interdisciplinary S 3 guidelines for the diagnosis, treatment and follw-up care of breast cancer. First updated version 2008. http://www.uniduesseldorf.de/WWW/AWMF/ll/(accessed November 10,2010)

Krug B, Dietlein M, Groth W, et al. Fluor-18-fluorodeoxyglucosepositron-emission-tomography (FDG-PET) in malignant melanoma: diagnostic comparison with conventional imaging methods. Acta Radiol 2000;41,446-452

Wong W-H Uribe J, Li H, et al. Principles and instrumentation of positron emission tomography. In: Kim EE, Jackson EF, eds. Molecular Imaging in Oncology. Berlin: Springer;1999:71-79

过度诊断/误诊

病史与临床检查结果

一位36岁的男性患者,6个月前曾被诊断为IVb淋巴瘤,此疾病临床表现为夜间出汗及骶髂关节、左膝关节疼痛。外院MRI显示下肢骨髓弥漫性病变。起初的CT检查发现颈椎溶骨性病变、T5和L4椎体内的软组织成分及腹部淋巴结肿大。对L3椎体的椎弓根活检并行组织学检查。FDG/PET显示整个骨骼内高摄取区域代表受累的骨髓区域。依据德国多中心研究组的有关成人急性淋巴瘤的治疗方案(GMALL研究组)对患者进行联合化疗。

在化疗开始1个月后,左侧颈内静脉内放置了颈内静脉置管(CVC管),这导致左侧头臂静脉血栓形成(图6.22)。于是CVC管被移除,通过右肩胛带周围的静脉安置了血管输液器,并且进行了抗凝治疗(苯丙香豆醇)。3个化疗周期后的CT检查发现腹膜后淋巴结肿大及椎体内的软组织肿物,残存的血栓仍存在于左侧头臂静脉内。应用低剂量技术进行全身PET/CT扫描,无肿瘤的阳性发现(图6.23)。在6个化疗周期后,应用与前面相同的扫描条件,患者进行了全身PET/CT扫描并被重新进行评估(图6.24a,b)。扫描范围仍为从颅骨至近段大腿水平。扫描结果仍为生理性放射性核素的分布而无肿瘤相关的FDG摄取增高。因为扫描未包括全部的颅骨和下肢,且由于其可能的治疗暗示,血液肿瘤科医生要求对已排除的区域进行扫描。2周后进行了进一步的扫描(图6.24c,d),并且肯定了PET检查的阴性结果。

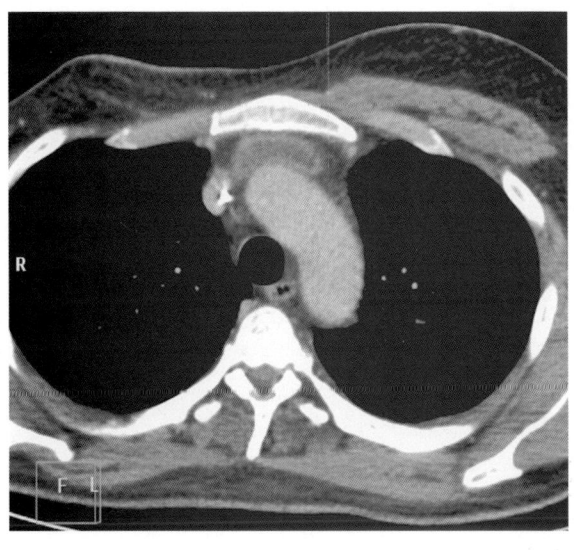

图6.22 4个联合化疗周期后胸部CT发现左侧头臂静脉内的病变并向上腔静脉扩展,这与最近发生的血栓症相符

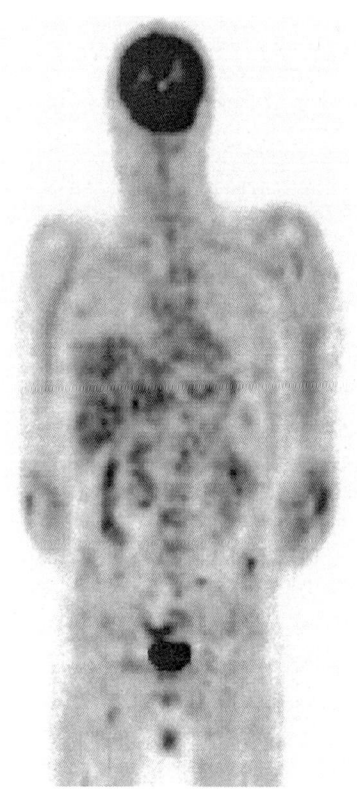

图6.23 在6个联合化疗周期后全身PET/CT结果。此研究应用低剂量技术进行放射矫正且未进行静脉碘强化CT的扫描

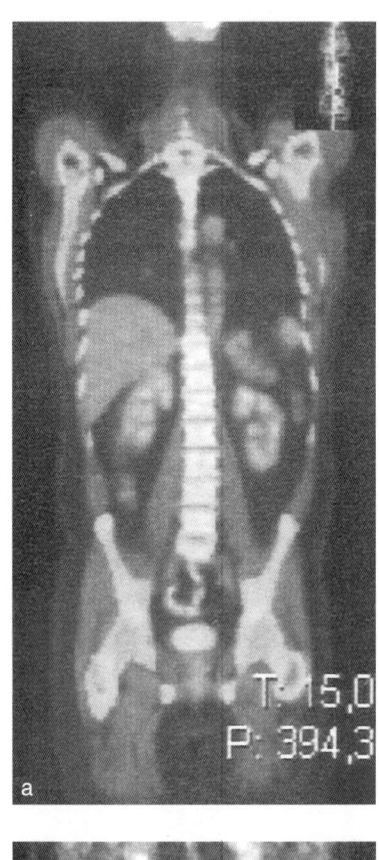
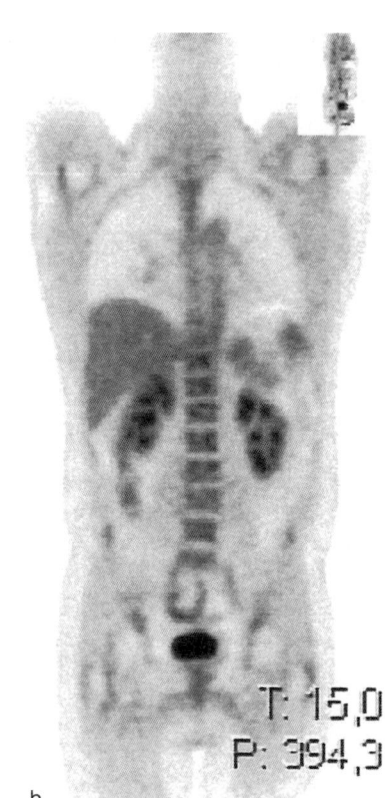
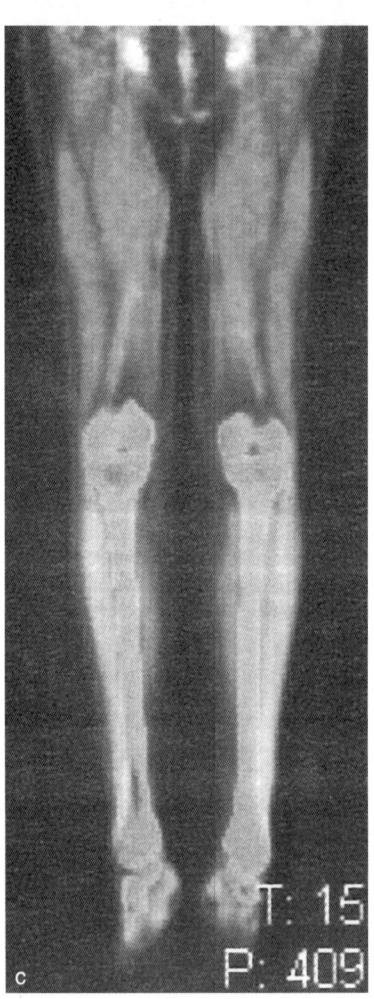
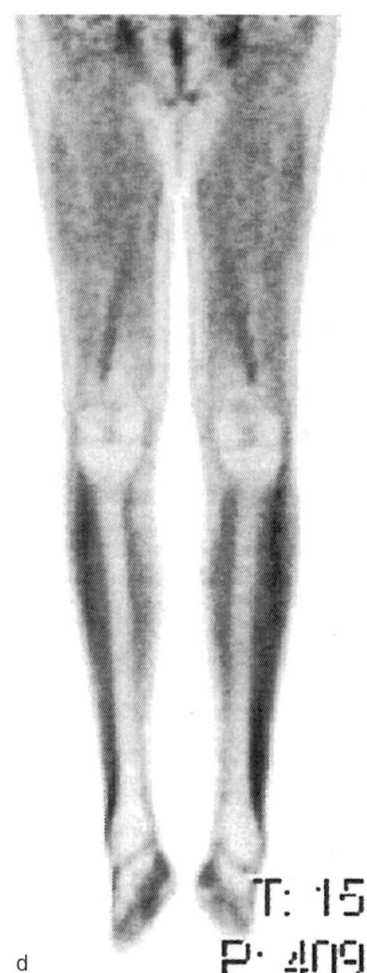

图6.24 在6个综合化疗周期后的全身PET/CT扫描显示未见异常,且与图6.23相比无变化。由于最初检查的其他区域也显示有摄取增高,因此在常规区域的扫描(a, b)后2个月又行下肢扫描(c, d)。a, c. PET/CT融合图像;b, d. PET断层图像

在这2次全身PET/CT检查间,医生参考了彩色多普勒超声对肩胛带静脉的评估,以此诊断或排除残存血栓形成,并因此决定是否继续或中断抗凝治疗。临床检查正常,颈部和肩胛带静脉超声正常(图6.25)。然而左侧头臂静脉和上腔静脉未显示,建议进一步行断层影像检查。4天后,血液系统肿瘤专家建议患者行胸椎CT血管造影检查。由于临床病变位于颈胸交界处,放射科医生决定将CT血管造影局限于颈部。结果未见异常(图6.26)。

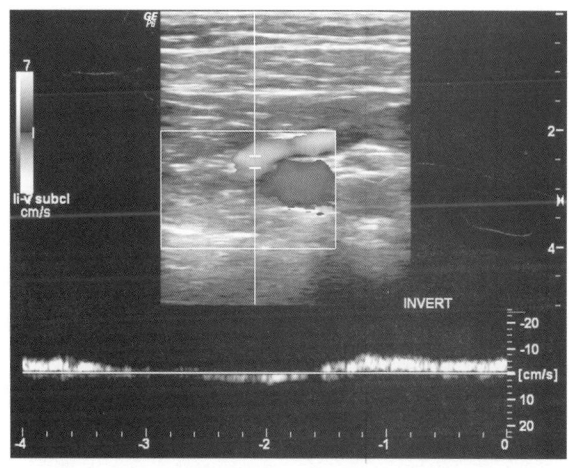

图6.25 多普勒超声显示正常的左侧锁骨下静脉和由于呼吸时胸腔内压力变化引起的正常静脉血流频谱

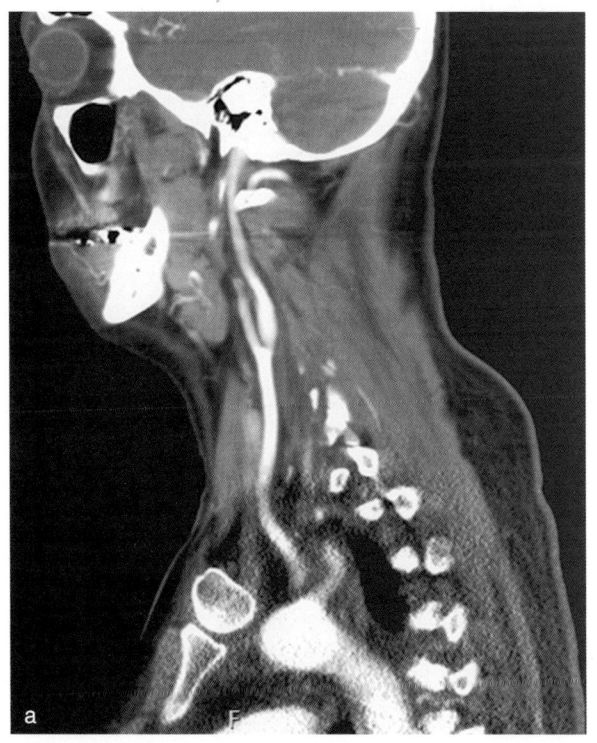

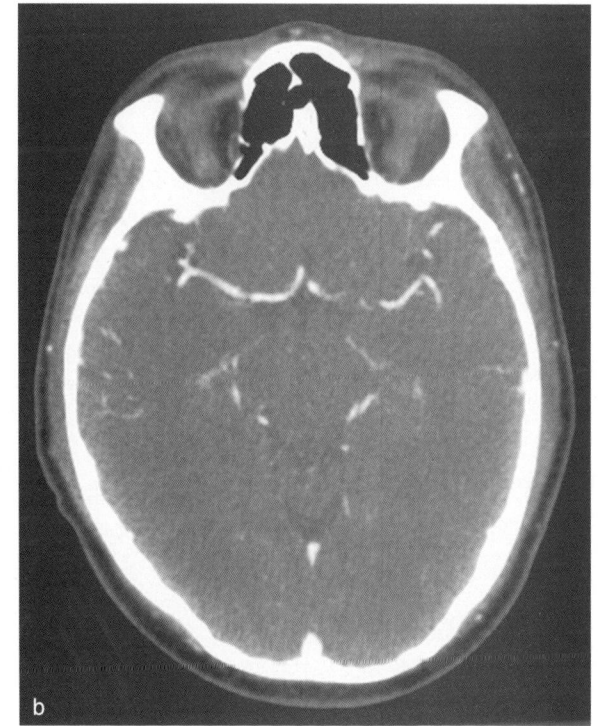

图6.26 CT血管造影排除了上腔静脉存在血栓

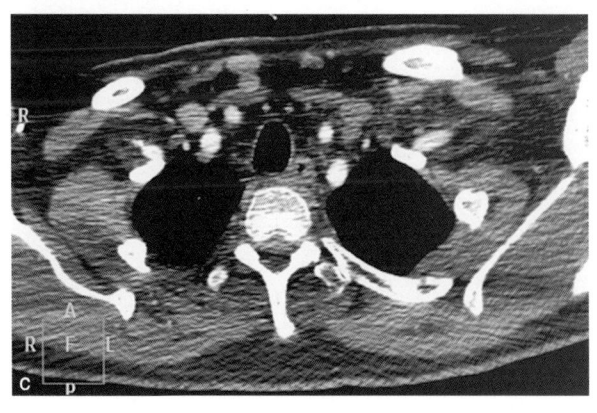

病例追踪与总结

主治医生注意到了CT检查侧重于从主动脉弓水平至颅骨水平,而大的纵隔静脉未被评估(图6.26)。当纵隔血管管腔大小正常时,不太可能发生可使静脉管径增大的新鲜血栓。然而这些静脉可能存在陈旧性血栓,如果进行持续的抗凝治疗,陈旧性血栓可以不增大静脉的管径。可通过进一步肩胛带静脉的非碘强化MRI检查以排除陈旧性血栓(图6.27)。

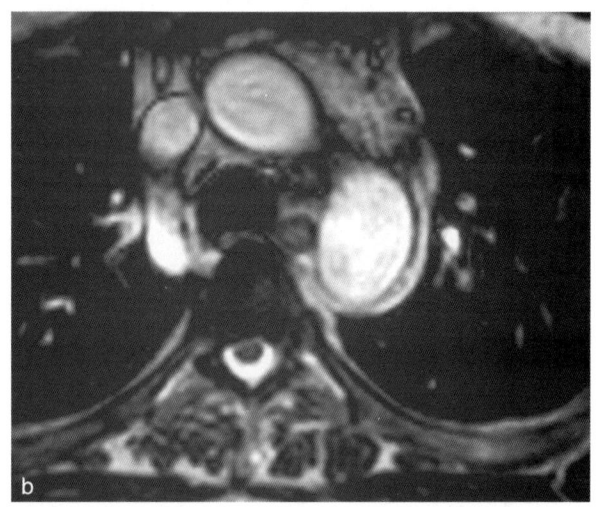

图6.27 非静脉强化MRI显示肩胛带静脉的形态及位置正常。T1-TFE序列。a.头臂血管;b.在奇静脉末端水平的上腔静脉

误判分析与防范策略

以下误诊是由于在CT血管造影的选择和诊断的计划过程中造成的:

- 欧洲原子能法规定:任何状况下,应优先选择无辐射或最低辐射检查。由于彩色多普勒超声和MRI对患者无辐射性,应有丰富经验的检查者行多次彩色多普勒检查,或直接行MRI检查。这有利于避免进一步静脉造影剂的检查。
- 在临床问题的引导下,放射科医师告知技术人员应避免行颈部血管CT造影检查,因为这会导致将注意力集中在错误的部位及错误的血管系统上。
- 由于缺乏对以往发现的认识,第一次"全身"PET/CT检查的扫描范围仅限于此种检查的典型区域。这违反了欧洲原子能法关于有必要重复检查以解决与治疗相关的临床问题。
- 由于在4次化疗周期后肿瘤的CT结果为阴性,为同时评估肩胛带静脉和肿瘤软组织情况,应进行碘强化全身PET/CT检查,而该项具有较高诊断价值的检查显然被忽视了。

欧盟委员会签发的放射安全指导

欧盟委员会在1996年3月13日签发的第96/20/EURATOM号指导(欧洲原子能基本标准)和欧盟委员会在1997年6月30日签发的第97/43/EURATOM号指导(欧洲原子能患者安全指导),建立了保护工人和一般公众免受放射性和X线损伤的基本安全标准。它要求每项指导分别在2001年7月1日和2002年7月1日前成为国家法律。欧盟所有的成员国都有一个法定框架,包括由欧盟将合法的指导转化为国家法律的法律条款及其衍生条例、指南和标准。欧盟委员会的指导定义了由欧盟各成员国通过的国家法律的执权范围。欧洲原子能患者安全指导的第3部分("理由")的中心主题是"合理理由"的概念,这涉及到前面的放射保护条例(StrSV)和德国的X线条例(RoV)。

融合系统的图像融合　CT 和 MRI 提供了形态学信息,而 PET 提供的是功能学信息,这 3 种方法对于病变的诊断敏感性都很高。PET 扫描可与 CT 或 MRI 融合以定义出新陈代谢增高的区域,并将其与形态的关系绘图显示。这种将分别获取的图像数据进行电子融合的替代技术的优势在于其降低了费用、拓宽了多模态的选择性以及无进一步的放射曝光。

要求有 X 线曝光的 CT 通过组织的放射性密度成像,而 MRI 通过 T1 和 T2 的弛豫时间、氢含量和组织的化学位移成像。这些特殊的组织学参数可随静脉内注入造影剂所提供的病理组织血管的灌注和渗透信息变化。由于有较高的空间分辨率,CT 和 MRI 被定义为形态学方法。PET 的空间分辨率较低,由于它能根据恰当的放射性示踪剂将新陈代谢过程绘制成图,因此其被认为是功能学方法。

CT、MRI 和 PET 大约是同时发展并面向临床的,它们的起源可追溯至 20 世纪早期的核物理学研究,并且自那时起其经历了技术发展的变革。由于制造工艺已经完全不能满足技术和医疗的要求,主要的设备制造商声称他们已经停止生产单一的 PET 扫描仪。这促进了对单独影像学技术综合利用的发展。在 1998 年,第一个 PET/CT 整合系统的雏形问世了。这种融合技术的目的是缩短检查时间,这是通过应用 CT 数据进行衰减矫正和通过将 PET 图像叠加到 CT 图像上以弥补空间分辨率低的不足。CT 和 PET 的融合技术的构成与其各自的技术相一致。融合技术不能产生任何新的诊断图像参数。PET/CT 融合扫描仪的进一步发展主要依靠 CT 技术,其次可能是发展步骤。第一台 PET/CT 和 PET/SPECT(单光子发射型计算机断层仪)的整体系统现已有销售。

作为准则,现代的 CT 和 MRI 可以可靠地诊断直径大于 0.5 cm 的肿瘤(标准最小扫描矩阵的长度:CT 为 0.3 mm,MRI 为 0.6 mm)。直径大于 10 mm 的病变,2 种方法均可评估肿瘤特性(密度、钙化、坏死及血管内强化检查前、后的信号特征)、肿瘤边界和周围毗邻结构。一个诊断结论经常是在综合病史、临床表现和相关检查结果后得出的。

由于 PET 的信号测量依赖于肿瘤的体积,故一个代谢旺盛的肿瘤其直径须大于 10 mm 时才能被 PET 扫描所发现。其空间分辨率受探测器的传感器边缘长度的限制。行业报道的临床全身扫描仪的最大空间分辨率为 3.6 mm。尽管 PET 图像的表现较为多变,但由于 PET 扫描显示的是示踪剂摄取增高或降低的区域,与 CT 和 MRI 相比,病灶有时被显示得更清晰或更易于被发现。然而 PET 常被要求提高敏感性以及早期预测治疗效果和长期存活率,但是循证医学研究并不支持这些要求。出于生物化学的原因,PET/CT 的联合检查一直仅是用于检测可使示踪剂(常为 FDG)聚集的肿瘤。不能增加葡萄糖新陈代谢的肿瘤则不能被发现。到目前为止,文献的数据显示 5%～10% 的单独 PET 检查需进行 PET/CT 的联合扫描。

联合扫描仪也有一些自身的缺点。一个是持续 20 s 低剂量的空间 CT 扫描后进行一个持续 25～60 min 的放射扫描,而且在一些病例中 CT 强化扫描可持续 20 s。尽管是联合扫描仪,患者由于呼吸、心跳以及肠蠕动而产生的移动需要进行矫正。因此,尽管有融合技术,想要定位某个解剖结构内较小的新陈代谢活动增强的区域也不是肯定能实现的。由于在 PET/CT 检查时 CT 数据获取可能需要 20 s,而 PET 扫描需要最少 30 min,故研究者正着手于处理这种欠佳的快、慢图像融合模式。相对标准的技术,2 种方法发展较慢。由于大部分患者已经做过 2 种检查中的 1 种,联合扫描可能会增加仪器应用的一些问题。联合系统的另一个经济问题是在检查过程中总有一个设备是未运行的。

碘和钡造影剂在 511 keV(PET)和相同的条件 110～130 keV(CT)时不衰减光子,这会产生一些误差。这可能会导致 PET 数据成像错误。一个可能的解决办法是不通过血管内造影剂获取 CT 数据或用稀释的造影剂(<200 HU),但这会明显限制联合检查中的 CT 的诊断准确性。

PET/CT 联合检查的有效剂量在 15～26 mSv

范围内。螺旋 CT 的衰减矫正大约有 2 mSv。PET 检查则有大约 7 mSv，且诊断 CT 产生 5～16 mSv。有效放射剂量最大为 26 mSv，是由 4 家德国大学制定的 PET/CT 标准指南中规定的。尽管特殊的软件可以通过自动调整 CT 辐射剂量以轻度降低这些数值，PET/CT 对患者的辐射剂量仍然大于其他任何检查方法。PET/CT 检查的放射剂量较心导管检查高 2～4 倍。以下技术方法与 PET/CT 的区别：

- 仅用于衰减矫正的 CT。低剂量 CT 被用于 PET 检查的构成部分（较好的传输源）。此时，仅能从 CT 数据中获取很有限的诊断信息（如较大的溶骨性破坏或肺肿瘤）。影像学医生无需进行患者选择或解释。

- CT 的诊断应用。德国放射防护条例和 X 线条例的 23 条规定了单独应用 CT 和 PET 的"合理情况"。PET/CT 联合检查仅在其他任何方法无法获得进一步诊断信息的情况下应用。这个合理的应用条件是由掌握最新 CT 和 PET 影像条例的医师规定的，结果应在跨学科的基础上由精通影像学的医师和核医学医师或受这两门学科培训的医师解释。

- 放疗方案。PET/CT 联合检查在放疗方案中的地位是由花费—收益分析研究得出的。由于图像指导化疗方案，其中要的是 PET 和 CT 检查需要有相同的体位，而无论是联合检查还是单独应用 PET 和 CT 的扫描。

参考文献及建议阅读

Antoch G, Saoudi N, Kuehl H, et al. Accuracy of whole – body dualmodality fluorine – 18 – 2 – fluoro – 2 – deoxy – D – glucose positron emission tomography and computed tomography (FDG – PET/CT) for tumor staging in solid tumors: Comparison with CT and PET. J Clin Oncol. 2004; 22:4 357 – 4 368

Brix G, Beyer T. PET/CT Dose – escalated image fusion? Nuklearmedizin. 2005; 44: 51 – 57

Brix G, Lechel U, Glatting G, Ziegler S I, et al. Radiation exposure of Patients undergoing Whole – body dual – modality ^{18}F – FDG PET/CT examinations. J Nucl Med 2005;46: 608 – 613

Council of the European Union. Council Directive 96/29/ EURATOM of 13 May 1996 laying down basic safety standards for the protection of health of workers and the general public against the danger arising from ionizing radiation. http://ec. europa. eu/energy/nuclear/radioprotection/doc/legislation/9629_en. pdf (accessed November 10, 2010)

Council of the European Union. Council Directive 97/43/ EURATOM of 30 June 1997 on health protection of individuals against the danger of ionizing radiation in relation to medical exposure, and repealing Directive 84/466/ Euratom. http://ec. europa. eu/energy/nuclear/radioprotection/doc/legislation/9743_en. pdf (accessed November 10, 2010)

Goerres GW, Burger C, Schwitter MR, Heidelberg T – NH, Seifert B, von Schulthess GK. Respiration induced attenuation artifact at PET/CT: Technical considerations. Radiology. 2003;226:906 – 910

Juweid ME. Utility of positron emission tomography (PET) scanning in managing patients with Hodgkin lymphoma. Hematology 2006; 1: 259 – 265

Juweid ME, Cheson BD. Positron emission tomography and assessment of cancer therapy. N Engl J Med 2006; 354: 496 – 507

Strahlenschutzkommission Online. Strahlenschutz bei der Anwendung der Positronen-Emissions-Tomographie/Computer-Tomographie (PET/CT). Stellungnahme der Strahlenschutz kommission. http://www. ssk. de/werke/2005/kurzinfo/ssk0513. htm vessels (accessed January 13, 2011)

von Schulthess GK, Steinert HC, Hany TF. Integrated PET/ CT: current applications and future directions. Radiology 2006; 238:405 – 422

化脓性血栓/化脓性肌炎/疟疾

病史与临床检查结果

一位25岁的非洲女性患者来急诊科就诊,其病史为发热4天、盗汗、寒战、左腿肿胀、左臀和左膝疼痛并运动受限。1个月前患者曾在乌干达度过了3周的假期且未进行疟疾预防。在她入院前,她的家庭医生怀疑其患有疟疾并给予3天的强力霉素和曲马多治疗。临床检查显示其皮肤以及左侧腹股沟和左侧大腿的皮下组织发红、局部体温升高、疼痛和硬结。HIV和寄生虫的实验室检查为阴性。CRP为369 mg/L,WBC 13.8×10^9/L,ESR 99 mm/h,D-二聚体 3.1 mg/L,S蛋白25%(正常值范围是65%~140%)。

彩色多普勒超声与左侧骨盆和下肢的静脉造影检查显示深部股静脉和骨盆静脉的新鲜血栓,其范围从腘静脉水平至髂静脉,并伴有左侧腹股沟区的淋巴结肿大(图6.28)。结合发热病史和炎症的实验室检查结果,增加了诊断化脓性血栓的可能性。由于血栓的上界无法通过超声和血管造影确定,同一天又进行了腹部CT检查(图6.29)。CT显示血栓延伸至下腔静脉的下部。结果还发现左侧腹股沟的软组织水肿与一个同左髂骨翼相连并累及髂肌和腰大肌的软组织肿物相关。鉴别诊断包括炎症、恶性淋巴瘤和肿瘤。非增强的MRI检查提示为血栓并显示左侧腰大肌、左侧盆壁和大腿肌群有化脓灶,而且左腹股沟软组织的结果与前一天的CT结果一致(图6.30)。

胸部、腰椎和骨盆的放射学检查,经皮超声心动图和腹部超声均未见异常。

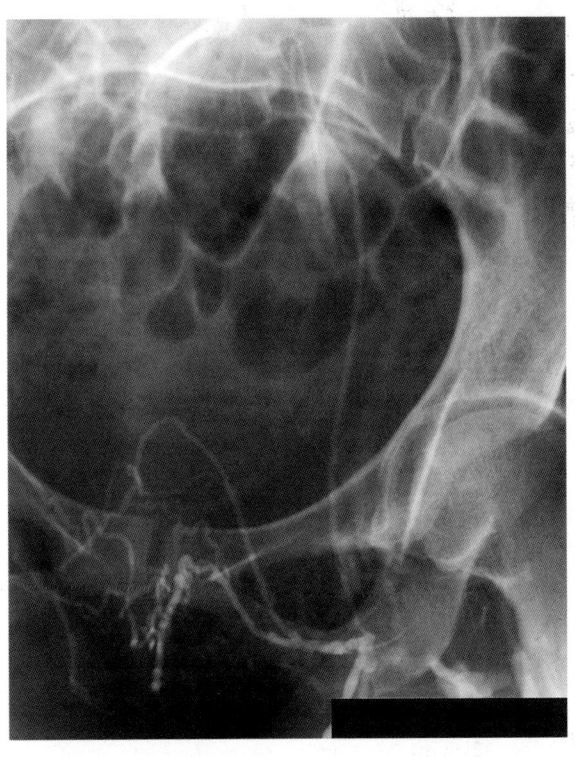

图6.28 左侧腹股沟区和左侧盆腔的静脉造影。用大隐静脉和盆壁静脉代替闭塞的股静脉和髂静脉。侧支循环较少提示为血栓早期

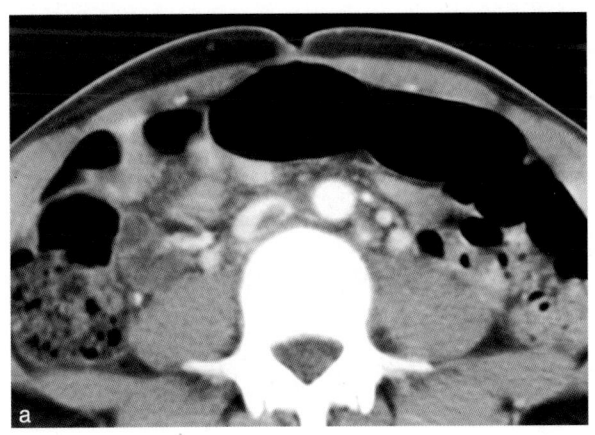
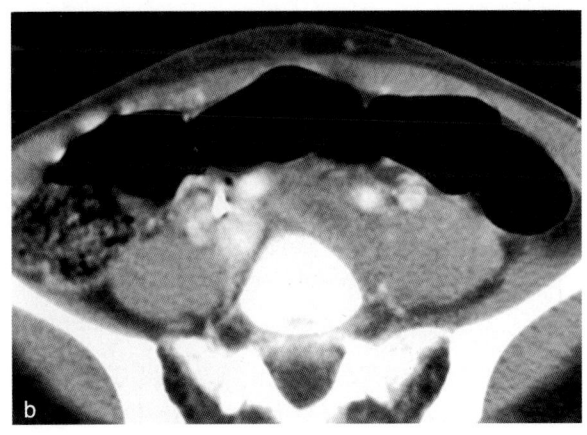

图6.29 腹部CT。报告显示急性血栓由股静脉延伸至下腔静脉,左侧髂腰肌和左侧大腿肌群周围可见软组织肿物,以及左侧腹股沟水肿

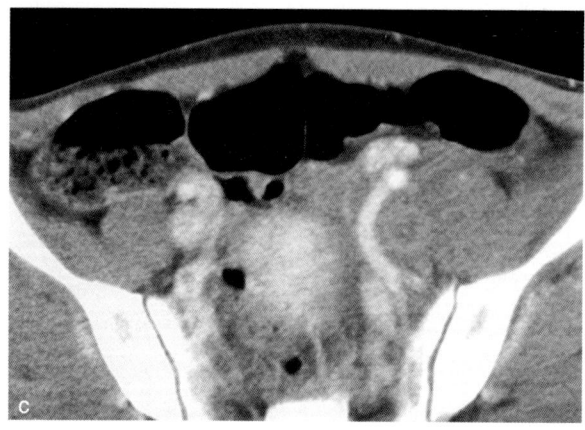
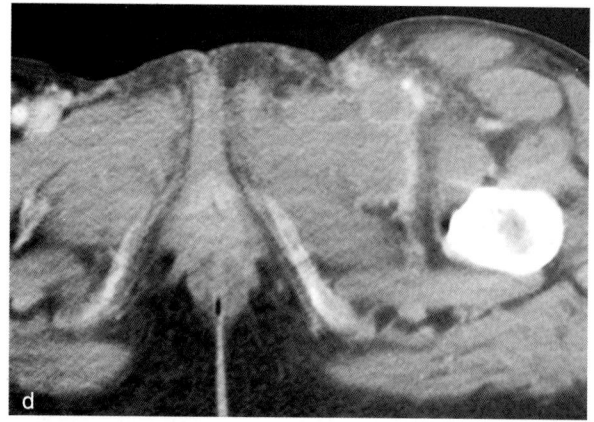

图6.29（续） 腹部CT。报告显示急性血栓由股静脉延伸至下腔静脉，左侧髂腰肌和左侧大腿肌群周围可见软组织肿物，以及左侧腹股沟水肿

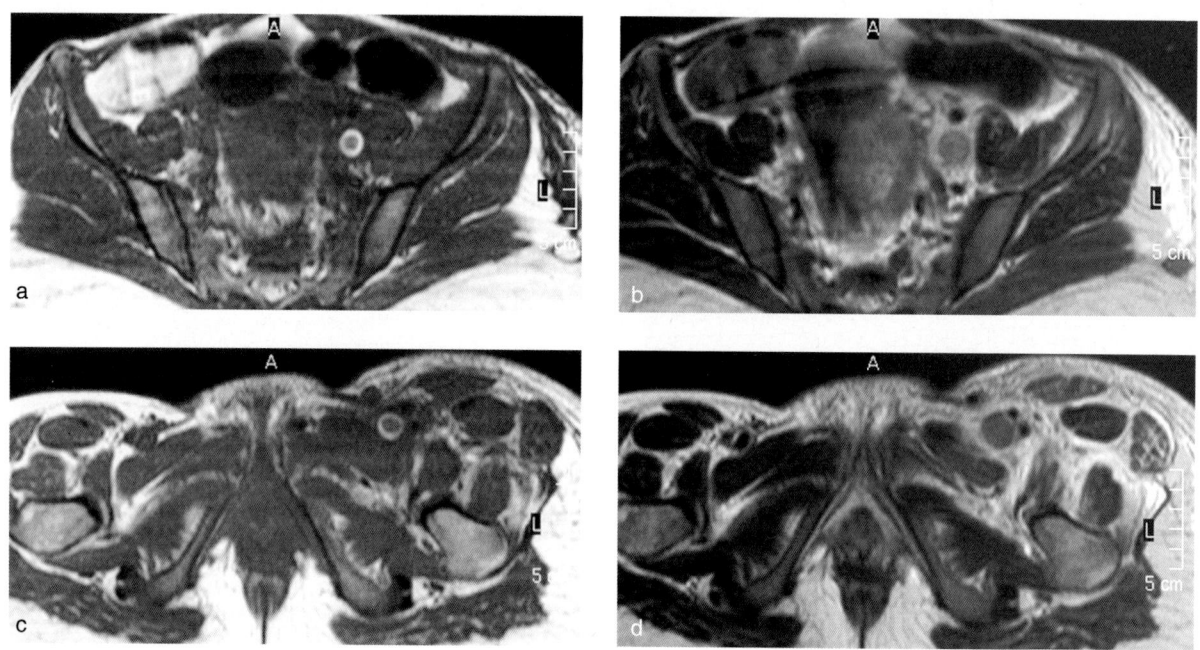

图6.30 腹部MRI。报告显示左侧盆壁肌、腰大肌远端和近侧大腿肌群肿胀，并累积左侧腹股沟皮下脂肪，这很可能是由炎症所致。a.髂静脉外侧水平的T1加权图像；b.髂静脉外侧水平的T2加权图像；c.股静脉主干水平的T1加权图像；d.股静脉主干水平的T2加权图像

病例追踪与总结

由于怀疑为化脓性血栓，系统的溶栓治疗和外科治疗未被实施以便于完全肝素化和10天的卧床休息。体温和白细胞数在林可霉素和环丙沙星的抗炎治疗后恢复正常。然而CRP仍高达330 mg/L。复合血培养未见异常，这可能是由于主治医生进行了抗炎治疗。反复的血涂片排除了疟疾感染。由于临床上怀疑是由金黄色葡萄球菌感染所致的热带多发性肌炎，遂应用头孢菌素进行经验性的治疗。在此治疗下CRP已在15天内稳定地下降到正常水平。当仔细询问病史后，患者回忆起在乌干达时被蚊子叮咬过，并且这被认为是化脓的原因。静脉血栓的发展与多种因素有关：

- 局部炎症引起的水肿压迫和刺激骨盆静脉和股静脉。
- 从乌干达返程的飞机上长时间的静坐和缺乏肌肉泵的作用导致静脉血流向下肢。
- S蛋白缺乏和遗传因素都可能促进血栓的发展。

在患者住院3周后，她的感染被治愈了，并且取消了6个月的溶栓治疗的建议。

误判分析与防范策略

热带多发性肌炎在世界范围内发病率极低，仅在欧洲中部偶有发生，因此早期对于化脓性血栓的错误的认识以及临床、声像图和静脉造影的错误认识都是可以理解的。CT 和 MRI 的检查结果是真实的描述，且不包括本质上差异的诊断意见。盆部和大腿肌肉病变的位置不像是恶性淋巴瘤而且可排除癌症或其他肿瘤（图 6.31）。MRI 应包括静脉强化后的 T1 加权序列以便发现炎性充血和早期脓肿信息。

从彩色多普勒和腹部 CT 检查结果得出的诊断是显而易见的。考虑到临床认为是血栓，静脉强化后获取的腹部 MRI 图像可作为 CT 的补充检查，但是由于这 2 种检查方法似乎提供的信息有重叠，因此在 24 h 内没有必要进行 2 种检查。腰椎和盆部的静脉造影检查和辐射学检查以及腹部的超声检查没有被采用，这是因为它们的检查效能弱于计划进行或已经完成的彩色多普勒超声、CT 和 MRI 检查。

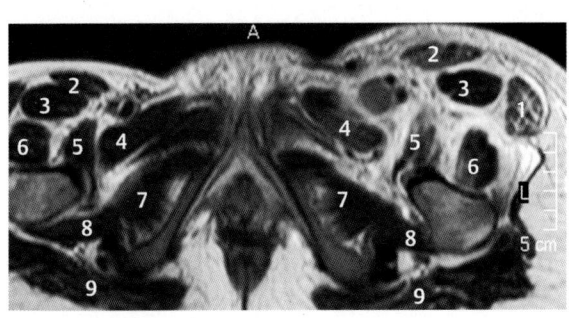

图 6.31 T2 加权图像显示与对侧相比左侧阔筋膜张肌（1）、缝匠肌（2）、耻骨肌（4）、髂腰肌（5）和股外侧肌（6）的信号强度增高。3：股直肌，7：闭孔外肌，8：股方肌，9：臀大肌

化脓性肌炎（热带性与非热带性）

化脓性肌炎是发生于骨骼肌的一种严重的炎性疾病，好发于热带地区的国家有贯穿伤的儿童和青少年。如未经合理治疗，该病很可能导致败血症甚至死亡。到目前为止最常见的致病菌是金黄色葡萄球菌，其次是大肠埃希菌和克雷伯菌。然而，一旦开始了抗生素治疗后，就无法诊断致病菌了。HIV 感染、静脉注射吸毒、营养不良、糖尿病和慢性肾衰均是易感因素。患者临床上表现为肌肉疼痛、寒战、局部体温升高并发红、运动受限并疼痛、发热以及炎症的实验室检查的表现。股四头肌、臀肌和腰大肌常受累。大约 40% 的患者为多肌群受累。由于其少见且不典型的临床症状，该病常被误诊为血栓性静脉炎、骨髓炎、化脓性关节炎、血肿、淋巴水肿或肿瘤。

影像学对于诊断和肌肉炎性改变的定位以及确定病变范围起着非常重要的作用。治疗上要求早期应用高效抗生素治疗，以及在需要时进行经皮肤或穿刺引流。

参考文献及建议阅读

Christin L, Sarosi GA. Pyomyositis in North America: case reports and review. Clin Infect Dis 1992; 15: 668 – 677

Jou IM, Chiu NT, Yang CY, et al. Pyomyositis-with special reference to the comparison between extra-and intrapelvic abscess. Southeast Asian J Trop Med Public Health 1998; 29: 835 – 840

Martinelli I, Mannucci PM, de Stefano V, et al. Different risks of thrombosis in four coagulation defects associated with inherited thrombophilia: a study of 150 families. Blood. 1998; 92: 2 353 – 2 358

Patel SR, Olenginski TP, Perruquet JL, Harrington TM. Pyomyositis: clinical features and predisposing conditions. J Rheumatol. 1997; 24: 1 734 – 1 738

Theodorou SJ, Theodorou DJ, Resnick D. MR imaging findings of pyogenic bacterial myositis (pyomyositis) in patients with local muscle trauma: illustrative cases. Emerg Radiol. 2007;14: 89 – 96

对比剂的不良反应?

病史与临床检查结果

一位70岁的老年男性患者,在1年前因前列腺癌行经尿道的前列腺部分切除术。术后病变被定为 pT1 G1 N0 M0 期。由于其前列腺特异性抗体的滴度升高,该患者被安排行前列腺全切除术。术前检查包括腹部 CT 扫描。在检查前询问时,该患者自述曾有碘造影剂过敏史(瘙痒和皮疹)。因此,在造影剂注射前 30 min 给予患者克立马丁 1 amp、甲胺呋硫 1 amp 和甲基强的松龙 250 mg。CT 检查结果除发现右肾见一陈旧性皮质缺损外无其他异常表现。

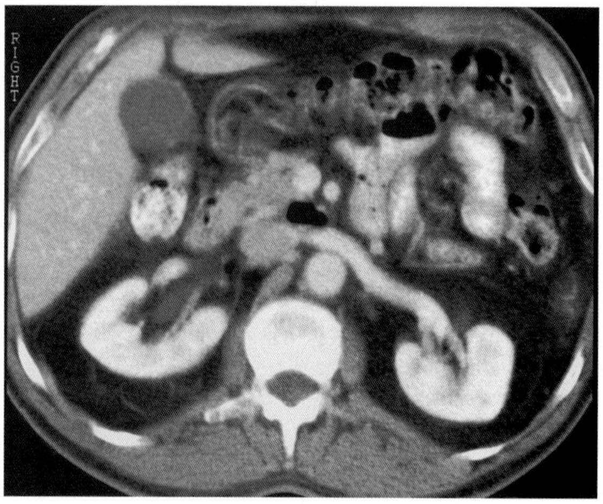

图 6.32 腹部静脉强化后的 CT 结果显示除右肾见一陈旧性缺血或炎症瘢痕导致的皮质缺损外无其他异常表现

病例追踪与总结

CT 检查后 2 天,患者出现头痛、发热和背部皮肤瘙痒、湿疹,并且很快蔓延至躯干表面。详细的问诊后发现前面的造影剂过敏反应与延长的皮疹过敏试验(针刺试验、皮下试验和皮肤活检)有关,最后被诊断为迟发性造影剂过敏反应。经过 1 周的静脉注射皮质类固醇治疗后皮肤病变消失了。

误判分析与防范策略

非离子水溶性含碘造影剂的不良反应发生率很低。迟发反应发生在静脉内注射造影剂的几天至几周,其包括肾功能障碍(尤其是有过肾脏疾病的患者)和过敏反应的发生。由于在静脉注射造影剂和出现并发症之间有较长的间隔期,在很多患者中迟发反应与造影剂和放射学检查无关

以上病例中,在检查前没有获得一个详细的过敏病史。如果已知其有严重的过敏反应史,就可以避免应用静脉注射碘剂。皮质类固醇激素和抗组胺药物足以对抗早期不良反应。

造影剂的迟发副反应

水溶性含碘造影剂广泛应用于放射学检查和 CT 检查以提高解剖结构间的对比度。提高病变诊断的敏感性和增高病变的识别能力。

非离子型造影剂 非离子型造影剂在过去的 15 年内被广泛应用。在此期间没有研发出本质上革新的药物,大多数药品和临床研究主要是集中在提高造影剂的耐药性(自从出现多探头的 CT 技术)和非离子型的最佳注射造影剂

已经在临床开始被应用。

已发表的研究中,非离子造影剂出现轻微过敏反应率为0.7%~3.1%,出现严重过敏反应率为0.02%~0.04%。注射造影剂造成的死亡率约1/10万。

早发和迟发反应　"早发"反应是指在静脉注射造影剂后4 h内发生的,"迟发"反应发生在注射后的1 h至1周内。大约75%的过敏反应发生在强化检查后的5 min内,90%发生在15 min内。大约观察的迟发反应中有10%仍原因不明。主要是T细胞介导的反应起很重要的作用,但也应考虑到IgE介导的过敏反应。

临床表现和诊断　大部分造影剂引起的迟发性临床反应包括全身症状(头痛、恶心、呕吐、发热)和皮肤病变(瘙痒、荨麻疹、风疹、血管性水肿、多形性红斑、皮肤性血管炎、Stevens-Johnson综合征、中毒性表皮坏死松解症)。有造影剂过敏史或白介素Ⅱ治疗病史的患者有较高的发病危险。诊断依赖于激发试验[斑片试验,就是将造影剂放置在薄片上再用针固定在皮肤上;皮内试验(IDT),就是将不同的造影剂混合物注射入皮肤,如发红的面积扩大则提示为阳性反应]以及皮肤活检(血管周围大量淋巴细胞和嗜酸性粒细胞浸润)。

治疗　大部分迟发反应为自身限制性且大约在几周内可自行痊愈。要对症治疗,如同针对其他药物导致的皮肤改变一样。预防方法包括避免静脉内注射造影剂,或如需要可术前几天口服皮质类固醇。

参考文献及建议阅读

Kanny G, Pichler W, Morisset M, et al. T cell – mediated reactions to iodinated contrast media: evaluation by skin and lymphocyte activation test. J Allergy Clin Immunol 2005;115:179 – 185

Katayama H, Yamaguchi K, Kozuka T, Takashima T, Seez P, Matsuura K. Adverse reactions to ionic and nonionic contrast media. A report of the Japanese committee on the Safety of contrast Media. Radiology. 1990; 175: 621 – 628

Kvedariene V, Martins P, Rouanet L, Demoly P. Diagnosis of iodinated contrast media hypersensitivity: results of a 6 – year period. Clin Exp Allergy 2006; 36:1 072 – 1 077

Rutten A, Prokop M. Contrast agents in X – ray computed tomography and its application in oncology. Anticancer Agents Med Chem. 2007;7:307 – 316

Webb JA W Stacul F, Thomsen HS, et al. Late adverse reactions to intravascular iodinated contrast media. Eur Radiol 2003;13:181 – 184

Wolf GL, Arenson RL, Cross AP. A prospective trial of ionic vs. nonionic contrast agents in routine clinical practice: comparison of adverse effects. AJR 1989; 152: 939 – 944

适当的风险披露？正确的检查技术？

病史与临床检查结果

一位 56 岁的老年女性患者，曾接受过腹腔镜下的胆囊切除术。3 周后她又接受了内脏的外科手术。术后发生严重的上腹痛且发热至 39℃。患者已住院并进行了 CT 检查，此时如果需要可在 CT 引导下行脓肿穿刺术。患者被详细地告知 CT 检查的危险性（引自患者口述："过敏反应如恶心、呕吐、风疹、荨麻疹、支气管痉挛、喉痉挛、癫痫、过敏性休克、死亡、肾功能损害、器官衰竭、甲状腺功能损伤"）和 CT 引导下的引流术的危险性（"神经和血管损伤、出血、感染、器官损伤、急症手术、特别护理、不能保证成功性、气胸和引流"）。

根据标准技术进行 CT 检查。血管内导管已在检查前被置入。通过注射 20 ml 的盐水以检测静脉内导管的位置是否正确。采集了检查图像后，通过注射泵以 3 ml/s 的速率经导管注射 100 ml 含碘造影剂。螺旋扫描范围是从纵隔至盆部水平，数据采集至静脉期。扫描结束后，我们发现大部分造影剂灌注入前臂软组织内。我们应用了肝素，并且进行了检测。

在对侧手臂置入静脉内导管后，再次进行腹部 CT 扫描。在切除的胆囊根部可见一密度大约 20 HU 的液体聚集和含气内容物。由于怀疑是炎性血肿或水肿，因此行标准的 CT 引导下穿刺术。术后的 CT 检查证实穿刺到了腹部液体聚集处，引流出的液体为脓液。

病例追踪与总结

在患者左前臂发生皮肤和皮下组织广泛性溃疡之后的几天（图 6.33），通过恰当的创面护理，病变结痂愈合。通过 CT 引导下引流术治疗，由腹腔镜下的胆囊切除术引发的脓肿被治愈且无后遗症。

误判分析与防范策略

这位患者的腹部 CT 检查的并发症是向前臂高压注入的 100 ml 水溶性低渗造影剂造成的。

据文献报道此类并发症的发生率为 0.2%～0.6%。大部分病例都有少量造影剂渗出，它一般可在 24 h 内被吸收。危险因素包括肥胖和小的或曾有过的血管损伤。大量的渗出最可能发生在注射造影剂时未表现出疼痛的患者中。根据已发表的文献报道，造影剂渗出与选择的流速无关。如在本病例中，非离子型造影剂的渗出一般较高渗性或离子型造影剂渗出的细胞毒性较小且耐受性较好。像本病例中出现的严重的皮肤溃疡和坏死现象偶有发生（见彩图 6.33，6.34）。

本病例中的患者没有被告知发生造影剂渗出及其后果的可能。鉴于当前法律要求患者需被告知所有发生率 >1% 的并发症危险，而且据文献报道造影剂渗出的发生率不大于 0.6%，此处不是严格需要告知患者的。但考虑到造影剂渗出发生的绝对频率，因此我们建议告知患者。

图 6.34 显示的病例中，为制订置换狭窄的动脉瓣膜手术方案进行了 CT 检查，由造影剂渗出导致了皮肤坏死。静脉内导管被放置在左手背处，且在造影剂应用前通过注射 20 ml NaCl 溶液进行了试验。直到通过常规试验确认后，才可应用高压泵注射造影剂。一旦发现渗出，停止注射造影剂。结果，仅注射了 50 ml 造影剂而不是计划注射的 100 ml。

另一名 75 岁老年女性患者患有由慢性丙型肝炎导致的肝硬化，然而该患者接受了 CT 引导下的肝细胞癌消融术，在其大腿处电极下方的皮肤出现 3 度烧伤（见彩图 6.35）。在介入术中，电极装置经皮肤插入肝内肿瘤组织中，而在大腿表面上放置一些大的中性电极。通交流电后会在电极间产生瞬时电流。这使得电场内的离子产生振动，通过摩擦使组织加热并导致细胞坏死以破坏肿瘤组织。这种效果一般随应用的能量增大而增加。表面积较小的电极比表面积较大的电极产生更为密集的电场力线。电极的探头被设计成可在电极周围区域瞬间产生较高的能量

密度和最高的热效应。由于电极探头的距离增加,能量密度不足以破坏组织。这名患者的皮肤灼伤有以下的原因:

- 中性电极没有与皮肤完全接触,因此电流没有均匀分布在电极放置的区域。所接触区域的瞬时电流峰导致皮肤局部不均匀加热。
- 肿瘤组织的消融术需要输出较高的能量(200 W)和不寻常的持久的电流(40 min)。

在所有射频术中皮肤灼伤的发生率高达2%。可通过应用安全放置在皮肤上的多个较大面积的中性电极进行射频消融术防止皮肤灼伤的发生。如果加热作用过大,则不能通过身体正常的热交换进行散热(辐射、血流)。加热至45℃以上可破坏细胞蛋白,从而导致临时或永久的功能障碍。45~50℃的加热可在几分钟内造成皮肤的损伤,更高的温度可在几秒内(51~70℃)或几分之一秒内(>70℃)损伤皮肤。3度皮肤烧伤(涉及表皮、真皮、皮下组织)与1度(表皮)和2度烧伤(表皮和真皮)相比需要更长的时间来治愈,因为他们破坏了真皮和表皮的附属物(汗腺、毛囊),它们在皮肤修复中起着至关重要的作用。由3度烧伤形成的肉芽组织仅发生在伤口的边缘。

参考文献及建议阅读

Bellin M – F. Contrast medium extravasation injury: guidelines for prevention and management. Eur Radiol 2002; 12:2 807 – 2 812

Goette A, Reek S, Klein HU, Geller JC. Case report: severe skin burn at the site of the indifferent electrode after radiofrequency catheter ablation of typical atrial flutter. J Intervent Cardiac Electrophysiol 2001;5:337 – 340

Jacobs JE, Bimbaum BA, Langlotz CP. Contrast media reactions and extravasation: correlation to intravenous injection rates. Radiology 1998; 209:411 – 416

7 血管系统
Vascular System

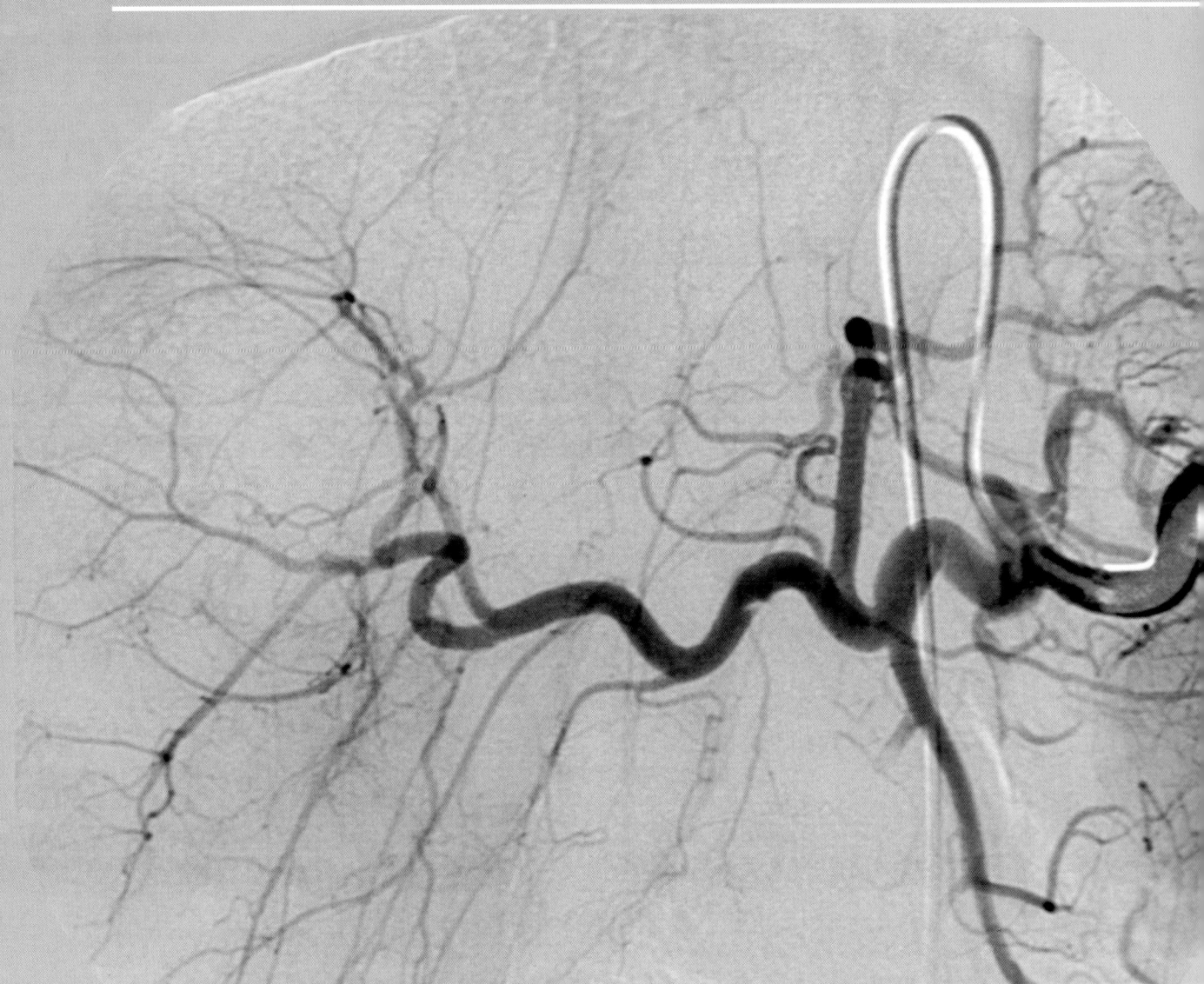

血管痉挛/血栓形成/对比剂反应

病史与临床检查结果

一位36岁的女性患者，8天前行脊椎按摩后出现头晕症状。3天前因高血压发作并怀疑椎动脉夹层收入神经外科。外科体检发现双侧瞳孔轻度不等大（左＜右）、轻度轮替运动困难、轻度姿势及步态不稳。左前臂桡侧及手指触觉减退。行多普勒超声和磁共振检查以排除椎动脉夹层。磁共振发现双侧大脑半球白质区及皮层下多发直径数毫米的类圆形高信号区，首先考虑脑内微血管病变（图7.1）。患者原有慢性克罗恩病，可能并发血管炎，但血清炎性标记物检查无明显阳性发现。磁共振血管成像见右侧椎动脉长节段狭窄，以椎动脉3、4段显著，符合正常变异。患者后被收入介入科，4天后行诊断性脑血管造影。术前与患者沟通，告知造影可能的并发症，包括：过敏、休克、死亡、出血、急症手术、血管损伤、血管夹层、截瘫、血栓形成、脑梗死等。患者否认任何过敏史。

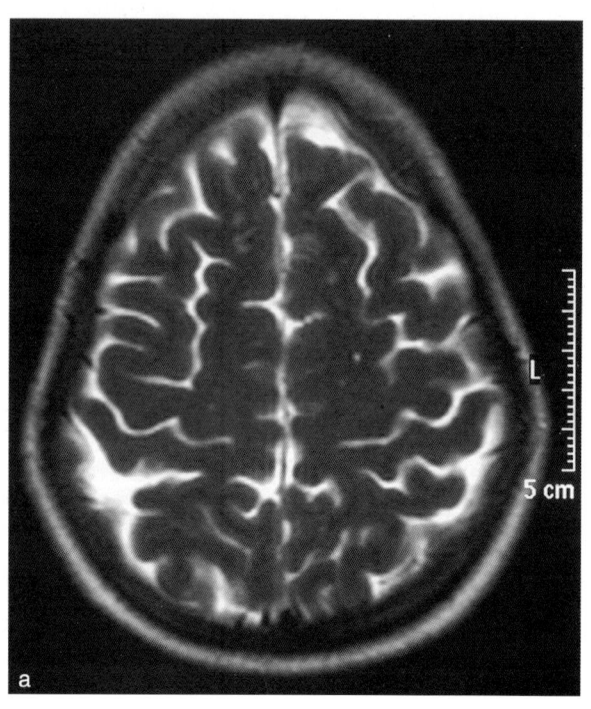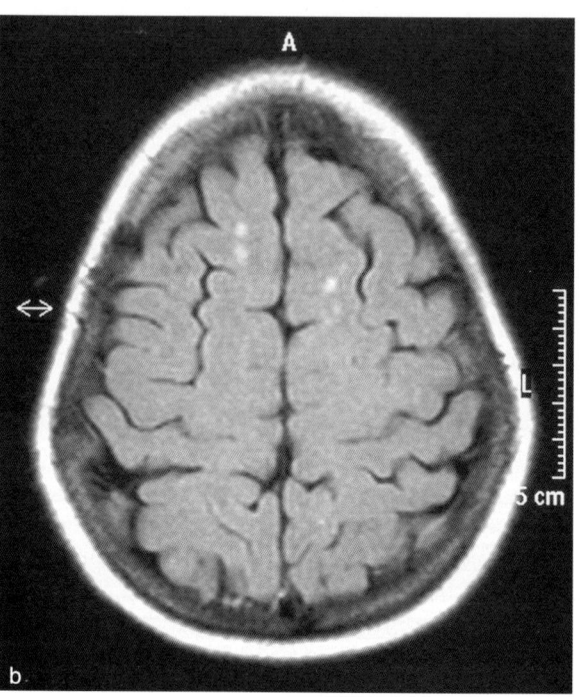

图7.1 入院时磁共振检查，双侧脑白质内多发类圆形病灶，最大者直径约5 mm。T1加权像低信号，T2加权像及FLAIR序列高信号（a,b）。a. T2加权像；b. Flair序列

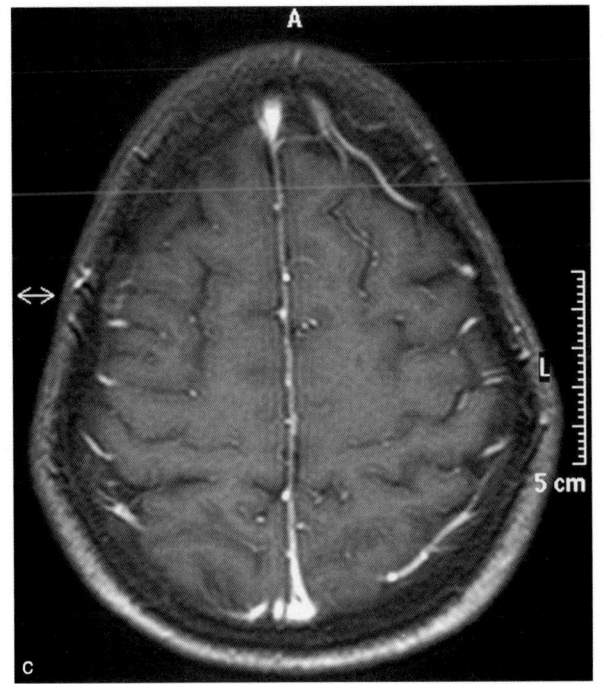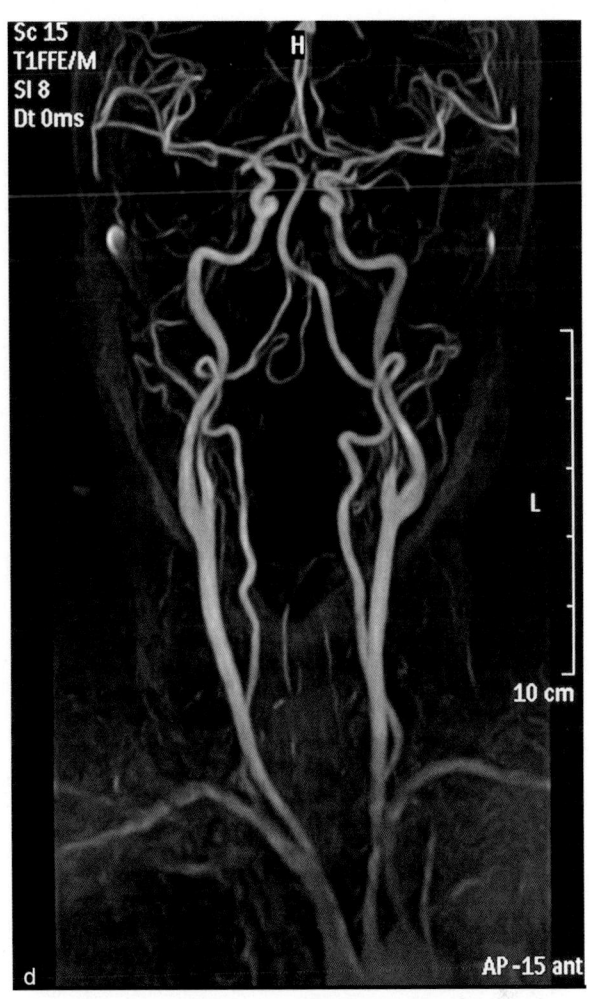

图 7.1（续） 入院时磁共振检查，双侧脑白质内多发类圆形病灶，最大者直径约 5 mm。注射对比剂后，病灶无强化（c）。首先考虑脑缺血或血管炎所致。右侧椎动脉 3、4 段狭窄为正常变异（d）。c. T1 加权像；d. MR 血管成像

血管造影由一名 4 年资、8 个月血管造影经验的住院医师完成，一名 3 年资住院医师协助，一名内科医师和一名介入放射科主管医师在场监督。患者术前口服 1 mg 劳拉西泮，但术前及术中仍很紧张。以 Seldinger 技术穿刺右股动脉，送入导丝，然后送入 5 F 椎动脉导管，导管送至腹主动脉后送入软弯头超滑导丝。在导丝引导下，将导管送至升主动脉。导丝头端撤入导管，透视下扭转导管头端，缓慢后撤，直到导管头进入向上开口的分支。注入对比剂，证实导管前端位于头臂干。然后在导丝引导下将导管送入椎动脉，抽出导丝，手推 2～3 ml 对比剂（非离子型）确认导管插入右椎动脉。此时患者诉明显恶心，呕吐数次。操作者认为这是对比剂过敏反应。导管撤至主动脉弓部，当即给予雷尼替丁 50 mg，二甲茚定马来酸盐 4 mg，泼尼松龙半琥珀酸酯 250 mg，1 安瓿苯海拉明（62 mg）。数分钟后患者临床症状缓解，继续选插右侧椎动脉。透视下推注对比剂确认导管先端位于右椎动脉开口以远 2 cm 处。血管造影系统时钟显示，第一次前后位椎动脉造影时间为 11：03（图 7.2），第二次侧位造影时间为 11：06，由于患者头部移动，于 11：07 重复侧位造影（图 7.3）。随后患者呼唤无应答，检查示右眼睑下垂。

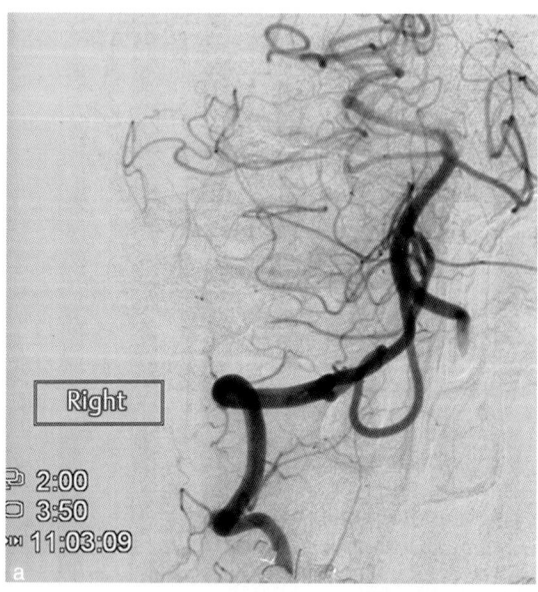
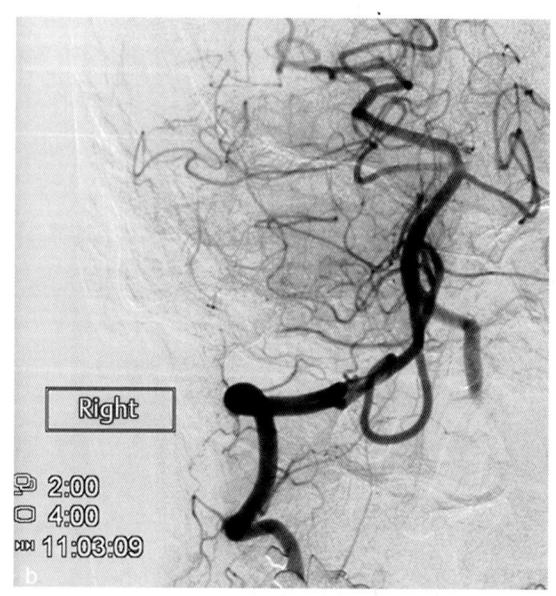
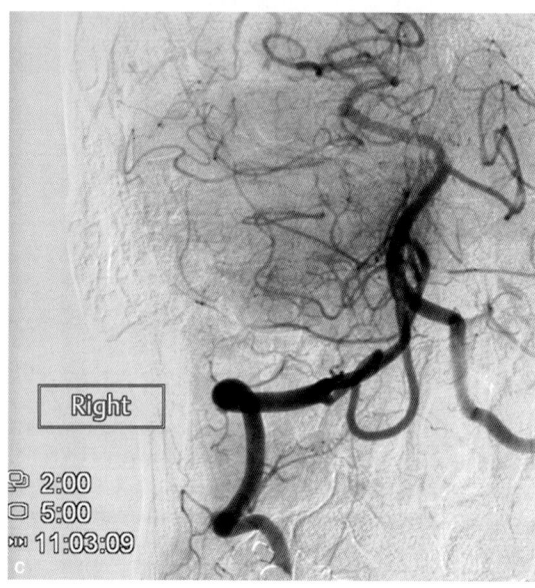
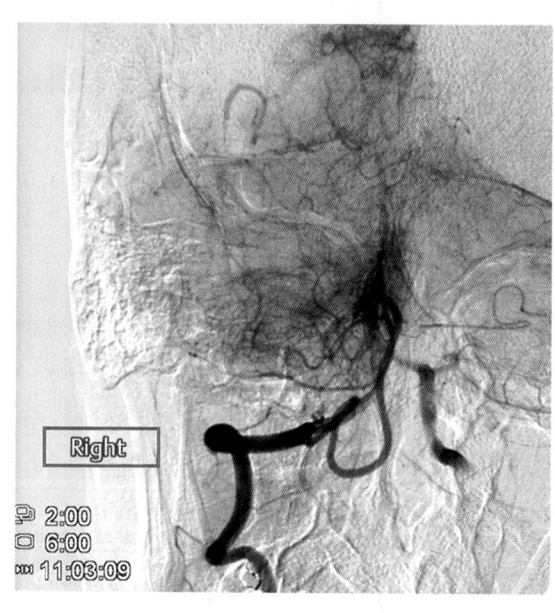
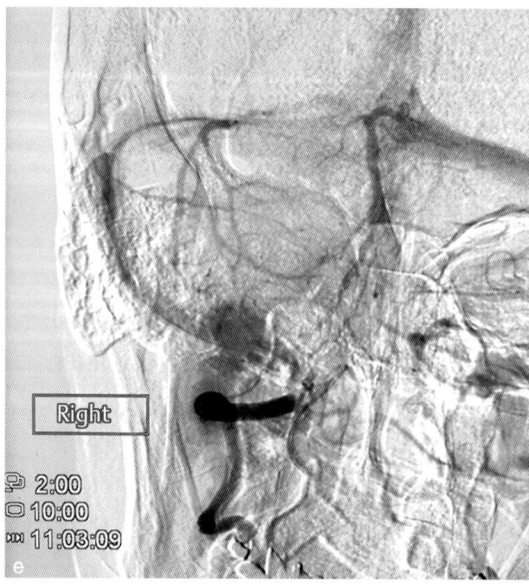

图7.2 右椎动脉造影，前后位。动脉早期（a），动脉晚期（b），静脉早期（c），静脉晚期（d）。造影显示右椎动脉发育不全及椎动脉内对比剂滞留。a.造影序列第1张图像；b.造影序列第2张图像；c.造影序列第3张图像；d.造影序列第4张图像；e.造影序列第5张图像

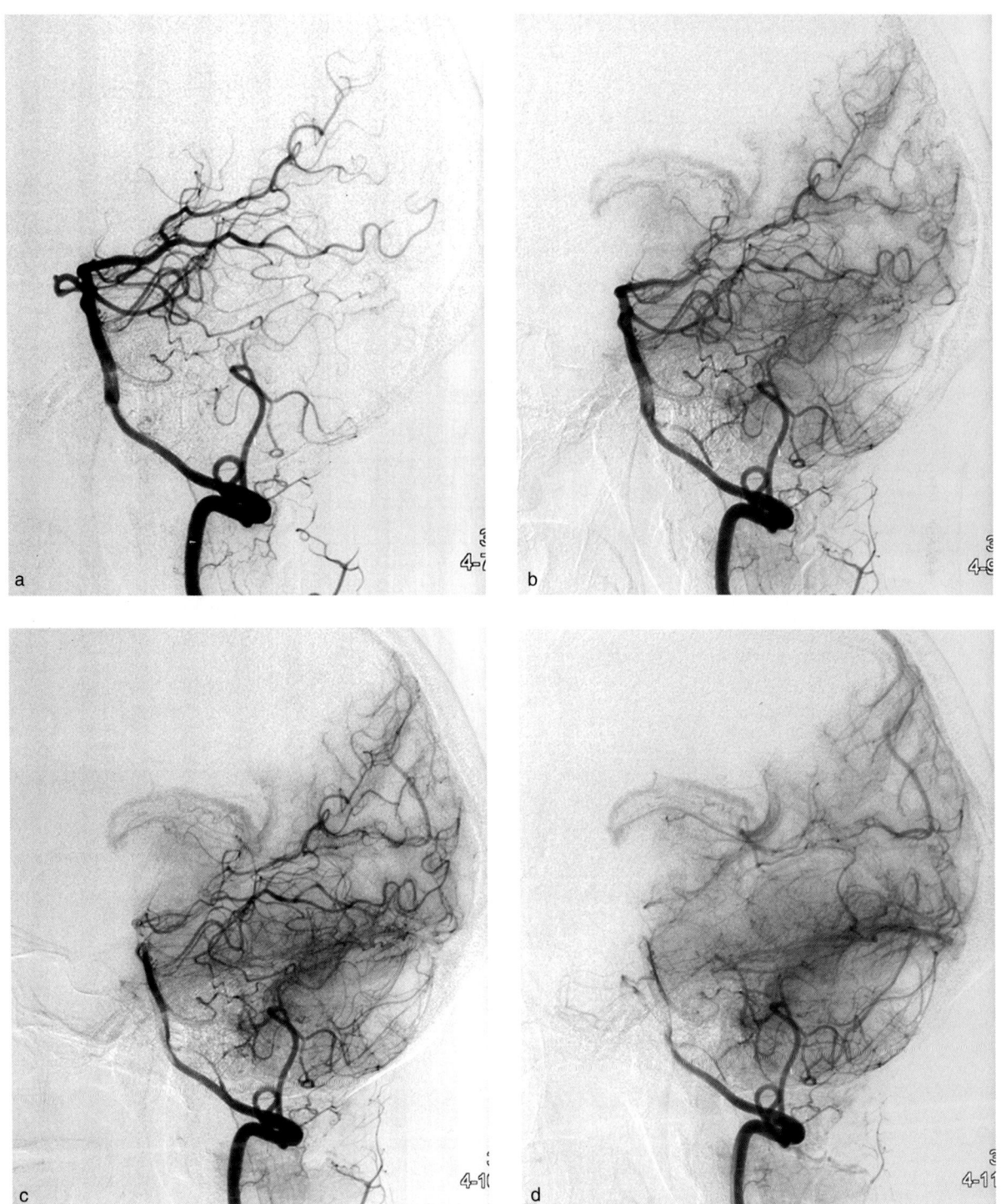

图7.3 第三个序列,头部侧位,时间为11:07。a. 序列中第1幅图像;b. 序列中第2幅图像;c. 序列中第3幅图像;d. 序列中第4幅图像

病例追踪与总结

神经症状出现后,放射科主管医师叫停了手术。拔出导管及导管鞘,以STS Plus血管缝合器封闭右股动脉穿刺点,并联系神经外科专家赶到造影检查室。仔细查看正侧位造影序列,发现在第一次造影时血流已经减少,序列早期对比剂经发育不良的右椎动脉正常引流(见图7.2a),但随后血管变细,脑实质灌注延迟。序列末期,对比剂仍然滞留在右椎动脉内(见图7.2e)。血管内未发现充盈缺损,因此血管痉挛可能性最大。

随后行脑部CT血管成像,显示双侧椎动脉

节段性闭塞,双侧椎动脉与基底动脉汇合部血栓(图7.4)。诊断为血管痉挛并血栓形成。神经外科和神经放射科专家商讨治疗方案。由于行血管造影时未见明显血栓,未采用经动脉溶栓。决定静脉使用溶栓药物艾通力,防止血管痉挛导致的血栓继续进展。同时经静脉使用解痉药物尼莫地平并肝素化。

患者被转送至中风病房,5 h 后行 MRI 检查(图7.5),弥散加权序列显示缺血导致双侧小脑半球弥散异常(右>左),小脑蚓部、右侧中脑及右侧大脑后动脉末端分布区弥散异常。此时双侧椎动脉灌注正常,右侧椎动脉长节段狭窄,主要影响3、4段,与造影前MRI检查比较,无明显变化。脑白质病变区无改变。CT检查显示小脑梗死,梗死灶周边水肿加重了颅内水肿(图7.6)。当晚行枕骨切除减压术。

3个月后,患者四肢轻瘫、右侧痉挛性麻痹、失语。失眠严重。能够每天坐起3 h,可通过表情和含混的声音与其他人交流。吞咽困难和阵发性痉挛较前缓解。但是神经外科医生认为患者将严重残疾。

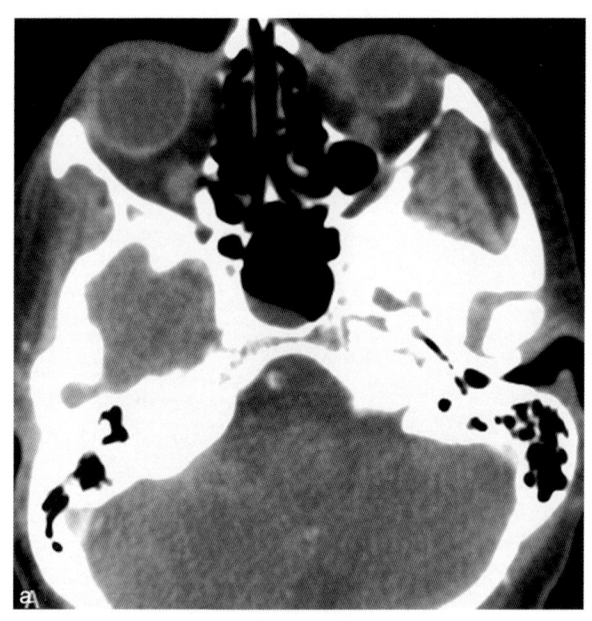
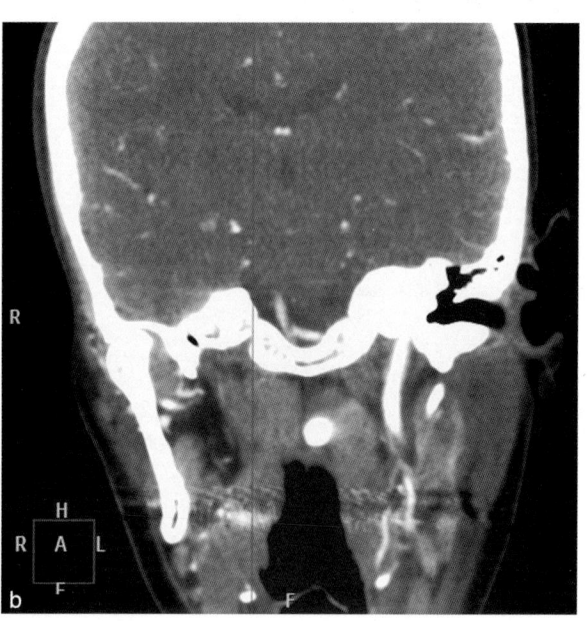

图7.4 11:23 行 CT 血管造影显示右椎动脉内血栓,左椎动脉血栓性闭塞(a)。双侧椎动脉汇合部及基底动脉近端也见血栓(b)

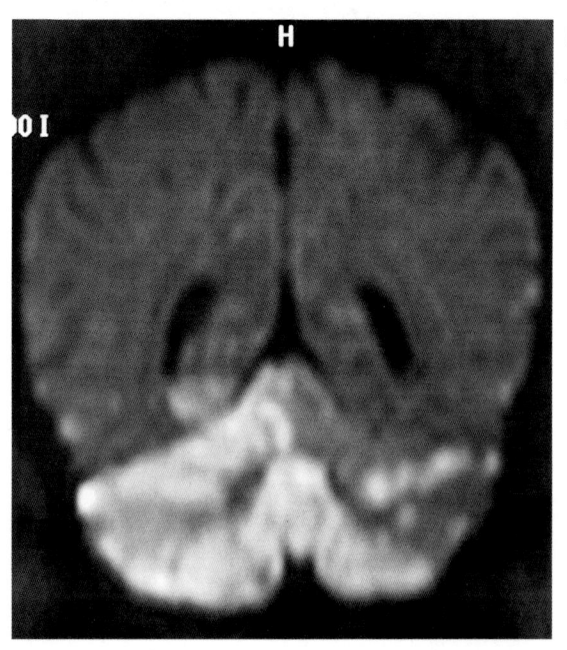

图7.5 16:15,MRI 显示双侧小脑半球缺血致弥散异常。小脑蚓部、右侧中脑、右大脑后动脉末端供血区弥散异常。此时 MRA 显示双侧椎动脉灌注正常

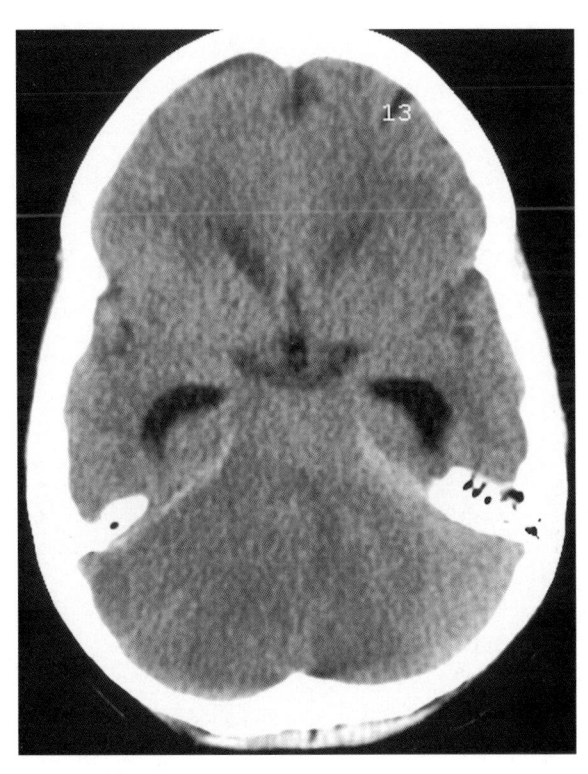

图7.6 23:13，CT检查显示小脑新鲜梗死灶。由于梗死灶水肿压迫，颅内水肿加重

误判分析与防范策略

在行诊断性脑血管造影时，有如下错误：检查方法选择不当，对造影过程中突发症状误判，并发症处理欠妥。

- 尽管传统的血管造影在检查轻微血管狭窄性改变及颅内微小动脉瘤方面，空间分辨率及密度分辨率都优于MRA，但是选择患者时，还应综合考虑具体患者的收益与风险。根据资料，脑血管造影后72 h内0.3%~6.8%的患者出现了新发（有时是暂时性的）症状。研究显示，因脑缺血症状行脑血管造影的患者出现新发神经症状的比例为9%~12%，长期后遗症的比例为5%。根据北美放射学会（ACR）报道，造影致动脉血栓需要行血栓切除术或溶栓术的比例为0~0.4%，可恢复的神经症状和永久神经后遗症的比例分别不应超过2.5%和1.0%。

  本病例为36岁女性，仅有偶发的神经症状。原有克罗恩病，但多年无症状。脊椎按摩后出现头晕而入院。多普勒超声、MRI、MRA检查排除了椎动脉狭窄为按摩并发症的可能性。住院期间，患者高血压发作导致的症状，如头晕，与神经科体检不符。入院后磁共振检查见脑白质内多发病灶，尽管血清化验检查并不支持，医生仍然做了可疑脑血管炎的诊断。磁共振显示的病灶符合高血压病或动脉硬化继发微小血管病变所致的形态学改变。考虑到病变远离胼胝体，多发于皮层下，不符合多发性硬化症。由于静脉注射对比剂后，病灶区域未见强化，也可排除血管炎（由病原体或其他原因导致的血管炎在磁共振图像中可表现为大范围境界模糊的强化区）。磁共振血管造影没有发现血管炎的典型征象（血管狭窄，小动脉假性动脉瘤等）。回顾性分析，即使DSA阳性也不能确定是否采用皮质类固醇治疗。因此经动脉DSA检查的目的仅是诊断。

- 血管造影并发症发生的危险因素有：年龄大于70岁；中风或TIA患者；血管狭窄超过50%~70%；操作时间超过1 h；使用多种导管；介入放射科医师的经验等。一项多中心研究显示，在5 000次经导管脑血管造影过程中，严重的永久性神经系统后遗症及死亡发生率在训练医院和非训练医院分别为3.9%和0.9%（Main等，1978）。Willinsky等在2003年通过对2 899例造影的统计，得到相似的结论（1.3%及0.5%）。因此，在整个造影过程中,应当有血管造影技术经验丰富的专家在场。出现神经症状时,专家应该立即介入并停止检查。

- 从操作流程的角度看,应当首先插颈动脉,因为由它们供血区域的重要性不及椎动脉供血区。另外,对该患者,脑白质病灶位于大脑前动脉和大脑中动脉供血区域。前循环造影足以确诊或排除血管病变。

- 从影响预后的角度看,当出现神经症状时立即经动脉使用 rt-PA 溶栓或许有更好的效果,即使 20~30 min 后,CT 检查发现双侧椎动脉内血栓时使用也应有效。根据当前的资料,经动脉溶栓比静脉溶栓更容易实现血管再通。但在这个病例,经动脉 rt-PA 溶栓能否预防此不幸事件已不得而知了。

- 在本病例,造成并发症的病理原因并未确定。最可能的原因是注射对比剂和/或导管机械刺激导致血管痉挛。症状发生后 20~30 min 后行 CT 血管成像发现双侧椎动脉内血栓是继发于血管痉挛导致的血流紊乱。系统性过敏反应是血管痉挛的另一个可能的原因,尽管现在碘对比剂的可耐受性已经大大提高。最早关于对比剂引起的局限性血管收缩反应的报道是在 20 世纪 80 年代,多发于心血管造影。随着对比剂的改良,有关此类并发症的报道减少了。插管操作导致的血栓形成是另一个可能的原因。最后可能的原因是,导丝撤入导管后,导管前端部分管腔没有导丝填充而使血液进入,血液在管腔内凝成血栓,注射对比剂时,血栓进入脑血管。

血管造影和介入放射治疗中并发症的处理

血管造影操作中的并发症是需要立即处理的急症。对于急性缺血性脑卒中,尽快开通闭塞血管是唯一有效的治疗方法。处理方案基于并发症的病理基础,需要迅速分析临床表现和可能的病理改变。放射/神经放射科医师要有必需的经验,并有必需的器材和药品。因此所有关于血管造影和介入放射的国际标准都强调放射/神经放射科医师和技师的技能,同时需要良好的造影设备、器材、生理监护仪器、复苏系统、技术流程。据作者所知,在如何处理造影并发症方面还没有官方或公认的国际性指导意见。进一步的治疗方案遵循相关潜在病理改变的治疗指南。因此,不同的放射/神经放射科医师会基于对并发症不同的病理机制的考虑,做出不同的处理方案。要记住,下面讨论的血管内操作技术都有很大的风险,对每个患者都要综合考虑,在治疗收益与急性后循环缺血导致的严重后遗症风险之间权衡。

对于常继发于蛛网膜下腔出血的脑血管痉挛,最常用治疗为使用扩张血管的钙离子通道抑制剂(尼莫地平、维拉帕米),或采用球囊扩张血管成形术,或二者连用。球囊成形术只能用于近端脑动脉,经动脉注射药物的优点是可以扩张远端小血管及解除广泛的血管痉挛。钙通道抑制剂如尼莫地平可以通过阻滞钙离子通道减少平滑肌细胞钙离子流量。降低平滑肌紧张性并且抑制血管内皮细胞和血小板释放血管活性物质。临床研究正在不断改进经动脉治疗,使其对症状性脑血管痉挛的效果有超过经静脉治疗的可能。

对于急性血栓性脑缺血,在症状出现 3 h 内使用纤维蛋白溶解药物(如 rt-PA)是美国 FDA 唯一支持的治疗方法。新的经静脉血管再通治疗方案还有,使用新的纤维蛋白溶解药物(tenecteplase, reteplase, desmetolplase, plasmin, microplasmin),抗血小板聚集的糖蛋白(GP)Ⅱb/Ⅲa 拮抗剂,以及联合使用促进纤维蛋白溶解、延长纤溶药物作用时间、降低出血并发症的药物。初步研究表明新的机械性脑血管再通方法有更高的开通率,安全性也可以接受。对于急性血栓栓塞性疾病,有多种治疗方案,如使用溶栓药物(主要是 rt-PA)和抗血小板药物,机械破碎并抽吸血栓,球囊扩张及支架植入术。最近的统计结果显示多种经动脉治疗方法在血管再通及缺血组织再灌注方面效果优于经静脉药物治疗。

参考文献及建议阅读

American College of Radiology(ACR). Practice Guideline for the Performance of Cervicocerebral Angiographies in Adults. http://www.acr.org/SecondaryMainMenuCategories/quality_safety/guidelines/iv/cervicocerebral_angio.aspx (accessed January 16,2011)

Berguer R. Vertebrobasilar ischemia: indications, techniques and results of surgical repair. In: Rutherford RB, ed. Vascular Surgery. 5th ed. Philadelphia: WB Saunders; 2000:1 823 – 1 837

Biondi A, Ricciardi GK, Louis Puybasset L, et al. Intra-arterial nimodipine for the treatment of symptomatic cerebral vasospasm after aneurysmal subarachnoid hemorrhage: Preliminary results. AJNR 2004;25:1 067 – 1 076

Bishop N, Rees MR. Idiosyncratic reaction to intracoronary injection of nonionic contrast media. Clin Radiol 1988; 39:396 – 397

Cohen JE, Itshayek E, Moskovici S, et al. State-of-the-art reperfusion strategies for acute ischemic stroke. J Clin Neurosci 2011[Epub ahead of print]. http://www.ncbi.nlm.nih.gov/pubmed/21256755 (accessed January 25, 2011)

Earnest IV F, Forbes G, Sandok BA, et al. Complications of cerebral angiography: prospective assessment of risk. AJR 1984;142:247 – 253

Fleming G, Shanes JG. Left ventriculography induced coronary artery spasm. Clin Cardiol 1984;7:560 – 562

LeVeen RF, Wolf GL, Biery D. Angioplasty-induced vasospasm in rabbit model. Mechanisms and treatment. Invest Radiol 1985;20:938-944

Limbruno U, Petronio AS, Amoroso G, et al. The impact of coronary artery disease on the coronary vasomotor response to nonionic contrast media. Circulation 2000;101: 491 – 497

Mani RL, Eisenberg RL, McDonald jr EJ, Pollock JA, Mani RJ. Complications of catheter cerebral arteriography: analysis of 5,000 procedures. I. Criteria and incidence. AJR 1978;131:861 – 865

Mani RL, Eisenberg RL. Complications of catheter cerebral arteriography: analysis of 5,000 procedures. III. Assessment of arteries injected, contrast medium used, duration of procedure, and age of patient. AJR 1978;131:871 – 874

Molina CA, Saver JL. Extending reperfusion therapy for acute ischemic stroke: emerging pharmacological, mechanical, and imaging strategies. Stroke 2005;36:2 311 – 2 320

Morris PP. Practical Neuroangiography. 2nd ed. Philadelphia: Lippincott Williams & Wilkins;2007

Satoh A, Matsuda Y, Sakai H, et al. Coronary artery spasm during cardiac angiography. Clin Cardiol 1990;13:55 – 58

Tountopoulou A, Ahl B, Weissenborn K, Becker H, Goetz F. Intraarterial thrombolysis using rt-PA in patients with acute stroke due to vessel occlusion of anterior and /or posterior cerebral circulation. Neuroradiology 2008;50: 75 – 83

Williams M, Patil S, Toledo EG, et al. Management of acute ischemic stroke: current status of pharmacological and mechanical endovascular methods. Neurol Res 2009;31: 807 – 815

Willinsky RA, Taylor SM, terBrugge K, Farb RI, Tomlinson G, Montanera W. Neurologic complications of cerebral angiography: prospective analysis of 2,899 procedures and review of the literature. Radiology 2003;227:522 – 528

栓塞并发症

病史与临床检查结果

一名9岁男孩,突发左侧肢体无力。头部CT显示右侧大脑半球血肿并破入侧脑室(图7.7)。因血凝块堵塞导水管,脑脊液回流受阻,侧脑室扩张达到Ⅰ度脑积水。为了降低颅内压,经右额骨穿孔行侧脑室引流。脑血管造影诊断为脑动静脉畸形(图7.8)。造影见胼周动脉发出一条增粗分支向畸形血管团供血,医生决定行血管内栓塞治疗。

超选到畸形血管团供血动脉后,透视下注入组织胶与乙碘油混合液。再次造影发现大约1ml栓塞剂通过畸形血管进入上矢状窦(图7.9)。随后改变混合液的混合比例,提高黏稠度,继续栓塞。栓后造影显示病灶区仅残余少许染色。

术后第2天CT扫描显示病灶被完全栓塞(图7.10)。

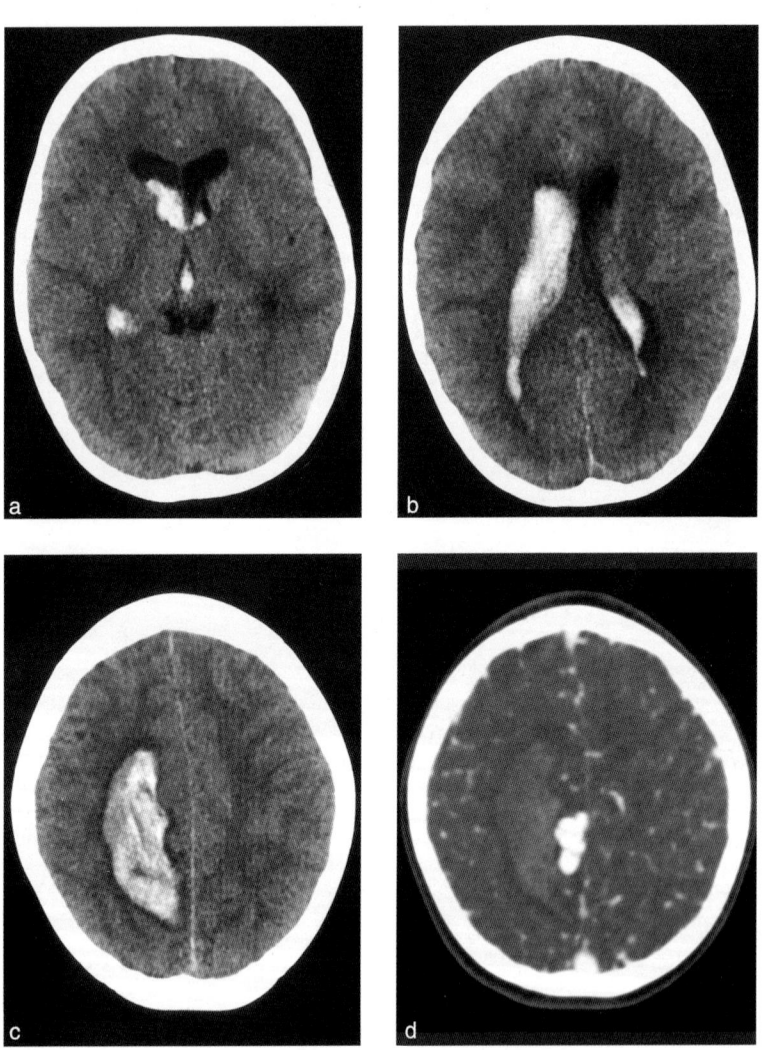

图7.7 图CT显示顶叶脑白质内血肿破入侧脑室(a-c),出血来自动静脉畸形(d)。a-c. CT平扫图像;d. CT强化扫描

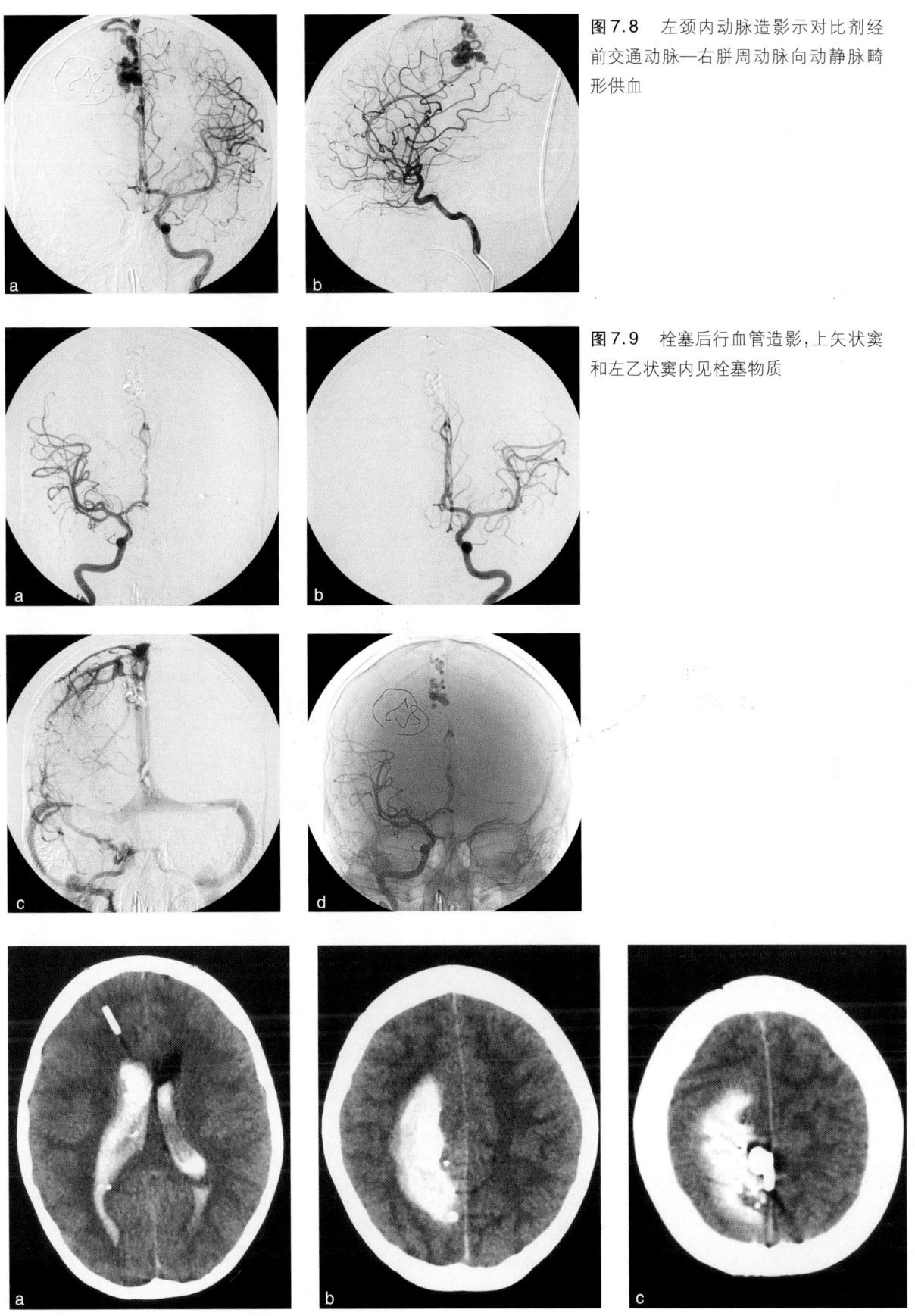

图 7.8 左颈内动脉造影示对比剂经前交通动脉—右胼周动脉向动静脉畸形供血

图 7.9 栓塞后行血管造影,上矢状窦和左乙状窦内见栓塞物质

图 7.10 栓塞术后第 2 天行头部 CT 平扫,显示畸形血管内充填栓塞物质(图 7.7d)。经右额骨穿孔放置侧脑室引流管。血肿较前无明显变化

病例追踪与总结

栓塞术后2天,临床及辅助检查提示胸膜肺炎(图7.11)及肝炎。因出现阵发性呼吸衰竭,患者转至ICU病房,给予加压通气。胸片显示双肺下叶内有栓塞剂。根据临床经验,患者肺动脉栓塞的水平及范围不足以造成如此严重的症状。辅助检查提示明显的炎症表现,考虑栓塞剂的毒性反应,并据此给予相应的治疗。1周后转回普通病房,左侧偏瘫症状有所改善。

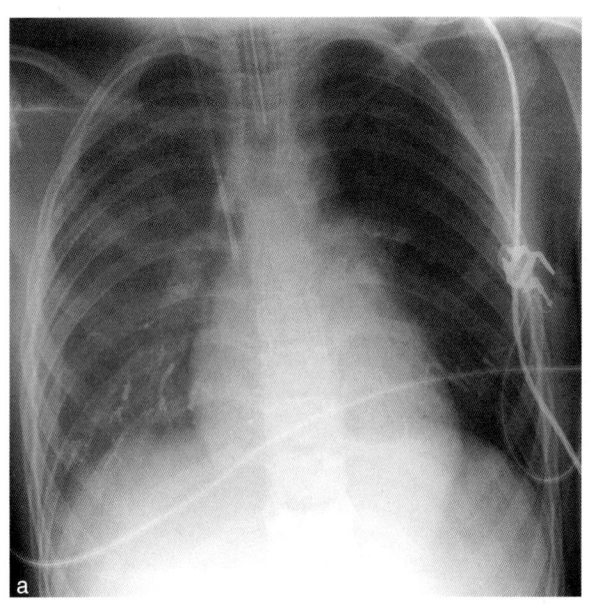
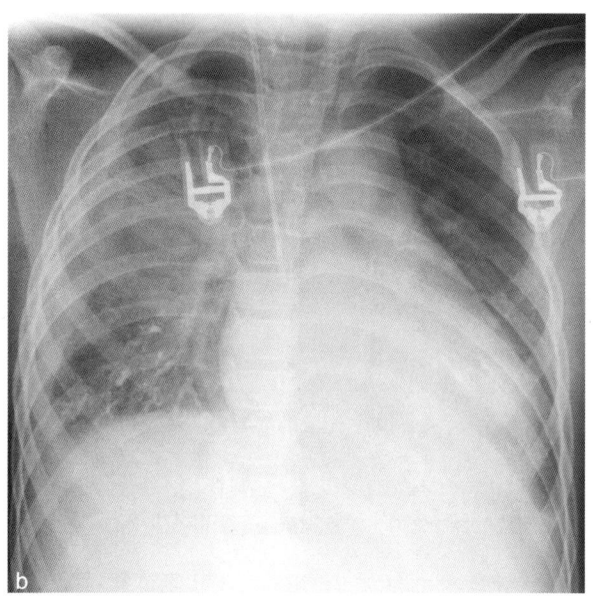

图7.11 在ICU病房内拍摄的胸部平片,见双侧胸膜肺炎。a.栓塞后第2天,双下肺区域见栓塞物质,左侧多。其他表现还有右下肺早期渗出性改变,右侧胸腔积液;b.6天后,胸片显示右侧肺炎及胸腔积液进展。左下肺出现炎性区

动静脉畸形

动静脉畸形(AVM)是一种血管发育不良性疾病,每年发病率为1~10/10万,很多患者没有症状。发病者年龄一般在20~50岁,多数为脑出血,也有的表现为发作性头痛。2/3的出血在脑实质,部分为蛛网膜下腔出血或脑室内出血。出血率每年为2%~4%,有过出血者,再出血率升高至20%~40%。AVM根据其所在的位置可分为皮层AVM(向上矢状窦引流)及深部的中央型AVM。在做AVM栓塞计划时,确定供血动脉及其是否同时向正常脑组织供血非常重要。多数AVM存在动静脉瘘,血流速度快。较大的动静脉瘘会产生"窃血效应"(减少临近正常脑组织的血液灌注),严重时出现脑缺血症状。畸形血管团是一组密集扩张、结构异常的小血管。正常应经过毛细血管的血流在畸形血管团内直接由动脉引流入静脉,多支静脉引流为常见的引流方式。栓塞治疗的目的是永久性闭塞畸形血管团内的异常动静脉交通。

误判分析与防范策略

部分栓塞物质经乙状窦、颈内静脉、上腔静脉、右心房、右心室进入肺动脉,最后停留在肺动脉远端分支内。双肺下叶血流相对丰富,栓塞物质进入也更多。栓塞剂又引起中毒性肺炎及肝炎。

以往淋巴管碘化油造影病例曾有过敏反应发生。碘化油是碘化罂粟籽油,组织胶是一种生物惰性混合乳剂,主要成分为泛影酸、玉米醇溶蛋白、罂粟籽油、丙烯乙二醇、乙醇。

较粗的供血动脉及高速血流是AVM栓塞手术要面对的重要技术难题。其他栓塞剂如淀粉颗粒和明胶海绵颗粒也都可能随血流通过动静

脉瘘，经引流静脉进入肺循环。直到现在，还没有更先进的栓塞材料。开颅结扎异常血管需承受更高的手术风险（如瘫痪等）。

介入栓塞也有栓塞正常脑实质供血动脉的风险。过度栓塞病变血管可能引起血流重新分布，导致正常脑实质营养血管栓塞。

参考文献及建议阅读

Hurst RW, Rosenwasser RH, eds. Interventional Neuroradiology. New York: Informa Healthcare; 2008

Morris PP, ed. Practical Neuroangiography. 2nd ed. Philadelphia: Lippincott Williams & Wilkins; 2007

介入过程中的并发症

病史及临床检查结果

一位 55 岁的女性患者，主诉突然发作的严重头疼、眩晕及恶心。住院时尚能言语但随即出现意识障碍。给予镇静、气管插管辅助机械通气，颅脑 CT 显示蛛网膜下腔出血（SAH）、明显的左侧大脑中动脉动脉瘤（MCA）破裂出血、颅内压增高以及脑室系统受压向对侧移位的征象（图 7.12）。在插管之前根据意识水平将蛛网膜下腔出血的严重程度分为 HUNT – HESS 4 级（见表 1.3）。

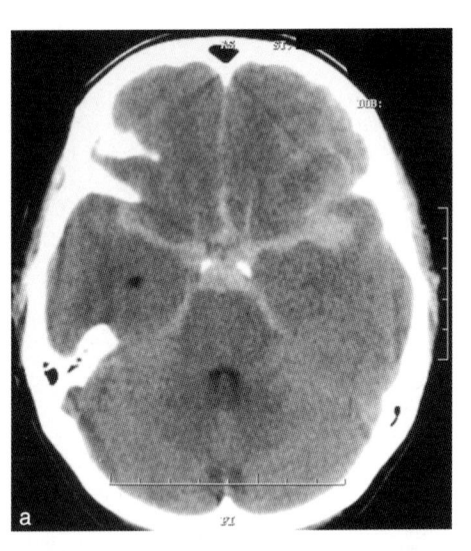
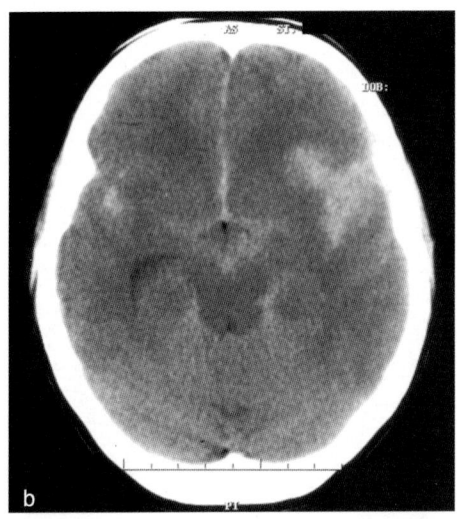
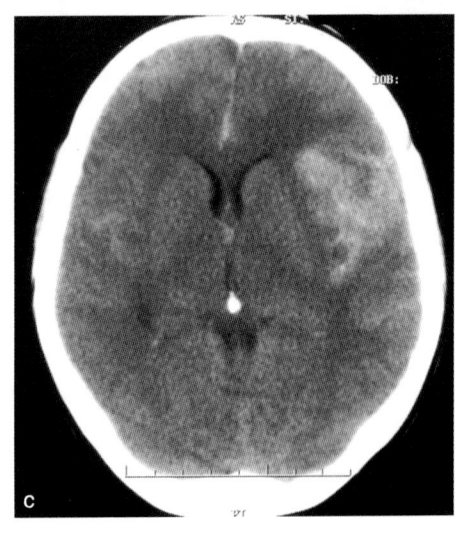
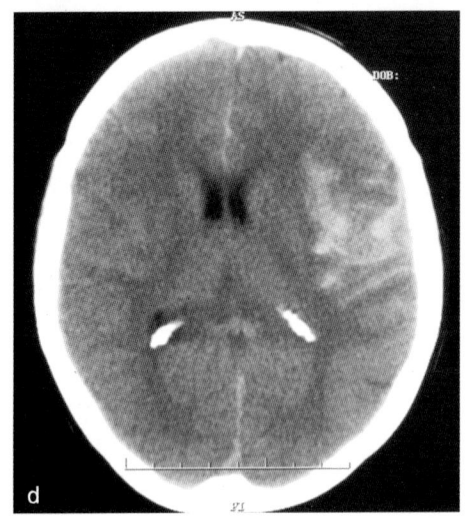

图 7.12 入院时颅脑 CT 平扫示偏左侧蛛网膜下腔出血，Fischer 分级为 4 级，是由大脑中动脉分叉部的动脉瘤破裂造成的。同时还显示了脑水肿

神经外科和放射科医生会诊后，决定为患者急诊行脑血管造影术，结果发现左侧大脑中动脉分叉部的动脉瘤，就是它的破裂造成蛛网膜下腔出血（图 7.13）。造影同时还发现右侧大脑中动脉分叉部的动脉瘤和基底动脉尖动脉瘤。

根据蛛网膜下腔出血的严重程度、动脉瘤破裂后再次出血的几率、动脉瘤的外形、载瘤动脉的解剖结构以及血管内治疗、神经外科手术的风险和并发症,最后决定为患者实施血管内介入治疗(图7.14)。

通过同轴导管系统送入微导管至左侧大脑中动脉内,在透视监视下将1枚3D弹簧圈(长15 cm、直径6 mm)释放入动脉瘤腔内(图7.15)。透视下没有显示弹簧圈的标记,表明弹簧圈已完全释放可以解脱,此时弹簧圈的末端还有很少部分在大脑中动脉主干内,因此决定将弹簧圈收回并重新释放,但在回收过程中,由于弹簧圈远端已经在瘤腔内缠绕术者无法将一段长约5 cm的弹簧圈从动脉瘤体内收至导管中。再次尝试将弹簧圈完全送至瘤腔的过程中弹簧圈从焊接处折断。结果造成部分弹簧圈在动脉瘤内,部分还留在大脑中动脉和颈动脉末段。通过导引导管送入一套捕捉装置至颈内动脉内,然而由于铂金弹簧圈表面的黏附力使得捕捉装置的圈套无法抓住弹簧圈的末段(图7.16)。操作过程中出现自左侧颈内动脉延伸至大脑中动脉的迅速形成的血栓。经过多学科的共同会诊,最后决定为患者实施外科手术,在取出弹簧圈的同时切除动脉瘤。最后的造影结果显示左侧颈内动脉痉挛和血栓形成、左侧大脑前动脉起始段血栓形成和左侧大脑中动脉主干闭塞。

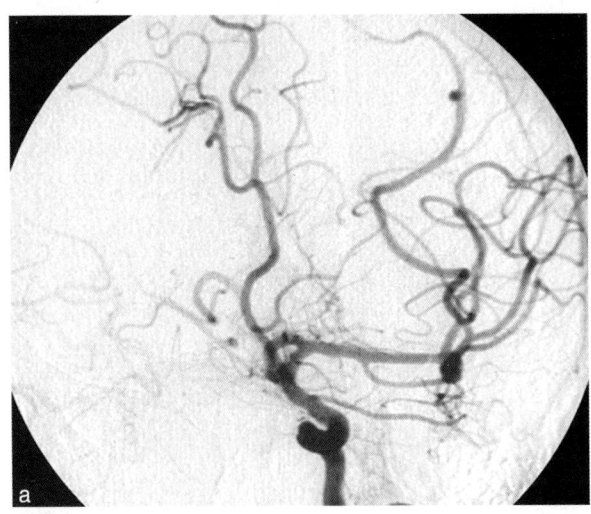
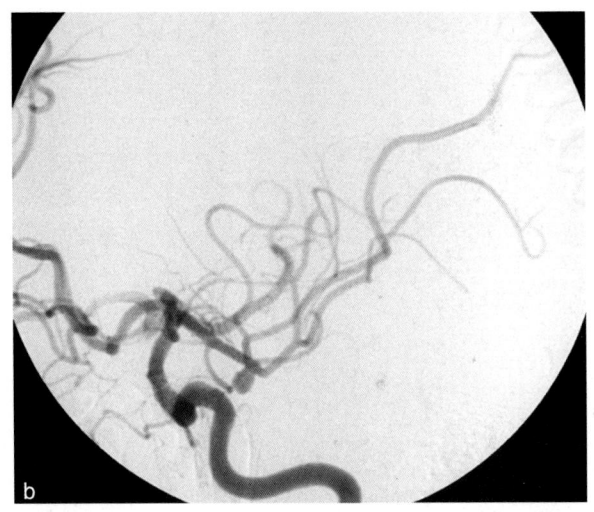
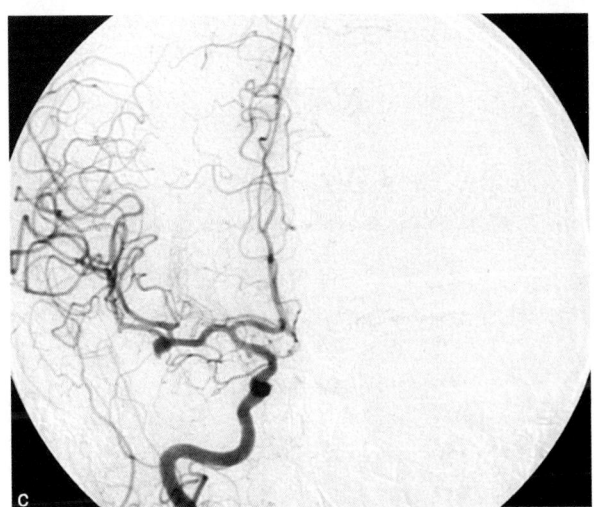

图7.13 直径大约为6 mm的大脑中动脉分叉部动脉瘤(a,b)。另一个动脉瘤在右侧同样的位置(c)。a,b. 左侧颈内动脉选择性造影片;c. 右侧颈内动脉选择性造影片

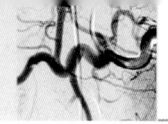

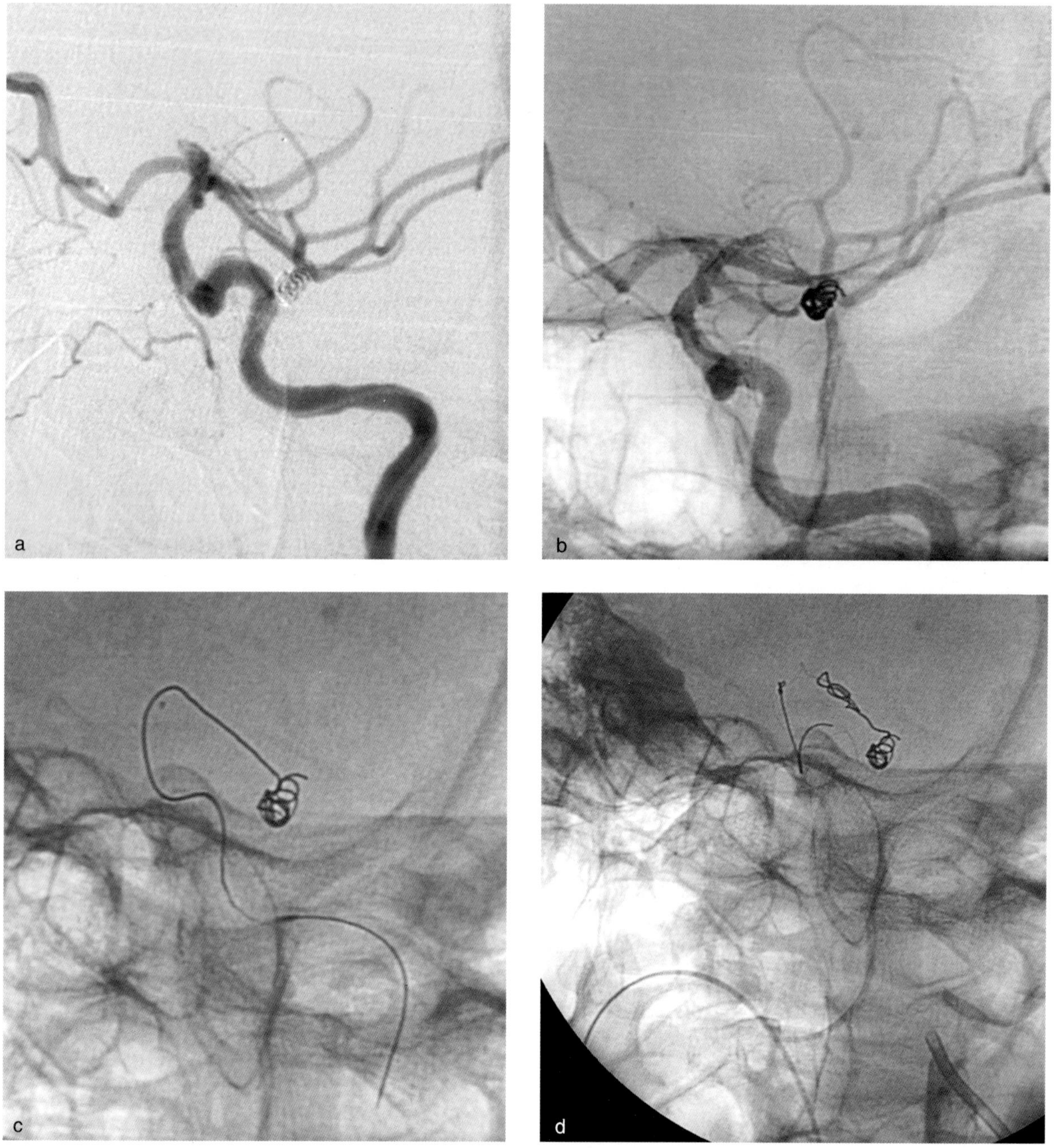

图 7.14 弹簧圈填塞左侧大脑中动脉动脉瘤。a. 铂金弹簧圈部分位于动脉瘤腔内；b. 铂金弹簧圈末端部分延伸至大脑中动脉主干内；c. 弹簧圈未收回，部分伸至大脑中动脉主干和颈内动脉末端；d. 介入手术结束时，由于弹簧圈大部分位于左侧大脑中动脉主干内导致急性血栓形成

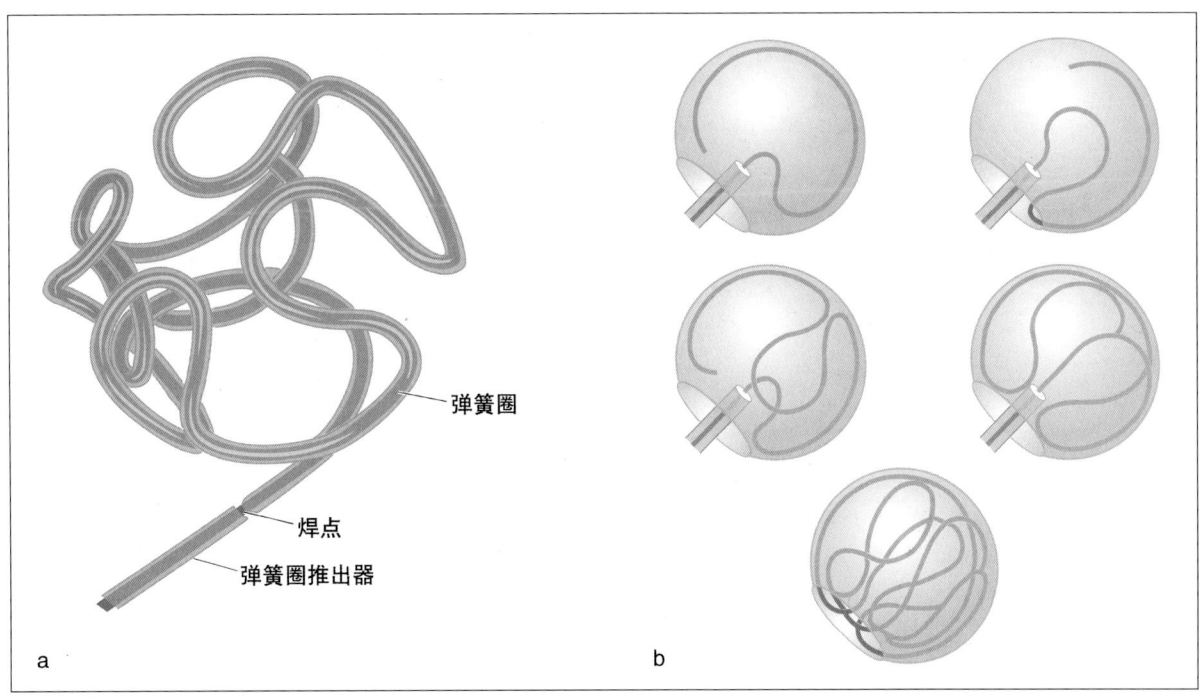

图 7.15　3D 弹簧圈栓塞技术。a. 未解脱的 3D 弹簧圈；b. 弹簧圈填塞动脉瘤示意图

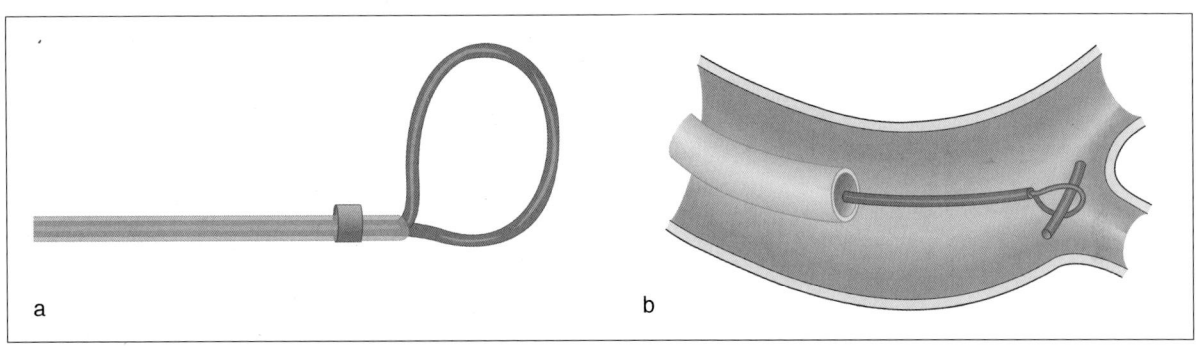

图 7.16　血管内异物抓捕装置。a. 圈套抓捕器；b. 血管内异物抓捕示意图

病例追踪与总结

在手术中确定了铂金弹簧圈位于动脉瘤腔内的部分在大脑中动脉和颈内动脉末端，同时确定了动脉瘤囊壁破裂的位置。取出弹簧圈、切掉动脉瘤、清除血凝块后，血管壁的缺损被缝合。术后经颅多普勒探查到大脑中动脉主干及其分支内的血流信号，证实了手术的确改善了大脑的血供。1 天后为患者实施了开颅减压和血肿清除术（图 7.17）。

1 个月后复查 CT 显示左侧大脑中动脉及大脑前动脉供血区域梗死和整个左侧大脑半球水肿，但程度和范围都逐渐减轻。去除的骨瓣也在 5 个月后重新装上，这时的 MRI 显示左侧大脑中动脉区域梗死并伴有同侧侧脑室扩大（图 7.18）。

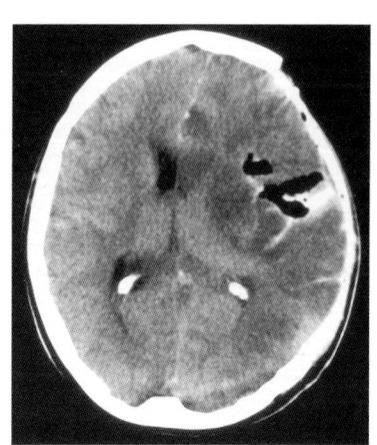 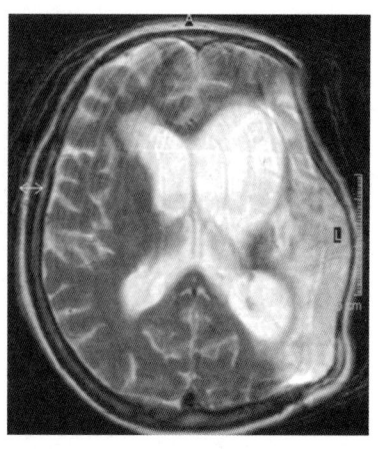

图 7.17 介入术后第 1 天的颅脑平扫 CT。骨瓣开颅减压及血肿清除术后，左侧脑水肿造成左侧脑白质缺血加重

图 7.18 介入术后 5 个月后的 MRI 显示左侧大脑半球实质缺损、神经胶质增生伴左侧侧脑室扩大

误判分析与防范策略

该例左侧大脑中动脉动脉瘤破裂导致的蛛网膜下腔出血被归类为 Hunt－Hess 分级 4 级、Fisher 分级 4 级（见表 1.4）。诊断性血管造影术证实了左侧大脑中动脉分叉部的动脉瘤。鉴于病灶的位置和形态，我们更倾向于血管内治疗。由于 CT 上显示的脑水肿和由此引起的血管痉挛使得外科夹闭术风险更大。

应用电解铂金弹簧圈填塞动脉瘤的并发症（包括弹簧圈无法致密填塞动脉瘤、弹簧圈从推送导丝上脱落、弹簧圈成型失败等）此前很多文献已经报道。原本当弹簧圈在动脉瘤里的位置不满意时可以使用推送导丝将弹簧圈重新拉回至微导管内，但在该病例中由于弹簧圈部分在动脉瘤腔内打结，因此既无法完全推送至瘤腔里也无法撤回到微导管内。当推送导丝反复推拉操作以使弹簧圈进入瘤腔内时，推送导丝和弹簧圈连接处的焊接点出现了断裂。在这种情况下有几种可能的解决方法，但没有一种在循证医学的基础上是安全有效的。因此，对于个体而言，解决方案都是在紧急情况下做出的个体化决定，其有效性只有在回顾性的分析中得到评价：

- 一种方法是将弹簧圈留在体内血管里，立即应用抗凝血药（肝素）和/或抗血小板药物（阿司匹林）和/或纤维蛋白原受体阻滞药物（替罗非班）。但由于动脉瘤只是部分被弹簧圈填塞，因此这种方法增加了再次出血的几率。另一个问题就是弹簧圈置入后的造影显示血栓已经形成。
- 一种方法是使用更大的外力将弹簧圈推入动脉瘤内。但这种操作可能引起动脉瘤再次破裂。另外还有造成栓子脱落的风险，因此此种做法已被摒弃。
- 当可脱性弹簧圈无法回收时，应尽量不要采用更进一步的操作。因为这时血栓已经在邻近血管内形成，任何操作有可能加重缺血的程度。
- 外科手术取出未成功填塞动脉瘤的弹簧圈是最后的解决办法。

介入放射学在治疗蛛网膜下腔出血中的作用

意义 SAH 每年的发病率是 7～10/10 万，其中 65%～85% 的病因是因为颅内动脉瘤破裂造成的，1/3 的患者死于到达医院之前，1/3 的患者治疗后遗留各种残疾，1/3 的患者未残留各种后遗症状。发病年龄最常见于 40～60 岁。

大约 20% 的患者在最初蛛网膜下腔出血的数小时内再次出血，另外 20% 在 2 周内再次出血，

30%在最近1个月内再次出血。6个月内再次出血的发生率超过50%，此后再次发生破裂出血的几率每年递增3%。

基本的治疗原则是尽早闭塞动脉瘤。方法包括外科手术夹闭和介入使用电解可脱性铂金弹簧圈栓塞。血管内介入治疗，自从20世纪90年代早期问世以来，近40年的临床实践已经证实优于外科手术，并且逐步成为治疗动脉瘤所致蛛网膜下腔出血的首选。介入治疗的原则是通过股动脉插管送入铂金弹簧圈，在保持载瘤动脉通畅的前提下做到完全致密的填塞动脉瘤腔，弹簧圈通过电解脱经推送导丝释放。

血管内介入治疗的优越性已经被2项前瞻性的随机研究所报道，一项是109例患者（Vanninen 等，1999），一项是2 143例患者（Molyneux 等，2002）。在Vanninen等人的研究中，血管内介入治疗的死亡率是1%而外科手术是4%。而在Molyneux的研究中，接受血管内介入治疗的患者临床获益率比实施外科手术的患者高，但做出临时的评估后该实验被中断。治疗后1年，24%的介入组患者和31%的手术组患者死亡或是出现严重的残疾。

SAH的严重程度与影响预后的因素 SAH的严重程度影响着患者的预后。SAH预后不佳的因素包括再次出血和血管痉挛导致的缺血以及微循环障碍导致的颅内高压。2005年Gallas等人的一项多中心研究中统计了650例患者共计705个破裂的动脉瘤，Hunt-Hess分级为Ⅰ级的病例死亡率为1%，Fisher评分为4分的死亡率为2%。相比较而言，Hunt-Hess分级为Ⅳ级的病例死亡率为22%，Fisher评分为4分的死亡率为21%。2003年Weir等人报道了一项序贯研究结果，27例Hunt-Hess分级为4~5级的动脉瘤所致蛛网膜下腔出血的患者接受弹簧圈栓塞治疗后，其中16例Hunt-Hess分级为4级的患者只有4例（25%）、11例Hunt-Hess分级为5级的患者只有3例（27%）获得了长时间的正常状态的生存期。相比较而言，73%和75%的患者由于严重的神经功能缺失接受后续治疗、7%的患者出现去大脑皮层综合征（失外套综合征）甚至死亡（59%的死于最初30天内、70%的死于1年内）。2004年Henkes等人报道，在216例Hunt-Hess分级为4或5级的蛛网下腔出血的患者中，有27%的存在严重的神经功能缺失，在接受血管内栓塞治疗后仍有32%的患者出现去大脑皮层综合征甚至死亡。Sluzewski等人2003年研究发现，在接受血管内栓塞治疗动脉瘤破裂的患者中，Hunt-Hess分级是影响患者预后的最重要因素，分级越高，临床不良反应和致死性结局的可能性越大。其他重要因素包括操作技术的并发症、患者的年龄和动脉瘤直径大于15 mm。

并发症 至今为止只有很少的关于动脉瘤栓塞过程中的技术并发症的报道。这些并发症的平均发生率约为20%，但不同病例数目、不同实验设计（前瞻性或是回顾性、不同入组标准）以及对并发症概念的不同定义，发生率在8%~63%之间变化。弹簧圈断裂的发生率是1%~2%。弹簧圈移位至载瘤动脉内的发生率是2%~6%。脑缺血（血管痉挛、血栓形成或是栓子脱落）的发生率平均是16%（4%~58%）。

对作者经验而言，我们有12例弹簧圈断裂的报道，但未报道的病例数肯定更多（Standard 等，1994；Kremer 等，1999；Baltsavias 等，2000；Raftopoulos 等，2002；Schumacher 和 Berlis 2003；Gallas 等，2005；Schütz 等，2005）。其中5例是由于弹簧圈末端在载瘤动脉里，我们尝试将其回撤至微导管的过程中发生的（Standard 等，1994；Schumacher 和 Berlis，2003；Schütz 等，2005）。Raftopoulos 等人在2002年的研究中提出在填塞动脉瘤腔过程中，瘤腔内已填充的弹簧圈对最后一个将要填充的弹簧圈的压力和剪切力是导致其断裂的主要因素。我们的12例患者有4例弹簧圈被成功回收，其中2例预后良好。

参考文献及建议阅读

Baltsavias GS, Byrne JV, Molyneux AJ, Coley SC, Sohn MJ. Effects of timing of coil embolization after aneurysmal subarachnoid hemorrhage on procedural morbidity and outcomes. Neurosurgery 2000;47;1 320 - 1 331

Berenstein A, Lasjaunias P, Ter Brugge KG. Surgical Neuroangiography. 2nd ed. Berlin:Springer;2004

Brilstra EH, Rinkel GJ, Algra A, Van Gijn J. Rebleeding, secondary ischemia, and timing of operation in patients with subarachnoid hemorrhage. Neurology 2000;55;1 656 - 1 660

Brisman JL, Niimi Y, Song JK, Berenstein A. Aneurysmal rupture during coiling:low incidence and good outcome at a single large-volume center. Neurosuregry 2005;57:1 103 - 1 109

Cloft HJ, Kallmes DF. Cerebral aneurysm perforations complicating therapy with Guglielmi detachable coils:a meta-analysis. AJNR 2002;23;1 706 - 1 709

Deng J, Zhao Z, Gao G. Periprocedural complications associated with endovascular embolisation of intracranial ruptured aneurysms with matrix coils. Singapore Med J 2007;48:429 - 433

Fessler RD, Ringer AJ, Qureshi AI, Guterman LR, Hopkins LN. Intracranial stent placement to trap an extruded coil during endovascular aneurysm treatment:technical note. Neurosurgery 2000;46:248 - 253

Gallas S, Pasco A, Cottier J-P, et al. A multicneter study of 705 ruptured intracranial aneurysms treated with Guglielmi detachable coils. AJNR 2005;26:1 723 - 1 731

Graves VB, Strother CM, Duff TA, Perl J. Early treatment of ruptured aneurysms with Guglielmi detachable coils: effect on subsequent bleeding. Neurosurgery 1995;37: 640 - 647

Henkes H. Fischer S, Weber W, et al. Endovascular coil occlusion of 1811 intracranial aneurysms:early angiographic and clinical results. Neurosurgery 2004;54:268 - 285

Henkes H, Lowens S, Preiss H, et al. A new device for endovascular coil retrieval from intracranial vessels: alligator retrieval device. Am J Neuroradiol 2006;27;327 - 329

Hunt WE, Hess RM. Surgical risk as related to time of intervention in the repair of intracranial aneurysms. J Neurosurg 1968;28:14 - 20

Koivisto T, Vanninen R, Hurskainen H, Saari T, Hernesniemi J, Vapalahti M. Outcomes of early endovascular versus surgical treatment of ruptured cerebral aneurysms. A prospective randomized study. Stroke 2000;31; 2 369 - 2 377

Kremer C, Grodon C, Hansen HC, Grzyska U, Zeumer H. Outcome after endovascular treatment of Hunt & Hess grade IV und V aneurysms. Stroke 1999;30;2 617 - 2 622

Molyneux A, Kerr R, Stratton I, et al. International Subarachnoid Aneurysm Trial(ISAT) Collaborative Group. International Subarachnoid Aneurysm Trial(ISAT) of neurosurgical clipping versus endovascular coiling in 2143 patients with ruptured intracranial aneurysms:a randomised trial. Lancet 2002;360;1 267 - 1 274

Raftopoulos Ch, Goffette P, Billa RF, et al. Transvascular coil hooking procedure to retrieve an unraveled Guglielmi detachable coil:technical note. Neurosurgery 2002;50:912 - 915

Schumacher M, Berlis A. The balloon retriever technique. Neuroradiology 2003;45:267 - 269

Schütz A, Solymosi L, Vince GH, Bendszus M. Proximal stent fixation of fractured coil: technical note. Neuroradiology 2005;47:874 - 878

Shin YS, Lee KC, Kim DI, Lee KS, Huh SK. Emergency surgical recanalisation of A1 segment occluded by Guglielmi detachable coil. J Clin Neurosience 2000;7:259 - 262

Sluzewski M, Bosch JA, van Rooij WJ, Nijssen PC, Wijnalda D. Rupture of intracranial aneurysms during treatment with Guglielmi detachable coils:incidence, outcome, and risk factors. J Neurosurg 2001;94;238 - 240

Sluzewski M, van Rooij WJ, Rinkel GJE, Wijnalda D. Endovascular treatment of ruptured intracranial aneurysms with detachable coils:long-term clinical and serial angiographic results. Radiology 2003;227;720 - 724

Standard SC, Tamerla C, Wakhloo AJ, et al. Retrieval of a Guglielmi detachable coil after unraveling and fractuer: case report and experimental results. Neurosurgery 1994; 35:994 - 999

Thornton J, Dovey Z, Alazzaz A, et al. Surgery following endovascular coiling of intracranial aneurysms. Surg Neurol 2000;54:352 - 360

van Loon J, Waerzeggers Y, Wilms G, Van Calenbergh F, Goffin J, Plets C. Early endovascular treatment of ruptured cerebral aneurysms in patients in very poor neurological condition. Neurosurgery 2002;50;457 - 464

van Rooij WJ, Sluzewski M, Beute GN, Nijssen PC. Procedural complications of coiling of ruptured intracranial aneurysms:incidence and risk factors in a consecutive series of 681 patients. Am J Neuroradiol 2006;27:1 498 - 1 501

Vanninen R,Koivisto T,Saari T,et al. Ruptured intracranial aneurysms. Acute endovascular treatment with electrolytically detachable coils-a prospective randomized study. Radiology 1999;211;325 - 336

Vora N, Thomas A, Germanwala A, Jovin, T. and Horowitz, M. Retrieval of a displaced detachable coil and intracranial stent with an L5 Merci retriever during endovascular embolization of an intracranial artery . J Neuroimaging 2008;18:81 - 84

Weir RU, Marcellus ML, Do HM, Steinberg GK, Marks MP. Aneurysmal subarachnoid hemorrhage in patients with Hunt and Hess grade 4 or 5:treatment using the Guglielmi detachable coil system. AJNR 2003;24:585 - 590

Zoarski GH, Bear HM, Clouston JC, Ragheb J. Endovacular extraction of malpositioned fibered platinum microcoils from the aneurysm sac during endovascular therapy. Am J Neuroradiol 1997;18:691 - 695

后交通动脉漏斗部的颈内动脉动脉瘤

病史与临床检查结果

一位52岁的男性患者,因蛛网膜下腔出血行脑血管造影(图7.19)。图像显示在后交通动脉邻近处的左侧颈内动脉后壁可见一宽基底的突起。该突起被诊断为颈内动脉动脉瘤。

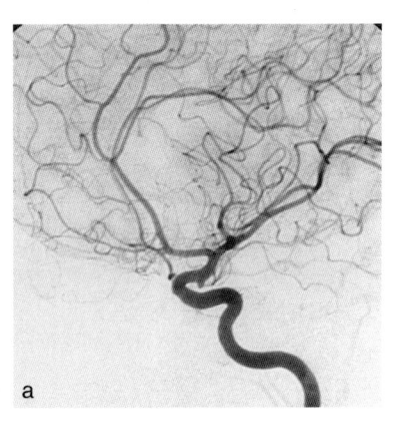
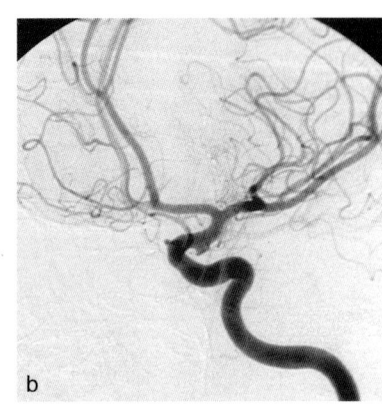
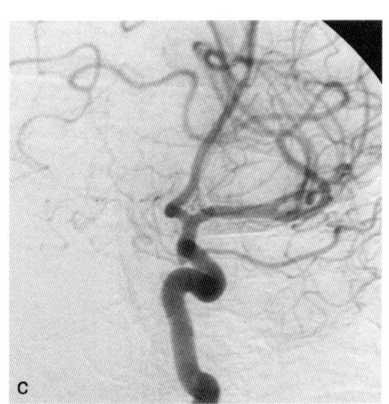

图7.19 左侧颈内动脉造影片,图像显示为颈内动脉动脉瘤

病例追踪与总结

造影次日患者行开颅手术切除动脉瘤,术中发现后交通动脉近端一个小的、漏斗状的扩张,但未发现动脉瘤。蛛网膜下腔出血的病因难以确定。

误判分析与防范策略

后交通动脉起始处的漏斗部(图7.20)和颈内动脉末端的囊状动脉非常相似。漏斗被定义为由于胚胎动脉退化不完全形成的漏斗状的血管膨大,后交通动脉起始部最常见,偶尔也能见于脉络膜前动脉。特征性的造影表现是后交通动脉自颈内动脉起始部血管直径(小于3 mm)圆形或是圆锥形的中心性膨大。极少数病例也有报道漏斗部超过3 mm的。相比而言,动脉瘤一般超过3 mm而且常为分叶状。假如后交通动脉远端管径异常扩大,那就应该怀疑动脉瘤的可能。

该病例中,后交通动脉漏斗部由于血管叠加(图7.21)被错误估计。这个问题可以通过增加多角度投照将血管的解剖关系显示明确得以解决。旋转造影是个更好的选择,该技术利用C形臂围绕兴趣区180°旋转的同时,边注射对比剂边采集图像数据,之后提供完整的序列可以任意角度任意平面显示血管的形态走行。

在德国医疗事故法律中,造影片的误读被认定为"诊断错误",这就意味着影像学过程中的误诊。就本身而言,客观上的错误诊断不会被认为是"治疗错误或失误",因为放射科医生在诊断决策中不可能不存在偏差。假如在这个学科里的专家认为某个诊断不合理,该法律"仅仅"会认定为误诊。如果某个诊断不仅不合理而且被认为是明显错误或是严重违背医疗准则的,它可能会被认定为"过失误差"。在一些简单的误诊病例中,举证的责任属于患者,他必须证明假设当时医生做出正确诊断,他/她的健康不会受到损害,但有时候符合这项标准很困难。一旦法庭做出"过失误差"的判决时,举证的责任就落到了医生身上。

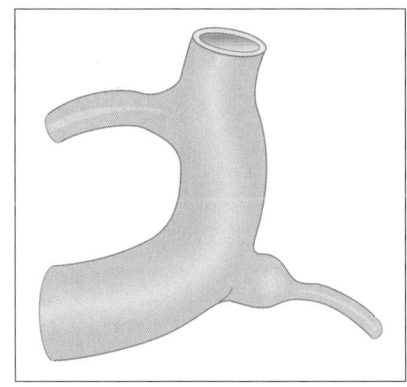 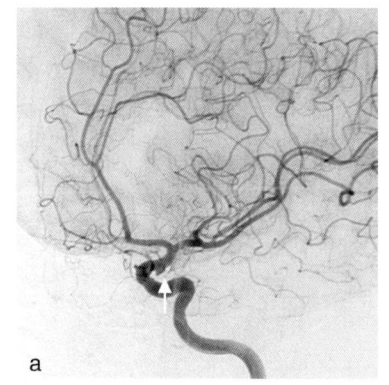 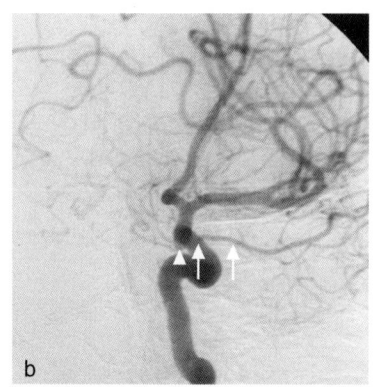

图7.20 后交通动脉起始部漏斗状膨大

图7.21 后交通动脉漏斗部(图b中的箭头)和远端血管(长箭头)的关系

参考文献及建议阅读

Morris PP, ed. Practical Neuroangiography. 2nd ed. Philadelphia：Lippincott Williams & Wilkins；2007

Osborn AG. Diagnostic Cerebral Angiography. 2nd ed. Philadelphia：Lippincott Williams & Wilkins；1999

Osborn AG，Blaser SI，Salzmann，KL，Katzman GL，Provenzale J，Castillo M. Diagnostic Imaging：Brain. Salt Lake City：Amyrsis；2004

死因分析：脑缺血/肺栓塞/心肌梗死

病史与临床检查结果

一位64岁的老年男性下咽癌患者，住院择期手术治疗，CT与MRI显示肿瘤侵犯右侧颈内动脉，手术时需行血管栓塞，通过血管造影术中行球囊闭塞实验，闭塞右侧颈内动脉后观察通过大脑Willis环的旁路是否能代偿闭塞血管而不引起患者脑缺血（图7.22）。实验结果在正常范围内。然后行常规血管造影术。在动脉栓塞前通过球囊导管前端注入12 000单位肝素，再充盈球囊30 min以完全阻断右侧颈内动脉，体感诱发电位（SEPs）监视下同步记录患者脑功能。

双侧颈动脉在颅内和颅外的分支在血管造影中显示良好，前交通动脉和左侧后交通动脉显影，未显示肿瘤血管。患者能够良好耐受球囊闭塞血管。解除闭塞后，完整血管造影显示正常血流重新充盈右侧颈内动脉。

手术结束后，在腹股沟穿刺点适当加压30 min以闭合进针创口，敷以弹力绷带，嘱患者卧床休息24 h。

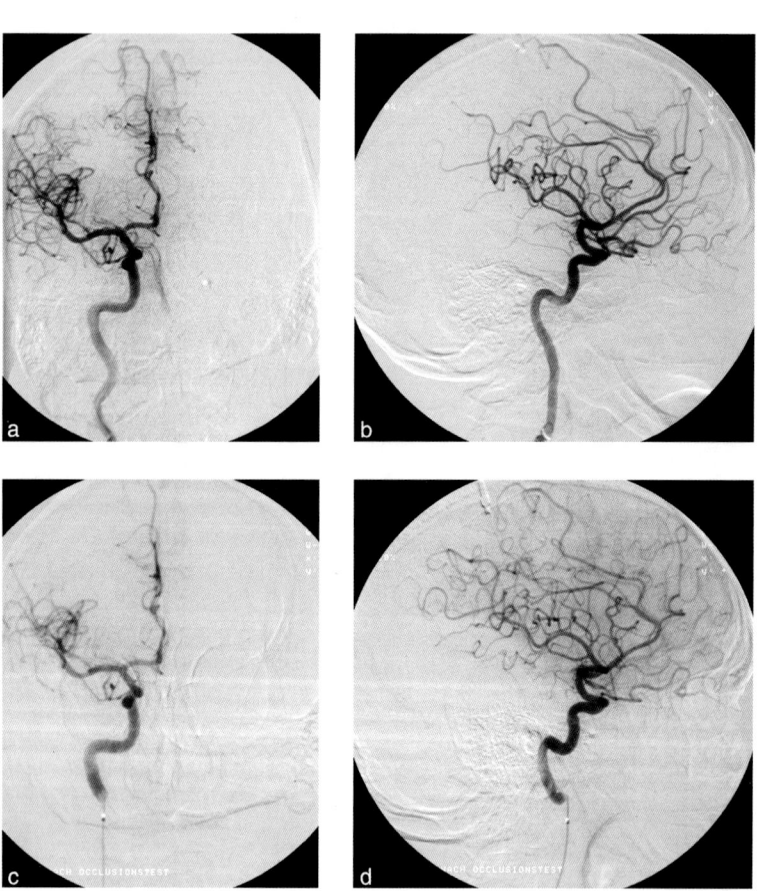

图7.22 右侧颈内动脉闭塞实验造影片。脑电图同步探测缺血期间的脑功能。造影示血管分支显影正常。a,b.闭塞前的序列；c,d.闭塞后的序列

病例追踪与总结

根据患者家属陈述，患者遵医嘱卧床24 h，而且患者没有明显的呼吸困难、疼痛和下肢水肿。常规皮下注射低剂量肝素预防血栓形成。查房护士次日清晨为患者解除弹性绷带，随之嘱患者翻身、下床活动，患者突发右心功能失代偿（颈静脉怒张、呼吸抑制、胸骨后疼痛伴强迫体位）抢救无效死亡。应家属要求行尸检。

误判分析与防范策略

通过尸检明确死因。由于弹力绷带使静脉

回流受限、延长卧床休息时间使得"肌泵"作用减弱,加上急性右心功能失代偿的明显症状,可以合理推断患者死于无症状下肢深静脉血栓形成继发的肺动脉栓塞。显而易见,下咽癌产生的副肿瘤综合征进一步促进了下肢深静脉血栓形成并导致肺栓塞。

统计学结果显示,皮下应用低分子肝素抗凝,确实能减少下肢深静脉血栓及肺栓塞的发生几率,但不能完全消除其残余风险。统计学分析并没有显示应用抗凝药防止肺动脉栓塞后有降低死亡率的作用。由于动脉血压高于静脉血压,而且动静脉血管解剖位置紧密毗邻,在股动脉穿刺后由于弹力绷带的使用,总会有静脉受压的风险。

诱发电位

诱发电位对测试神经通路的传导性很有帮助,该测试包括刺激感觉器官(眼、耳)或外周神经获取脑电图对相应区域刺激的反应,诱发电位的幅度比脑电图的自发电位小很多(前者 1～15 μV,后者 50～100 μV)。自发的脑电信号不依赖刺激,而诱发电位则是对施加刺激的直接反应。在脑电图上诱发电位是多次重复刺激的信号的总和表现,可与自发电位区别。对于躯体的诱发电位,刺激电极置于感觉神经区域反复进行电刺激,用以评价中枢感觉传导通路和周围感觉神经。

参考文献及建议阅读

Kaanan AO, Silva MA, Donovan JL, Roy T, Al-Homsi AS. Metaanalysis of venous thromboembolism prophylaxis im medically ill patients. Clin Ther 2007;29:2 395 – 2 405

Wein L, Haas SJ, Shaw J, Krum H. Pharmacological venous thromboembolism prophylaxis in hospitalized medical patients. Arch Intern Med 2007;167:1 476 – 1 486

肾动脉狭窄？

病史与临床检查结果

一位 55 岁的女性患者，患有典型的外周动脉闭塞症（PAOD），主要症状是无痛性的行走距离越来越短。在 Fontaine 分级中属于 Ⅱ b 期（PAOD 的 Fontaine 分级见表 7.1）。3 年前曾患有右侧髂总动脉闭塞并行血管腔内溶栓治疗和支架植入术。患者患有高血压（200/90 mm Hg）。

根据临床表现我们怀疑是右侧髂总动脉处支架内有血栓形成，后来这种疑问被造影证实（图 7.23）。造影同时发现右肾动脉距离主动脉开口处约 6 mm 一处新的偏心性重度狭窄和左肾动脉中度狭窄。右侧髂总动脉的再闭塞通过经动脉注入尿激酶和植入新的支架获得治愈。

由于患者患有高血压，我们建议她住院行选择性动脉造影以及支架辅助的 PTA 治疗肾动脉狭窄。

表 7.1 外周动脉闭塞性病变的 Fontaine 分级

分级	症状
Ⅰ	无症状性的外周动脉闭塞性病变
Ⅱ	间断跛行
Ⅱa	行走距离 > 200 m
Ⅱb	行走距离 < 200 m
Ⅲ	静息痛
Ⅳ	坏死、坏疽

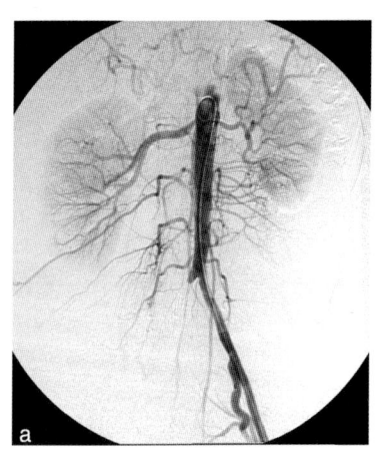
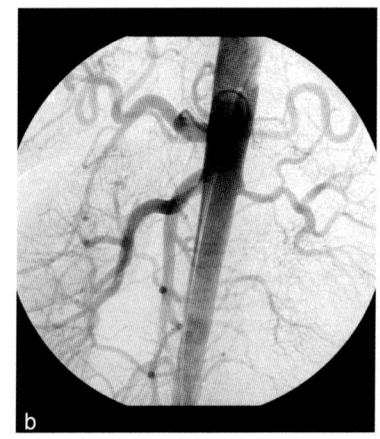

图 7.23 诊断性造影。显示右侧髂总动脉 3 年前行 PTA 及支架植入处的再狭窄。a. 右肾动脉距从主动脉开口距离 6 mm 处的重度狭窄；b. 左肾动脉处的中度狭窄

病例追踪与总结

4 个月后患者入院行选择性右肾动脉介入治疗术。然而再次造影显示患者右肾动脉并没有需要治疗的狭窄（图 7.25）。最初的造影表现被误判了，原因是右肾动脉和肠系膜上动脉的重叠导致肾动脉狭窄的假象（图 7.26）。

误判分析与防范策略

以下的错误导致了肾动脉狭窄的误诊：

- 主动脉造影时，无论是整体观察还是局部观察均不能清晰显示右肾动脉的近端。主动脉造影片上，主动脉和肾动脉起始段重叠；放大像上，肠系膜上动脉与肾动脉起始段重叠。肾动脉清晰完整的显示才能得到正确的诊断（图 7.25）。
- 2 个血管重叠在一起时 X 线的吸收也相应增加，因此可以显示为狭窄的假象（图 7.26）。当 2 条动脉的管径相似时，X 线的吸收率大约是邻近的肠系膜上动脉和肾动脉未重叠节段的 2 倍。
- 主动脉造影显示右肾体积大于左肾（图 7.23a）。这个征象也和右肾动脉长期的显著狭窄不相符。

血管造影的角度应与患者个体化的血管解剖相匹配。

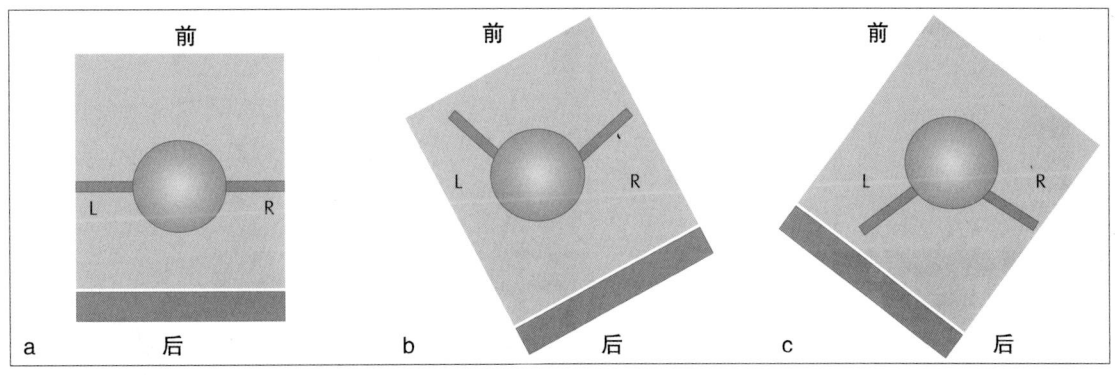

图 7.24 不同角度的投照获得右肾动脉清晰完整的显示,取决于右肾动脉从主动脉发出的角度。a. 肾动脉起源于主动脉侧壁:大约 50% 的右肾动脉,70% 的左肾动脉;b. 起自侧前壁:大约 50% 的右肾动脉,25% 的左肾动脉;c. 起自侧后壁:<1% 的右肾动脉,<5% 的左肾动脉

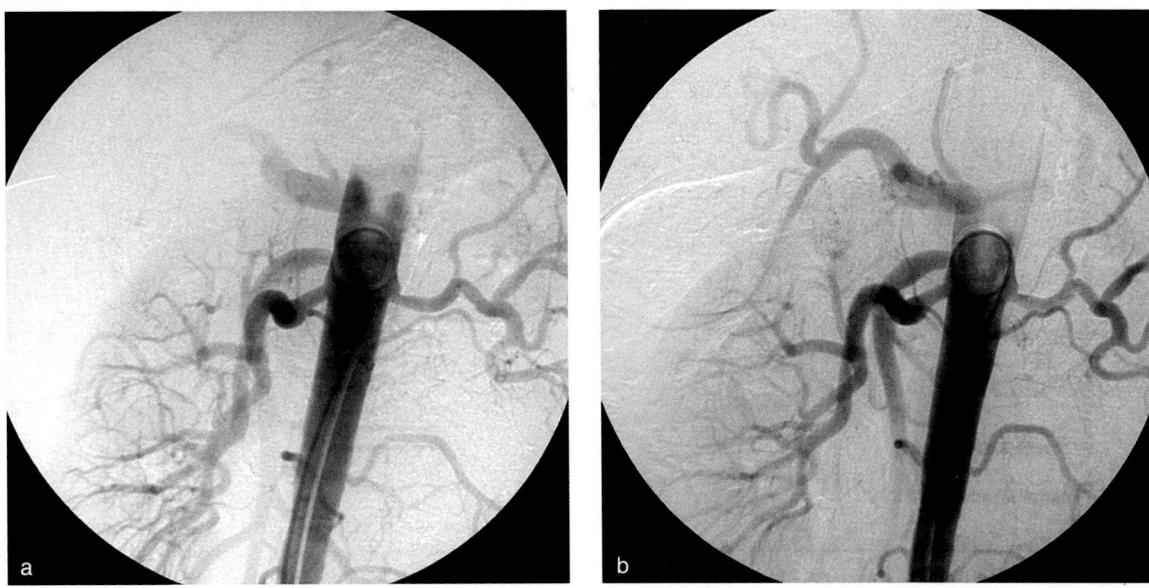

图 7.25 距离上次检查 4 个月后的复查造影显示肾动脉无重叠的清晰图像。图像上只是有轻微的、无血流动力学意义的狭窄。a. 左前斜 30° 投照;b. 左前斜 40° 投照

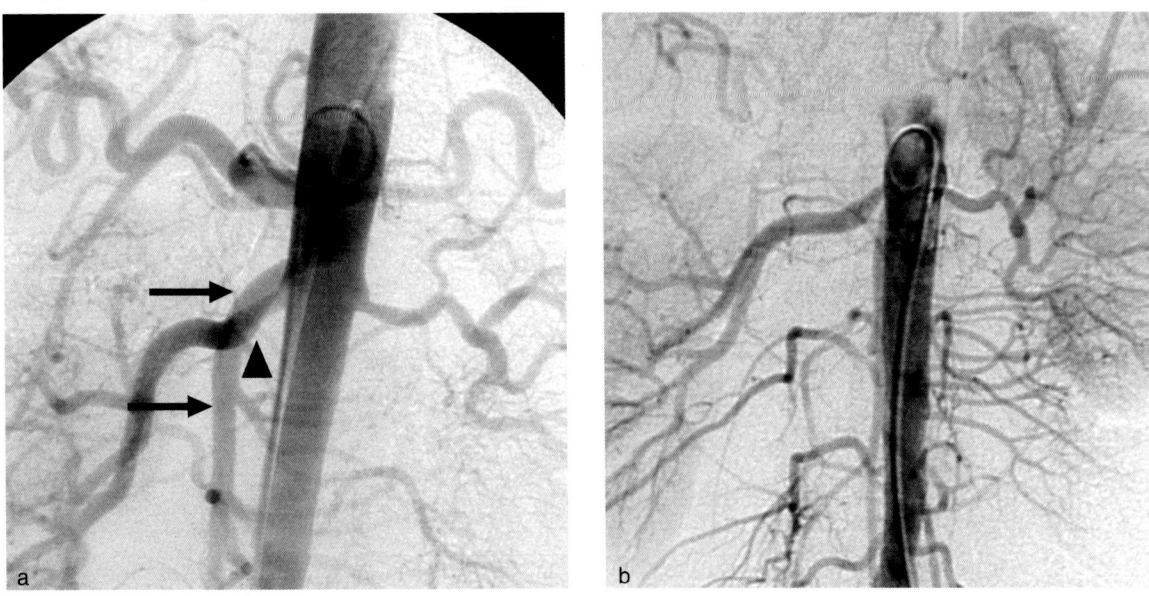

图 7.26 图 7.23 的放大像。肠系膜上动脉(长箭头)和右肾动脉(箭头)近端重叠导致右肾动脉重度狭窄的假象

肾动脉 PTA 和支架的并发症

病史与临床检查结果

一位 67 岁的女性患者，只有一侧有功能的肾，一侧代偿性肾衰竭（血清肌酐 2 mg/dL），因为重度肾动脉狭窄拟行介入治疗。她的左肾由于不明病因发生萎缩体积变小，血压正常。治疗前行造影检查证实右肾动脉重度狭窄，左肾动脉闭塞，而且主动脉管壁因粥样硬化变得不光整。右肾动脉狭窄行 PTA 治疗后行支架植入。介入治疗很顺利，术后右肾动脉造影显示支架位置良好，肾动脉管腔正常。

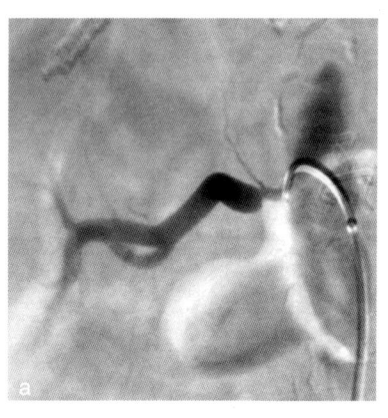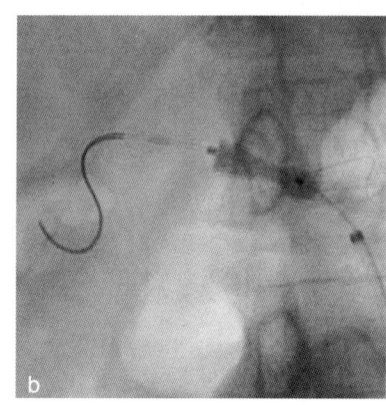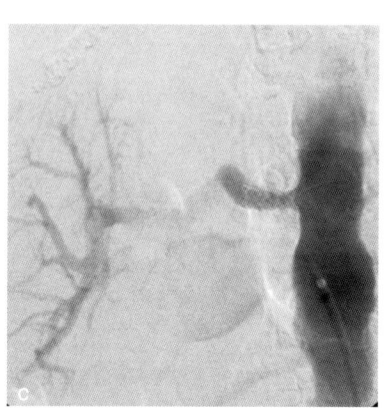

图 7.27 右肾动脉狭窄的 PTA 和支架治疗。a. 治疗前的造影证实右肾动脉重度狭窄；b. 右肾动脉支架辅助 PTA 治疗；c. 治疗后的造影片

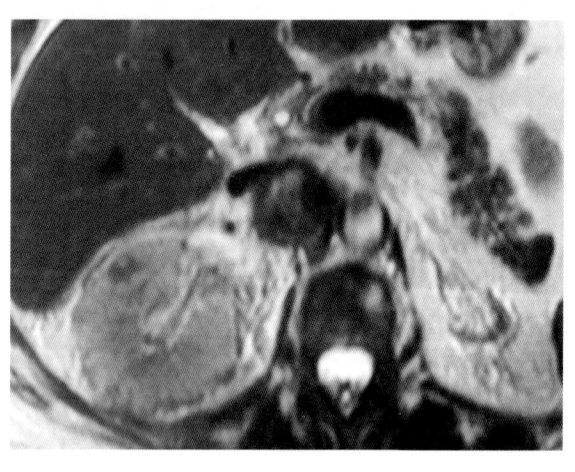

图 7.28 介入治疗 3 周后的 MRI 图像。T2 加权像显示腔静脉后方、邻近支架处低信号，并沿着左肾走行，是由于局部血管破裂造成的壁内血肿

介入术 3 天后，患者因恶心、呕吐、腹泻以及 40℃ 高热入院。临床诊断为胃炎。实验室检查显示血清 CRP 和肾保留值升高。血培养表明金黄色葡萄球菌阳性。右肾及右肾动脉 B 超检查正常。患者主诉和 CRP 升高经治疗后明显好转。

后来该患者又出现了右侧腰疼及呼吸困难的症状。血清 CRP 升至 180 mg/L（正常值 <8 mg/L）、肌酐升至 8.7 mg/dL（正常值 0.5～0.9 mg/dL）。当患者出现无尿症时被转入 ICU 病房。多普勒超声显示肾实质内有动脉血流信号。结合上述症状，患者被诊断为继发于金葡菌感染所致脓毒血症的肾前性肾衰竭。

介入术 3 周后的 MR 血管成像显示典型的肾动脉近端支架引起的信号缺失。肾动脉远段以

7 血管系统

及段、亚段肾动脉的灌注正常,肾实质变薄。术后 MRI 显示一个直径约为 3 cm 的病变,位于支架的旁边,T2 像上为显著的低信号、中心为高信号。病变为血肿,压迫并使肾静脉和下腔静脉移位,但并未造成静脉血流停滞。

2 周后的 MR 随访图像显示右肾动脉旁边的"假瘤"有所增大(图 7.29)。肾动脉/主动脉管壁局限性穿孔造成的壁内血肿是主要的鉴别诊断。而肾实质的肿胀和小的梗死相对于以往的图像应该是没有变化。

病例追踪与总结

选择性右肾动脉造影显示在主动脉梭形动脉瘤的基础上合并右肾动脉新的假性动脉瘤(图 7.30),在靠近肾门处肾动脉才恢复正常口径。

霉菌性肾动脉瘤的治疗是进行外科手术,将右侧髂动脉和动脉瘤远端的右肾动脉在肾门水平建立吻合,同时用覆膜主动脉支架置于右肾动脉起始部将其闭塞。随即动脉瘤周围的软组织发生炎性反应并最终使其痊愈。

术后过程十分顺利。右肾功能恢复到 8 周前介入治疗前的水平。然而霉菌性动脉瘤的介入治疗是将覆膜支架置入肾动脉内,这种治疗方法由于无法清除炎性物质而被摒弃。临床经验显示即使是获得很满意的临床效果,但闭塞霉菌性动脉瘤后的几个月或几年后仍有演变成脓毒血症的危险。

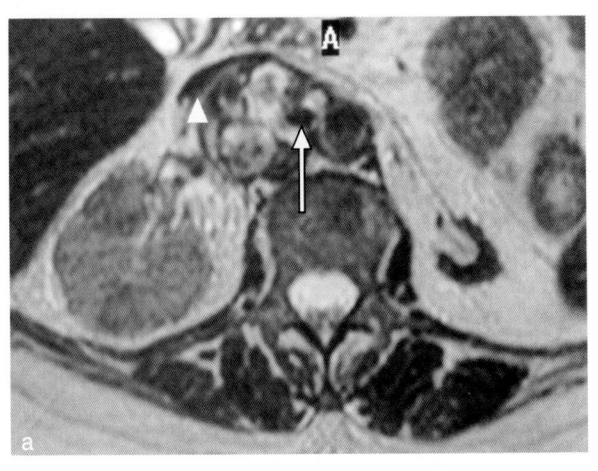
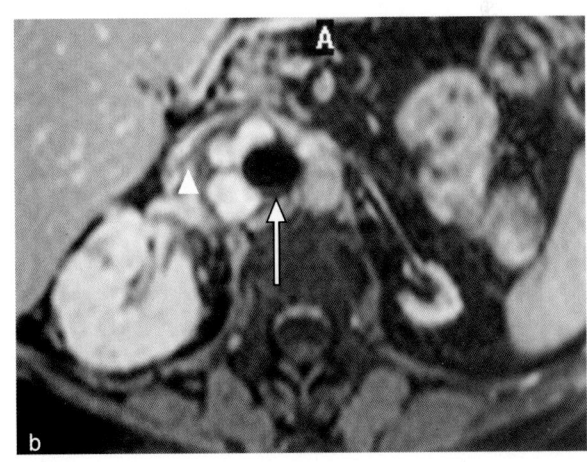

图 7.29 图 7.28 2 周后的 MRI 图像。显示血管周围的炎性假瘤增大。短箭头处是支架造成的信号缺失,长箭头处是移位的下腔静脉。a. T2 加权像;b. T1 加权强化图像。

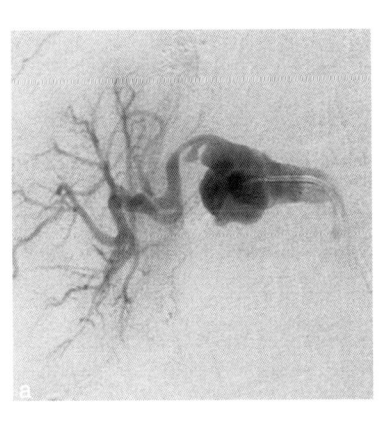
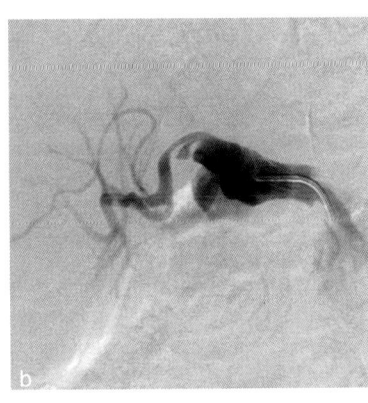

图 7.30 选择性肾动脉造影显示支架辅助 PTA 治疗后的肾动脉霉菌性动脉瘤。支架凸出在动脉瘤的近端

误判分析与防范策略

霉菌性动脉瘤之所以病情能进展是因为金黄色葡萄球菌在菌血症和脓血症的过程中种植到支架上,这能使原本就因为支架的植入而轻微受损的肾动脉壁产生炎症反应,从而导致霉菌性动脉瘤的产生和邻近软组织的炎症反应。以下几种途径可能导致细菌进入:

- 金葡菌在介入的过程中进入血液。这表明细菌从腹股沟处的皮肤大量进入血液,因为腹股沟处穿刺点的消毒困难,尽管有无菌操作条例(医生方面:消毒的口罩、帽子、手套和外衣;患者方面:腹股沟处备皮、反复的乙醇消毒、无菌被单),但细菌仍然能够进入血液。这种脓毒血症的发生率大概是千分之一。预防性的抗生素由于其不良反应及脓毒血症较低的发生率而被停用。
- 另一种较少见的情况是细菌在介入之前就已经存在于血液当中,潜伏在一些比较隐蔽的角落(皮肤的炎症、微小的外伤等)。这种情况下病菌可以移植到支架上从而导致肾动脉壁的重复感染。
- 细菌性肠炎是由于某些特定的细菌菌种分泌的内毒素造成的。细菌本身没有进入血流但可以通过胃肠道途径致病。

T2加权像上那些增强的高信号(见图7.28,7.29)是由炎性肉芽组织构成的。只有当血液经历纤维组织机化后才能成为血肿的鉴别诊断。

金黄色葡萄球菌

金黄色葡萄球菌是一种普遍存在于皮肤、黏膜中的革兰阳性菌。大约30%的正常人群和90%的住院患者中都存在。在耳、鼻、喉及腹股沟区的涂片中,金黄色葡萄球菌都是正常皮肤菌群的组成部分。一旦进入血液中,金黄色葡萄球菌即变成致病菌并且诱发不同的炎症表现(疖、痈、猩红热、心内膜炎、肝脓肿、骨髓炎、细菌性关节炎、败血病),特别在免疫低下的患者中。金黄色葡萄球菌常在医院内感染,侵袭的金黄色葡萄球菌的潜伏期常为数天至数月不等。治疗常用抗生素,但易产生抗药性(金黄色葡萄球菌多种药物耐药),该现象是增加医院医疗和经济纠纷的最常见问题。

参考文献及建议阅读

Chambers CE, Eisenhauer MD, McNicol LB, et al. and the Members of the Catheterization Lab Performance Standards Committee for the Society for Cardiovascular Angiography and Interventions. Infection control guidelines for the cardiac catheterization laboratory: society guidelines revisited. Catheter Cardiovasc Interv 2006;67:78-86

Chen C, Tsan YM, Hsueh PR, et al. Bacterial infections associated with hepatic angiography and transarterial embolization for hepatocellular carcinoma: a prospective study. Clin Infect Dis 1999;29:161-166

Cooper CL, Miller A. Infectious complications related to the use of the Angio-Seal hemostatic puncture closure device. Catheter Cardiovasc Interv 1999;48:301-303

Wagner HJ, Feeken T, Mutters R, Klose KJ. Bacteremia in intraarterial angiography, percutaneous transluminal angioplasty and percutaneous transhepatic cholangiodrainage. RoFo 1998;169:402-407

PTA 和支架过程中血管穿孔

病史与临床检查结果

一位 53 岁的肥胖女性患者,患有周围动脉闭塞性病变(行走距离小于 200 m,属于 Fontaine 分级Ⅱb)。行右侧股动脉插管造影示左侧髂总动脉闭塞、右侧髂总动脉重度狭窄(图 7.31a,b)。经过和血管外科医生讨论后,最终决定为患者行介入治疗。

右侧髂总动脉狭窄病变实施的是支架辅助的 PTA 治疗(图 7.31c,d)。将 1 枚自膨式裸支架送至狭窄处将其释放,造影复查狭窄消失。

左侧髂总动脉闭塞处采取的也是支架辅助的 PTA 治疗(图 7.31e-k)。最初尝试逆行插管至闭塞段,但导管和导丝不能进入主动脉腔内。然后采用交换技术将响尾蛇导管从右侧送入闭塞段。同样,导管和导丝也不能顺行通过股动脉,但交换技术可以用鹅颈抓捕器抓住导丝通过闭塞段(见图 7.16)并将其送至左侧股动脉内。这样就在左侧髂外动脉和主动脉之间建立了安全通道。在这个过程中,导管可能损伤血管内皮(图 7.33),然后通过导丝送入 1 枚自膨支架使闭塞的左侧髂总动脉再通。当血管闭塞段开通后,患者自述剧烈的疼痛和烦躁。复查造影示对比剂自髂总动脉外溢。就在此刻,血管造影机突然关机,患者意识丧失、动脉搏动消失、血压测不到。

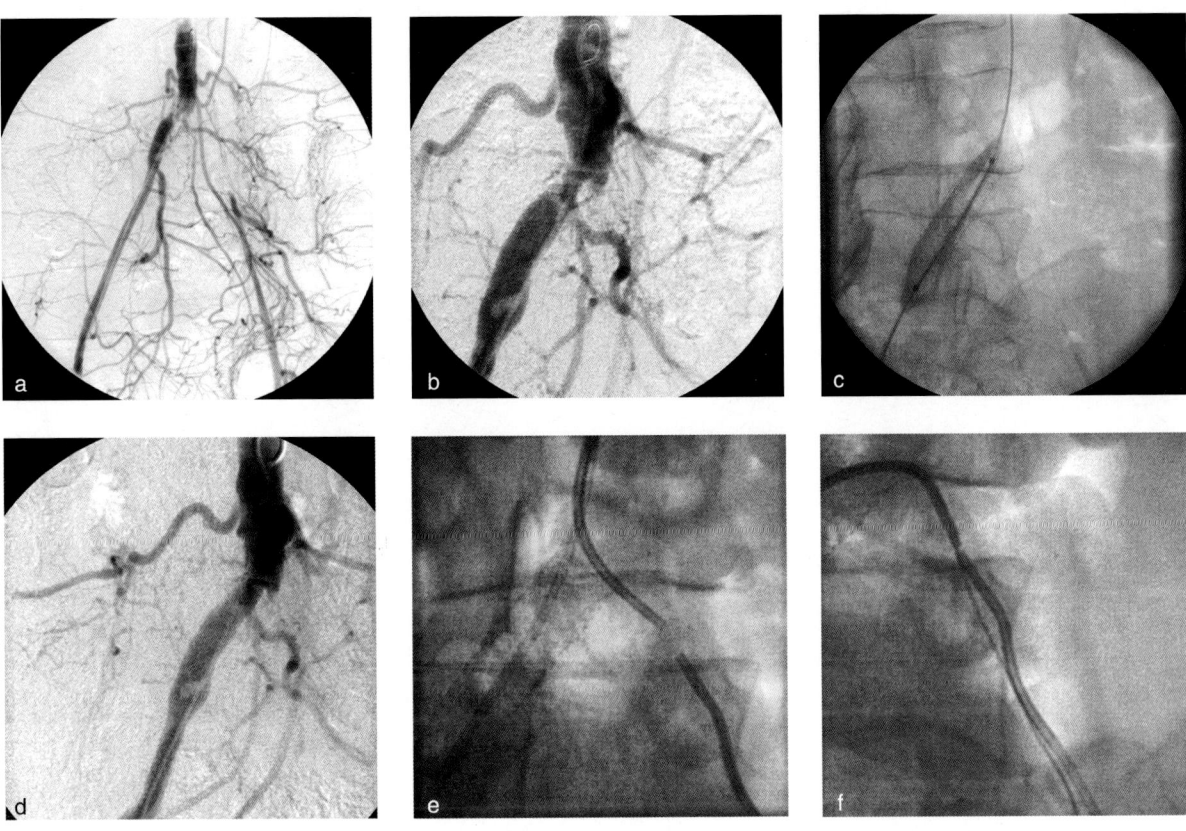

图 7.31 髂总动脉再通术。a.右股动脉穿刺造影;b.右髂动脉狭窄造影图像;c.支架辅助的右髂动脉 PTA;d.支架辅助的 PTA 术后造影图像;e.从左股动脉穿刺逆行通过狭窄段的导管与右股动脉顺行的导管在主动脉分叉部汇合;f.超滑导丝经近端的顺行导管穿过血管内膜下的通道到达远端的血管真腔内

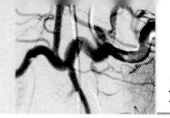

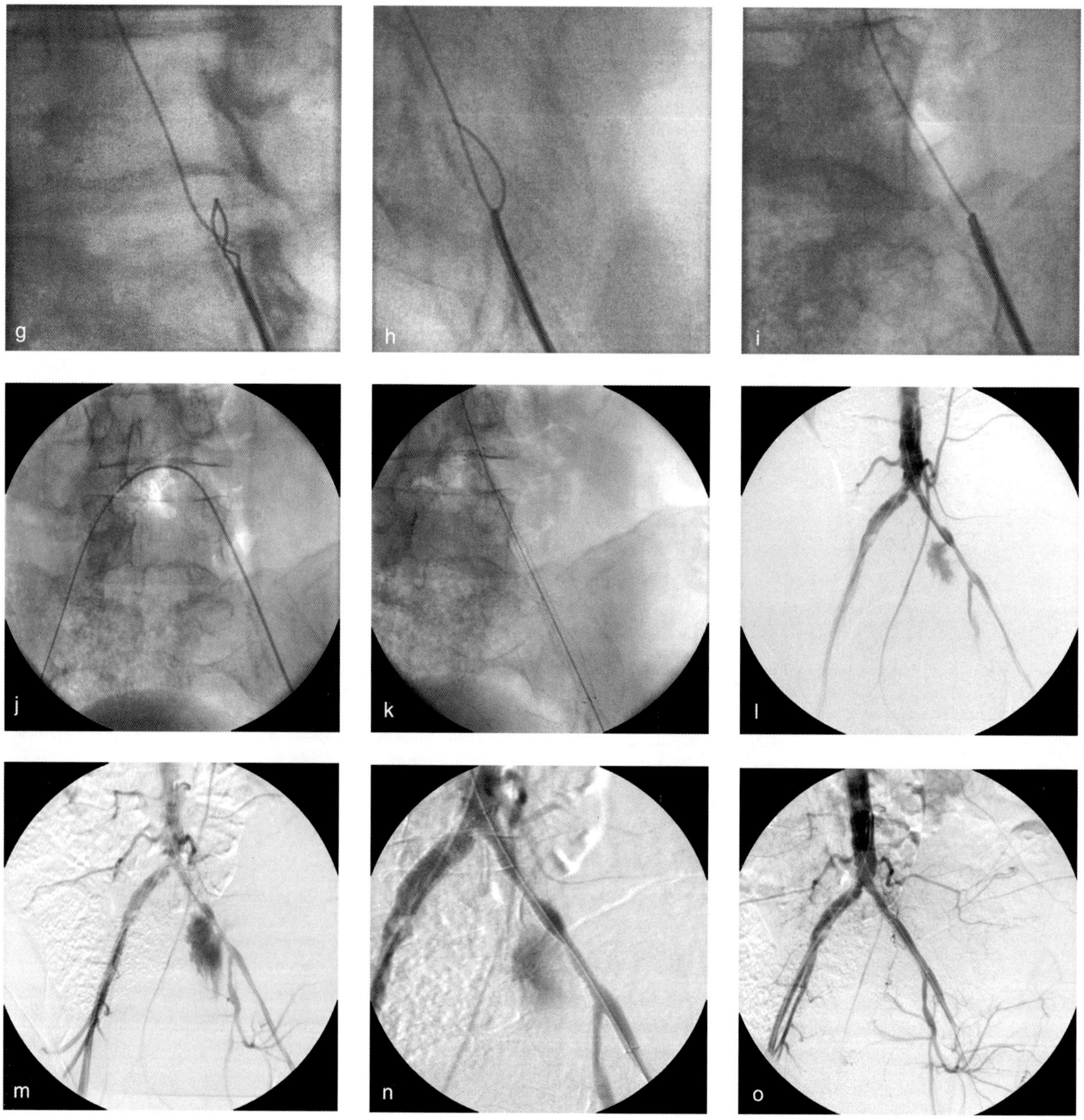

图 7.31（续） 髂总动脉再通术。g. 导丝用经左股动脉送入的导丝环拉出；h. 用抓捕器将导引导管拉至左股动脉处的导管内；i. 内膜下的通道完全通过闭塞段；j. 导丝通过股动脉；k. 支架（裸支架）辅助髂动脉狭窄的 PTA；l, m. 支架辅助的 PTA 术后血管壁损伤，对比剂从左侧髂总动脉外溢；n. 覆膜支架植入术后；o. 最终造影图像

病例追踪与总结

血管造影机是由于球管过热自动关闭的（前几天连续长时间的曝光，再加上这一台手术患者体重的缘故使用了过高的毫安秒）。所幸这台机器安装了应急支持系统，可以在最大影像增强输入模式（较差的空间分辨率）和非常低的管电流（较差的图像分辨率）的方式下提供有限的透视像。

在这种透视模式下，第二次 PTA 得以进行并成功置入 1 枚覆膜支架闭塞瘘口。患者血压恢复正常，意识重新恢复。关机 7 min 后，X 线球管冷却，机器重新运转。造影检查示覆膜支架位置良好，瘘口完全封堵（见图 7.31 n, o）。术后 CT 扫描示血肿局限（图 7.32）。

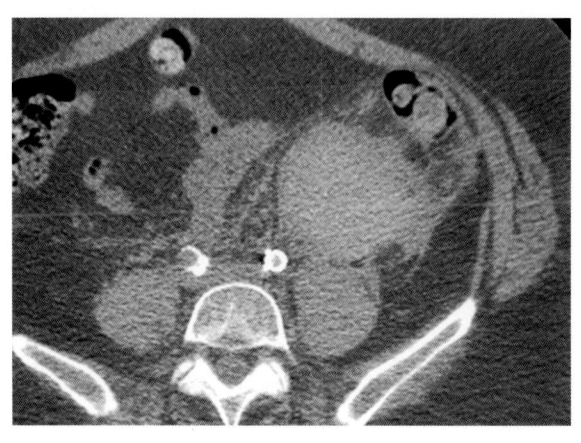

图 7.32　介入术后腹部 CT 显示左侧腰大肌前方的腹膜后血肿。双侧髂总动脉均置入支架

误判分析与防范策略

血管破裂是介入治疗中的少见并发症。目前为止,尚没有确凿的数据反映破裂的发生率。可能的原因包括导丝捅破或是血管成形的过程中。在股动脉或是腘动脉,大部分破口较小而且能够自愈,较大的破口可以使用覆膜支架封堵。但在血管闭塞性病变的发生率要高于血管狭窄病变,主要是陈旧的、范围长的闭塞。

破裂的发生率取决于以下几个因素:靶血管的基础病变(例如:动脉粥样硬化);发病的年龄;病变位置(越细小的血管破裂风险越大,但后果也越轻);选择不适合口径的球囊造成血管壁的过度牵拉;球囊成形术操作失误。

唯一的补救措施就是腹腔镜下或是开放的外科手术来修补破损。有文献报道 30 天的发生率是 12%～30%,死亡率是 3%～4%。当多学科共同讨论时认为外科手术风险要高于介入治疗。外科治疗已成为介入治疗失败后的二线治疗手段。

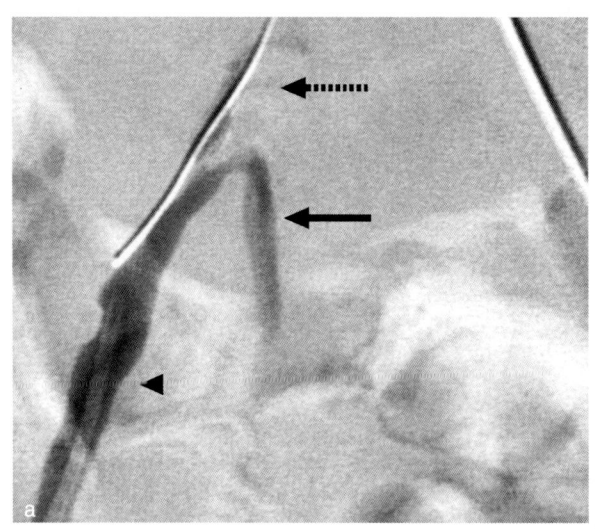
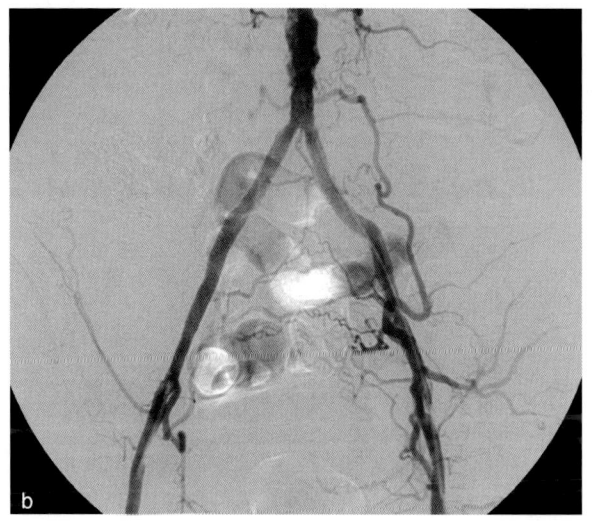

图 7.33　右侧髂总动脉闭塞的再通。这种闭塞依赖从近端(虚箭头处)部分血管内膜的分离得以再通。导管(短箭头)经同侧股动脉入路从远端通过闭塞段髂内动脉(实箭头)。a. 血管内膜下再通;b. 最后的造影图像

参考文献及建议阅读

AbuRahma AF, Hayes JD, Flaherty SK, Peery W. Primary iliac stenting versus transluminal angioplasty with selective stention. J Vasc Surg 2007;46:965-970

Coggia M, Javerliat I, Di Centa I, et al. Total laparoscopic bypass for aortoiliac occlusive disease:93-case experience. J Vasc Surg 2004;40:899-906

DeRoeck A, Hendriks JM, Delrue F, et al. Long-term results of primary stenting for long and complex iliac artery occlusions. Acta Chir Belg 2006;106:187-192

Dimick JB, Cowan JA Jr, Henke PK, et al. Hospital volumerelated differences in aortobifemoral bypass operative mortality in the United States. J Vasc Surg 2003;37:970-975

Liapis CD, Balzer IK, Benedetti-Valentini F, Fernandes e Fernandes J, eds. Vascular Surgery. European Manual of Medicine, Berlin: Springer;2007

Ragg JC, Biamion G. Perforations in recanalization of arterial occlusions in the femoropopliteal area. Zentralbl Chir 2000;125:34-41

动脉溶栓治疗的并发症？

病史与临床检查结果

一位72岁的女性患者,症状为右下肢缺血,体检发现肢体皮温低。患者偏瘦(身高155 cm、体重35 kg)并且体质虚弱,同时伴有恶病质、甲状腺肿、肝脏体积增大以及外周水肿。右下肢及脚部皮肤坚硬,脚趾麻木并呈现浅蓝色,末梢搏动无法摸到,多普勒波形无法测量;左脚一切正常。右下肢动脉DSA检查示股浅动脉一处长的、侧支代偿很少的闭塞段,范围从分叉部延续到收肌管,另一处位于腘动脉远端延续到胫腓干和胫动脉(图7.34)。除了动脉硬化造成的管壁不规则外,腹部、盆部以及左下肢的动脉造影显示正常。

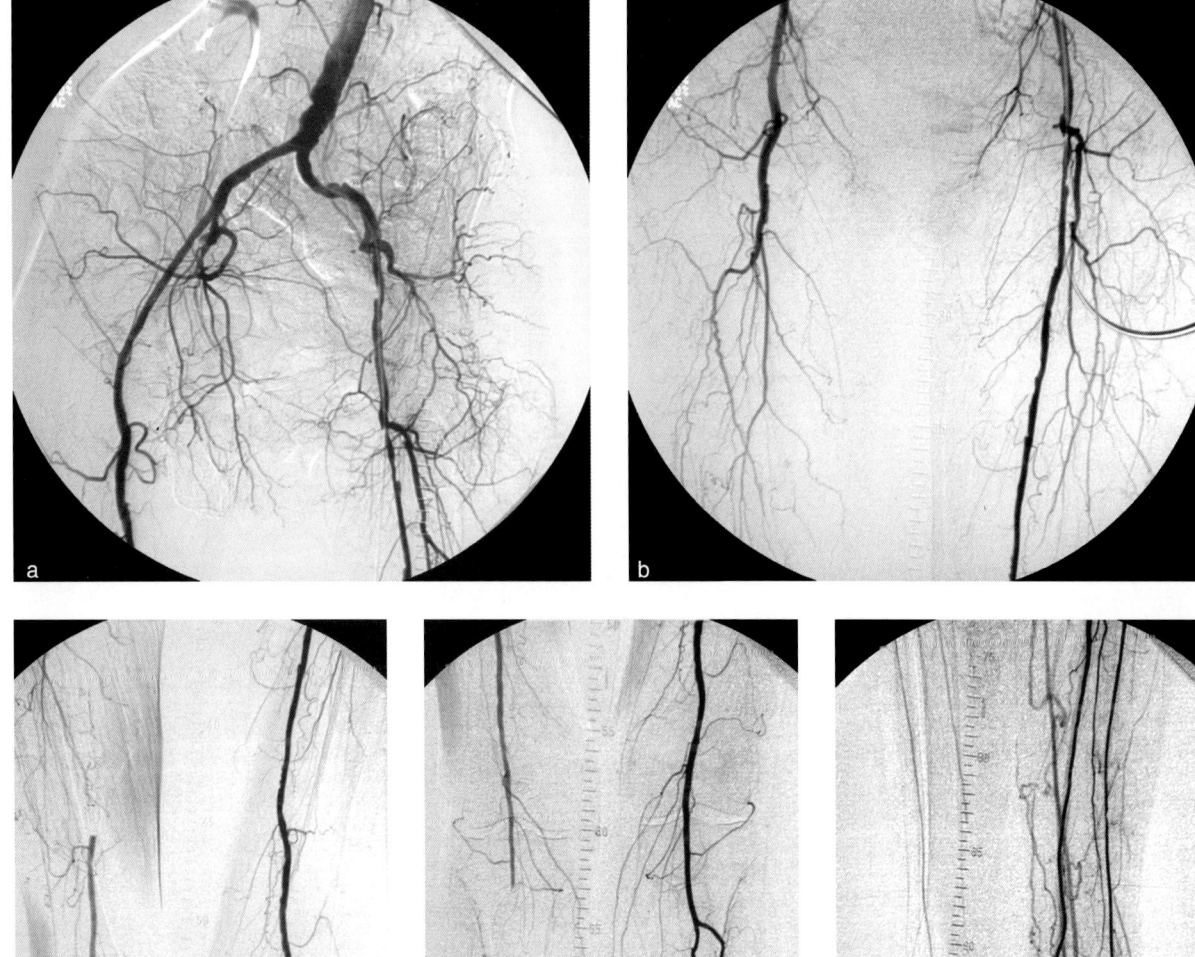

图7.34 DSA显示右侧股浅动脉、右侧腘动脉远端及胫腓干的闭塞

新鲜血栓通过尿激酶溶栓治疗（图7.35）。右侧股动脉及腘动脉处的闭塞段通过交换技术置入长鞘得以再通。通过导管向腘动脉内注入20万单位尿激酶，然后将导管后撤至股浅动脉近心端，注入20万单位尿激酶。接着每小时注入10万单位尿激酶，患者全身肝素化、凝血酶原时间延长2.5倍。注入80万单位尿激酶后的造影复查示从右下肢到小腿闭塞的动脉再通。将导管送至胫后动脉远端的残余闭塞段直至踝关节水平，注入20万单位尿激酶，然后导管后撤至腘动脉持续滴注尿激酶。在溶栓治疗开始后的28h内，共计注入345万单位的尿激酶，最终的造影复查显示股浅动脉近端残余血栓、股浅动脉远端粥样硬化管壁表现、胫后动脉及腓动脉远端的侧支闭塞。

当凝血时间恢复正常后，血管鞘从左侧股动脉内撤出。穿刺点压迫止血，出血停止后，腹股沟加压包扎。不久患者述左腿静息痛。彩色多普勒检查示左侧股总动脉及股浅动脉闭塞。

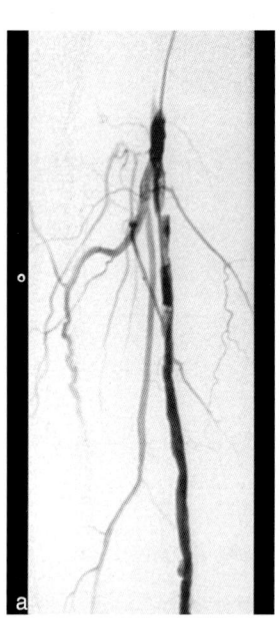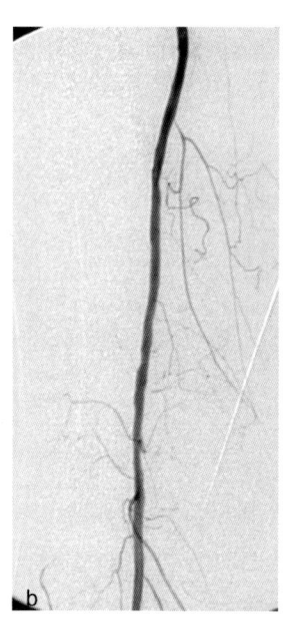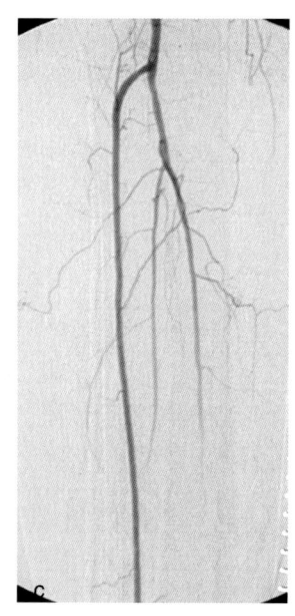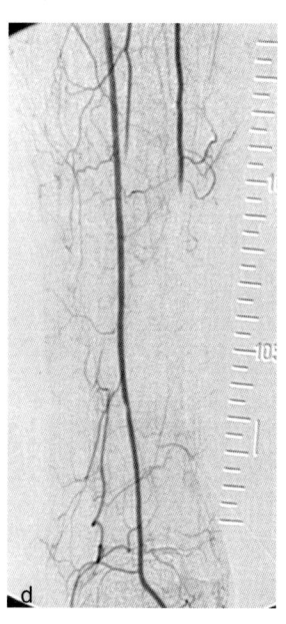

图7.35 28h内经动脉共计注入345万单位的尿激酶后造影显示右侧股浅动脉、右侧腘动脉及胫腓干重新开通。图像还显示股浅动脉近端再次狭窄以及胫后动脉远端、腓动脉末梢闭塞

病例追踪与总结

左侧新鲜血栓通过切除血栓、植入股总动脉血管移植物治疗。尽管做到了充分的全身肝素化，在第一和第二次的术后仍然出现了左侧股动脉的再闭塞。这期间患者的血小板数从25万下降至13.5万。最初这被解释为肝素诱导的血细胞减少症，但相关的抗体检查却是阴性。抗凝剂从肝素换成来匹卢定（refludan）。在接下来几天时间里，患者的一般情况逐渐恶化，转入重症监护病房。实验室检查结果示转氨酶、胆红素以及磷酸肌酸持续增高。CT扫描示囊性胰腺癌、弥漫性肝转移和肠缺血坏死（图7.36）。剖腹探查证实了这些诊断。肝脏病变的术中快速冰冻切片病理为来源于胆道或胰腺组织的未分化腺癌。由于预后很差，手术仅限于诊断性的剖腹探查。数小时后患者死亡。

误判分析与防范策略

回顾病史，这个病例的病程是不可避免的。恶病质和肝肿大应该在最初的临床表现和溶栓治疗初期提示潜在的恶性疾病。转移瘤因为有潜在的出血倾向所以是动脉溶栓治疗的禁忌证，原则上治疗之前应该行胸部X线和腹部超声检查。但是当制订治疗计划时，右腿缺血严重的症状掩盖了类癌导致的血液高凝状态，因此最终决定为该患者溶栓治疗。

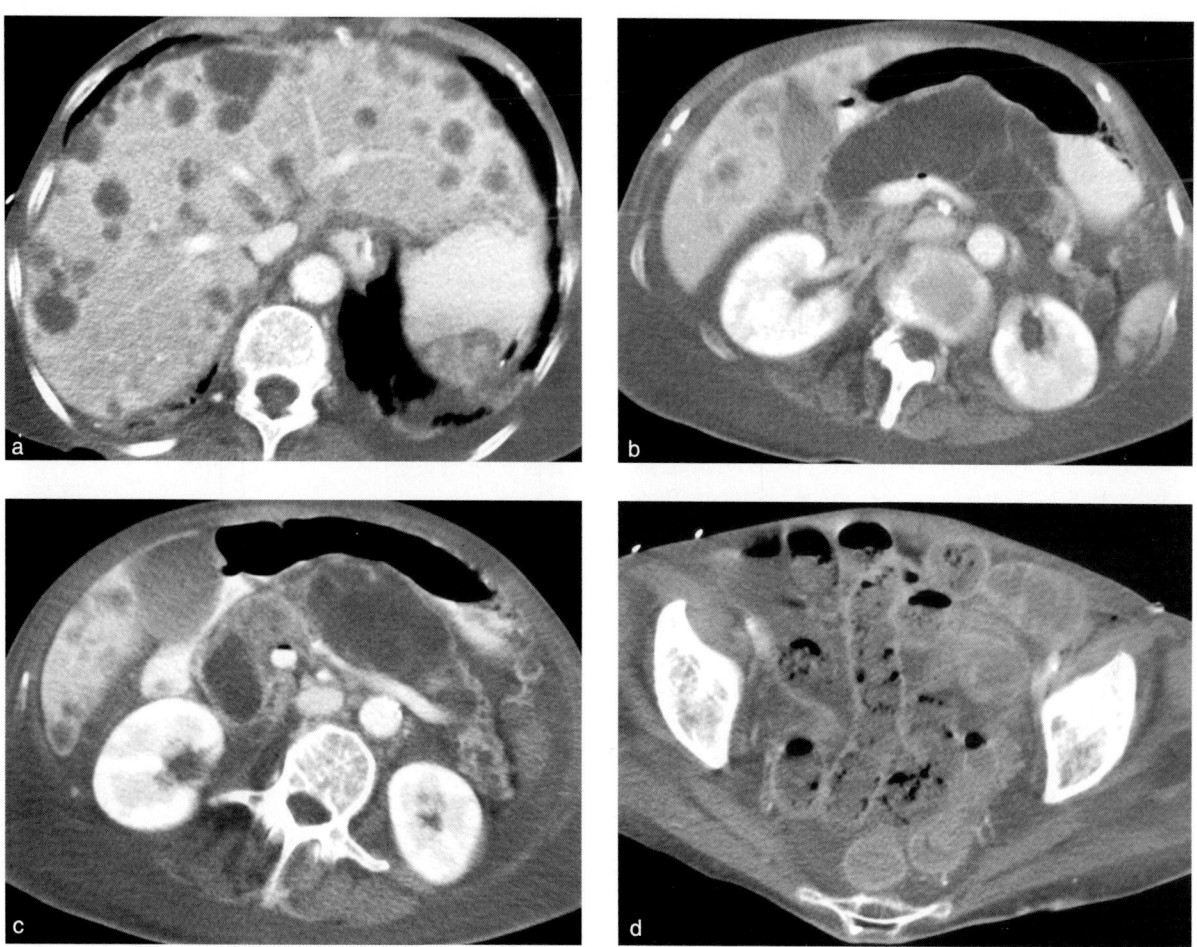

图7.36　CT显示肝内转移灶(a-c)以及胰头处囊性肿块(b,c)。肠系膜上静脉内的气体(b,c)以及小肠肠壁变薄、成袢(d)都是肠系膜上动脉闭塞的继发症状

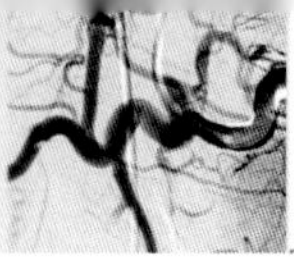

外周动脉溶栓治疗的并发症

病史与临床检查结果

一位89岁的老年男性患者，因为左腿缺血诊断为Fontaine Ⅲ期而入院。患者还患有老年痴呆，数年前有中风史，数年前因股骨颈骨折行外科手术治疗。无其他并发症。临床检查示总体健康状况恶化并且高度怀疑左下肢动脉有新鲜血栓形成。

患者自述有静息痛，行下肢造影为血管内介入治疗做术前评估。造影证实左侧股浅动脉和左侧股深动脉内的新鲜血栓形成（图7.37）。股浅动脉内的血栓从分叉部经腘部一直延续到足动脉近端。在与血管外科医生商讨后，通过交换技术经右侧股动脉穿刺送入导管再通左侧股浅及股深动脉（图7.38）。导管一直送至胫后动脉和腓动脉。后撤导管，每条闭塞动脉局部注入40万单位尿激酶。然后患者给予全身肝素化至凝血酶原时间延长至正常2.5倍后，将导管先端置于腘动脉内，以10万单位/小时的速率经导管注入。13 h后（累计经动脉注入总量为170万单位的尿激酶）通过腘动脉内的导管造影复查示血栓开始溶解（图7.39），因此溶栓治疗继续。4 h后患者出现低血压，并出现急性腹痛的症状。

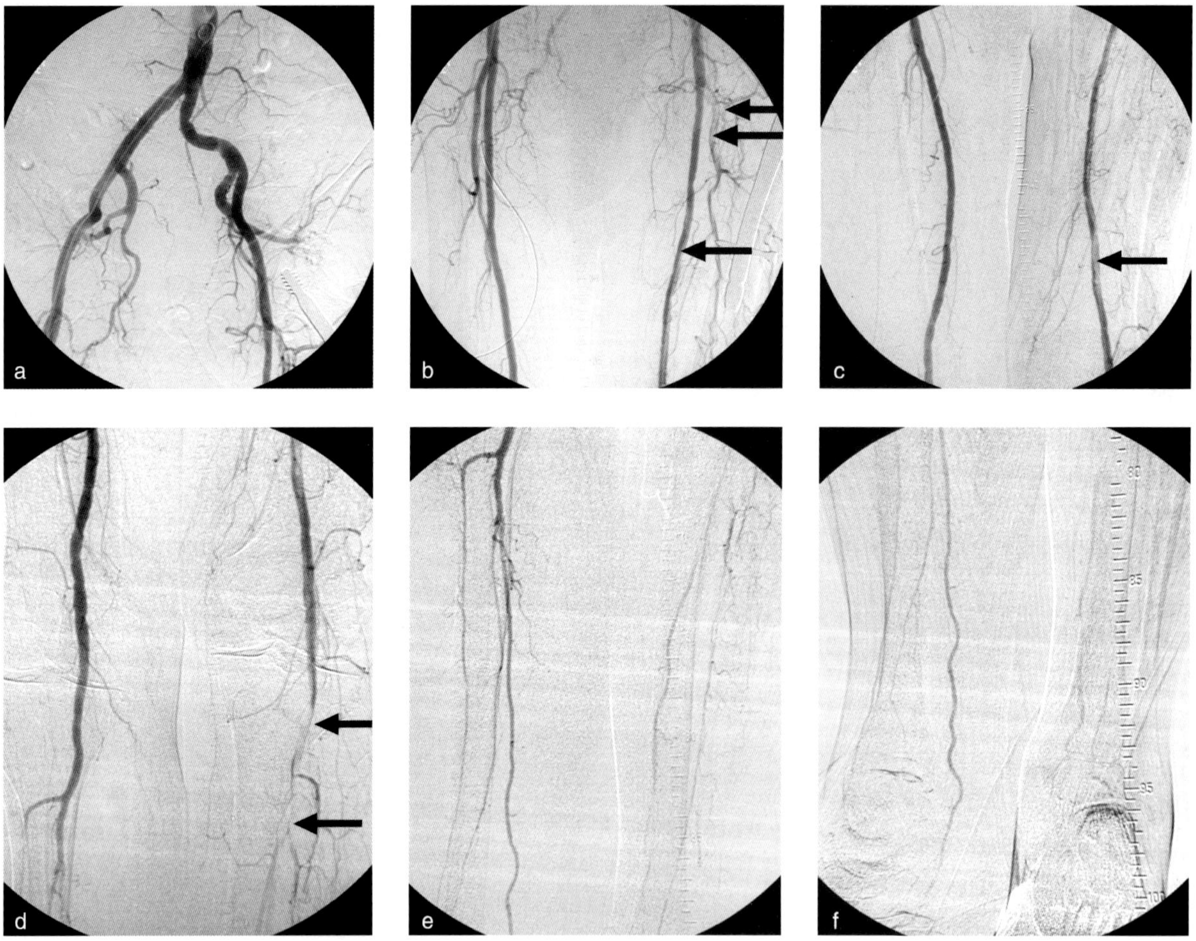

图7.37 下肢动脉DSA造影。血栓形成导致左侧股深动脉（b）、股浅动脉（b,c）、腘动脉（d）以及足动脉（d－f）内的充盈缺损（箭头）

病例追踪与总结

经动脉溶栓治疗即刻中止。输注红细胞后患者血压平稳。CT示腰大肌、肠系膜根部及腹前壁新鲜血肿形成（图7.40）。颅脑CT平扫示陈旧性左侧大脑半球梗死灶（图7.41）。颅内血肿及急性脑缺血被初步排除。选择性内脏动脉DSA检查示小肠被肠系膜根部的血肿压迫移位

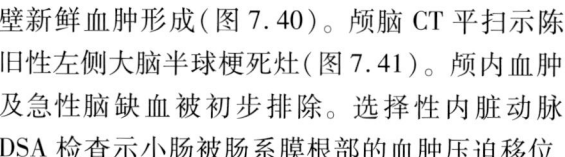

图7.38 经动脉溶栓治疗。尿激酶注入过程中血栓的显示情况

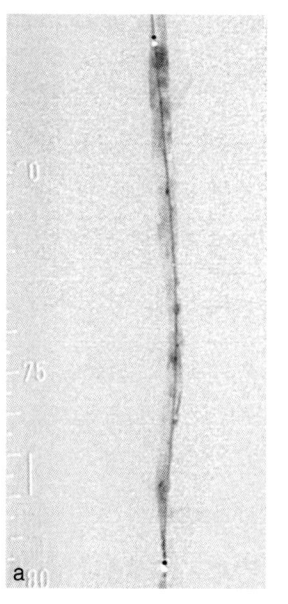 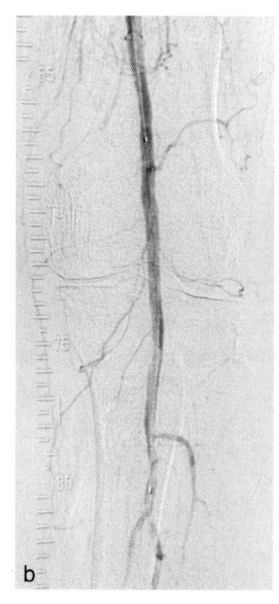

图7.39 经动脉溶栓治疗。经过了170万单位尿激酶注入后血栓的残余情况

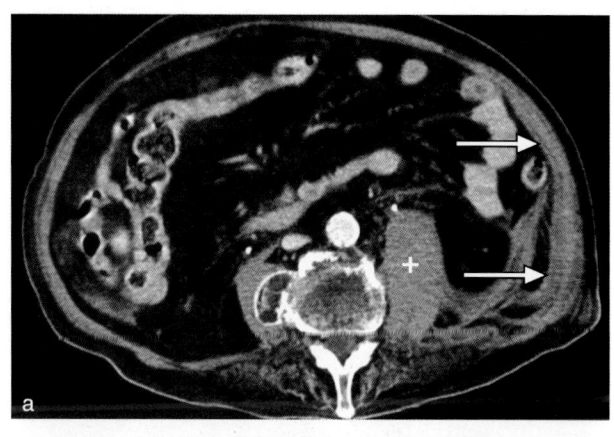

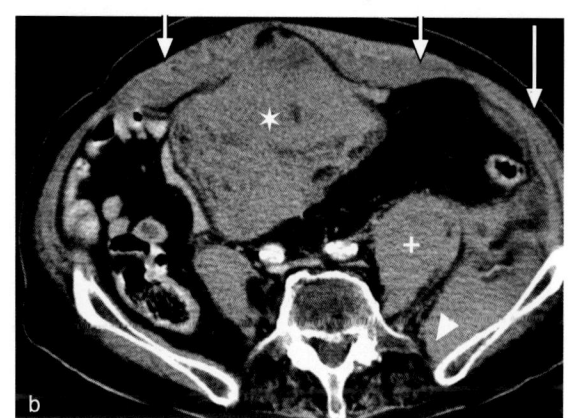

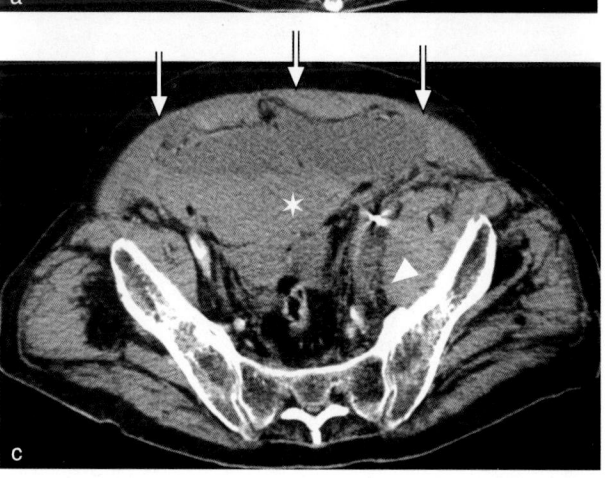

图7.40 图7.37 1天后的CT扫描图像显示腰大肌（+号）(a,b)、髂肌（短箭头）(b,c)、肠系膜（＊号）(b,c)和腹壁（长箭头）出现的新鲜血肿

（图7.42）。造影及内镜下均不能确定出血位置。同时，左侧股浅动脉及股深动脉内又有新鲜血栓形成（图7.43）。由于血栓影响肢体活力，随即行血栓栓子切除术。患者出现呼吸衰竭后，行气管切开并行呼吸机治疗。患者后又出现肺动脉栓塞（图7.44）和右侧大脑中动脉供血区域的梗死（图7.45）。3周后患者死亡。

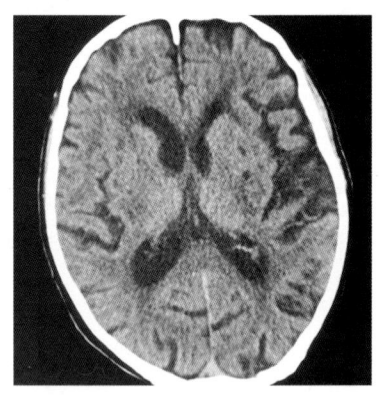

图7.41 CT图像显示左侧大脑中动脉区域的梗死灶。没有近期出血的证据

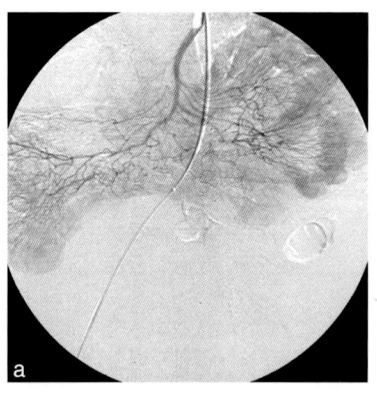

图7.42 选择性肠系膜造影示小肠被血肿压迫移位。肠系膜根部的出血位置难以确定。a.动脉期；b.静脉期

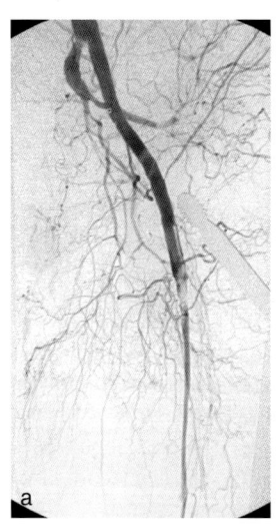

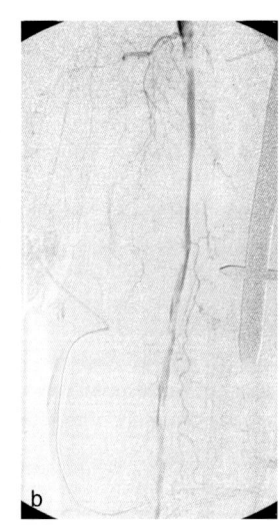

图7.43 动脉溶栓治疗1天后，左下肢选择性血管造影显示股深动脉和股浅动脉内新鲜血栓形成

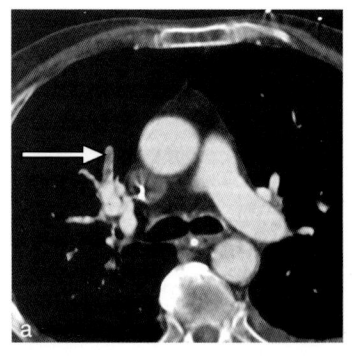

图7.44 动脉溶栓3周后的胸部CT图像。a.右肺动脉分支内的栓子（箭头）；b.双肺下叶和双侧胸膜的渗出液

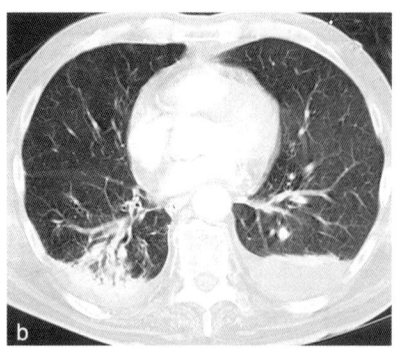

图7.45 动脉溶栓治疗3周后的颅脑CT平扫显示右侧大脑半球广泛的梗死灶

误判分析与防范策略

若未行介入溶栓和外科取栓,患者可能由于肢体缺血导致严重的后果。经动脉溶栓治疗同相对的出血危险(相对禁忌证、年龄较大、陈旧性脑梗死、老年痴呆、体力虚弱)、麻醉及手术风险要权衡利弊。相对于经动脉溶栓治疗上述危险都不是绝对禁忌证,以下才是绝对禁忌证:新鲜的脑出血、动脉破裂、2周内接受过肌内注射或是外科手术、胃肠溃疡、动脉瘤、转移瘤、出血体质、肾衰竭、严重肝脏疾病、左心房血栓。研究表明经动脉溶栓治疗的成功率为70%~90%,30天时的血管开放率、30天时的发病率、30天时的死亡率分别为55%、<30%、<3%。而外科血管成形术30天时的发病率则上升4%、30天时的死亡率是<3%(平均0.9%~7.8%)。统计学分析总结所有的下肢缺血治疗的随机研究,结论与临床结果相吻合。在一个有1 283例样本的分析中,经动脉溶栓治疗和外科手术在截肢率、30天、6个月、和1年的患者死亡率上在统计学比较上无明显差异。

接受动脉溶栓治疗的一组患者30天中风的发病率要高于外科治疗组(8/840:0/540),出血(52/588:16/482)和远端栓塞(42/340:0/388)的发生率也要高于外科治疗组。总体生存率两组相当。

在这个病例中,介入治疗原本是一个合理的选择。所有的实验室检查表明凝血参数均在治疗所要求的范围内。但在出血的风险下,特别是在注入170万单位的尿激酶后,动脉溶栓治疗不得不在早期就中止。在注入120~150万单位尿激酶后,效果就应该反映在造影复查中,因为经验显示这些剂量就可以产生系统的、有效的药物浓度。当缺乏有效的结果时,动脉溶栓应立即停止。

参考文献及建议阅读

Berridge DC, Kessel D, Robertson I. Surgery vs. thrombolysis for acute ischemic limb ischemia: initial management. Cochrane Database Syst Rev 2002;(3):CD002784

Korn P, Khilnani NM, Fellers JC, et al. Thrombolysis for native arterial occlusions of the lower extremities: clinical outcome and costs. J Vasc Surg 2001;33:1 148-1 157

Liapis CD, Balzer IK, Benedetti-Valentini F, Fernandes E, Ferandes J, eds. Vascular Surgery. European Manual of Medicine. Berlin: Springer; 2007

Wholey MH, Maynar MA, Wholey MH, et al. Comparison of thrombolytic therapy of lower-extremity acute. subacute, and chronic arterial occlusions. Cathet Cardiovasc Diagn 1998;44:159-169

脊柱所致的后背痛/腹膜后血肿

病史与临床检查结果

一名 56 岁的男性患者，因怀疑冠心病行冠状动脉造影。手术前 1 天，患者行腹股沟彩色超声检查。在造影开始没多久，患者述严重的后背疼，同时血压下降，术后 5 h 行腹部平扫 CT，结果显示腹膜后血肿，内含对比剂（图 7.46）。

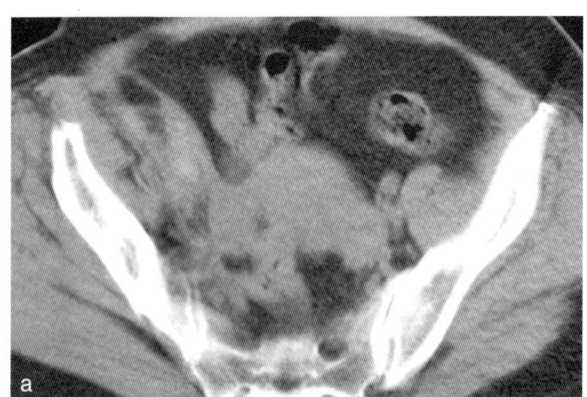
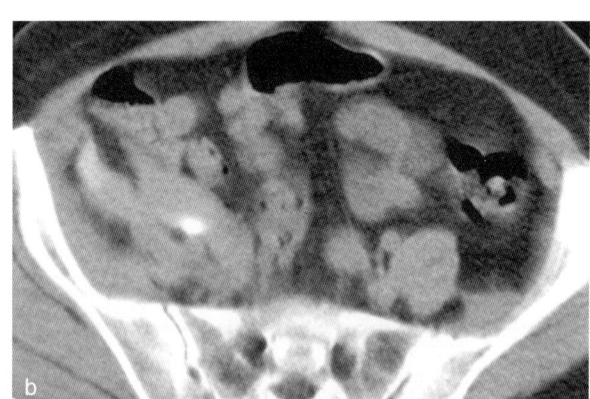
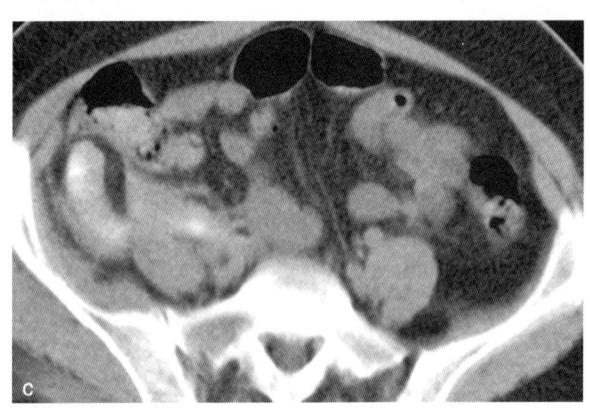
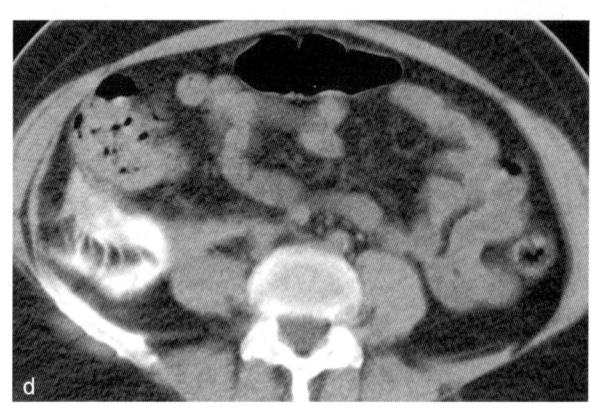

图 7.46 腹部 CT 平扫显示右侧腹膜后血肿，其内含有对比剂

病例追踪与总结

对比剂的 CT 值大约为 120 HU。它应该是由于插管过程中血管壁的破裂造成的。回顾冠脉造影过程中的影像资料显示对比剂是由右侧髂动脉流出至腹膜后的（图 7.47）。最后患者采用了保守治疗。

误判分析与防范策略

髂动脉破裂的可能性被低估了。当由于股动脉穿刺引起的动脉损伤在腹股沟韧带以下水平的，可以通过压迫动脉壁达到止血的目的，因为血管下方有股骨和肌肉的反作用力。但当动脉壁破口在腹股沟韧带以上水平的时候，这种方式就难以奏效了。血液从髂动脉内喷射至腹膜外的纤维脂肪组织，并且很容易的沿着肌筋膜水平进入腹膜后，同时向下进入大腿处的软组织内。血肿的体积可以达到数升。大约 50% 的病例需要外科手术治疗，也有个别病例报道出现致死性后果。

造影可能出现严重并发症的几率见表 7.2。使用大口径的血管鞘和导管、高位穿刺、系统抗凝、血小板减少症或是凝血障碍、外周动脉闭塞性疾病都可以增加并发症的发生率。穿刺侧的腹部肌肉肿胀或是肌紧张（100%），腹部、后背或是腹股沟疼痛（23% ~ 64%），心动过缓（31%），血压或是红细胞压积下降(92%),这些都是腹膜后血肿的临床征象。

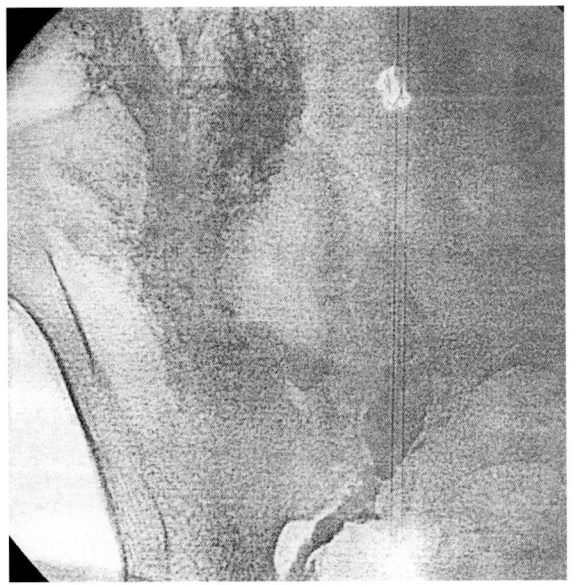

图7.47 冠脉造影的DSA图像。图像显示对比剂从右侧髂动脉流出并弥散至腹膜后的纤维脂肪组织内

表7.2 61 859例冠脉造影及治疗的患者中,经股动脉穿刺并发症的发生率Meta分析

并发症	发生率	
	平均值	值域
假性动脉瘤	0.2	0.1~0.6
腹膜后血肿	0.5	0.1~0.7
动静脉瘘	0.1	0.1
动脉夹层	0.1	0.1
局部血管闭塞	0.5	0.1~0.8
外周血栓形成	0.2	0.1~0.6
感染	0.2	0.1~0.3

参考文献及建议阅读

Farouque HM, Tremmel JA, Raissi Shabari F, et al. Risk factors for the development of retroperitoneal hematoma after percutaneous coronary intervention in the era of glycoprotein IIb/IIIa inhibitors and vascular closure devices. J Am Coll Cardiol 2005; 45:363 – 368

Fransson SG, Nylander E. Vascular injury following cardiac-catheterization, coronary angiography, and coronary angioplasty. Eur Heart J 1994; 15:232 – 235

Fruhwirth J, Pascher O, Hauser H, Amman W. [Local vascular complications after iatrogenic femoral artery puncture.] Wien Klin Wochenschr 1996; 108:196 – 200

Heintzen MP, Schumacher T, Rath J, et al. Incidence and therapy of peripheral arterial vascular complications after heart catheter examinations. Z Kardiol 1997; 86:264 – 272

Hirano Y, Ikuta S, Uehara H, et al. Diagnosis of vascular complications at the puncture site after cardiac catheterization. J Cardiol 2004; 43:259 – 265

Kaufmann J, Moglia R, Lacy C, Dinerstein C, Moreyra A. Peripheral vascular complications from percutaneous transluminal coronary angioplasty: a comparison with transfemoral cardiac catheterization. Am J Med Sci 1989; 297:22 – 25

Kent KVC, Moscucci M, Mansour KA, et al. Retroperitoneal hematoma after cardiac catheterization: prevalence, risk factors, and optimal management. J Vasc Surg 1994; 20: 905 – 910

Ricci MA, Trevisani GT, Pilcher DB. Vascular complications of cardiac catheterization. Am J Surg 1994; 167: 375 – 378

Sreeram S, Lumsden AB, Miller JS, Salam AA, Dodson TF, Smith RB. Retroperitoneal hematoma following femoral arterial catheterization: a serious and often fatal complication. Am Surg 1993;59:94 – 98

经颈静脉肝内门体分流术的并发症？

病史与临床检查结果

一位 68 岁的女性患者，患有慢性丙肝、肝硬化二期，她也是肝移植候选者。患者血清 GOT：70 U/L（正常值 <35 U/L）；GPT：41 U/L（正常值 <35 U/L）；γ-GT 58 U/L（正常值 <40 U/L）；血清总胆红素 2.1 mg/dL（正常值 <1.1 mg/dL）；血小板计数 $90×10^9$/L［正常范围（150~400）×10^9/L］；快速凝血酶原时间 67 s。患者行经颈静脉肝内门体分流术（TIPS）（图 7.48）。它是通过介入的方法在肝右或肝中静脉与门静脉左支或右支之间植入支架形成交通，这样门静脉内的血液通过压力差大部分被分流进入肝静脉并由此进入下腔静脉。经过 TIPS 术可通过改变内脏床的异常血流动力学从而达到降低门静脉压的目的，可以减少和预防腹水的形成。

在介入术中导管经右侧颈静脉送至肝中静脉内（图 7.49），同时在超声引导下穿刺门静脉右支，将导管置入门静脉内，并测量门静脉系统压力梯度为 21 mmHg，表明患者适合行 TIPS 手术治疗。肝中静脉与门静脉间的肝实质被扩张，通过切割球囊（一种球囊上带有微型外科刀片可以纵行切割静脉管壁的特殊导管）扩张弹性较差的门静脉管壁，然后植入球囊扩张支架，与门静脉相连的肝静脉管腔狭窄处同样可以通过重叠置入球囊扩张支架得以处理。支架植入后通过造影显示 TIPS 支架远端部分的血栓，整个 TIPS 术直径被扩张至 10 mm。完整的血管造影可以显示对比剂快速通过 TIPS 支架并使肝内门静脉分支显影。此时门静脉系统压力梯度大约是 10 mmHg。在支架植入处沿门静脉长轴发生原因不明的持续性狭窄，介入术后患者转至消化病房。

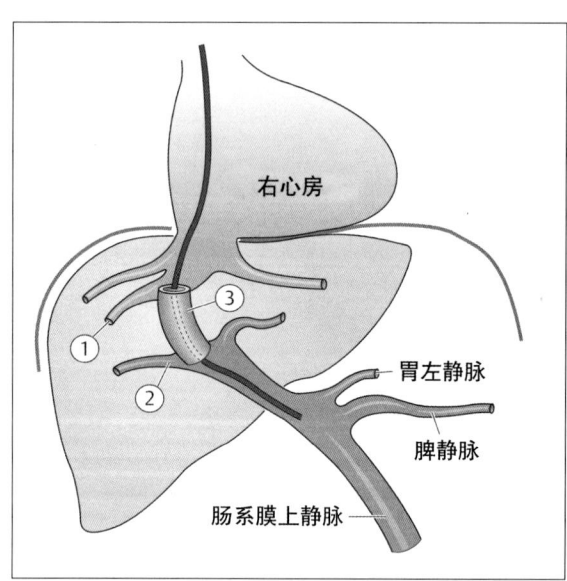

图 7.48 TIPS 操作过程的示意图。经皮穿刺颈内静脉，在透视引导下将导管经过腔静脉及右心房送至肝右或肝中静脉内（1），在超声引导下将穿刺针穿过肝静脉壁进入门静脉肝内段分支内（2），在肝静脉和门静脉之间的肝实质使用球囊导管（8~10 mm）扩张并植入相应规格的支架（3）。治疗前测得门静脉和腔静脉之间的压力梯度差为 20~40 mmHg，治疗的理想目标是在植入支架后将该压力差缩小至大约 10 mmHg。这个压力差可以确保肝脏不会完全从门静脉循环中脱离，但是有肝性脑病的风险

7 血管系统

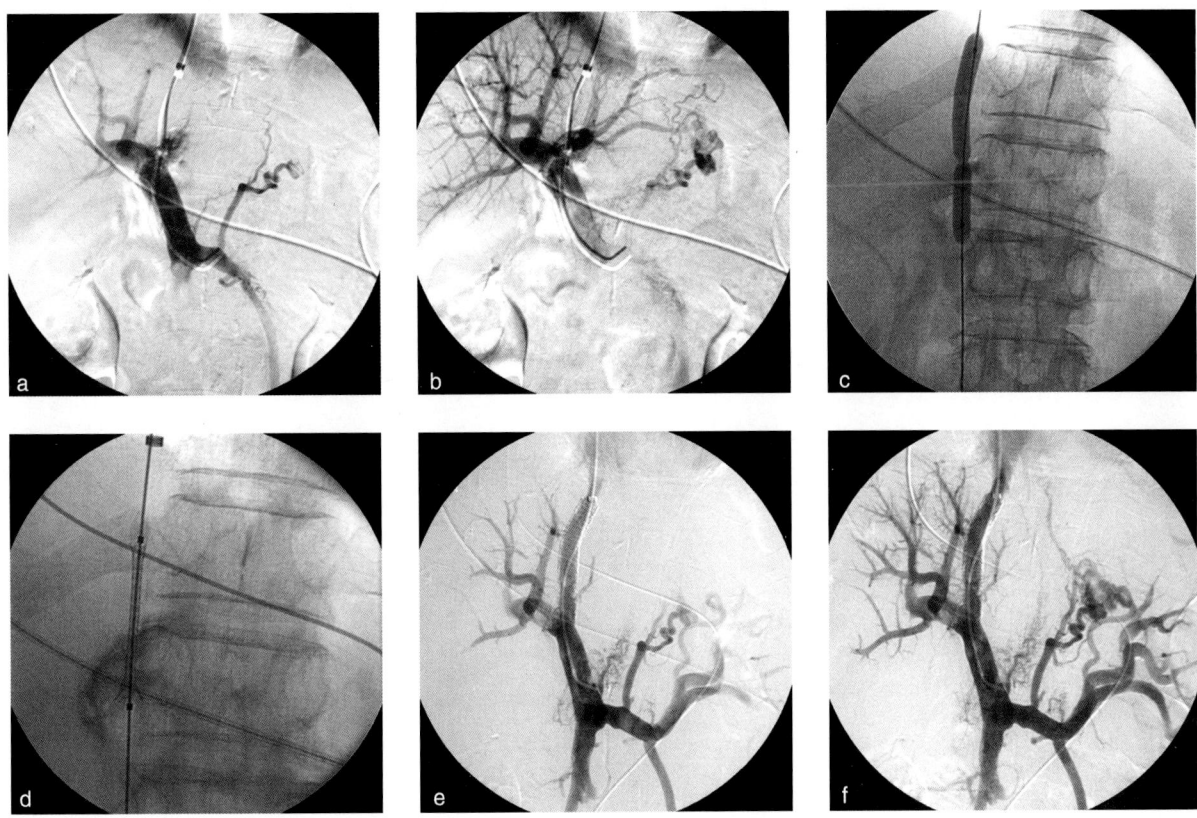

图 7.49 TIPS 手术演示图。a. 穿刺门脉,造影早期;b. 穿刺门脉,造影后期;c. 球囊扩张和门静脉相连的肝实质通道;d. 在肝实质通道内释放支架;e. 造影早期显示对比剂大部分通过支架进入腔静脉,部分进入肝内门脉分支;f. 造影后期

病例追踪与总结

介入术几小时后患者没有任何征兆突然死亡,甚至没来得及抢救。尸检时腹水抽吸证实有腹膜后血肿的存在,从而反映了肝被膜破裂导致的出血是患者的死亡原因。可能是在穿刺肝内门脉分支时,穿刺针进针过远刺穿组织表面导致肝脏损伤造成的,这种风险在肝硬化导致肝脏体积缩小的患者中发生率更高。

误判分析与防范策略

目前 TIPS 治疗过程中的死亡率大约为 1%。许多死亡原因是在穿刺门脉分支时穿到肝实质之外从而导致腹腔内出血(图 7.50)。因此我们建议穿刺门静脉右支时至少要离分叉部 1～2 cm,因为只有门静脉的外周分支才走行在肝内并被肝实质所包围,特别是在肝硬化的患者中,由于肝右叶的萎缩导致门脉肝外分支走行增加,门脉分叉部往往在肝实质之外。在这例患者中,穿刺点就是位于

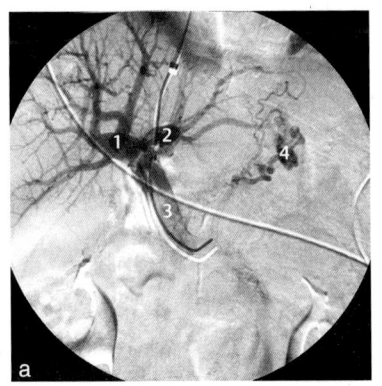
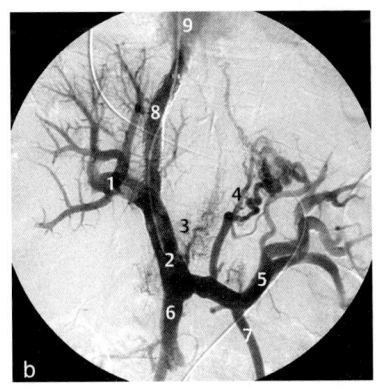

图 7.50 对图 7.49b、f 的详细说明。a. 图7.49b,1. 门脉右支的肝内分支;2. 门脉左支的肝内分支;3. 门静脉肝外段;4. 曲张的胃冠状静脉;b. 图 7.49f,1. 门脉右支的肝内分支;2. 门静脉肝外段;3. 曲张的胃左静脉;4. 曲张的胃冠状静脉;5. 脾静脉;6. 肠系膜上静脉;7. 肠系膜下静脉;8. TIPS 支架;9. 右心房

门脉主干即将分出门脉左支和右支的区域内。这就说明穿刺损伤了肝外段的门静脉,同时也造成了肝脏表面的损伤。由于腹腔内缓慢的出血使得患者症状不明显,所以正确的措施是术后将患者送至 ICU 密切观察。

肝硬化腹水

肝硬化患者出现腹水是因为肝功能失代偿导致的,也是预后不良的征象。难治性腹水的患者平均生存时间不超过 5 年。

病理生理学　肝硬化患者出现腹水的病理生理学包括以下几个因素。当肝功能减退时,血清白蛋白减少导致血浆胶体渗透压下降,同时伴随内脏血管床的扩张。当内脏血管床循环阻力下降时,而其他系统(肾脏、肌肉、脑)的血管阻力仍然正常甚至上升,导致局部高灌注。在微循环中血流增加使流体静力压升高,从而导致淋巴液生成增加。当淋巴液的生成超过淋巴组织的容量时,液体就会进入腹腔内形成腹水。同时内脏血管的高灌注还会导致肾脏血流量的减少,随着肾素—血管紧张素系统的激活,肾脏留住了更多的钠和水,导致肝脏、小肠和结肠循环状态的进一步恶化。

治疗　假如保守治疗(如低钠饮食、利尿药物治疗)不能有效控制腹水("难治性腹水"),数项随机性前瞻性研究表明 TIPS 在腹水的控制上要优于穿刺引流。4 项研究表明肝移植前接受 TIPS 治疗的患者 2 年生存期为 49%,而穿刺引流的仅为 35%。然而 TIPS 并不能影响平均生存时间。因为 TIPS 使血液直接流经肝脏,因此患者很可能会经历肝功能的恶化和慢性肝性脑病,所以对患者总体生存率没有很大的改观。

腹腔内血肿的发生原因是复杂的。它包括由于肝功异常导致的凝血障碍、TIPS 术后门脉系统内的残余压力以及肝硬化造成内脏血流容积增加等诸多因素造成的缓慢而连续的出血。

参考文献及建议阅读

Arroyo V. Pathophysiology, diagnosis and treatment of ascites in cirrhosis. Ann Hepatol 2002; 1:72–79

Boyer TD. Transjugular intrahepatic portosystemic shunt: current status. Gastroenterology 2003; 124:1 700–1 710

Boyer TD. Transjugular intrahepatic portosystemic shunt in the management of complications of portal hypertension. Curr Gastroenterol Rep 2008; 10:30–35

Brountzos EN, Alexopoulou E, Koskinas I, Thanos L, Papathanasiou MA, Kelekis DA. Intraperitoneal portal vein bleeding during transjugular intrahepatic portosystemic shunt. AJR 2000;174:132–134

Gore RM. Ascites and peritoneal fluid collections. In: Gore RM, Levine MS, Laufer I, eds. Gastrointestinal Radiology. Philadelphia: WB Saunders; 1994:2 352–2 366

Hassoun Z, Pomier-Layrargues G. The transjugular intrahepatic portosystemic shunt in the treatment of portal hypertension. Eur J Gastroenterol Hepatol 2004; 16:9–18

Owen RJT, Rose JDG. Endovascular treatment of a portal vein tear during TIPS. Cardiovasc Intervent Radiol 2000; 23:230–232

Rossle M, Haag K, Ochs A, et al. The transjugular intrahepatic portosystemic stent-shunt procedure for variceal bleeding. N Engl J Med 1994;330:165–171

Tripathi D, Helmy A, Macbeth K, et al. Ten year's follow-up of 472 patients following transjugular intrahepatic portosystemic stent-shunt insertion at a single centre. Eur J Gastroenterol Hepatol 2004;16:9–18

结肠癌肝转移：经动脉化疗栓塞的并发症？

病史与临床检查结果

一位38岁的女性患者，由于乙状结肠癌接受了左半结肠切除术。3个月后，CT检查发现肝内多发转移。由于病灶分布太广所以失去手术机会（表7.3）。

应用经肝动脉化疗栓塞（TACE）作为姑息治疗，将化疗药物和可降解的淀粉微球（Sperex）或是乙碘油混合起来形成混悬液作为化疗栓塞剂。直径约为40 μm的淀粉微球可以暂时性闭塞肝动脉分支中的毛细血管前小动脉，丝裂霉素可以在低氧状态下发挥杀灭结肠转移瘤的作用，还具有高肝脏清除率和短血浆半衰期。化疗栓塞剂在透视监视下注入肝动脉内（图7.51）。

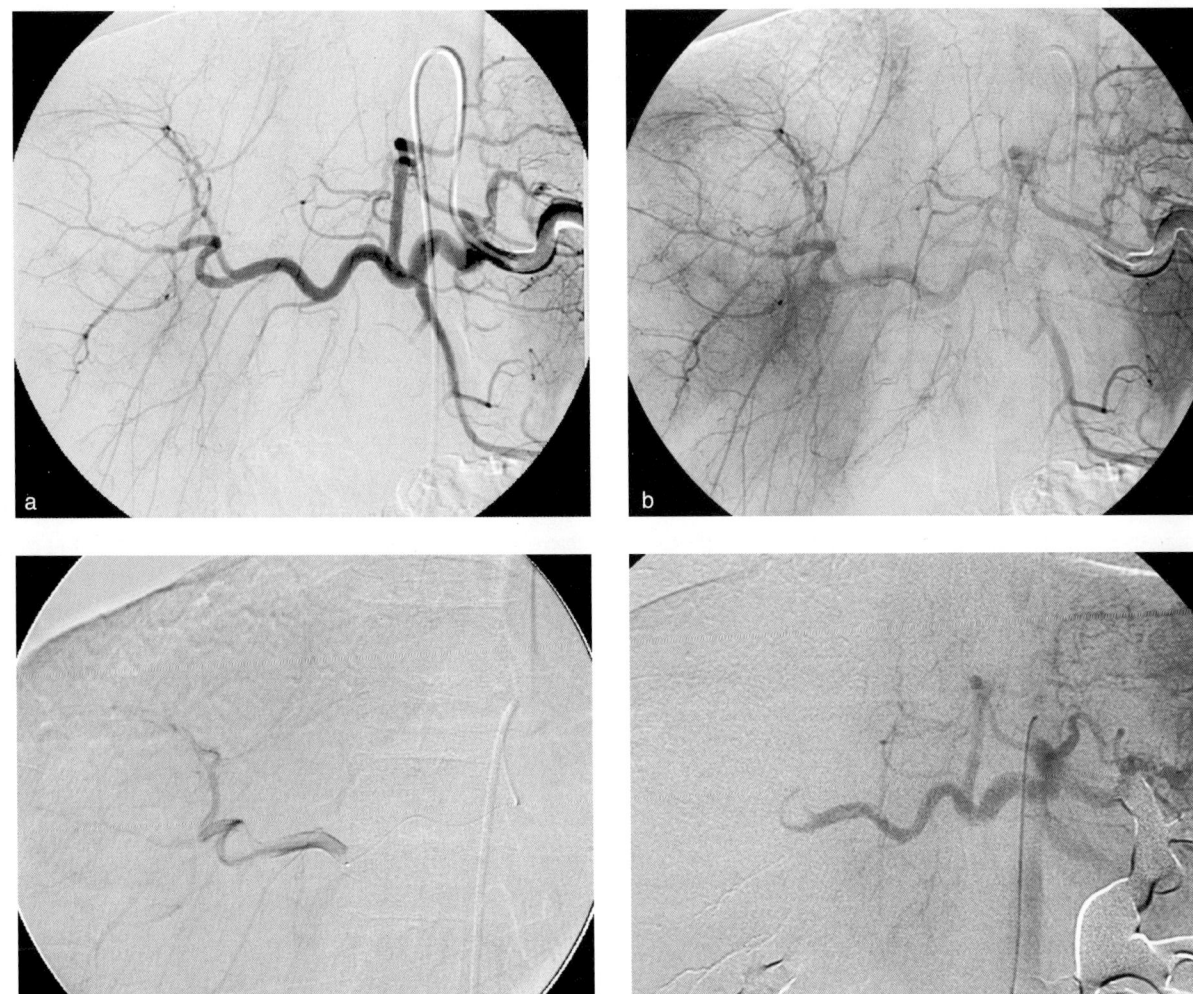

图7.51 经肝动脉化疗栓塞术（TACE）。肝右叶可见一对比剂浓染灶（a,b）。化疗栓塞剂通过超选择性插管注入肝右动脉内（c）。栓塞后造影示肝动脉闭塞

表 7.3　肝转移瘤行 TACE 术的选择标准

结直肠原发肿瘤切除术后
无肝外转移
肿瘤体积 < 75% 的肝脏体积
Karnofsky 指数 > 50%
无法外科切除的肿瘤
门静脉向肝血流
血清胆红素 < 2.5 mg/dL
胆碱酯酶 > 1 KU/L
凝血酶原百分率 > 50%
血清肌酐 < 2.5 mg/dL
血小板 > 100 000/μL
白细胞 > 2 000/L
血红蛋白 > 10 g/dL

第一次化疗栓塞术实施的很顺利，第二次是在 5 周后（图 7.52），术后不久患者自述后背疼痛。进一步的住院留观期间疼痛改善，患者 2 天后出院。但在出院当天晚上，患者因上腹部束带状疼痛重新入院，心电图未见异常，实验室检查示白细胞计数为 16.2×10^9/L，C 反应蛋白为 187 mg/L，胰淀粉酶在正常范围内。

病例追踪与总结

第二次入院后行 CT 检查，见胆囊壁增厚，轮廓不规则，不均匀强化，胆囊周边少量积液（图 7.53），怀疑缺血坏死性胆囊炎。当晚行胆囊切除术，组织学检查示化脓性胆囊炎。

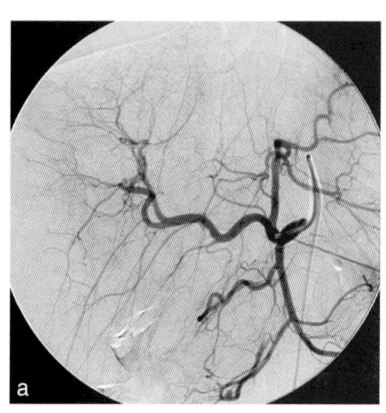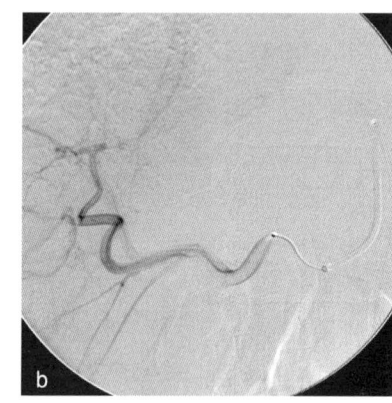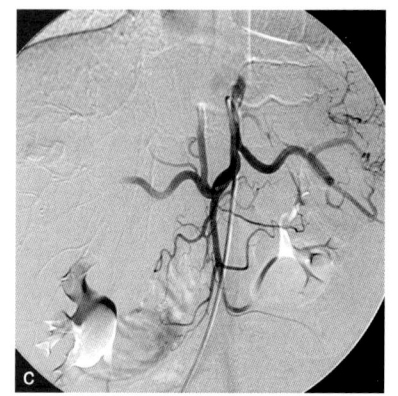

图 7.52　首次 TACE 治疗 5 周后行第二次介入治疗，见肝右动脉分支较第一次造影时变细（a）。超选肝右动脉行化学性栓塞（b）。第二次治疗中行常规、顺行血管栓塞（c）。a. 选择性肝动脉造影；b. 超选择性肝右动脉造影；c. 栓塞后血管造影

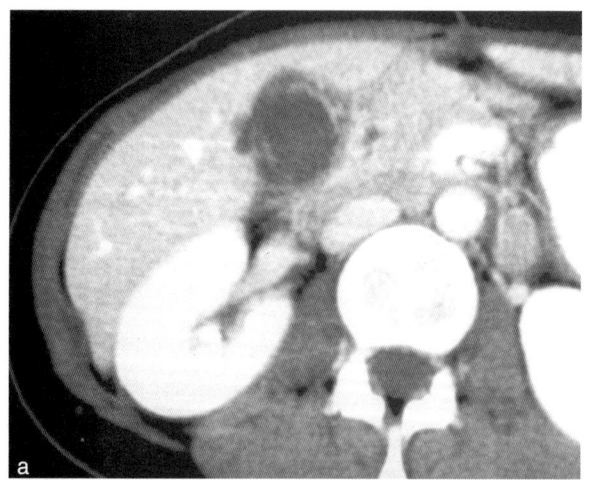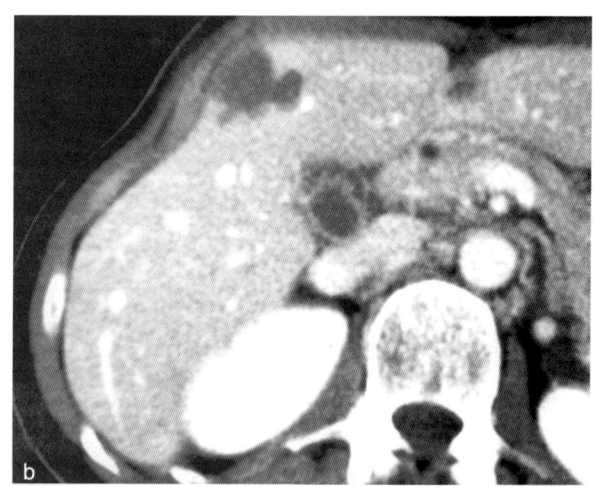

图 7.53　第二次介入术后第 3 天腹部 CT 检查示胆囊炎，胆囊壁不连续的异常强化伴胆囊窝液体影。肝实质内边缘光滑的低密度灶和第一次 CT 检查相比体积缩小

误判分析与防范策略

缺血性胆囊炎是由化学性栓塞材料注入位置不当造成的,下列情况下可能发生:

- 栓塞时,导管头端靠近胆囊动脉起始部,这样栓塞剂和化疗药物进入靶血管的同时也进入了胆囊动脉分支,导致血管栓塞。对照先后2次栓塞时微导管先端的位置,可见第一次时微导管插入较第二次离胆囊动脉近几厘米(图7.54,7.55),这可能导致了本例胆囊炎的发生。
- 另一种情况是,导管远端越过了胆囊动脉的开口,但是灌注压力过大或远端血管已栓塞导致栓塞剂反流进入胆囊动脉。

据报道,缺血性胆囊炎发生率约为2%,其发生与肝部病灶特点、栓塞材料和化疗药物均有关系。

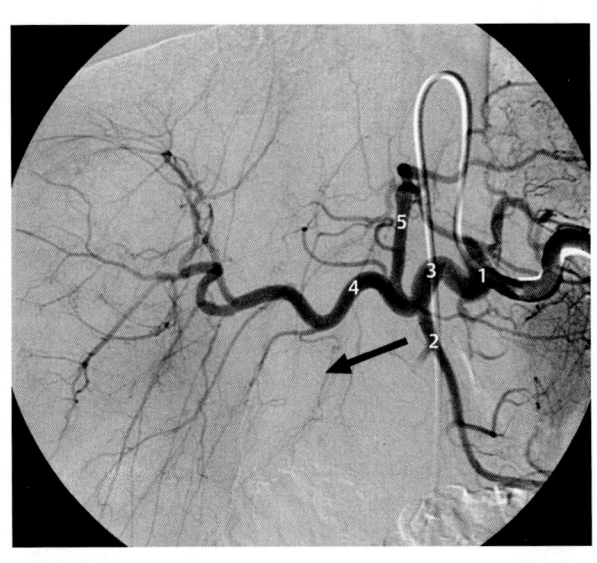

图7.54 第二次TACE的血管解剖。1:腹腔动脉;2:胃十二指肠动脉;3:肝总动脉;4:肝右动脉;5:肝左动脉;箭头:胆囊动脉

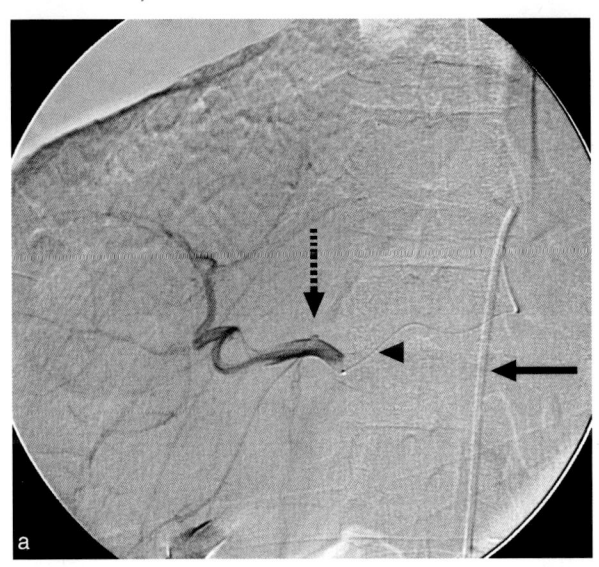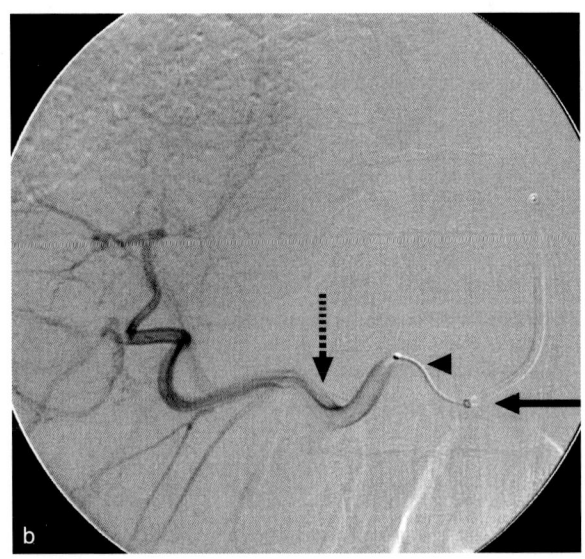

图7.55 前后2次TACE,微导管位置。实箭头:导引导管;短箭头:微导管;虚箭头:肝右动脉。a. 第一次TACE导管位置;b. 第二次TACE导管位置

经动脉化疗栓塞（TACE）

TACE是一种适用于原发性及继发性肝脏肿瘤的特殊的经动脉血管栓塞治疗方法。其优点是适用于多发肿瘤（大于5个）和体积较大（大于5 cm）的肿瘤。适用病例应符合表7.3所列标准。

原理 肝脏有肝动脉和门静脉双重血供，但肝脏恶性肿瘤主要由肝动脉分支供血。以化疗药物栓塞肿瘤营养血管后，一方面阻断了肿瘤的供氧，同时延长了肿瘤组织与化疗药物的接触时间，局部化疗药物浓度明显高于全身化疗时，同时副反应明显小于全身化疗。

栓塞材料和技术 TACE的栓塞材料和栓塞方法有多种，最常用的材料有淀粉颗粒（可暂时性阻塞血管，大约30 min后在血清酶的作用下分解）和聚乙烯醇颗粒。乙碘油常用作对比剂。常用方法是将化疗药物与聚乙烯醇或乙碘油的混悬液在透视引导下，通过微导管注入靶血管。

并发症 如果按照表7.3条件选择患者，最常见并发症就是栓塞后综合征。如由肿瘤广泛坏死所致的发热、疼痛、呕吐等症状。

参考文献及建议阅读

Kim HK, Chung YH, Song BC, et al. Ischemic bile duct injury as a serious complication after transarterial chemoembolization in patients with hepatic carcinoma. J Clin Gastroenterol 2001;32:423–427

Tarazov PG, Polysalov VN, Prozorovskij KV, Grishchenkova IV, Rozengauz EV. Ischemic complications of transcatheter arterial chemoembolization in liver malignancies. Acta Radiol 2000;41:156–160

肝破裂，肝内/肝外血肿/肝动脉造影

病史与临床检查结果

某星期五晚 21:00，一位 45 岁的女性患者由急诊科转入。患者从马上坠落，伤势严重。腹部视诊及触诊无异常。动脉血压和血红蛋白水平正常。行头部、胸部及腹部 CT 检查发现蛛网膜下腔出血，寰椎骨折，左锁骨骨折，左侧多发肋骨骨折，左肺挫伤。CT 报告中发现上腹部直径 6~8 cm 的血肿（图 7.56），CT 图像中不能确定出血来源，考虑来自门静脉左支或左肝静脉或肝动脉分支弥漫性出血。

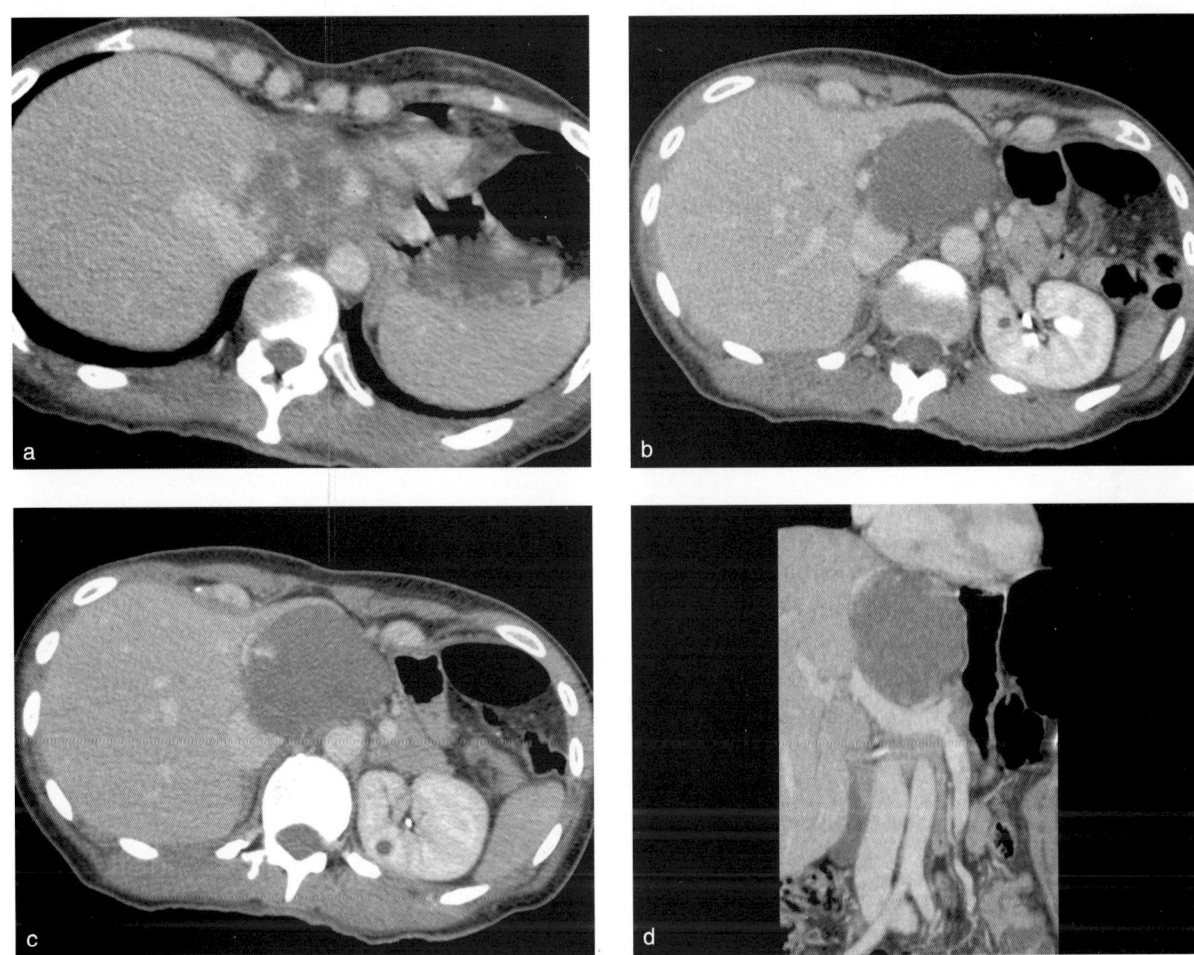

图 7.56 强化腹部 CT 显示肝左叶一境界清晰的肿块（最大径 6 cm×8 cm×6 cm）。注射对比剂后肿块周边强化

第 2 天行动脉 DSA 检查，选择性肝总动脉造影见肝左动脉末端对比剂外溢，位置与 CT 所示病变区吻合，考虑肝左动脉活动性出血（图 7.57）。以组织胶与乙碘油混合液选择性栓塞肝左动脉（图 7.58）。手术成功，无并发症。造影显示肝右叶动脉血管形态、分布正常，肝左叶动脉分支稀少。

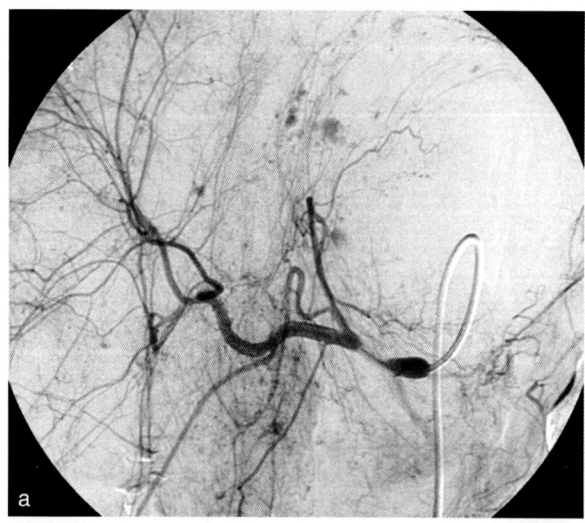
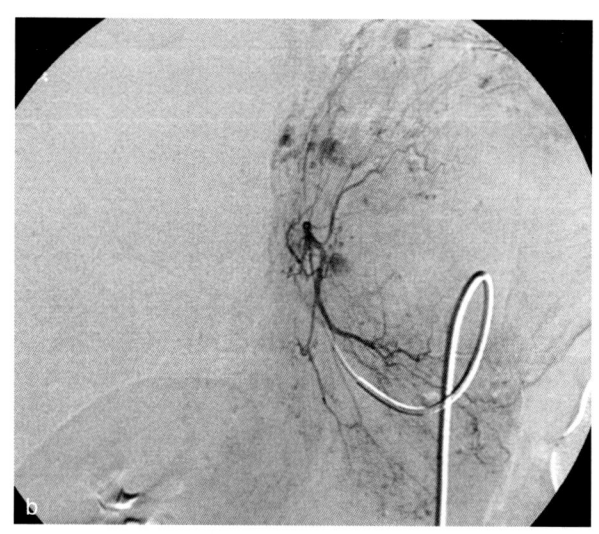

图7.57 动脉DSA检查。肝左叶见肿块占位征象（线团征），并有片状深染区域。a. 选择性肝动脉造影；b. 超选择性肝左动脉造影；c. 间接门静脉造影，经脾动脉注入对比剂后脾静脉和门静脉显影

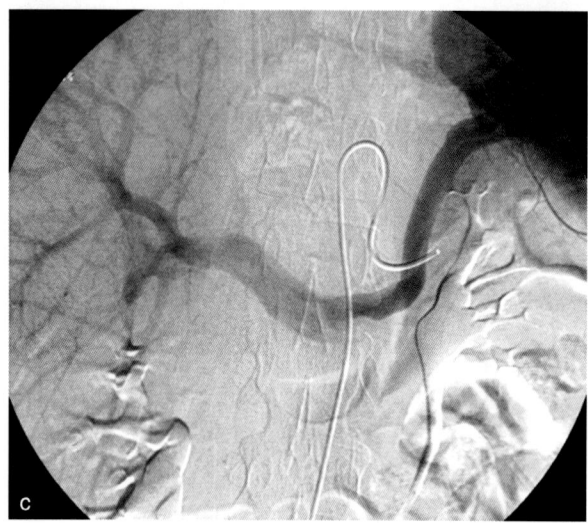

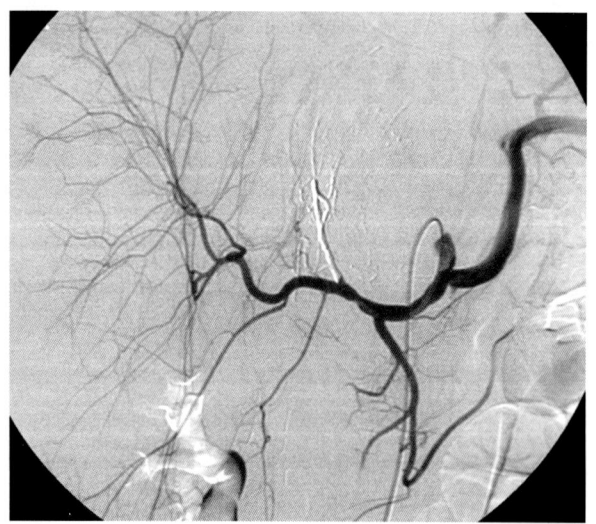

图7.58 超选择性肝左动脉栓塞后造影证实肝左动脉闭塞

病例追踪与总结

该患者因蛛网膜下腔出血和寰椎骨折住院数周。即使在介入治疗后，腹部体检仍为正常。在术后讨论时，发现此病例 CT 图像为典型的海绵状血管瘤表现，血管造影图像中的线团征也更符合海绵状血管瘤。无症状的海绵状血管瘤并不需要治疗，只需定期超声检查，当血管瘤有破裂风险（直径 >4～7 cm，并不断膨胀）或有难以处理的压迫症状时才需要手术切除。

有少量报道以介入方法行海绵状血管瘤栓塞治疗，其适应证与手术相同。发表的数据表明此方法并发症少但复发率高。

这个病例也证明，即便是严重的外伤也未必导致肝血管瘤破裂出血，对于没有症状的患者并不急需预防性手术或栓塞治疗。

误判分析与防范策略

此病例的海绵状血管瘤被漏诊基于下列原因：

- 此病例为急症患者，行螺旋 CT 强化扫描的目的是发现可能存在的危及生命的严重创伤，注入对比剂后在晚期灌注阶段行自颅顶至盆腔的大范围扫描。而常规肝脏 CT 检查要做的早期灌注阶段以及延迟扫描被忽略了。行超选择性血管造影检查时，未能正确鉴别血管瘤与血肿，是因为肝脏血肿的血管造影征象并不被广泛认识。
- 肝血管瘤的 CT 值为 33～39 HU，与液体及血块的 CT 值一致。其周边高密度区域为对比剂进入血管瘤外围血窦所致。
- CT 阅片时，门静脉左支附近的密度改变被认为是破裂点，但此处并没有明显的对比剂外溢征象。
- 患者没有肝破裂的临床症状，肝破裂可导致腹腔积血，而这已被 CT 检查排除。

参考文献及建议阅读

Althaus S, Ashdown B, Coldwell D, Helton WS, Freeney P. Transcatheter arterial embolization of two symptomatic giant cavernous hemangiomas of the liver. Cardiovasc Intervent Radiol 1996;19:364 - 367

Di Carlo I, Sofia M, Toro A. Does the psychological request of the patient justify surgery for hepatic hemangioma? Hepatogastroenterology 2005;52:657 - 661

Giavroglu C, Economaou H, Ioannidis I. Arterial embolization of giant hepatic hemangiomas. Cardiovasc Intervent Radiol 2003;26:92 - 96

Herman P, Costa ML, Machado MA, et al. Management of hepatic hemangiomas: a 14-year experience. J Garstrointest Surg 2005;9:853 - 859

Hosokawa A, Maeda T, Tateishi U, et al. Hepatic hemangioma presenting atypical radiologic findings: a case report. Radiat Med 2005;23:371 - 375

Masui T, Katayama M, Nakagarawa M, et al. Exophytic giant cavernous hemangioma of the liver with growing tendency. Radiat Med 2005;23:121 - 124

Moreno EA, Del Pozo RM, Vicente CM, Abellan AJ. Indications for surgery in the treatment of hepatic hemangiomas. Hepatogastroenterology 1996;43:422 - 426

Srivastava DN, Gandhi D, Seith A, et al. Transcatheter arterial embolization in the treatment of symptomatic cavernous hemangiomas of the liver: a prospective study. Abdom Imaging 2001;26:510 - 514

Yoon SS, Charny CK, Fong Y, et al. Diagnosis, management, and outcome of 115 patients with hepatic hemangioma. J Am Coll Surg 2003;197:392 - 402

肝细胞肝癌：经动脉化疗栓塞的并发症

病史与临床检查结果

一位 61 岁的女性患者，慢性丙型肝炎并肝硬化病史 20 年。肝左、右叶多发病灶，经皮芯针穿刺组织学检查诊断为肝细胞肝癌（图 7.59）。CT 显示肝门部淋巴结直径大于 1 cm，当时诊断为反应性淋巴腺炎。因肿瘤累及肝左、右叶，无法手术切除，遂采用化疗栓塞治疗。为保护正常肝组织，前 2 次治疗以阿霉素—碘化油混悬液选择性栓塞肿瘤的主要供血血管：肝左动脉（图 7.60，7.61）。2 次治疗后，肝左叶肿瘤控制良好。第 3 次治疗前行 CT 检查发现肝内病灶数量增多，体积变大；肝门部及腹膜后肿大淋巴结数量增多、体积增大；肝周出现腹水（图 7.62）。实验室检查异常：GOT 173 U/L（正常 <35 U/L），GPT 135 U/L（正常 <35 U/L），γ-GT 142 U/L（正常 <40 U/L），胆碱酯酶 1.3 KU/L（正常范围 5.3～12.9），总胆红素 1.7 mg/dL（正常 <1.1 mg/dL），凝血酶原百分率 66%（正常范围 70%～120%），血小板 60×10^9/L［正常范围 $(150～400) \times 10^9$/L］。第 2 天进行化疗栓塞术，术中以 50 mg 阿霉素与碘化油混合后，常规栓塞肝左及肝右动脉（图 7.63）。术中无并发症，第 2 天患者出院。

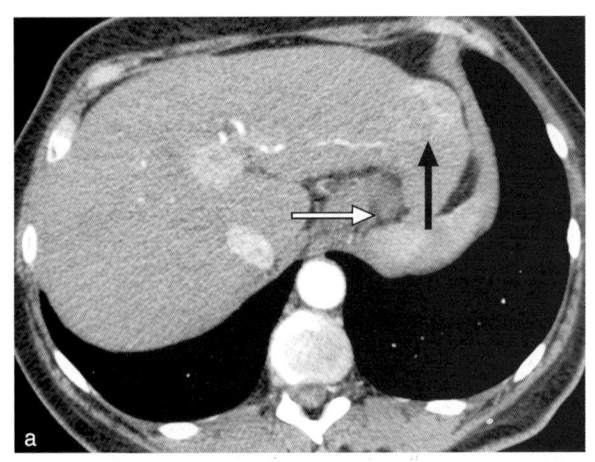
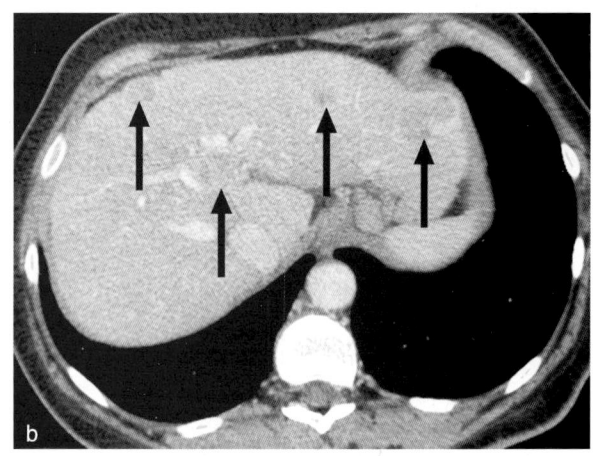
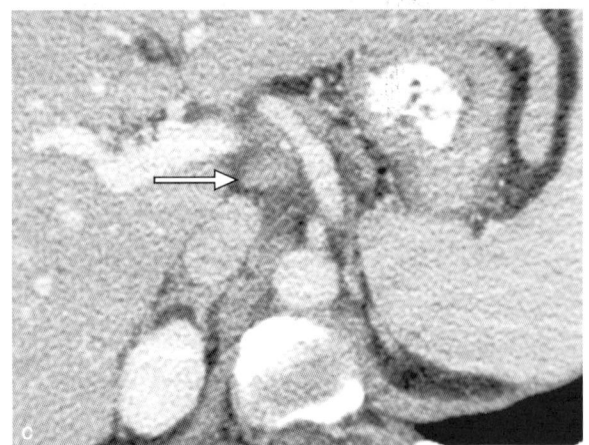

图 7.59 多发性肝细胞肝癌。第 1 次化疗栓塞前 CT 扫描显示腹腔淋巴结增大（白箭头）。a. 静脉注入对比剂后，动脉早期见肿瘤局部高灌注（黑箭头）；b. 肿瘤结节不均质强化：周边高密度，中心低密度（黑箭头）；c. 肝门部淋巴结增大

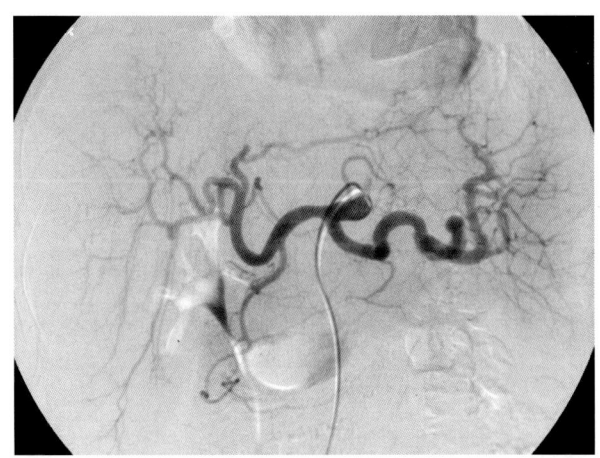

图7.60　第1次TACE治疗前腹腔动脉造影

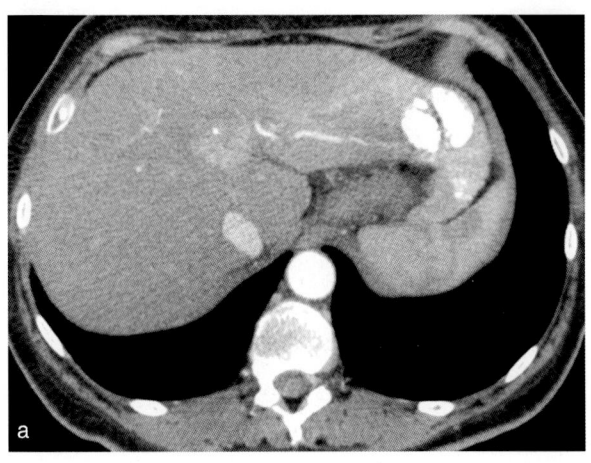
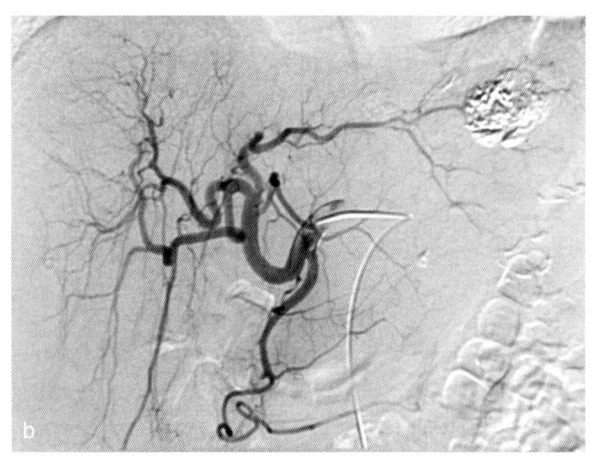

图7.61　第2次TACE治疗。a.治疗前CT检查显示肝左叶肿瘤病灶内碘化油沉积,肝右叶病灶无变化;b.栓塞前血管造影示肝左叶肿瘤碘油沉积良好

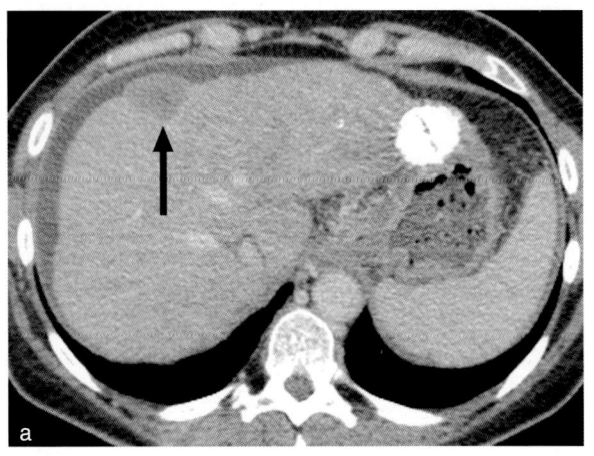
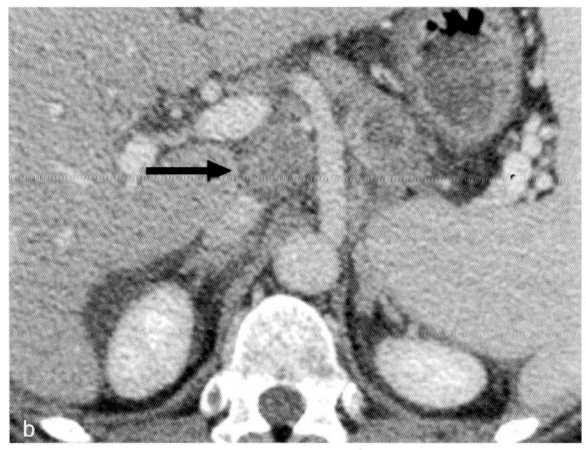

图7.62　第3次TACE治疗的术前CT显示肝右叶肿瘤体积增大(图a箭头),肝左、右叶内有第2次TACE治疗后的碘油存留。肝门部及腹腔淋巴结显著增大(图b,c)。并见腹水

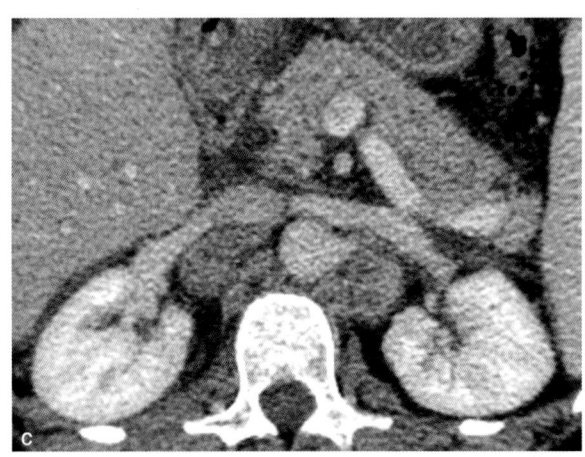

图 7.62（续） 第 3 次 TACE 治疗的术前 CT 显示肝右叶肿瘤体积增大（图 a 箭头），肝左、右叶内有第 2 次 TACE 治疗后的碘油存留。肝门部及腹腔淋巴结显著增大（图 b，c）。并见腹水

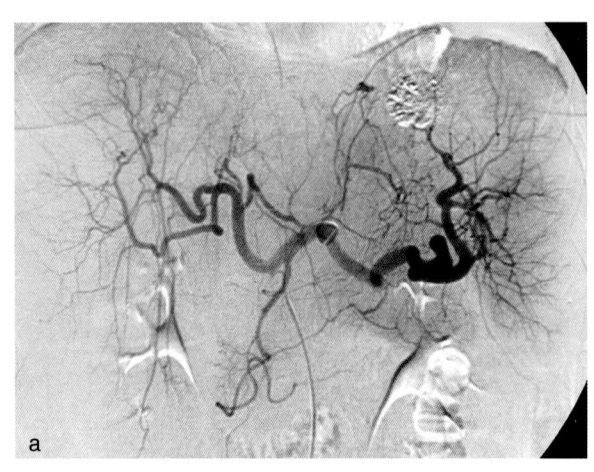
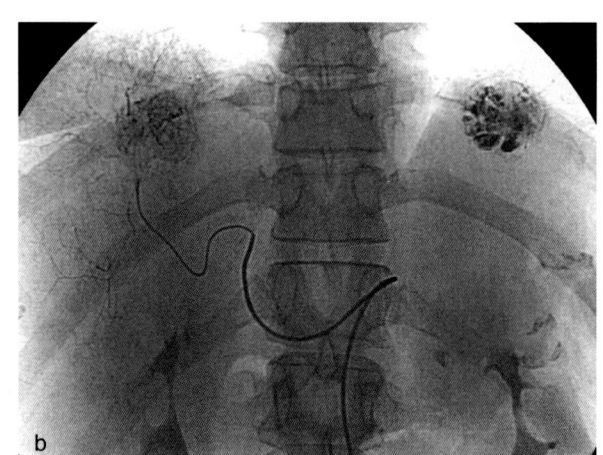

图 7.63 第 3 次 TACE 治疗。a. 栓塞前行选择性肝总动脉造影；b. 栓塞后行选择性肝右动脉造影

病例追踪与总结

第 3 次 TACE 术后第 6 天，患者因肝肾功能恶化、腹水复发入院。入院后肝功能持续恶化，腹水不断增加，并出现外周性水肿。TACE 术后第 17 天，患者出现嗜睡、血压下降，被转入 ICU。血红蛋白降至 5.8 mg/dL，发生食管静脉曲张出血，在胃镜下行结扎治疗。但随后出现了肝肾综合征，在术后第 19 天，患者因肝衰竭引发多器官衰竭死亡。

误判分析与防范策略

前 2 次化疗栓塞前 CT 检查发现肝门部淋巴结肿大，误认为反应性淋巴腺炎。这些组织分辨性较差的病灶，根据病史应诊断为感染后改变（如丙型肝炎）或肿瘤转移（如肝癌）。

最后一次肝动脉化疗栓塞发生并发症，原因如下：

- 肝外淋巴结转移是 TACE 治疗的相对禁忌证，在栓塞治疗过程中肝门区淋巴结持续增大。
- 部分肝内病灶对前 2 次化学性栓塞治疗不敏感，治疗后无碘化油沉积。这意味着重复同样的治疗并无确切的根据。
- 最后一次治疗前出现的肝功能异常和腹水说明肝硬化、肝癌以及化学性栓塞已造成严重的肝实质损伤。胆碱酯酶、总胆红素、快速 PT 数值异常尚在可接受范围内，但血小板数量 $60 \times 10^9/L$ 却是 TACE 的绝对禁忌证。

血管内异物

病史与临床检查结果

一位75岁的女性尿路结石症患者,4周前因右侧尿路梗阻伴早期尿脓毒症行尿路支架植入术。此次住院检查,发现其双侧肾盂肾盏内的结石经体外冲击波碎石已破碎,可经尿路排出。常规胸片发现纵隔及上腹部一条S形线状的金属异物影(图7.64)。

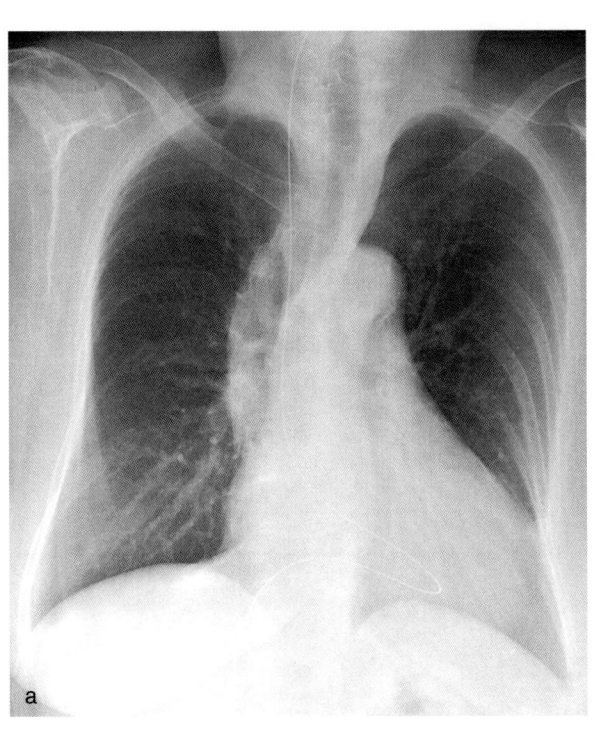
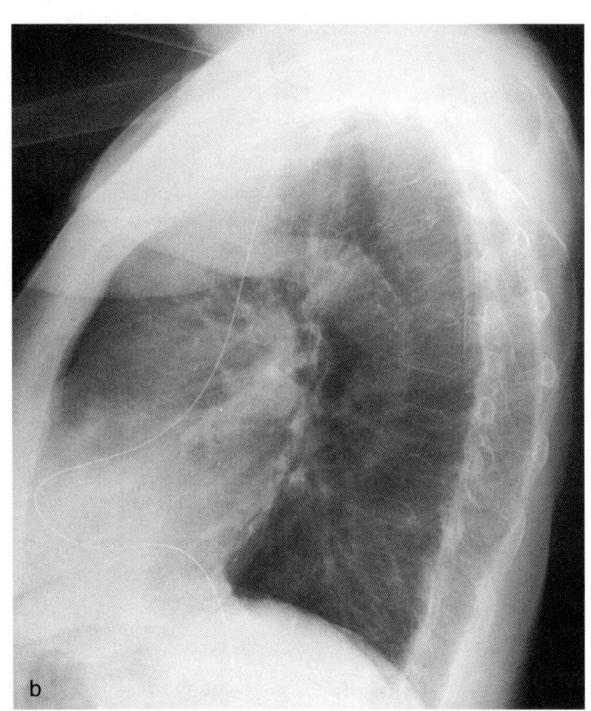

图7.64 胸部X线片示脊柱侧弯并见不明金属密度异物位于纵隔及上腹部

病例追踪与总结

4周后,患者因心肌梗死再次行胸部X线摄片检查,这一次检查报告明确指出,该异物为一段导丝,从右颈部向下经上腔静脉、右心房延伸至下腔静脉。据推测,这条导丝可能是放置中心静脉导管时"丢失"的。又过了3周,患者心肌梗死病情缓解,行介入法血管内异物取出术。图7.65所示为术中定位用颈部和腹部X线平片。术中经右股静脉顺利取出一条长1.5 m的导丝(图7.65)。

误判分析与防范策略

第一次胸片报告中,异物被忽略了。由于诊断报告中的模糊措辞,患者带着异物出院了。我们的教训是,无论何时发现X线平片中有异物存在,均应与相关医生联系以获取更多信息,并告知主治医生。只有这样才能做出确切的诊断,评估患者风险,确定恰当的治疗方案。

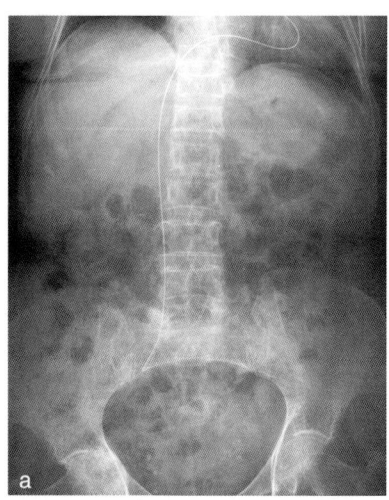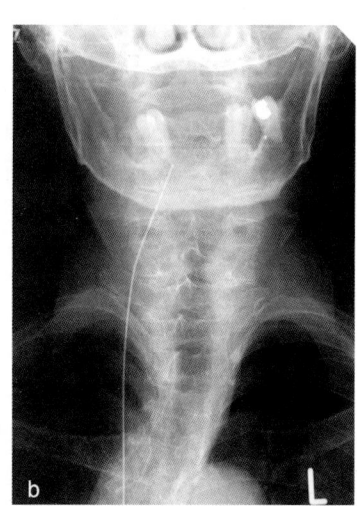

图7.65 异物取出前定位X线片

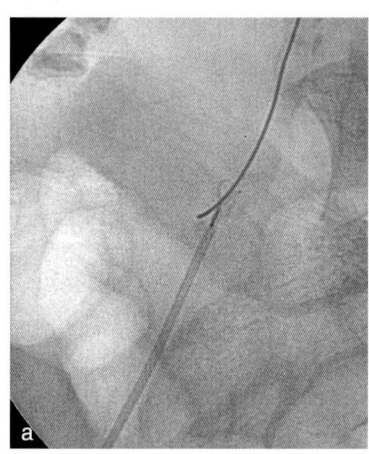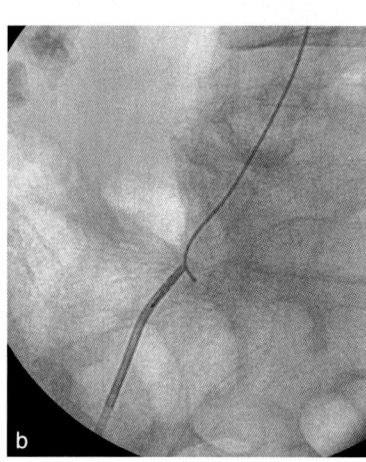

图7.66 以导丝套圈(wire loop)取血管内异物:套圈捕获异物(a)后经导管取出(b)

气胸/纵隔血肿/肺梗死

病史与临床检查结果

一位54岁的女性患者,3天前行乳腺癌肿块切除术及腋窝清扫,为术后化疗,行静脉输液港植入术。术中在超声引导下将导管插至右锁骨下静脉。术后患者虚脱,进行观察。后患者诉症状加重,随即行立位呼气X线胸部摄片,以排除气胸。结果未发现异常(图7.67)。1 h后患者出现呼吸困难,并诉右肩胛骨下方脊柱旁刺痛。准备再次行立位胸部摄片时,患者晕厥。请急症科医师会诊,听诊右肺呼吸音消失,提示气胸。经处置,患者生命体征平稳后,行卧位胸部正位摄片,胸片显示纵隔较前增宽(图7.68),放射医师认为此征象提示纵隔内血肿,而卧位胸片上不能辨别气胸。因不能排除肺梗死,又进行了CT检查(图7.69)。

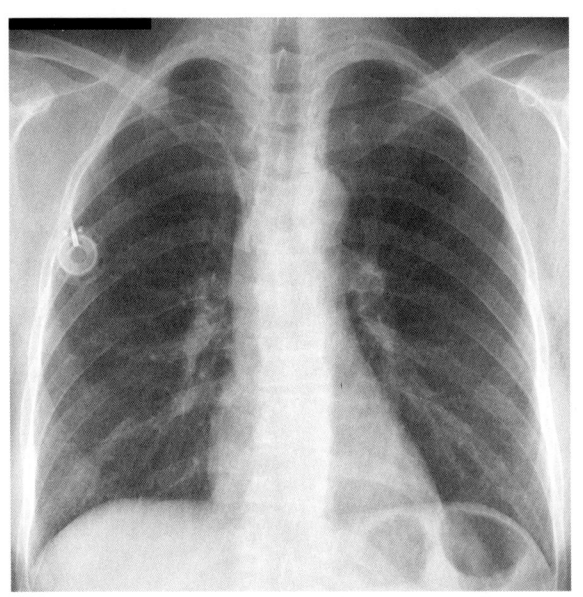

图7.67 立位胸部正位片,可见右侧植入静脉输液港,左侧腋窝清扫术后锁骨下方软组织气肿

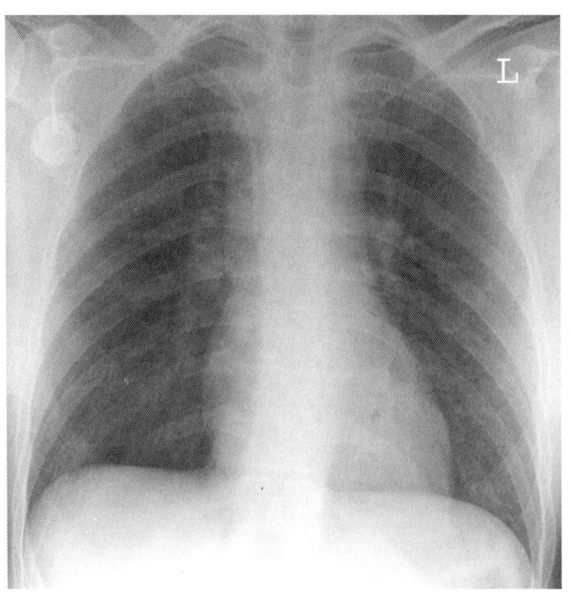

图7.68 卧位胸部正位片,见上纵隔较前增宽,此征象被认为提示纵隔内血肿

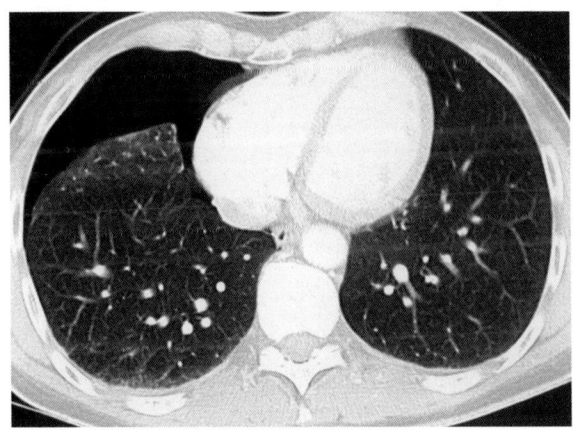

图7.69 胸部CT显示,右侧胸腔右前部气胸,但无张力改变征象

病例追踪与总结

CT 显示右侧气胸（图 7.69），静脉导管位置正确，纵隔内血肿及肺梗死被排除。之后以负压引流法治疗气胸，患者病情平稳，3 天后出院。

误判分析与防范策略

气胸是静脉输液港植入术的少见并发症。科隆大学医院放射科回顾性研究显示，在 2004 年 12 月至 2009 年 1 月接受静脉输液港植入术的 802 例患者中只有 2 例出现需要治疗的气胸。在本病例，所采取的诊断和治疗措施都是恰当的。但在分析胸片过程中存在失误：

- 分析卧位平片时，忽略了右下肺外侧一条竖直细线（图 7.70）。它由因空气进入而与壁层胸膜分离的脏层胸膜形成。此竖线外侧无肺组织影，并且竖线外侧的横膈边界更加锐利。
- 上纵隔增宽（见图 7.68）应为体位原因造成。立位时纵隔大静脉静水压压差高于卧位，因此上纵隔血液充盈度低于卧位。
- 平卧位斜向摄片对诊断或排除前部气胸可能有帮助（图 7.71）。

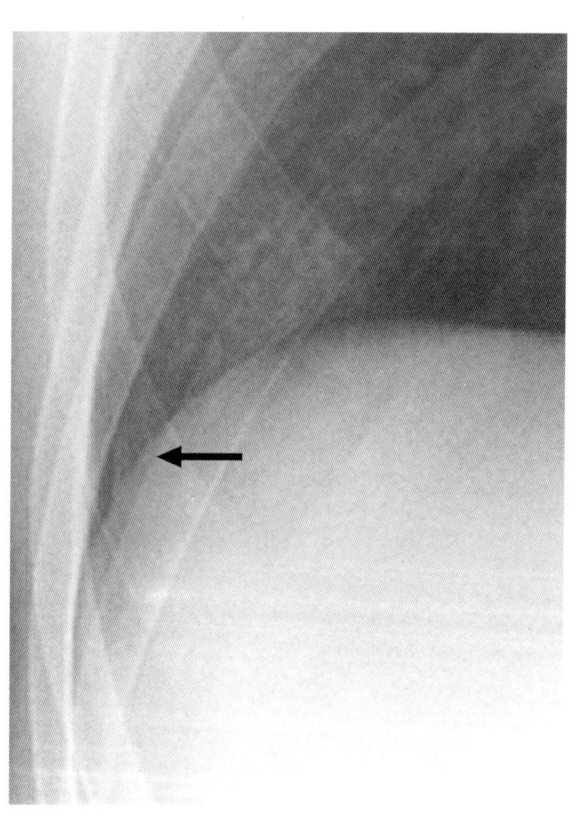

图 7.70 图 7.68 局部放大像，CT 发现的前部气胸在此片上征象为脏层胸膜线（箭头）。竖线外侧无肺组织影，并且线外侧横膈边缘较内侧更锐利

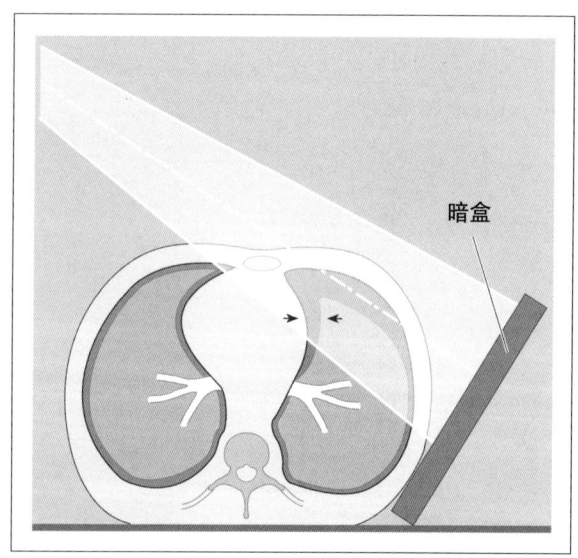

图 7.71 卧位胸片。X 线束斜向照射，片盒相应斜放，以探测前部气胸

医源性气胸

气胸源于胸膜腔与外界环境的异常沟通,导致胸膜腔负压破坏。异常沟通可由胸壁外伤或累及脏层胸膜的肺实质损伤造成,很多创伤源于医疗原因。主要症状为胸痛和呼吸困难。较小的气胸可自行吸收。

直接征象:
- 空气进入胸膜腔,脏层胸膜与壁层胸膜分离,显示为细线影。
- 肺血管影不能向外延伸至胸壁。

间接征象:
- 由于空气与软组织的高密度差异,局部壁层胸膜、纵隔、横膈边界异常锐利。
- 后肋膈角积气使上腹部透光性增加。

呼气相胸片 呼气相胸片比吸气相胸片更利于诊断气胸。呼气时胸腔容积减小,空气从肺泡及呼吸道排出,肺组织密度增加。进入胸膜腔内的空气体积不变。因而肺组织与胸膜腔内空气对比度增加。

卧位胸片 卧位摄胸部前后位片,由于空气上移,气胸与肺组织重叠,小的气胸不易发现。较大的气胸表现为胸腔外周透亮区,内缘与纵隔或横膈结构有平滑边界。

卧位胸片

立位胸片在生理学及几何学方面都好于卧位胸片,患者情况允许,均应摄立位片。卧位胸片在多个关键之处与立位片不同:
- 焦—片距不是立位的 2 m,而是 1 m,X 线束几何学参数改变,对图像影响很大。
- 胶片盒放置在患者背后,为前—后投照,其 X—线束的几何特征与立位的后—前投照明显不同。
- 卧床体位限制呼吸,使横膈与肺底区重叠;限制了肺上叶通气,同时使上纵隔大静脉扩张,纵隔影较立位时增宽。
- 为了增加对比度,床边摄片通常采用低电压技术(球管电压<100 KV)。

参考文献及建议阅读

Zähringer M, Hilgers J, Krüger K, et al. [Ultrasound guided implantation of chest port systems via the lateral subclavian vein]. RoFo 2006;178;324 – 329

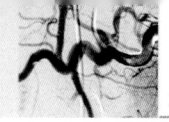

静脉输液港置入术并发症？

病史与临床检查结果

一位51岁的女性乳腺癌患者，化疗前行静脉输液港植入术。手术操作在血管造影手术台上完成。超声引导下穿刺锁骨下静脉，然后在导丝引导下将输液港中心静脉端送至上腔静脉。术毕，摄呼气胸片以排除气胸。读片结果为正常（图7.72）。

图7.72 术后摄呼气胸片，显示"正常"

病例追踪与总结

患者开始化疗后出现胸骨后疼痛，且经输液港抽回血困难。为明确静脉输液港的通畅性，5周后行血管造影（图7.73）。造影显示，静脉输液港中心静脉端位于胸廓内静脉。化疗导致胸廓内静脉血栓性静脉炎并闭塞。后置换新的输液港。

误判分析与防范策略

尽管胸片显示正常，实际上可看到输液港的导管部分并不是沿着一条圆滑弧线进入上纵隔的（图7.74中竖箭头），其末端部分已突出纵隔轮廓进入肺区（图7.74中横箭头）。这提示导管不在上腔静脉内（上腔静脉构成上纵隔的右缘）。

一般说来，超声可以显示锁骨下静脉全程。但经胸骨旁行彩色多普勒超声检查时，肺上叶的气体会阻挡上纵隔显影，所以操作中采用X线透视下经导丝引导送入导管，可以造成导管位置偏差，但此次摄片的目的只是排除气胸（表7.4）。

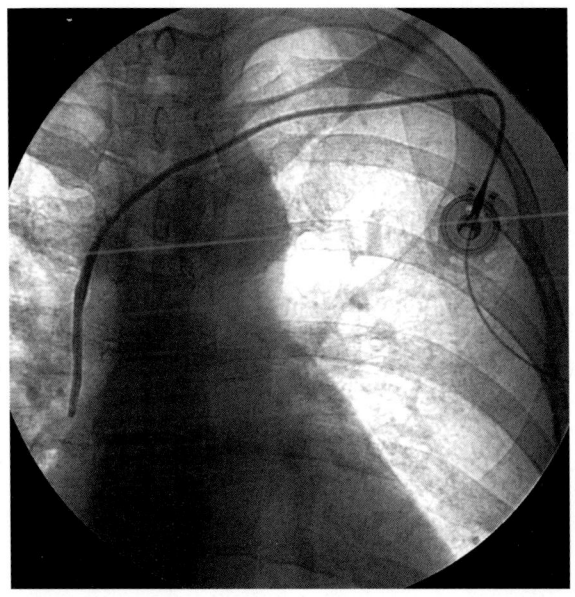 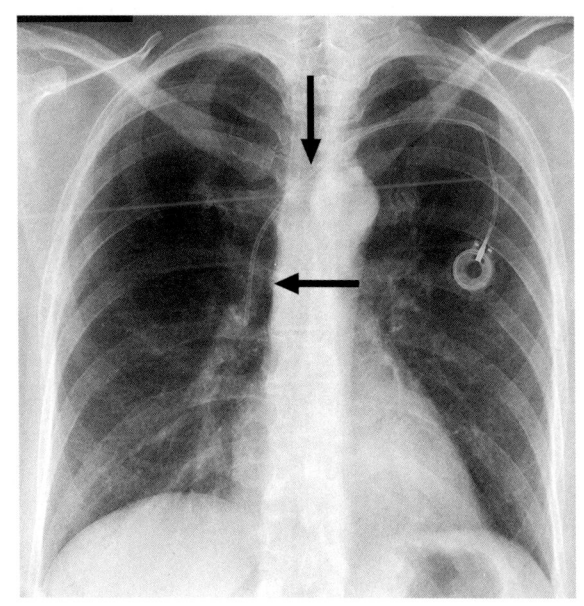

图7.73 经静脉输液港注入对比剂,显示其远端位于闭塞的右侧胸廓内静脉

图7.74 图7.72注释,竖箭头所指为导管,它超出了上腔静脉的轮廓(横箭头所示)

表7.4 2004年12月1日至2009年1月23日科隆大学医院放射科802例静脉输液港植入术并发症回顾性分析,技术成功率为98.3%

并发症类型	病例数(n)	比例(%)
静脉穿刺失败	8	1.0
急性并发症	11	1.4
气胸,总例数	4	0.5
需要引流的气胸	2	0.3
意外动脉穿刺	1	0.1
术后出血,总例数	4	0.5
需要处理的出血	2	0.3
异物留置	2	0.3
感染	1	0.1
急性皮疹	1	0.1

参考文献及建议阅读

Boecker J, Bovenschulte H, Schröer V, et al. Die sonographisch gesteuerte Implantation von Portkathetersystemen über die laterale Vena subclavia. Fortschr Röntgenstr 2007; 179:VO 401.6 www.DRG.de

Zähringer M, Hilgers, J, Krüger K, et al. [Ultrasound guided implantation of chest port systems via the lateral subclavian vein]. RoFo 2006;178; 324-329

肿瘤栓塞并发症

病史与临床检查结果

一位 35 岁的女性患者,近期出现腰背部疼痛。触诊发现局部压痛性软包块,神经系统查体正常。X 线摄片显示 T12 椎体溶骨性破坏(图 7.75)。磁共振(图 7.76)和 CT(图 7.77)发现软组织肿块破坏了椎体中央部分、左侧半及整个左侧椎弓根;并向椎体外侵犯,侵入椎管,将脊髓向右侧推压;并浸润至竖脊肌。双肺见散在直径小于 1.5 cm 的结节。

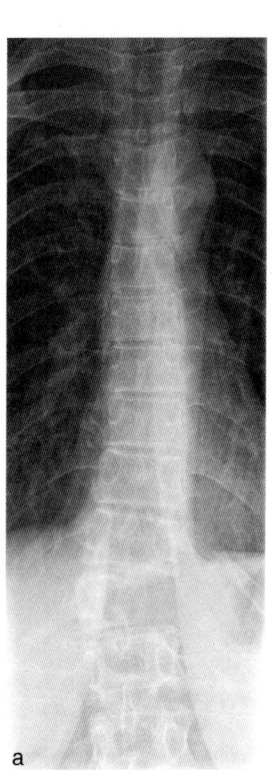
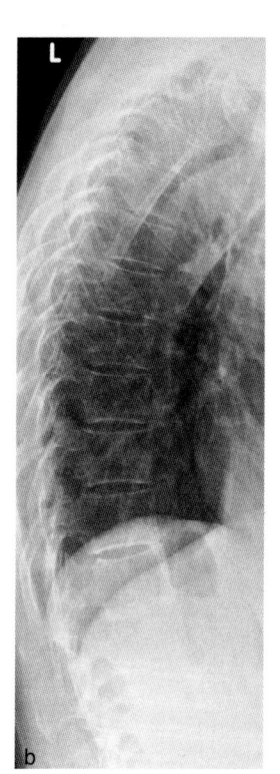

图 7.75　T12 椎体骨质破坏

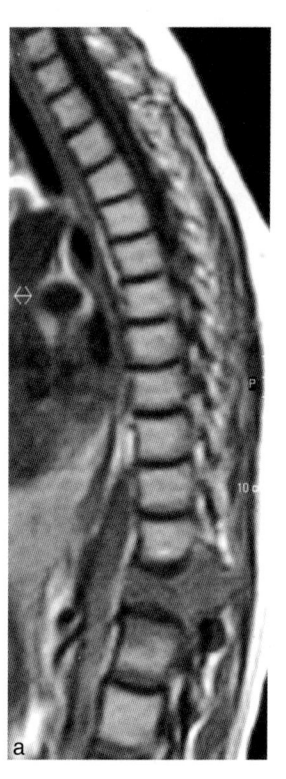
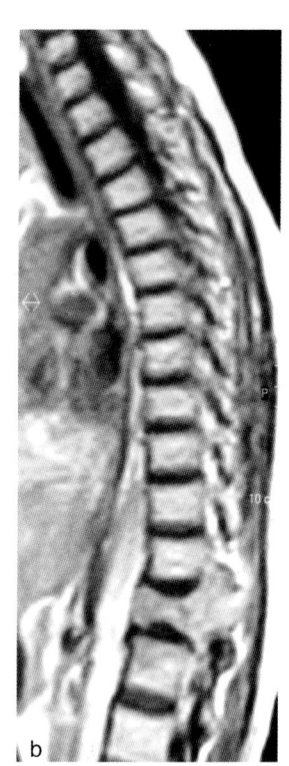

图 7.76　磁共振检查发现乏血管肿块侵犯 T12～L1 椎体,部分侵及椎管。a. T1 加权像;b. 静脉注射对比剂后 T1 加权像

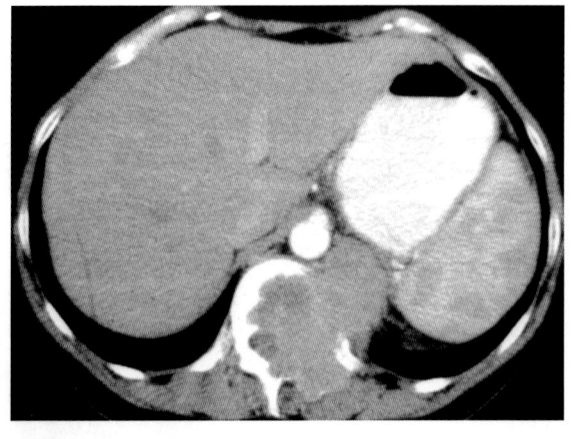

图 7.77　CT 显示 T12 椎体被软组织肿块破坏,肿块侵入椎管将脊髓向右侧推压,并浸润左侧竖脊肌

7 血管系统

　　为稳定脊柱、减少肿瘤体积,拟行肿瘤—椎体联合切除术。根据经验,此类肿瘤血供十分丰富,术中出血量大、并发症多,可能使手术无法完成。可能遇到的情况包括手术时间过长,缺血诱发脊髓横切综合征,致命大出血等。因此,手术前1天,患者接受了血管栓塞术(图7.78)。术中选插T12椎体上方及下方的双侧肋间动脉、腰动脉。行血管造影,证实肿瘤主要由左侧肋间动脉和腰动脉供血,右侧肋间动脉、腰动脉正常。随后以微导管行超选择插管至肿瘤供血分支,以40～120 μm 微球栓塞,再以铂金弹簧圈闭塞供血动脉主干。栓塞后血管造影显示肿瘤血管消失。

病例追踪与总结

　　栓塞术后不久,患者诉双大腿外侧感觉减退并迅速加重,伴下肢肌力减退。考虑肿瘤组织缺血水肿压迫脊髓,遂行左侧椎板切除减压术,并行T10～L2椎体融合以稳定脊柱。但是仍然出现了不可逆转的胸12水平以下截瘫症状。术后第8天行磁共振检查发现T8～L1段脊髓内弥漫性水肿,伴小片状T2高信号区,符合缺血水肿表现。

　　手术取病理示骨破坏区软组织内主要为梭形细胞,并有大量破骨细胞及散在局灶性新生骨

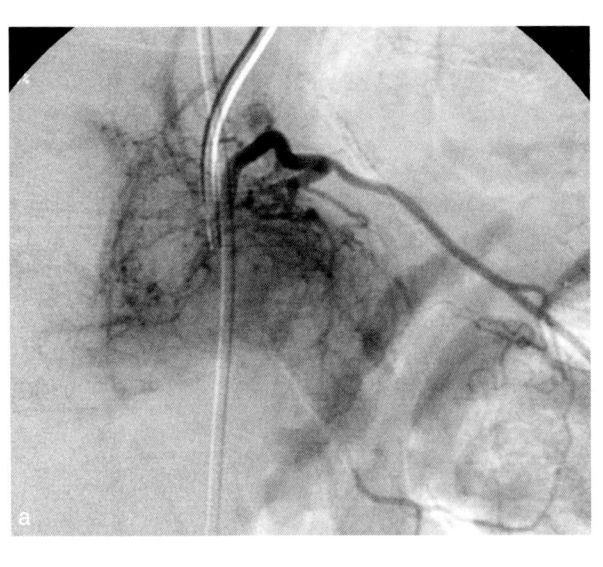
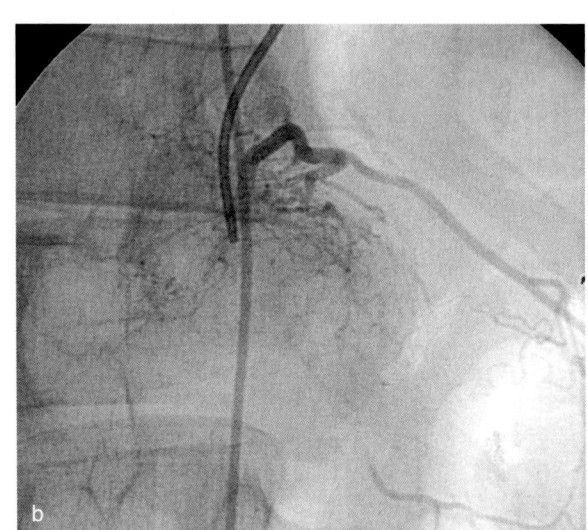
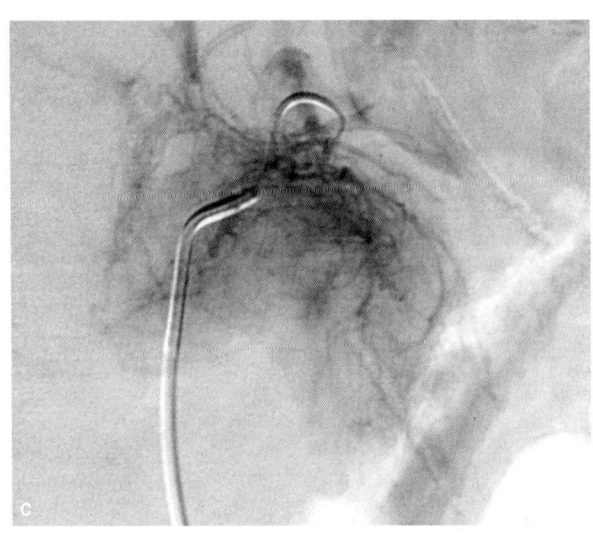
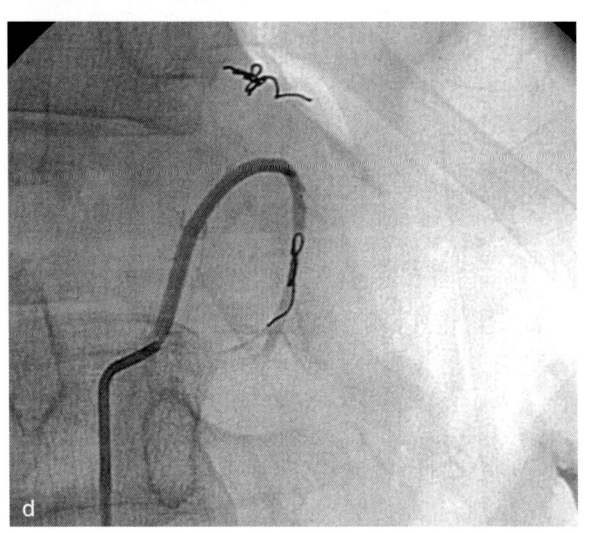

图7.78　超选向肿瘤供血的肋间动脉及腰动脉,以亲水、不可吸收的丙烯酸聚合物颗粒混合直径40～120 μm的微球进行栓塞。随后以纤毛铂金弹簧圈闭塞主要供血动脉。a. 栓塞前左侧第12肋间动脉造影;b. 栓塞后左侧第12肋间动脉造影;c. 栓塞前左侧腰1动脉造影;d. 栓塞后左侧腰1动脉造影

组织,病理诊断为高分化骨肉瘤。没有细胞或细胞间隙水肿征象。栓塞剂存留在毛细血管前小动脉内。

在随后12个月内,患者小腿感觉部分恢复。经化疗,腹膜后残存肿瘤及肺转移瘤部分缓解。

误判分析与防范策略

截瘫由栓塞造成。最可能的情况是,选插肋间动脉及腰动行栓塞治疗时,栓塞剂进入了直接向脊髓供血的根髓动脉和根软膜动脉(图7.29)。

由于根髓动脉和根软膜动脉纤细,在栓塞前的血管造影图像中往往被高密度的肿瘤血管和染色所掩盖。当肿瘤血管被栓塞后,肋间动脉/腰动脉与根髓动脉/根软膜动脉之间压力差高于肋间动脉/腰动脉与栓塞后肿瘤血管间的压力差。当导管头端在根髓动脉/根软膜动脉开口附近注入栓塞剂时,对比剂随着增加的血流流向脊髓。当导管头越过上述动脉开口时,也可能因栓塞剂反流造成相同情况。

利多卡因诱导实验有助于预防脊髓并发症的发生(在栓塞位置通过微导管注入利多卡因)。但是,由于栓塞过程中远端血管阻力和血流量是不断变化的,这个实验并不完全可靠。

栓塞用微球的选择,既要尽可能栓塞肿瘤毛细血管前小动脉又应避免造成脊髓缺血。在这个病例,为了减少手术中出血,选择了直径最小的微球(40~120 μm)。但是,文献记载为降低脊髓损伤的风险,应选用直径大于150 μm的颗粒栓塞剂。即便如此,风险也不能完全排除。Finstein等(2006)曾报道1例以500~700 μm颗粒栓塞剂栓塞与本病例体积和位置相同的肿瘤而致截瘫的病例。

在本病例,由于术后组织学检查未发现细胞及细胞间水肿,可以排除软组织缺血水肿压迫脊髓导致的截瘫。况且,左侧椎弓根已经破坏,不会限制肿瘤肿胀空间而造成脊髓受压。

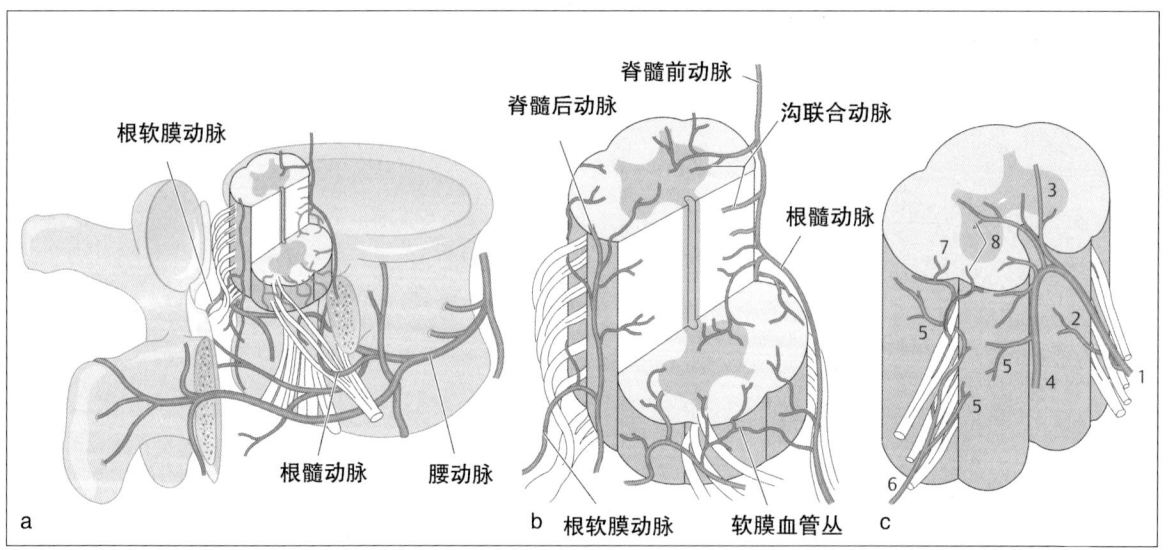

图7.79 脊髓血管横向及纵向剖面示意图。横切面上显示脊髓由腰动脉发出的根髓动脉/根软膜动脉供血。纵切面上显示双侧椎动脉发出的脊髓前动脉及小脑下动脉和椎动脉发出的脊髓后动脉向脊髓供血。脊髓供血血管存在大量吻合,特别是根髓动脉和脊髓后动脉水平。正常变异较常见。a. 腰动脉发出根髓动脉;b. 根髓前动脉和根髓后动脉分支,根髓动脉与脊髓前动脉交通,分支分布于脊髓前部(脊髓灰质前角:运动神经元;白质:椎体束及椎体外运动纤维),根软膜动脉节段性供应软膜下部分脊髓白质;c. 1:根髓动脉,2:软膜血管丛,3:脊髓升支,4:脊髓前降支,5:软膜血管丛,6:根软膜动脉,7:根软膜动脉穿支,8:沟联合动脉

参考文献及建议阅读

Berkefeld J, Scale D, Kirchner J, Heinrich T, Kollath J. Hypervascular spinal tumors: influence of the embolization technique on perioperative hemorrhage. AJNR 1999;20: 757–763

Finstein JL, Chin KR, Alvandi F, Lackman RD. Postembolization paralysis in a man with thoracolumbar giant cell tumor. Clin Orthop Relat Res 2006;453:335–340

Lasjaunias P, Berenstein A. Surgical Neuroanagiography. Vol. 3. Functional Vascular Anatomy of the Brain, Spinal Cord and Spine. Berlin: Springer; 1990

索引

注释:诸如 CT 及 MRI 等图像的最常用索引方式,没有编入索引(某些技术的某些特殊参数,如"弥散加权 MRI"例外)

A

abdomen 腹部/腹腔 143~239
 GI tract 消化道 179~212
 liver/pancreas/retroperitoneum 肝脏/胰腺/腹膜后间隙 143~239
 urogenital tract 泌尿生殖道 213~239

abscess 脓肿
 abdominal 腹腔的 192~194
  postgastrectomy 胃切除术后 203~204
  subphrenic 膈下的 168~169
 intracranial, postoperative 颅内的,术后的 34~37
 oral floor(soft tissues) 口底(软组织)29
 pulmonary 肺 81~83
  tuberculous 结核性的 49~50

absorption stage of brain infarction 脑梗死吸收期 9~10

acetabulum 髋臼
 osteolytic lesions 溶骨性病变 276,277
 pathological fracture 病理性骨折 275,276

acoustic neuroma, postoperative problems 听神经瘤,术后问题 25~26

ACR see American College of Radiology 美国放射学会

acute (adult) respiratory distress syndrome (ARDS) (成人)急性呼吸窘迫综合征 ARDS 110~114

adenocarcinoma, lung 腺癌,肺 277,278

adrenal(suprarenal) tumors 肾上腺(肾上腺的)肿瘤 224,225,226~227

adult respiratory distress syndrome (ARDS) 成人呼吸窘迫综合征(ARDS) 110~114

air 气体
 intraperitoneal (pneumoperitoneum) 腹腔内气体(气腹) 199~202,205~206
 intrathoracic (pneumothorax) 胸腔内气体(气胸) 353~355

air embolism complicating IV contrast infusion 静脉对比剂注射并发空气栓塞 144~146

AJCC melanoma staging system 美国癌症联合委员会(AJCC)黑色素瘤分期系统 152~153

allergy, contrast media 过敏反应,对比剂 144,290~291,297,301~302

alpha-fetoprotein and germ cell tumors 甲胎蛋白和生殖细胞瘤 235

amelanotic melanoma 无黑色素型黑色素瘤 209~212

American College of Radiology (ACR) 美国放射学会(ACR)

on mammography BI-RADS classification for parenchymal type classification 关于钼靶实质类型 BI-ARDS 分类 124

on pulmonary nodules (solitary) 关于肺孤立性结节 97

on skull and upper cervical spine CT examination 关于颅骨及上颈椎 CT 扫描 254~255

American Joint Committee on Cancer (AJCC) melanoma staging system 美国癌症委员会(AJCC)黑色素瘤分期系统 152~153

anaphylactoid reactions, lipiodol 过敏反应,碘 306

Anderson-D'Alonzo classification of dens fractures Anon-D'Alonzo 分型 247,248,249

aneurysm 动脉瘤
 aortic see aorta 大动脉的见主动脉
 cerebral/intracranial 脑/颅内的 1~4,22~24
  coil occlusion internal carotid artery 弹簧圈栓塞 2,3,309~312,313
  middle cerebral artery 颈内动脉 316~317
  posterior cerebral artery 大脑中动脉 2~4
  ruptured 破裂 308~315
 gastroduodenal artery or arcade 胃十二指肠动脉/动脉弓 165~166
 renal artery 肾动脉 323,324
 see also pseudoaneurysm 同见假性动脉瘤

angiography (in general) 血管造影(广泛的)
　　machine shutdown during common iliac artery recanalization 在髂总动脉再通术中关闭机器 325~327
　　nature and incidence of seriouscomplications 本质及严重并发症发生率 336~337
　　see also digital subtraction angiography 同见数字减影血管造影术
angioma see arteriovenous malformations; hemangioma 血管瘤见动静脉畸形,血管瘤
angiomyolipoma,renal 血管平滑肌脂肪瘤,肾脏 228~229
angioplasty, percutaneous transluminal see percutaneous transluminal angioplasty antiepileptic drug effect 血管成形术,经皮经腔的见经皮腔内血管成形术 抗癫痫药物作用 19~21
antiphospholipid syndrome 抗磷脂综合征 62
aorta 主动脉
　　aneurysm 主脉瘤
　　　　abdominal 腹腔的 187~188,192
　　　　thoracic,perforated 胸腔的,穿孔 59,60
　　　　descending 下行的
　　　　　　narrowing 狭窄 57,58
　　　　　　right 右边 43,44,45
　　　　dissection 夹层 57~58,187~188
　　　　　　perforated 穿孔 59~60
　　　　　　renal artery origin from 肾动脉起源 320~321
　　　　　　wall hematoma 壁间血肿 57~58
arteries 动脉
　　aneurysm see aneurysm 动脉瘤见动脉瘤
　　hypertension 高血压 22~24,320
　　see also blood supply; intra-arterial thrombolytic therapy; 同见血液供给;动脉内溶栓治疗;
　　transarterial chemoembolization and specific arteries 经动脉化学栓塞及特殊动脉
arteriovenous malformations (AVangiomas), intracranial 动静脉畸形(AV 血管瘤),颅内的 1~4,15~18,22~24
　　complication of embolization 栓塞并发症 304~307
ascites 腹水
　　hepatic cirrhosis 肝硬化 339
　　hepatocellular carcinoma 肝细胞肝癌 339,349,350

ASIF classification of spinal injuries 脊髓损伤 ASIF 分类 255
astrocytoma,grade 4 (glioblastoma) 星形细胞瘤,4级(胶质母细胞瘤)11~14
atelectasis 肺不张 51,52,112
　　platelike 盘状的 113
atria 心房
　　enlargement 扩大 44
　　septal defect 间隔缺损 115
axillary lymph node metastases 腋窝淋巴结转移 121

B

B-cell neoplasms B 细胞肿瘤 174
　　pulmonary 肺部的 81~83
　　WHO classification WHO 分类 76
back pain 背痛
　　tumor-related 肿瘤相关 358
　　vertebrogenic 脊髓源性的 336~337
barium sulfate 硫酸钡 180~181
basilar artery abnormalities 基底动脉异常 300~303
biopsy 活检
　　breast 乳腺 130,131,132,133,140,141
　　percutaneous CT-guided complication 经皮 CT-导引并发症 174~178
　　lung 肺 85,101,277,278
　　skeletal metastases 骨转移 260
BI-RADS classification of the American College of Radiology (ACR) for X-ray mammography 乳腺 X 线成像的美国放射学会 BI-RADS 分类,124
bladder,urethral avulsion from 膀胱,尿道撕脱伤 237,238,239
blood flow effects (abdominal vessels) 血流量影响(腹腔血管)147
blood supply (arterial) 血供(动脉的)
　　scaphoid 舟骨 265
　　spinal column 脊柱 360
　　see also vascular system 同见血管系统
bone injury 骨损伤 264~266
　　bruises 挫伤 251
　　fractures see fractures 骨折见骨折
　　spinal column 脊柱 242~258

bone scan for metastases 骨转移扫描 259~261
bowel(intestine) 肠
 contrast studies see contrast studies malrotation 对比研究见对比研究旋转不良 19~21
 melanoma metastasis 黑色素瘤转移 209~212
 obstruction 梗阻 187~198
  postgastrectomy 胃切除术后 203~204
brachiocephalic vein thrombosis 头臂静脉血栓形成 281
brain see specific types of lesion and entries under cerebral 大脑见特殊类型病变及脑下的条目
breast 乳腺 123~142
 cancer 癌 124~139,279
  skeletal metastases 骨转移 259~261
 fibrocystic change 纤维囊性变 126~133
 histopathology report 组织病理报告 140~142
 normal findings 正常发现 124~125
bronchial carcinoma 支气管癌 70~73,81~109
 peripheral 周围型 87~88,88~89,90,95~98,101,110
 recurrence 复发 105~109
bronchopneumonia 支气管肺炎 87~89
bronchopulmonary dysplasia 支气管肺发育不良 115,118
bronchoscopy 支气管镜 86
burns (skin), CT-guided radiofrequency ablation of hepatocellular carcinoma 烧伤（皮肤），CT引导下 肝细胞癌射频消融 292~293

C

calcifications, renal/pararenal 钙化，肾/肾旁 224
 see also microcalcifications 同见微钙化
calculi (stones), urinary 结石(stones)，泌尿系 221~222
callosal lesions 胼胝体病变 19,20
cancer (malignant tumor) 癌（恶性肿瘤）
 breast see breast 乳腺见乳腺
 colon see colon 结肠见结肠
 gastric 胃部的
 glucose metabolism and FDG/PET imaging 葡萄糖代谢及FDG-PET显像 278~279
 hypopharyngeal, infiltrating internal carotid artery 下咽的，颈内动脉浸润 318
 intracranial, secondary 颅内的，继发的 27~28
 liver see liver 肝脏见肝脏
 lung 肺 70~73,81~109
  negative findings 阴性发现 92~94
  peripheral 周围型 87,88~89,90,95~98,100,110
  PET studies PET研究 71~72,100,277~278
  recurrence 复发 105~109
  screening 筛选 87~88
  secondary see metastases 继发的见转移
 mediastinal 纵膈的 61~69,74~78
 oral floor 口底 29~31
 osteoplastic lesions, differential diagnosis 成骨性病变，鉴别诊断 273~274
 pancreatic see pancreas 胰腺的见胰腺
 prostate, metastases 前列腺，转移 273~274
 renal 肾脏的 223~229
 testicular see testicular tumors see also metastases and specific histological types 睾丸的见睾丸肿瘤 也见转移瘤及特殊组织学类型
carbamazepine effect 卡马西平作用 19~21
carcinoma 癌（恶性上皮肿瘤）
 bronchial see bronchial carcinoma 支气管的见支气管癌
 chorionic, extragonadal 绒毛膜的，性腺外的 223~235
 colon, lung metastases 结肠，肺转移瘤 82~83
 gastric 胃的
 hepatocellular see hepatocellular carcinoma 肝细胞的见肝细胞肝癌
 hypopharyngeal, infiltrating internal carotid artery 下咽的，颈内静脉浸润 318
 lung 肺
 metastasis from unknown primary see CUP syndrome 不明原发灶的转移见CUP综合征
 oral floor 口底 29~31
 pancreatic see pancreas 胰腺的见胰腺
 renal cell 肾细胞 228~229
 thymic 胸腺的 64~69,74~78
carcinoma in situ, ductal (DCIS) 原位癌，导管（导管原位癌DCIS）140,141,142,279
carcinomatous lymphangitis 癌性淋巴管 96~97,103,110~114

carotid arteries 颈动脉
  catheterization 导管插入术 301~302
    internal 内的
      aneurysm 动脉瘤 316~317
      tumor infiltration 肿瘤浸润 318
    left, digital subtraction angiography 左侧,数字减影血管造影术 23
catheter 导管
  bladder 膀胱 236,237~238
  central venous see central venous catheter 中心静脉见中心静脉导管
  cerebral thromboembolism induced by manipulation of 操作诱发脑血栓栓塞 301~302
  port, complications 通道,并发症 353~355
  for transarterial chemoembolization of hepatic metastases 肝脏转移经动脉化疗栓塞 342~344
catheterization, cardiac, local complications 导管插入术,心脏的,局部并发症 336~337
cavernous hemangioma (cavernoma) 海绵状血管瘤(海绵状瘤)
  cerebral 脑的 11~14
  hepatic 肝脏的 345~347
cavitation, pulmonary 空洞,肺 48~50
cavum septum pellucidi 透明隔间腔 15
cellular disorders causing acuterenal failure 细胞紊乱引起急性肾衰竭 232
central venous catheter (CVC) 中央静脉导管(CVC)
  complications 并发症
    failed placement 置管失败 36
    malfunction 故障 115~118
    malpositioned 移位 36,40~42,115~118
    non-radiopaque 不显影的 36
    port (for chemotherapy), complications 通道(为化疗),并发症 353~355
cerebellar infarction, postprocedural 小脑梗死,术后 25~26,301
cerebellar ischemia 小脑缺血 301
cerebral arteries 脑动脉
  aneurysm see aneurysm 动脉瘤见动脉瘤
  infarctions in area of middle cerebral artery 大脑中动脉供血区梗死 5,8~9,
  thrombosis 血栓 7~8

cerebral cavernoma 脑海绵状血管瘤 11~14
cerebral edema see edema 脑水肿见水肿
cerebral fissure 脑裂 5~6
cerebral hemorrhage 脑出血 11~14,22~24
cerebral infarction see infarction 脑梗死见梗死
cerebral ischemia see ischemia 脑缺血见缺血
cerebral trauma (brain injury; craniocerebral trauma) 脑外伤(脑损伤,颅脑损伤) 253~254,255~256
cerebral tumor 脑肿瘤 11~14,22~24
cerebral vasospasm 脑血管痉挛
cerebrovascular disorders (in general) 脑血管疾病(笼统的) 296~317
cervical spine 颈椎
  injury 损伤 242~249
  instability risk assessment 不稳风险评估 257~258
cervicothoracic junction 颈胸段交界处 242,250
chemoembolization 化疗栓塞术
  AV malformation 动静脉畸形 304~307
  hepatic artery see hepatic artery 肝动脉见肝动脉
chemotherapy 化疗
  choriocarcinoma 绒毛膜癌 234
  hepatocellular carcinoma 肝细胞肝癌 348,349,350
  lymphoblastic lymphoma 淋巴细胞型淋巴瘤 281
  peripheral lung cancer 周围型肺癌 97~98
  port catheter for, complications 导管通道,并发症 353~355
chest 胸部 33~121
cholangiodrainage, percutaneous transhepatic 胆管引流术,经皮肝穿刺 167~169
cholangitis, percutaneous transhepatic 胆管造影术,经皮肝穿刺 167
cholangiodrainage, percutaneous transhepatic cholangiodrainage 胆管炎,经皮肝穿刺胆管引流 170,171~172
cholecystectomy, laparoscopic, risk disclosure 胆囊切除术,腹腔镜,风险披露 292~293
cholecystitis 胆囊炎
  acute 急性 148~149
  ischemic, transarterial chemoembolization and risk of 缺血,经动脉化疗栓塞术及风险 342,343~

344

cholestasis, percutaneous transhepatic cholangiodrainage 胆汁淤积,经皮肝穿刺胆汁引流 170
choriocarcinoma, extragonadal 绒毛膜癌,性腺外 234~235
chronic lymphocytic leukemia (CLL) 慢性淋巴细胞白血病(CLL)140,141
cirrhosis, hepatic, ascites 硬化,肝的,腹水 340
Clark levels, melanoma Clark 水平,黑色素瘤 152
coil occlusion/embolization 弹簧圈闭塞/栓塞
　　gastroduodenal aneurysm 胃十二指肠动脉瘤 165~166
　　intracranial aneurysm 颅内动脉瘤 2~3,4,309~312,313
collimation, errors in examination technique relating to 准直,检查技术相关误差 218
colon 直肠
　　cancer 癌 155~157
　　　　metastatic 转移性的 155~157,341~344
　　obstruction 梗阻 189
　　perforation, postgastrectomy 穿孔,胃切除术后 203~204
　　sigmoid, diverticulitis see also large bowel 乙状肠的,憩室炎 也见大肠 192~194
color duplex ultrasound, thrombosis (shoulder-girdle veins) 彩色多普勒超声,血栓形成(肩带静脉)283
communicating artery 交通动脉
　　anterior, aneurysm 前,动脉瘤 2,3,4
　　posterior, infundibular origin 后,起始部漏斗形 316~317
communicating hydrocephalus 交通性脑积水 14
complete response (CR) to tumor treatment 肿瘤治疗完全缓解率(CR)152~153
compression, spinal by tumor 压迫,脊髓的肿瘤性的 359~360
　　vertebral injuries due to 脊椎损伤 253,254
computed tomography (general aspects) 计算机断层成像(广义方面)
　　guidance 导引
　　　　biopsy see biopsy 活检见活检
　　　　percutaneous abscess drain placement 经皮脓肿引流定位 168~169

radiofrequency ablation of hepatocellular carcinoma 肝细胞肝癌射频消融 292~293
Hounsfield scale and window settings Hounsfield 值与窗设定 66
perforation of abdominal viscera 腹腔脏器穿孔 201
PET combined with see positron emission tomography and CT PET 联合见正电子发射体层 X 线摄影与 CT
congenital heart disease 先天性心脏病 43~45
contrast enhancement see enhancement 对比增强见增强
contrast extravasation 对比剂外渗 292,336~337
　　percutaneous transhepatic cholangiodrainage showing 经皮肝胆管引流表现 171,172
　　contrast infusion, intravenous 对比灌注,静脉注射
　　complications/reactions 并发症/反应 144~146,290~291,296~303,306
　　see also contrast extravasation 也见对比剂外渗
　　pyelography 肾盂造影术 217
　　　errors 过失 214~216
　　thrombosis vs. flow effects 血栓形成 vs 流动效应
contrast studies of GI tract 消化道对比研究 180~183
　　bowel 肠
　　　　cancer (suspected) 癌(可疑的)157
　　　　complete vs. inadequate opacification 完全 vs 部分显影 163
　　　　mechanical small-bowel obstruction 小肠机械性梗阻 198
　　　　paralytic ileus 麻痹性肠梗阻 195,196
　　　　perforation 穿孔 204
　　　　upper GI series 上消化道摄影 190~191
contusion, myocardial 挫伤,心肌 119~120
conus medullaris syndrome 脊髓圆锥综合征 253
core biopsy of breast 乳腺组织芯活检 132
coronary arteries, percutaneous interventions, local complications 冠状动脉,经皮介入,局部并发症 336~337
corpus callosum lesions craniocerebral trauma see cerebral trauma; head trauma 颅脑损伤见脑损伤;头损伤

craniovertebral junction 颅颈交界区 244
  injuries 损伤 253～254
cranium 头颅 1～31
CUP syndrome (metastasis of carcinoma of unknown primary) CUP 综合征（不明原发肿瘤的转移瘤）
  breast cancer and 乳腺癌 126
  patient history of 患者病史 271
cyst(s), renal 囊肿，肾 165～166
  parapelvic 肾盂旁 219～220
cystic pancreatic carcinoma 囊性胰腺癌 158～160
cystoadenoma, pancreatic 囊腺瘤，胰腺 158～160

D

death 死亡
  diagnosing cause of 诊断原因 318～319
  transjugular intrahepatic portosystemic shunt-related 与经颈静脉肝内门体分流术相关的 338～340
degenerative changes, lumbar spine 退行性变，腰椎 271～272
dens(odontoid process) fracture 齿状突骨折 242～243
  new vs. old 新鲜的 vs 陈旧的 247～249
deoxyhemoglobin, subarachnoid hemorrhage 脱氢血红蛋白，蛛网膜下腔出血 17
diffusion-weighted MRI 磁共振弥散加权成像 19～20
  cerebral ischemia 脑缺血 5,9～10
  corpus callosum 胼胝体 19
digestive tract see gastrointestinal tract 消化道见胃肠道
digital mammography 数字钼靶 131,132,133,137
di gitalsubtraction angiography (DSA) carotid artery (left) DSA 颈动脉（左）23
  gastroduodenal artery or arcade aneurysm 胃十二指肠动脉或弓动脉瘤 165～166
  hepatic arteries 肝动脉 345～355
  intracranial/cerebral 颅内/脑内 302
    aneurysm 动脉瘤 3
  lower limb arterial thromboembolism 下肢动脉血栓 329,330,332
digital x-ray stereotactic spot films of breast lesions 乳腺病变数字 X 线立体定向点片 133

Directive 96/29/EURATOM 指令 96/29/欧洲原子能共同体 284～285
Directive 97/43/EURATOM 指令 97/43/欧洲原子能共同体 207～208
disclosure of risk (of procedures) 风险披露（程序的）292～293
  cerebral angiography 脑血管造影术 296
dislocation, cervical (C2～C3) spine 脱位，颈（C2～C3）椎 244～246
distraction injuries, vertebral 牵拉伤，椎骨 253,254
diverticulitis, sigmoid colon 术前诊断，乙状结肠 192～194
drug effects on brain 脑药物作用 19～21
ductal carcinoma in situ (DCIS) 导管原位癌 (DICS) 140,141,142,279
duodenal feeding tube 十二指肠饲管（207）
duodenal stenosis, functional 十二指肠狭窄，功能 184～186
duplex ultrasound, thrombosis (shoulder-girdle veins) 多普勒超声，血栓形成（肩带静脉）283
dynamic hip screw 动力髋螺钉 267,268～269
dystelectasis 肺不张 105～114

E

echocardiography, transesophageal, aortic aneurysm 超声心动图，经食道，大动脉动脉瘤 60
edema (brain) 水肿（脑）2～3,5～6,8,9～10,12～13,20
  cytotoxic 细胞毒素的 8,9～10,19～20,20,25
  perifocal 病灶周边的 5～6,12～13,19,20,23
  vasogenic 血管源性的 9～10
embolism 栓塞
  air, complicating IV contrast infusion 空气，静脉对比剂灌注并发症 144～145,146
  pulmonary see pulmonary embolism 肺部的见肺栓塞
  thrombotic (thromboembolism) 血栓性的（血栓栓塞）
    intracranial/cerebral 颅内/脑 296～303
    leg 下肢 329～335
embolization (technique) 栓塞（技术）
  bleeding arteriovenous malformation 动静脉畸形出血 304～307

with coil *see* coil occlusion 弹簧圈见弹簧圈栓塞
intraspinal tumor 椎管内肿瘤 358~361
liver 肝脏
    for bleeding 出血 345~346,347
    for metastases 转移 341~344
    for primary cancer 原发癌 348~350
emesis (vomiting) 呕吐(vomiting)
    bowel obstruction 肠梗阻 189~190
emphysema, pulmonary 肺气肿,肺的 46~47
empyema, pleural 脓胸,胸膜 168~169
endoscopic cholecystectomy, risk disclosure 内镜胆囊切除术,风险告知 292~293
endotoxin (staphylococcal) causing enteritis 内毒素(葡萄球菌)引发肠炎 323
endovascular embolization *see* embolization 血管内栓塞见栓塞
enhancement dynamics, MR mammography 动态强化,磁共振乳腺成像 126
enhancement kinetics in MRI MRI 增强动力学 120
    MR mammography 磁共振乳腺成像 126
enteritis 肠炎 187~188
    staphylococcal 葡萄球菌性 323
esophagectomy 食管切除术
    contrast studies of anatomy following 伴随的解剖对照研究 182~183
    with gastric pull-up and gastrostomy 胃上提及胃造口术 207~208
esophagus, oral contrast examination 食道,口服对比剂检查 180,181
Ethibloc Ethbloc 304~305,306~307
European atomic energy laws 欧洲原子能法规 207,284,285~286
evoked potentials 诱发电位 318,319
expiratory radiograph with port implantation 插管后呼气相胸片 356
    pneumothorax 气胸 354;355
eye, sensory physiology and missed pulmonary nodules 眼,感觉生理学和漏诊肺结节 93~94

F

Fallot's tetralogy 法洛氏四联症 43,44,44~45
fat, intrapleural 脂肪,胸膜内的 59~60,55~56
fatigue, missed pulmonary nodules 疲劳,漏诊肺结节 93~94
fatty infiltration of liver 脂肪肝 150~154
FDG/PET FDG/PET 278~279
    glucose metabolism and 葡萄糖代谢 102,276,277,278
    lung 肺 99~100,273,274
    cancer 癌 71~72,99~100
femoral artery 股动脉
    puncture, complicated 穿刺,复杂的 336,337
    thrombosis/thromboembolism 血栓/血栓栓塞 329,330,330,332,333,334~335
femoral fracture, internal fixation/refracture/laterality error 股骨骨折,内固定/再骨折、偏差 267~270
fibrocystic change 囊性纤维化 126~133
fibrofatty tissue in hilar notch 肺门纤维脂肪组织 106~108
fibrous synovial sarcoma 纤维型滑膜肉瘤 106
fissure, cerebral 裂隙,脑 5~6
fixation of femoral fracture, internal 股骨骨折内固定,内部的 267~270
flow effects (abdominal vessels) 流动效应(腹部血管) 147
fluoroscopy 透视
    in common iliac artery recanalization, emergency use 髂动脉再通,急症应用 325~326
GI tract 消化道 207~208
Fontaine classification of peripheral arterial occlusive disease 周围动脉闭塞性疾病的 Fontaine 分类 320
foreign body (from procedures) 异物(来自操作方面)
    hysterectomy 子宫切除术 34~35
    intravascular 血管内 351~352
    snare retrieval 套环移除 309,311,351
fractures 骨折
    acetabular, pathological 髋臼的,病理的 275,276
    femoral, internal fixation/refracture/laterality error 股骨,内固定/再骨折/偏差 267~270
    midfacial Le Fort Ⅲ 面中部 LE Fort Ⅲ型 11~12
    pelvic ring 骨盆环 236~239
    scaphoid 舟骨 264~266
    spinal/vertebral 脊柱/椎骨
        cervical 颈椎 242~243,247~249

classification 分类 255

thoracolumbar 胸腰段的 253～256

free radicals and reperfusion injury 自由基和再灌注损伤 233

fusion of images with hybrid systems 联合系统图像融合 284～286

G

gadolinium-based contrast agents 钆造影剂 120

gallbladder 胆囊

contraction 收缩 148～149

laparoscopic removal, risk disclosure 腹腔镜清除, 风险告知 292～293

ganglioneuroma 神经节瘤 223～227

gastrectomy, normal findings or complications 胃切除术, 正常发现或并发症 203～204

gastric problems see stomach 胃疾病见胃

gastroduodenal artery or arcade 胃十二指肠动脉或弓 343

aneurysm 动脉瘤 165～166

gastrointestinal tract 胃肠道 180～212

infection 感染 221～222

normal findings 正常发现 205～206

postgastrectomy 胃切除术后 203～204

perforation 穿孔 184～186, 189～191, 193, 199, 200, 201, 201～202

postgastrectomy 胃切除术后 203～204

gastrostomy, esophagectomy with gastric pull-up and 胃切除术, 食管癌术后并胃上提 207～208

genitourinary tract 泌尿生殖道 213～239

germ cell tumors, male 生殖细胞肿瘤, 男性 235

German law 德国法律

angiogram misinterpretation as "diagnostic error" 血管造影片的误判即"诊断错误" 316～317

X-ray Ordinance (RöV) and European Directive 97/43/EURATOM X线条例 (ROV) 和欧洲指令 97/43 欧洲原子能共同体

glioblastoma 恶性胶质瘤 22～24

glomerular function 肾小球功能 215

glucose metabolism and FDG/PET 葡萄糖代谢和 PDG/PET 100～102, 276, 271278～279

granuloma in sarcoidosis 结节病肉芽肿 71, 72～73

granulomatosis, meningeal 肉芽肿病, 脑膜的 115～118

guidewire fragment, intravascular 导丝断片, 血管内 351～352

H

head trauma/injury 头部外伤/损伤 11～14, 242, 247

Hunt and Hess grading scale Hunt 及 Hess 分级标准 15

intracranial hemorrhage due to 颅内出血原因 11～14, 119

heart 心脏

catheterization, local complications 导管插入术, 局部并发症 336～337

congenital anomalies 先天异常

right 右侧

failure, complicating venous air embolism 失败, 合并静脉空气栓塞 146

overload signs 超负荷征

helical CT see spiral CT 螺旋 CT 见螺旋 CT

hemangioendoendothelial sarcoma 血管内皮肉瘤 275

hemangioma 血管瘤

cavernous see cavernous hemangioma 海绵状的见海绵状血管瘤

hepatic 肝脏的 345～347

hematoma 血肿

abdominal 腹部的 165～166

aortic wall 动脉壁的 57～58

hepatic/extrahepatic 肝脏的/肝外的 345～347

intracranial, postoperative 颅内的, 术后的 34～37

mediastinal 纵隔的 57～58, 353～355

retroperitoneal hematuria, ultrasound 血尿, 超声 253, 254～255

hemoglobin denaturation in subarachnoid hemorrhage 蛛网膜下腔出血中的变性血红蛋白 16～17

hemorrhage/bleeding 出血

abdominal 腹腔的

complicating CT-guided biopsy CT-引导下活检的并发症 174, 175, 176, 177～178

complicating percutaneous transhepatic drainage 经皮肝穿刺胆汁引流并发症 170～171, 172

intracranial 颅内
　　from aneurysm 来自动脉瘤 308~315
　　from arteriovenous malformation 来自动静脉畸形 304~307
　　intraparenchymal/intracerebral 脑内的 11~14,22~24
　　subarachnoid see subarachnoid hemorrhage 蛛网膜下腔的见蛛网膜下腔出血
　　traumatic 外伤性的 11~14,119
　mediastinal 纵隔的 59
heparin prophylaxis 肝素预防 318~319
hepatic artery chemoembolization 肝动脉化疗栓塞
　for bleeding 用于出血 345~346,347
　for metastases 用于转移瘤 342,343~344
　for primary cancer 用于原发肿瘤 348~350
hepatic duct, common, narrowing 肝管,总的,狭窄 170
hepatic lesions see liver 肝脏病灶见肝脏
hepatic vein and transjugular intrahepatic portosystemic 肝静脉和经颈静脉肝内门体分流术 338
　shunt 肝炎 221~222
hepatitis type C, chronic 丙型,慢性的 199,292,293,338,348
hepatocellular carcinoma 肝细胞肝癌
　CT-guided radiofrequency ablation CT 引导下射频消融术 338
　transarterial chemoembolization 经动脉化疗栓塞 348~350
Herbert classification of scaphoid fractures 舟骨骨折 Herbert 分类 265
hilar findings 肺门发现 105~109
hip screw, dynamic 髋关节螺钉,动力的 267~268,269
histiocytic lymphoma 组织细胞淋巴瘤 121
histo(patho)logy 组织病理学
　breast cancer 乳腺癌
　　errors 错误 140~142
　　metastases 转移瘤 260
　lung cancer (peripheral) 肺癌(周围型) 88,98
HIV-infected patient with paralyticileus HIV 感染患者伴麻痹性肠梗阻 195~196
Hodgkin disease/lymphoma 霍奇金病/淋巴瘤
　mediastinal 纵隔的 74~78

nodular sclerosing 结节硬化 106,108
WHO classification WHO 分类 76
hookwire localization in MR mammography MR 乳腺成像中钩丝定位 126~127,128~129
Hounsfield settings Hounsfield(CT 值)设置 66
human chorionic gonadotropin (β-HCG) and germ cell tumors 人类绒毛膜促性腺激素(βö-HCG)和生殖细胞瘤 234,235
Hunt and Hess scale for head trauma grading Hunt 及 Hess 评分脑外伤分级 15
hybrid systems, image fusion 混合系统,图像融合 285~286
hydrocephalus 脑积水 11,14
hydronephrosis 肾积水 222
　grades 程度 220
　infected 感染的 222
hypernephroma (renal cell carcinoma) 肾上腺瘤(肾细胞癌) 228~229
hypersensitivity/allergic reactions, contrast media 超敏反应/变态反应,造影剂 144,290~291,297,302
hypertension, arterial 高血压,动脉的 22~24,320
hypopharyngeal carcinoma infiltrating internal carotid artery 下咽癌侵及颈内动脉 318
hysterectomy, chest findings after 子宫切除术,胸部发现 34~35

I

iatrogenic trauma see trauma 医源性损伤见损伤
ileus 肠梗阻 196,188
　meconium 胎粪 188
　paralytic 麻痹性的 188,189~196
iliac arteries, injury 髂动脉,损伤
　common, in recanalization procedure 总的,在再通过程中 325~328
　external, with CT-guided biopsy 外,CT 引导下活检 174~175,176~177
　internal, with hysterectomy 内,子宫切除术中 34
ilium 髂骨
　mass 肿块 174,175
　metastases 转移瘤 273,274
image fusion with hybrid systems 应用混合系统的图像融合 285~286

infarction 梗塞
  cerebellar, postprocedural 小脑的, 事后处理程序 25~26, 301~302
  cerebral 大脑的, 5~10, 333~335
    complicating intervention 介入并发症 311
    old 陈旧性的 7~10
    stages in natural history 自然病史分级 9~10
  myocardial see myocardial infarction 心肌的见心肌梗塞
  pulmonary 肺部的 113
infections 感染
  GI tract 胃肠道 221~222
  pulmonary see lung 肺部的见肺
inflammatory etiology of oral mass 口腔肿块的炎性病原学 30
inflammatory pseudotumor pancreatic or peripancratic 胰腺或胰周的炎性假瘤 155~160
  pulmonary 肺的 84~86, 103~104
  renal artery region 肾动脉区 323
infundibular origin of posterior communicating artery 后交通动脉起始部漏斗状 316~317
injury see trauma 损伤见创伤
instability (unstableness) 不稳
  scaphoid 舟骨 265
  spinal 脊柱
    assessing risk of 评估风险 257~258
    signs in upper cervical spine 上颈椎的标志 245
    treatment 治疗 247, 248, 255
intercostal arteries (tumor-feeding), embolization 肋间动脉(肿瘤供血), 栓塞 358~359, 360
internal fixation of femoral fracture 股骨骨折内固定 267~270
intestine see bowel 肠
intra-arterial thrombolytic therapy 动脉内溶栓治疗 329~335
intracerebral hemorrhage 脑内出血 11~14, 22~24
intracerebral hemorrhage see hemorrhage 脑内出血见出血
intracerebral tumor 脑内肿瘤 11~14, 22~24
intracranial lesions 颅内病变 1~31
intramedullary nail, femoral fracture 髓内钉, 股骨骨折 268, 269, 269

intraparenchymal hemorrhage see hemorrhage 实质出血见出血
intravascular foreign body see foreign body 血管内异物见异物
intravenous contrast infusion see contrast infusion 静脉对比剂注射见对比剂注射
intravenous pyelogram 静脉肾盂造影
  erroneously indicated 错误指征 217~218
  renal parenchymal damage or contrast infusion error 肾实质损伤或对比剂注入错误 214~216
  renal and suprarenal mass 肾及副肾肿块 223
  ureteric displacement by lymph node metastases 淋巴结转移造成的输尿管移位
intussusception 肠套叠 191
iodinated contrast media 碘对比剂
  adverse reactions 不良反应, 290~291, 297, 301~302
  intravenous pyelography 静脉肾盂造影术 214, 215
  oral 口服 180~183
iodine-131 therapy, radiographic examination of trachea before 碘-131治疗, 气管放射检查 180~181
ionic vs. nonionic contrast media 离子型vs非离子型对比剂 182~183
iron deposits, subarachnoid hemorrhage 铁沉着物, 蛛网膜下腔出血 15~17, 17~18
ischemia 缺血
  cerebellar 小脑的 300~301
  cerebral 大脑的 7~10
    death due to 死因 318~319
      diffusion imaging 弥散图像 5
    leg 腿 329, 330, 332, 334
    pulmonary 肺的 110~114
    renal 肾的 231, 233
ischemic cholecystitis, transarterial chemoembolization and risk of 缺血性胆囊炎, 经动脉化疗栓塞和风险 342, 344
isotope (radionuclide/scintigraphic) scan for bone metastases 同位素(放射性核素/闪烁法的)骨转移瘤扫描 259, 260

J

jugular vein, right, thrombus 颈静脉, 右侧, 血栓

74,75

K

kidney 肾脏
 acute failure 急性衰竭
  pathogenesis 发病机理 232
  revascularization in 血管再通(成形)术 230~233
 cysts see cyst 囊肿(复数)见囊肿
 parenchymal damage 实质损害 214~216
  in ischemia 缺血 231,233
 tumors 肿瘤 223~229
 see also nephritis 也见肾炎
kyphoscoliosis 脊柱侧后凸 37

L

laparoscopic cholecystectomy, risk disclosure 腹腔镜胆囊切除术,风险告知 292~293
large bowel obstruction 大肠梗阻 189~190,197~198
 see also colon 也见结肠
Lauenstein view Lauenstein 位 237
Le Fort Ⅲ midfacial fracture Le Fort Ⅲ型中面部骨折 11,12
leg, thromboembolism 下肢,血栓栓塞 329~335
leukemia, chronic lymphocytic (CLL) 白血病,慢性淋巴细胞性(CLL) 140,141
Leydig cell tumors 睾丸间质细胞肿瘤 235
lipiodol 碘油
 anaphylactoid reactions 类过敏反应 306
 embolization using 栓塞用 304~305,341,344,345~346,348~349,350
lipomatosis, mediastinal 脂肪过多症,纵隔的 55
liver 肝脏 143~239
 cancer 肿瘤
  CT-guided radiofrequency ablation CT引导下射频消融 292~293
  secondary see metastases 复发见转移瘤
  transarterial chemoembolization 经动脉化疗栓塞 348~350
 cirrhosis, ascites 肝硬化,腹水 340
 fatty infiltration 脂肪浸润 150~154
 hematoma in or near to 内部或邻近血肿 251~255
 trauma 外伤 345~347
 see also hepatitis 见肝炎
lobular carcinoma 小叶癌 131
lower limb thromboembolism 下肢血栓栓塞 329~335
lumbar arteries (tumor-feeding) 腰动脉(肿瘤供血)
 embolization 栓塞 359,360
lumbar spine 腰椎
 degenerative changes or osteolytic lesions 退行性变或溶骨性病变 271~272
 injury 损伤 253~256
lung (pulmonary tissue) 肺(肺组织)
 abscess see abscess 脓肿见脓肿
 atelectasis see atelectasis 肺不张见肺不张
 cavitation 空洞 48~50
 CT-guided biopsy CT引导的活检 100,277,278
 dystelectasis 肺不张 105~114
 emphysema 肺气肿 46~47
 focal opacities, differential diagnosis 局灶性不透光区,鉴别诊断 54
 infarction 梗塞 113
 infections 感染 48~50,97
  differential diagnosis from other causes of focal opacities 与其他原因引起的局灶性不透光区相鉴别 54
  tuberculous 结核 48~50,159,160
  see also pneumonia 也见肺炎
 infiltrates 浸润 55~56
  antibiotic-unresponsive, differential diagnosis 耐抗生素,鉴别诊断 81~83
  atelectasis and pleural effusion vs. 肺不张和胸腔积液 vs. 51,52
  pneumonic see pneumonia 肺的见肺炎
 ischemia 缺血 110~114
 nodules 结节 100~101
  missed 漏诊的 93
  solitary, from unknown primary 孤立的,起源未知 95~98
 normal findings 正常发现 79~80,87~89
 PET studies see positron emission tomography PET研究见正电子发射成像

sarcoidosis 结节病 70~73
scar tissue 瘢痕组织 87~89,99~102,105~109
sequestration 隔离症 79~81
tumors 肿瘤 48~50,70~73,81~109
 benign,diagnosis 良性,诊断 85~86
 malignant see cancer 恶性见癌症
lymph node 淋巴结
 chest/mediastinal 胸部/纵隔
  classification 分区 72
  enlargement see lymphade-nopathy 增大见淋巴结病
  tuberculosis 结核 159,160
lymph node metastases 淋巴结转移瘤
 chest/mediastinal 胸部/纵隔 61~63,105~109,121
 hepatocellular carcinoma 肝细胞肝癌 349,350
  misinterpreted as reactive lymphadenitis 误诊为反应性淋巴结炎 348,350
 oral floor carcinoma 口底癌 29,30,31
 retroperitoneal 腹膜后的 161~162,234
 testicular tumors 睾丸肿瘤 161,162,234
lymphadenopathy(lymph node enlargement) 淋巴结病(淋巴结增大)
 chest/mediastinal 胸部/纵隔 72
  criteria for benign/malignant differentiation 良恶性鉴别标准 77
 retroperitoneal 腹膜后的 163,170
 tuberculous 结核性的 159,160
lymphangitis,carcinomatous 淋巴管炎,癌性的 97,103,110~114
lymphoblastic lymphoma 淋巴母细胞淋巴瘤 281
lymphocytic leukemia,chronic(CLL) 淋巴细胞白血病,慢性(CLL) 140,141
lymphoma 淋巴瘤
 abdominal 腹部 165~166,174
  retroperitoneal 腹膜后的 163~164
 lymphoblastic 成淋巴细胞的 281
 thoracic 胸部的 121,148~149
  mediastinal 纵隔 61~63,70~78
  pulmonary 肺的 81~83

M

Magerl classification of spinal injuries 脊柱损伤 Magerl 分型,253,254
magnetic resonance imaging(MRI), enhancement in see enhancement MRI 增强见增强
magnetic resonance mammography(MR mammograqhy) MR 乳腺成像 125,126
 ductal carcinoma in situ 导管原位癌 142
 fibrocystic change 纤维囊性变 127,128
 hookwire localization hookwire 定位 126,129
malabsorptive hydrocephalus 吸收不良性脑积水 14
malaria 疟疾 287~289
malignant tumor see cancer 恶性肿瘤见癌症
malrotation,intestinal 旋转不良,肠的 19~23
mammography(general aspects) digital 乳腺 X 线摄影术(广义方面)数字 131,132,133,137
 MR see magnetic resonance mam-mography MR 见磁共振乳腺成像
 X-ray X 线
  BI-RADS classification of the American College of Radiology(ACR)for 美国放射学院(ACR)BI-RADS 分类 124
  interval cancers between screenings 筛查期间间期肿瘤 136
Masaoka staging of thymic tumors 胸腺肿瘤 Masaoka 分期 66
mature B-and T-cell neoplasms,WHO classification 成熟 B-和 T-细胞肿瘤,WHO 分类 76
mechanical bowel obstruction 机械性肠梗阻 188,189~194,197~198
meconium ileus 胎粪性肠梗阻 188
mediastinum 纵隔
 bleeding into 出血 57~58,59
 hematoma 血肿 57~58,353~355
 lipomatosis 脂肪过多症 55
 lymph nodes see lymph node 淋巴结见淋巴结
 lymphoma 淋巴瘤 61~63,70~78
 mass(in general) 肿块(广义上的)43~45,74~78
  radiographic signs 放射征象 62
 normal findings 正常表现 61~63,105~109
 pseudotumor 假瘤 61~63
 tumor 肿瘤 61~69
medullary cone(conus medullaris) syndrome 脊髓

圆锥综合症 253
melanoma　黑素瘤 92~94,150~154,209~212
　　amelanotic　无黑色素的 209~212
　　metastases　转移瘤 92~94,150~154,209~212
　　　　abdominal　腹部的 209~212
　　　　hepatic　肝脏的 150~154
　　　　intracranial　颅内的 27~28
　　　　lymph node　淋巴结 121
　　　　pulmonary　肺的 92~94
　　prognosis　预后 152
　　staging　分期 155
meninges　脑膜
　　granulomatosis　肉芽肿病 115~117
　　hemorrhagic deposits　出血性沉着物 16
　　tumor spread　肿瘤播散 115
meningitis　脑膜炎 115~117
mesenteric compression syndrome　肠系膜上动脉压迫综合征 184
mesentery　肠系膜
　　hematoma　血肿 333~334
　　mass　肿块 165
metastases,distant　转移,远处
　　abdominal　腹部的 209~212
　　from colon　结肠来源 82~83,155~157,341~344
　　hepatic　肝脏的 150~154,330,331
　　　　transarterial chemoembolization　经动脉化疗栓塞术 341~344
　　intracranial　颅内的 27~28
　　from melanoma see melanoma　黑素瘤来源的见黑素瘤
　　pleura　胸膜 67,69
　　from prostate　前列腺来源的 273~274
　　pulmonary　肺的 53~54,82~83,90~94,155~157,358,359~360
　　solitary,from unknown primary　孤立的,不明原发灶的 95~98
　　rib　肋骨 90~91
　　skeletal see skeletal metastases see also CUP syndrome　骨骼的见骨骼转移瘤也见 CUP 综合征
metastases,lymph node see lymph node metastases　转移瘤,淋巴结见淋巴结转移瘤
meteorism　胃肠积气 189

methemoglobin,subarachnoid hemorrhage　高铁血红蛋白,蛛网膜下腔出血 17
microcalcifications(breast)　微钙化(乳腺)134,140,141,142
　　amorphous　无定形的 136
　　ductal carcinoma in situ　导管原位癌 140,141,142
　　pleomorphic　多形性的 140
　　vacuum biopsy with　真空活检 132
microcysts,fibrocystic change with　小囊,纤维囊性改变 130~133
microsphere embolization　微球栓塞
　　hepatic metastases　肝脏转移瘤 341,343~344
　　intraspinal tumor　椎管内肿瘤 359~360
morphologic analysis of MR mammograms　MR 乳腺成像形态学分析 126
mortality see death　死亡率见死亡
multicentricity,breast cancer　多中心性,乳腺癌 125,126
multifocality,breast cancer　多灶性,乳腺癌 125,126
multiple sclerosis　多发性硬化 19~21,51,273
musculoskeletal system　骨骼肌肉系统 263~293
mycotic renal artery aneurysm　霉菌性肾动脉动脉瘤 323,324
myocardial contusion　心肌挫伤 119~120
myocardial infarction　心肌梗死 119~120
　　death due to　死因 318~319
myositis,pyogenic　肌炎,化脓性的 287~289

N

necrotic stage of brain infarction　脑梗死坏死阶段 9~10
neoangiogenesis,tumor　新生血管,肿瘤 126
neoplasm see tumor　新生物见肿瘤
nephritis　肾炎 221
nephroblastoma　肾母细胞瘤 227
nephron structure　肾单位构造 215
nerve conduction,evoked potentials in testing of　神经传导,试验中唤起的潜能 319
neuroblastoma　神经母细胞瘤 223~227
neuroma　神经瘤
　　acoustic,postoperative problems　听觉的,术后问

题 25~26
　ganglionic(ganglioneuroma) 神经节的（神经节瘤）223~227
nodular sclerosing Hodgkin disease 结节硬化型霍奇金病 106,108
noncommunicating hydrocephalus 非交通性脑积水 14
non-Hodgkin lymphoma 非霍奇金淋巴瘤 148,281
　abdominal 腹部的 174
　mediastinal 纵隔的 74~78
　pulmonary 肺的 81~83
nonionic contrast media adverse 非离子型对比剂 reactions 不良反应 290~291
　intravenous pyelography 静脉肾盂造影术 214,217
　oral,vs.ionic 口服,vs.离子的 182~183
nonobstructive(communicating) 非梗阻的（交通性）
　hydrocephalus 脑积水 14
normal-pressure hydrocephalus 正常压力脑积水 14

O

obstructive hydrocephalus 梗阻性脑积水 14
odontoid process see dens 齿状突
oligemia(pulmonary),local 血容量不足（肺），局部的 113
oncocytoma 嗜酸性粒细胞腺瘤 228~229
oral floor lesions 口底病变 29~31
organization stage of brain infarction 脑梗死机化阶段 9~10
osteolytic lesions 溶骨性病变
　acetabulum 髋臼 276,277
　lumbar spine 腰椎 271~272
osteomyelitis 骨髓炎 29~31
osteoplastic metastases 成骨性转移瘤 273,274

P

pacemakers 起搏器 38~39
pain 疼痛
　back see back pain 背部见背疼
　bowel obstruction 肠梗阻 190
　palliation with skeletal metastases,diagnostic strategies 骨转移缓解,诊断策略 260

pancreas 胰腺 143~239
　cancer(carcinoma) 癌症（癌）158~160
　　hepatic metastases 肝转移瘤 330,331
　inflammatory pseudotumor 炎性假瘤 155~160
pancreatitis 胰腺炎 221~222
　acute 急性 157
　chronic 慢性 157
　　acute exacerbation 急性恶化 157
paralytic ileus 麻痹性肠梗阻 188,189~196
parapelvic renal cysts 盂旁囊肿 219~220
partial response(PR) to tumor treatment 肿瘤治疗部分应答 153
partial volume averaging 部分容积叠加技术 151,152
pelvicaliceal system 肾盂肾盏系统 220,222,223,351
pelvis 骨盆
　misplaced radiographic side marker X线片侧面标记错误 275
　ring fractures 环形骨折 236~239
percutaneous abscess drain,placement 经皮脓肿引流,放置 169
percutaneous coronary interventions, local complications 经皮冠脉介入,局部并发症 337
percutaneous CT-guided biopsy see biopsy 经皮 CT 引导活检见活检
percutaneous transhepatic cholangiodrainage 经皮肝穿刺胆汁引流术 167~173
percutaneous transhepatic cholangiography 经皮经肝胆管造影术 167
percutaneous transluminal angioplasty(PTA) 经皮腔内血管成形术(PTA)
　iliac arteries(common),perforation during 髂动脉（总），穿孔 325~328
　renal artery 肾动脉 232,322~324
perforation 穿孔
　aortic see aorta 大动脉的见主动脉
　common iliac arteries during recanalization 髂总动脉再通术中 325~328
　GI tract see gastrointestinal tract 胃肠道见 GI
pericardial tamponade,central venous catheter-related 心包填塞,与中心静脉导管有关的 325~328
peripheral arterial occlusive disease 周围动脉闭塞

性疾病 320
peristalsis and bowel obstruction 蠕动与肠梗阻 189～190
peritoneal cavity 腹膜腔
　abscess in 脓肿 192～194
　air in (pneumoperitoneum) 气体(气腹) 199～202,205～206
　peritoneum,visceral,liver and perihepatic,anatomy 腹膜,内脏的,肝脏和肝周的,解剖学 168
peritonitis 腹膜炎 194,200
pharmacologic effect on brain 脑的药理作用 19～21
platelike atelectasis or dystelectasis 盘状肺不张或肺不张 113
pleura and pleural cavity 胸膜和胸膜腔
　effusions 渗出 38,39,51～52,55～56,61,81
　　encapsulated 包裹性的 90～91
　empyema 积脓 168～169
　fat 脂肪 55～56
　induration 硬结 90～91
　metastases 转移瘤 67～69
pneumonia 肺炎 46～50,80,81～83
　bronchial 支气管的 87～89
　infiltrates 浸润 53～54
　　misinterpretation 误判 83
　secondary 复发 79
　　postinfarction 梗死后 113
　　primary vs. 初次 vs. 80
pneumoperitoneum(intraperitoneal air) 气腹(腹腔内气体) 199～202,205～206
pneumothorax 气胸 353～355
polymyositis, tropical (tropical pyomyositis) 多肌炎,热带的(热带性化脓性肌炎) 289,289
popliteal artery thrombosis/thromboembolism 腘动脉血栓形成(血栓栓塞) 329,329,330,332,333
port catheter(central venous),complications 导管通道(中心静脉),并发症 353～357
portal vein trauma, percutaneous transhepatic cholangiodrainage 门静脉损伤,经皮经肝胆汁引流术 171～172
portosystemic shunt, transjugular intrahepatic 门体分流术,经颈静脉经肝 338～340
positron emission tomography(PET) 正电子发射体层摄影术(PET) 278
　lung 肺 273,274
　　cancer 癌 71～72,100,277～278
　see also FDG/PET 也见 FDG/PET
positron emission tomography and CT (PET/CT), whole-body 正电子发射体层摄影术联合CT(PET/CT),全身 284～286
　in lung cancer 肺肿瘤 100,101
　in lymphoblastic lymphoma 淋巴母细胞淋巴瘤 284
　after chemotherapy 化疗后 281,282
postoperative period (normal findings or complications) 术后阶段(正常发现及并发症)
　chest 胸部 34～35,43～45
　femoral fracture fixation, followup 股骨骨折固定术,随访 267～270
　gastrectomy 胃切除术后 203～204
　intracranial surgery 颅内外科手术 25～26
precursor B- and T-cell neoplasms, WHO classification 母体B细胞和T细胞肿瘤,WHO分类 76
prevention, primary/secondary/tertiary 预防,初级/二级/三级 88
primary prevention 初级预防 88
progressive disease (PD) with tumor treatment 肿瘤治疗中的进展性疾病(PD) 153
prostate cancer metastases 前列腺癌转移瘤 273～274
prostate-specific antigen 前列腺特异性抗原 274
protein S deficiency 蛋白S缺乏 288
pseudoaneurysm(false aneurysm) 假性动脉瘤(false)
　renal artery 肾动脉 323
pseudodislocation, cervical (C2-C3) spine 假性脱臼,颈椎(C2～C3) 244～246
pseudopneumoperitoneum 假性气腹 201
pseudotumor 假瘤
　mediastinal 纵隔的 61～63
　pancreatic or peripancreatic 胰腺的或胰周的 155～160
　pulmonary 肺的 84～86,95～98,103～104
　renal artery region 肾动脉区的 323
pulmonary artery 肺动脉
　air embolism 空气栓塞 146

hypoplasia 发育不全 44,45
right,cutoff or pruning 右侧,截断或剪枝 110~111,112,113
pulmonary embolism 肺动脉栓塞 113,146,333~335,353~355
　death due to 死因 318~319
pulmonary nonvascular problems see lung 肺部非血管病变见肺
pulmonary stenosis 肺动脉狭窄 43,44,45
pulmonary venous congestion 肺静脉淤血 46~47
pyelogram,intravenous see intravenous pyelogram 肾盂造影,经静脉见静脉肾盂造影
pyoderma gangrenosum 坏疽性脓皮病 61
pyomyositis 化脓性肌炎 287~289
pyonephrosis 肾积脓 222

R

radiculomedullary and radiculo-pial arteries 脊髓脊神经根,根软膜动脉 360
　embolization particles in 栓塞微粒 359
radiofrequency ablation of hepatocellular carcinoma,CT-guided 肝细胞肝癌射频消融术,CT 引导 292~293
radioiodine therapy,radiographic examination of trachea before 放射性碘治疗,气管放射性检查 180~181
radionuclide scan for bone metastases 骨转移放射性核素扫描 259,260
recanalization see revascularization 再通术见血管成形术
RECIST (Response Evaluation Criteria in Solid Tumors) RECIST（实性肿瘤应答评价标准）153
renal artery occlusion/stenosis 肾动脉闭塞/狭窄 320~324
　percutaneous transluminal angioplasty (PTA) 经皮腔内血管成形术（PTA）232,322~324
　　stent 支架 230~233,322~324
renal cell carcinoma 肾细胞癌 228~229
renal problems see kidney 肾病见肾
reperfusion damage,renal 再灌注损伤,肾 231,233
respiratory distress syndrome,adult (ARDS) 呼吸窘迫综合症,成人（ARDS）110~114

respiratory failure with venous air embolism 静脉气栓造成的呼吸衰竭 146
Response Evaluation Criteria in Solid Tumors (RECIST) 实性肿瘤应答评价标准（RECIST）153
retroperitoneum 腹膜后间隙 143~239
　hematoma 血肿 336~337
　lymph node metastases 淋巴结转移 161~162,234
　lymphoma 淋巴瘤 163~164
　normal findings 正常发现 163~164
revascularization/recanalisation iliac 血管成形术/再通
　arteries (common), perforation during 髂动脉（总）,穿孔 325~328
　renal artery 肾动脉 230~233
rhabdomyosarcoma,pulmonary metastases 横纹肌肉瘤,肺转移 53~54
rib metastases 肋骨转移 90~91
risk disclosure see disclosure of risk 风险告知见风险披露
rotational injuries,vertebral 旋转伤,脊椎的 254,254~255

S

S-100β tumor marker 肿瘤标记物 209,210,211,222
sarcoidosis,pulmonary 结节病,肺的 70~73
sarcoma 肉瘤
　fibrous synovial 纤维黏液的 106~107
　hemangioendoendothelial 血管内皮的 275
　see also rhabdomyosarcoma 也见横纹肌肉瘤
scaphoid fracture 舟骨骨折 264~266
scar tissue 瘢痕组织
　lung 肺 87~89,99~102,105~109
　testicular 睾丸的 233~243
schwannoma, vestibular (acoustic neuroma), postoperative problems 许旺氏细胞瘤,前庭的（听神经瘤）,术后问题 25~26
scintigraphic (radionuclide) scan for bone metastases 骨转移瘤闪烁法（放射性核素）扫描 259,260
screening 筛查 88
　lung cancer 肺癌 87
screening mammography, interval cancers 乳腺X线

摄影筛查,间期肿瘤 132~133
secondary prevention 二级预防 88
seminomas 精原细胞瘤 161,162,235
sensory physiology of eye and missed pulmonary nodules 眼的感觉生理学和漏诊的肺结节 93
septic thrombosis 脓毒症血栓形成 287~289
septum pellucidi, cave of (cavum septum pellucidi) 透明隔的,腔(透明隔间腔)15
Sertoli cell tumors 滋养细胞肿瘤 235
shoulder-girdle veins, ultrasound for thrombosis 肩带静脉,血栓形成超声检查 283
side marker in pelvic radiography, misplaced 骨盆X线射片侧边标记,错位 275
sigmoid colon diverticulitis 乙状结肠憩室炎 192~194
situs inversus 内脏转位 37
skeletal metastases 骨转移瘤 273~274
 excluding 排除 259~261
 osteolytic, lumbar spine 溶骨性的,腰椎 271
 prostate cancer 前列腺癌 273~274
 ribs 肋骨 90~91
skin 皮肤
 burns, CT-guided radiofrequency ablation of hepatocellular carcinoma 烧伤,肝细胞肝癌CT引导下射频消融术 292~293
 melanoma invasion, Clark levels 黑色素瘤浸润,Clark水平 152
 see also entries under percutaneous 也见经皮的下的条目
skull 颅骨 1~31
small bowel 小肠
 distended loops 扩张的肠袢 190,192~194
 melanoma metastasis 黑色素瘤转移 209~212
 obstruction 梗阻 189,190,191,197~198
smokers, asymptomatic, surveillance 吸烟者,无症状的,监督 87
snare retrieval of intravascular foreign body 血管内异物套圈移除 309,311,351~352
sodium chloride infusion before intravenous pyelography 静脉肾盂造影术前灌输氯化钠 214~215
soft-tissue abscess, oral floor 软组织脓肿,口底 29~31
soft-tissue tumor, intraspinal, embolization 软组织肿瘤,椎管内,栓塞 358~361
somatosensory evoked potentials 躯体感觉唤起潜能 318,319
sonography see echocardiography; ultrasound 超声检查见超声心动图,超声
spinal canal, central venous catheter misdirected into 椎管,中心静脉导管误操作入 117
spinal column (vertebral column) 脊柱(脊椎)241~261
 back pain relating to 与背痛相关的 336~337
 degenerative changes or osteolytic lesions 退行性改变与溶骨性病变 271~272
 embolization of tumor involving 肿瘤浸润栓子形成 358~361
 injury 损伤 242~258
 normal findings 正常表现 242~243,250~252
 stability see instability; stability 稳定性见不稳,稳定
 two-and three-column model 二维,三维模型 255
spiral (helical) CT 螺旋CT
 abdominopelvic trauma 腹腔骨盆创伤 236
 aortic aneurysm 主动脉动脉瘤 60
 hepatitis/pancreatitis/nephritis/GI tract infection 肝炎/胰腺炎/肾炎/胃肠道感染 221
 iliac mass 髂骨肿块 174,175
 percutaneous transhepatic cholangiodrainage complications 经皮肝穿刺胆汁引流术并发症 171~172
splenectomy 脾切除术 81,82,83
sponge retained after hysterectomy 子宫切除术后海绵遗留 34~35
squamous cell carcinoma of lung, histology 肺鳞状细胞癌,病史 97~98
stability 稳定性
 scaphoid 舟骨 265
 spinal, categories 脊柱的,分类 255
 see also instability 也见不稳定性
stable disease (SD) with tumor treatment 肿瘤治疗中疾病稳定 153
Staphylococcus 葡萄球菌
 enteritis 肠炎 323~324
 S. aureus 金黄色葡萄球菌 324
stenting 支架

iliac arteries, perforation during 髂动脉,穿孔 325
~327
renal artery 肾动脉 230~233,322~324
stereotactic x-ray see x-ray stereotactic procedures X
线立体定位见 X 线立体定位规程
stomach 胃
cancer 癌 30~31,170
herniation into chest 向胸腔疝入 82,83
perforation 穿孔 184,189,199~200
pull-up, and gastrostomy, esophagectomy with 上
提,胃造口术,食管切除术 207~208
ulcer 溃疡
see also gastrectomy 也见胃切除术
stones(calculi), urinary 结石(钙化),泌尿的 222
strangulation of bowel 肠绞窄 189~190
subarachnoid hemorrhage 蛛网膜下腔出血 15,308
~315,316
interventional radiology 介入放射学 318,319
severity as prognostic factor 严重程度作为预后
因素 312~313
subclavian vein 锁骨下静脉
left, central venous catheter advanced through 左
侧,中心静脉导管先期通过 40,41
port catheter complications 导管通道并发症 353
~357
subphrenic abscess 膈下脓肿 168~169
superior vena cava see vena cava, superior 上腔静
脉见腔静脉,上的
supine radiographs 仰卧位 X 线摄片
pneumothorax 气胸 353,354~355
techical aspects 技术方面 355
suprarenal(adrenal)tumors 肾上的(肾上腺的)肿
瘤 223~224,225,226
surgery 外科手术
risk disclosure see disclosure 风险披露见公开
thymoma 胸腺瘤 65
for recurrence 复发 65,66,67,68
see also postoperative period 也见术后阶段
surveillance 监督 88
smokers 吸烟者 87~88
sympathetic ganglia, neuroblastoma 交感神经节,神
经母细胞瘤
following distribution of 根据分布 225,226

synovial sarcoma, fibrous 滑膜肉瘤,纤维性的 106
~107
systemic(arterial) 系统性(动脉性)
hypertension 高血压 22~24,320

T

T-cell neoplasms T 细胞肿瘤 148~149
WHO classification WHO 分类 76
tentorial abnormalities 小脑幕异常 15,16~17,16
teratoma, mature 畸胎瘤,发育成熟的 233~234
tertiary prevention 三级预防 88
testicular tumors 睾丸肿瘤 234~235
lymphogenous metastasis 淋巴转移 161,162,234
tetralogy of Fallot 法洛氏四联症 44,45
thermoablation of hepatocellular carcinoma, CT-guided
肝细胞肝癌热消融术,CT 引导 292~293
thoracic aorta 胸主动脉
aneurysm, perforated 动脉瘤,穿孔
descending, narrowing 降的,狭窄 57,57~58
thoracic spine 胸椎
embolization of tumor involving 肿瘤侵入性栓塞
358~360
injury 损伤 250~256
thorax 胸部 33~121
three-column model of spine 脊柱三维模型 255
thrombolytic therapy, intra-arterial 溶栓治疗,动脉
内 329~335
thrombophilia 血栓形成倾向 74~76
thromboprophylaxis, pharmacologic 血栓预防,药理
学的 318~319
thrombosis 血栓形成 147
cerebral arterial 脑动脉的 7~8
embolization of see embolism venous see venous
thrombosis 栓塞见静脉栓塞,静脉血栓形成
thymic tumors 胸腺肿瘤 64~69,74~78
thyroid, radiographic examination of trachea before ra-
dioiodine ablation of 甲状腺的,在放射性碘消融
之前的气管 X 线检查 180~181
trachea 气管
radiographic examination before radioiodine therapy
放射性碘治疗前的 X 线检查 180~181
stenosis 狭窄 181
tracheomalacia 气管软化 180

transarterial chemoembolization（TACE） 经动脉化疗栓塞（TACE）
 AV malformation 动静脉畸形 304~307
 liver 肝脏
  metastases 转移瘤 341~344
  primary cancer 原发肿瘤 348~350
transesophageal echocardiography, aortic aneurysm 经食管超声心动图,主动脉动脉瘤 60
transjugular intrahepatic portosystemic shunt 经颈静脉肝内门体静脉分流术 338~340
trauma/injury 外伤/损伤
 abdominopelvic, extent 腹腔骨盆的,程度 236~239
 bone see bone injury 骨见骨损伤
 head see head trauma 头见头外伤
 hepatic 肝脏的 345~347
 iatrogenic 医源性的
  pneumothorax due to 气胸原因 353~355
  vascular see vascular system 血管见血管系统
  myocardial 心肌的 119~120
 see also burns 也见烧伤
tropical polymyositis（pyomyositis） 热带性多肌炎（化脓性肌炎） 288~289,289
tuberculosis 结核
 pancreatic and peripancreatic 胰腺及胰周的 159,160
 pulmonary 肺部的 48~50,159,160
tubular（renal）disorders 肾小管病变 232
tumor（neoplasm） 肿瘤（新生物）
 intracranial/brain 颅内的/脑 19~21
  intracerebral 脑内的 11~14,22~24
  meningeal, spread 脑膜的,播散 115~118
  residual（postoperative） 残留（术后） 25~26
 lung see lung 肺部的见肺
 malignant see cancer 恶性的见癌
 mediastinal 纵隔的 61~69,74~78
 pancreatic 胰腺的 158~160
 renal 肾 223~229
 testicular see testicular tumors 睾丸的见睾丸肿瘤
 WHO classification see World Health Organization WHO分类见世界卫生组织
 see also specific histological types 也见特殊组织类型

tumor markers 肿瘤标记物
 germ cell tumors in males 男性生殖细胞瘤 235
 melanoma 黑素瘤 209,210,211,222
 prostate cancer 前列腺癌 274
two-column model of spine 脊柱二维模型 255

U

ulcer, gastric, perforated 溃疡,胃的,穿孔 189,199~200
ulcerating histiocytic lymphoma 溃疡型组织细胞淋巴瘤 121
ultrasound 超声
 breast 乳腺 125,129,130,138~139
  ductal carcinoma in situ 导管原位癌 142
 hepatic metastases 肝脏转移瘤 150,151
 renal/pararenal 肾/肾旁的 219,220
  mass 肿块 224,225
 retroperitoneal 腹膜后的 163~164
 with hematuria 伴血尿 253,254~255
 shoulder-girdle veins for thrombosis 肩带静脉血栓形成 283
 see also echocardiography 也见超声心动图
unstableness see instability 不稳定度见不稳定性
ureter 输尿管
 displacement by lymph node metastases 淋巴结转移造成的移位 161,162
 obstruction 梗阻 222
ureteropelvic junction, ultrasound 输尿管肾盂移行部,超声 219~220
urethral avulsion from bladder 尿道自膀胱撕脱 236~237,238,239
urinary tract obstruction（and obstructive uropathy） 泌尿道梗阻（梗阻性尿道病变） 219~220,222
urine formation 尿液形成 215
urogenital tract 泌尿生殖道 213~239
urokinase, intra-arterial 尿激酶,动脉内 329~335
uterine artery in hysterectomy, injury 子宫动脉在子宫切除术,损伤 34~35

V

vacuum biopsy of breast 乳腺真空活检 130,131,132,133,140,141
vaginal hysterectomy, chest findings after 经阴子宫

切除术,胸部表现 34~35
vascular system 脉管系统 297~361
　　disorders(in general) 紊乱(广义上的) 297~361
　　acute renal failure 急性肾衰竭 232
　　paralytic ileus 麻痹性肠梗阻 196
　　iatrogenic trauma 医源性损伤
　　　　femoral artery puncture 股动脉穿刺 336~337
　　　　hysterectomy 子宫切除术 34~35
　　　　percutaneous CT-guided biopsy 经皮CT导引下活检
　　　　percutaneous transhepatic cholangiodrainage 经皮经肝穿刺胆汁引流术 172
　　　　malformations see arteriovenous malformations 畸形见动静脉畸形
　　　　recanalization see revascularization 再通见血管成形术
　　see also blood supply 也见血液供给
vasogenic brain edema 血管源性脑水肿 9~10
vasospasm,cerebral 血管痉挛,脑的 296~305
vena cava,superior 腔静脉,上部的
　　absence/aplasia 缺失/发育不全 61
　　peristent left 左侧永存 40,41,41
　　thrombus 血栓 74,75
venous air embolism 静脉空气栓塞 146
venous catheter,central see central venous catheter 静脉导管,中心的见中心静脉导管
venous congestion,pulmonary 静脉淤血,肺的 46~47
venous thrombosis 静脉血栓形成 62,74~78,281,283
　　septic 脓毒血症的 287~289
ventricles 心室
　　right 右侧
　　　　air in 充气 144~145
　　　　enlargement 扩大 44,44~45

septal defect 间隔缺损 44~45
vertebrae see entries under spinal 椎骨见脊柱的下条目
vertebral artery 椎动脉
　　abnormalities 异常 299~300,301,302
　　catheterization 导管插入术 297~298
vestibular schwannoma(acoustic neuroma),postoperative problems 前庭神经鞘瘤(听神经瘤),术后问题 25~26
viewing time and missed pulmonary nodules 观察时间和肺结节漏诊 93
visceral peritoneum,liver and perihepatic,anatomy 脏层腹膜,肝脏和肝周的,解剖 168
vomiting,bowel obstruction 呕吐,肠梗阻 189~190

W

white-matter lesions 白质病变 296~301
WHO see World Health Organization WHO见世界卫生组织
Wilms'tumor Wilms'瘤 223~227
window settings(CT data acquisition) 窗设定(CT数据采集) 66
World Health Organization classification of tumors 世界卫生组织肿瘤分类
　　lymphomas 淋巴瘤 76,77
　　thymic tumors 胸腺肿瘤 65
wrist injury 腕关节损伤 263~266

X

x-ray radiation,scattered X线辐射,散射的 218
x-ray stereotactic procedures with breast lesions 乳腺病灶X线立体定位程序
biopsy 活检 130,131,132,140,141
localization of lesion 病灶定位 126,127,131,132
spot films 点片 132,133

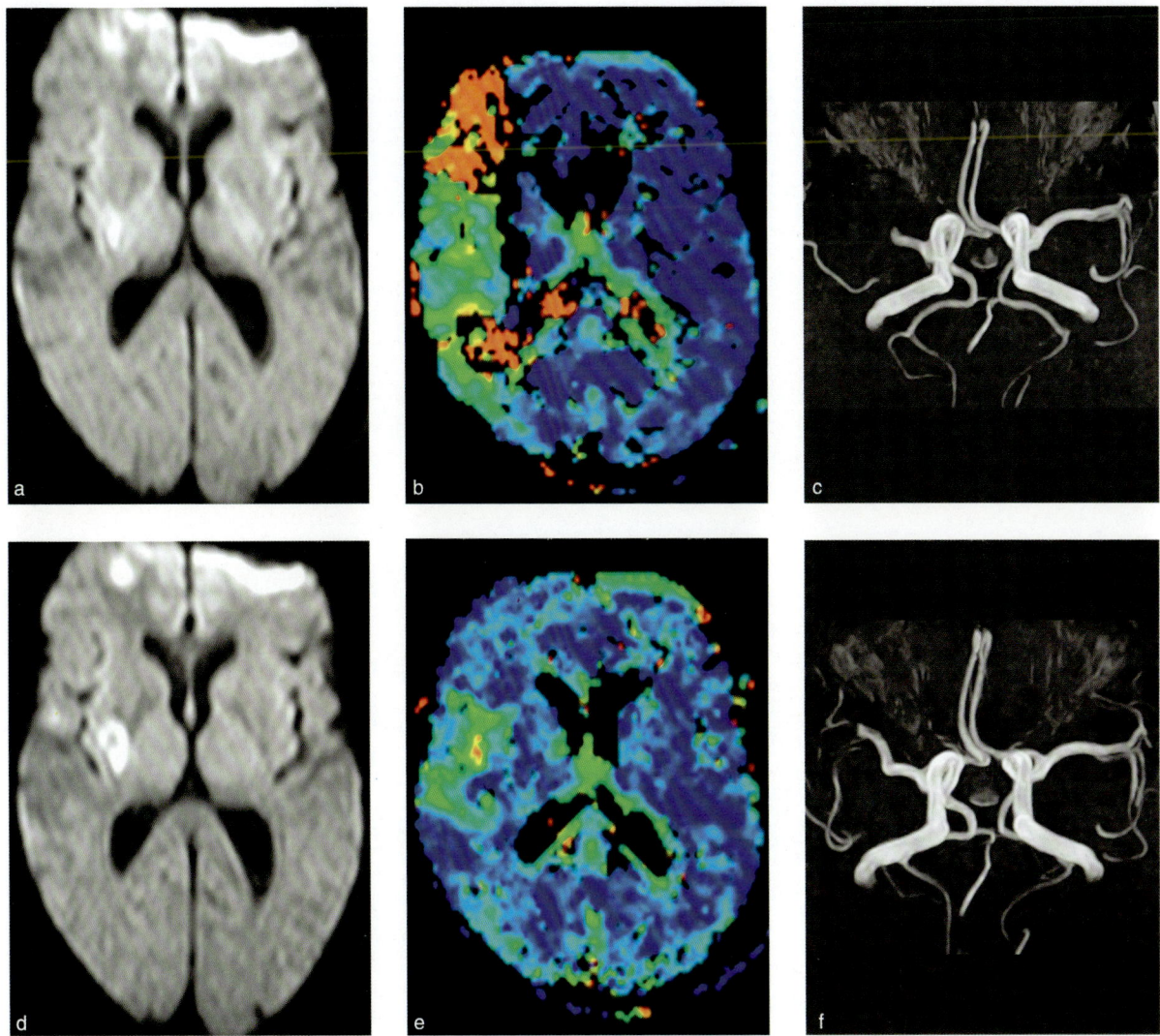

图1.13 右侧大脑中动脉闭塞造成的脑缺血的MRI(不同患者)。症状出现后2 h的扫描图像显示右侧脑室旁白质内局限性弥散异常(a)与大脑中动脉供血区域的灌注不足(b)之间不匹配,这种变化是由于右侧大脑中动脉主干栓子形成导致血管闭塞(c)所造成的。经过溶栓治疗后右侧大脑中动脉实现再通(f),使该区域灌注不足的情况得以修复(e),但是弥散异常的情况却没有得到明显改善,提示局限性的脑组织受损是不可逆的(d)。a. 发病后2 h的DWI;b. 发病后2 h的PWI;c. 发病后2 h的MRA;d. 发病后24 h的DWI;e. 发病后24 h的PWI;f. 发病后24 h的MRA

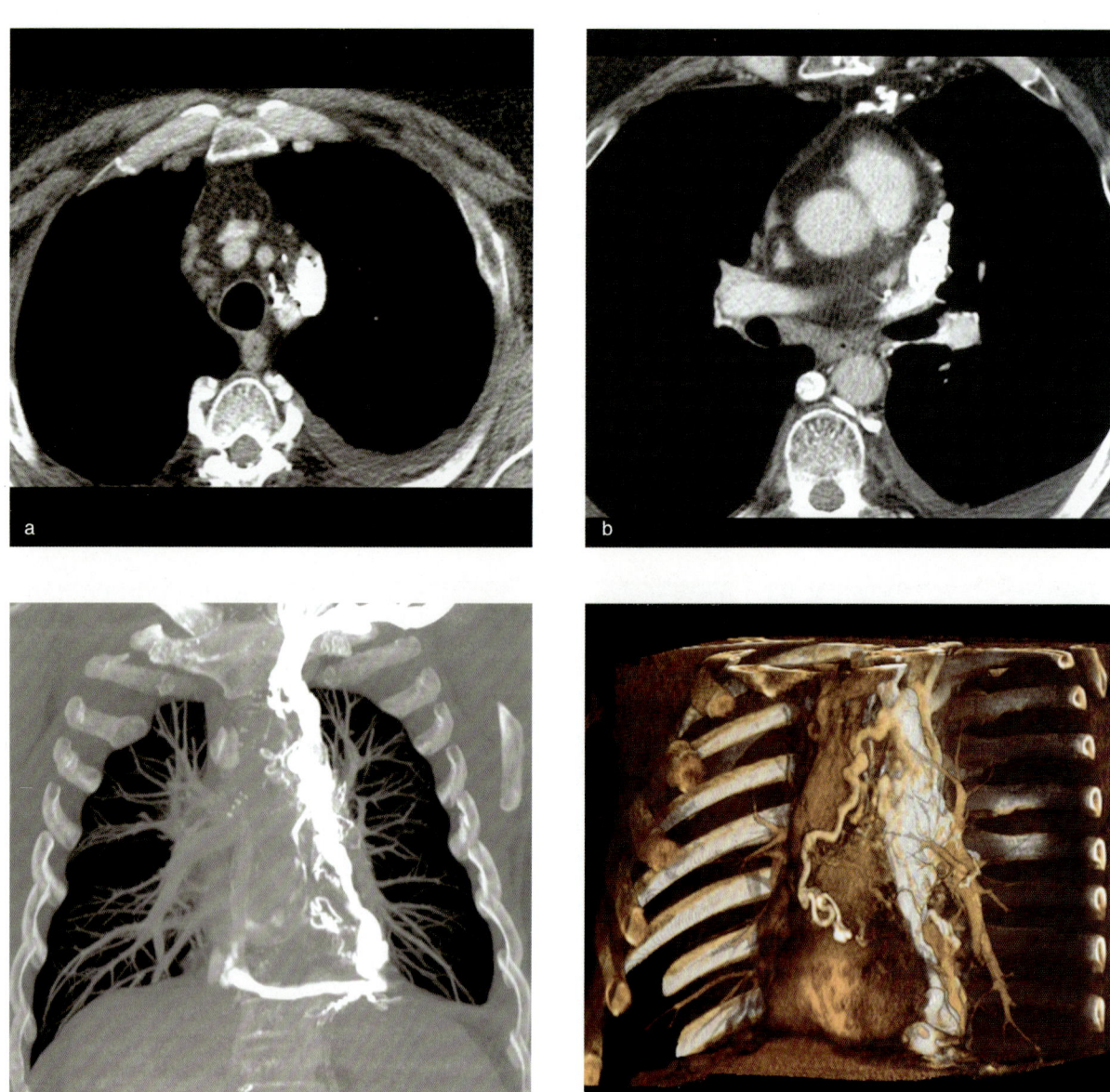

图 2.37 胸部 CT 示上腔静脉未发育（a）并前（b）中（b-d）后（a）纵隔侧支循环形成。a. 经上纵隔轴位扫描；b. 经中纵隔轴位扫描；c. 中纵隔最大密度投影（MIP）冠状位重建图像；d. 容积重建图像

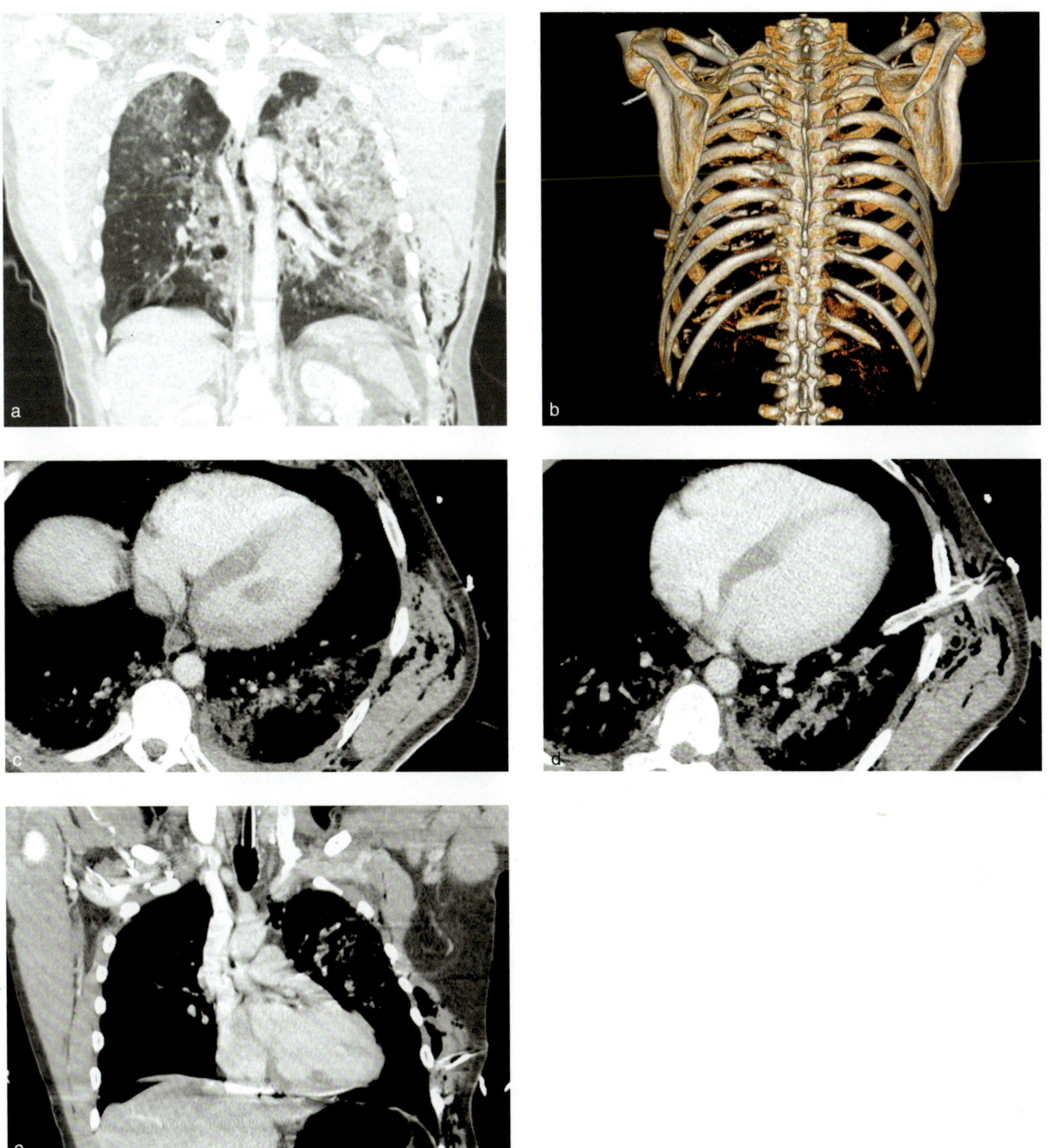

图 2.103 于 12:22 拍摄的胸部螺旋 CT。静脉注射对比剂后信息采集。图像显示以左肺为主的肺挫伤及出血(a)，左锁骨、肩胛骨及左侧多处肋骨骨折(b)，左侧胸壁皮下积气(a,c-e)。室间隔及左室后壁低密度可疑心肌缺血(c-e)。a, e. 冠状重组图像；b. 3D 容积再现图像；c, d. 横轴位

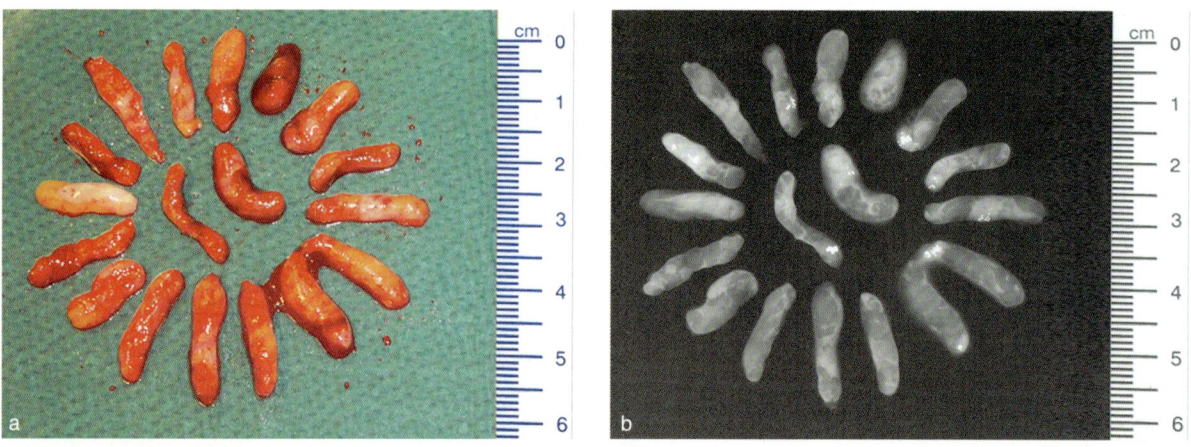

图 3.12　另一因可疑微钙化而进行真空活检患者的乳腺标本 X 线片。a. 穿刺活检标本；b. 乳腺标本 X 线片

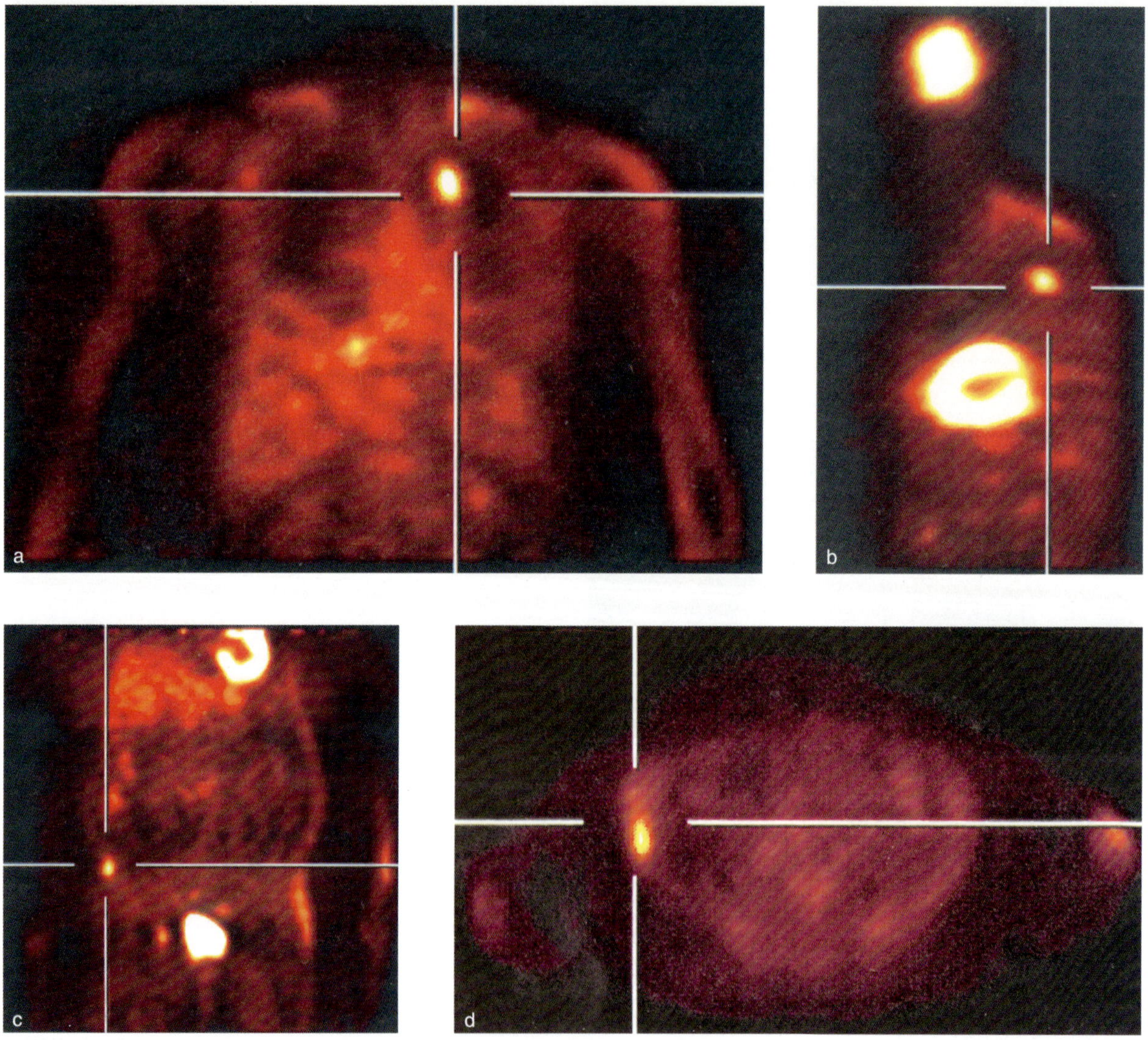

图 6.19　全身 FDG/PET 检查。在左肺门区或靠近肺门的左肺（a,b）及右髋部（c,d）检测到糖代谢异常增高的病灶。在脑部和心肌检测到的高活性是由于这些器官的糖代谢比较旺盛，膀胱检测到的活性是因为 FDG 是通过泌尿系排泄的（c）。a. 胸部和上腹部的冠状位重建；b. 胸部和上腹部的矢状位重建；c. 胸部和骨盆的冠状位重建　d. 腹部和骨盆的轴位重建

彩 页

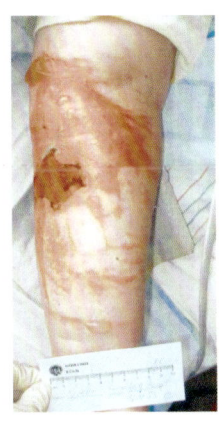

图 6.33 造影剂渗出导致的左侧前臂皮肤和皮下组织坏死

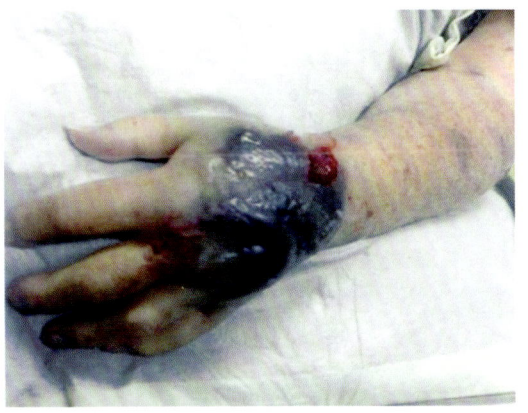

图 6.34 造影剂渗出导致的另一位患者手部皮肤和皮下组织坏死

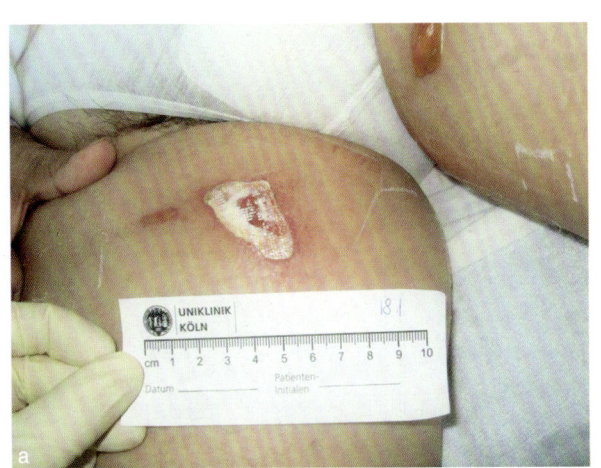

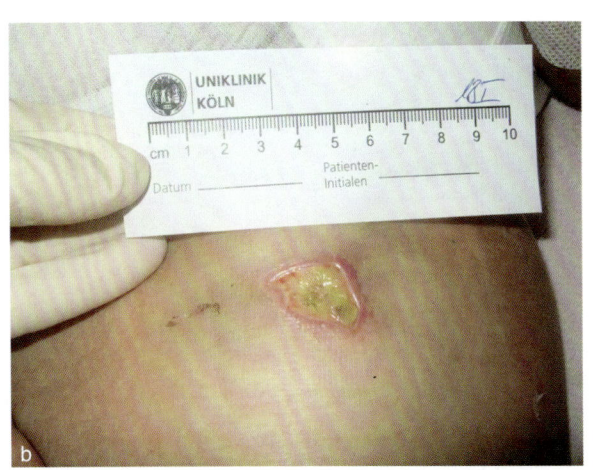

图 6.35 由慢性丙型肝炎导致的肝硬化患者,在 CT 引导下的肝细胞癌射频消融术中,该患者在其大腿处电极下方的皮肤出现 3 度烧伤。该烧伤治愈过程缓慢。a. 射频消融术后 2 天伤口的大小及表现;b. 同一伤口在 3 个月后的表现

图书在版编目（CIP）数据

影像误诊病例分析/[德]拉克内,[德]库克主编；赵斌,柳澄主译. —济南：山东科学技术出版社,2013
ISBN 978-7-5331-5453-0

Ⅰ.①影… Ⅱ.①拉… ②库… ③赵… ④柳…
Ⅲ.①影像诊断—误诊—病案—分析 Ⅳ.①R445

中国版本图书馆CIP数据核字(2012)第305299号

Copyright © of the original English language edition 2011 by Georg Thieme Verlag KG, Stuttgart, Germany.
Original title: Avoiding Errors in Radiology, by Klaus-Juergen Lackner and Kathrin Barbara Krug.
Simplified Chinese translation copyright© 2013 Shandong Science and Technology Press Co., Ltd.
All Rights Reserved
Illustrator: Barbara Gay, Stuttgart, Germany
图字：15-2011-179

影像误诊病例分析

主编 [德] K.-J. Lackner
　　　[德] K. B. Krug

主译 赵 斌 柳 澄

出版者：山东科学技术出版社
　　　　地址：济南市玉函路16号
　　　　邮编：250002　电话：(0531)82098088
　　　　网址：www.lkj.com.cn
　　　　电子邮件：sdkj@sdpress.com.cn
发行者：山东科学技术出版社
　　　　地址：济南市玉函路16号
　　　　邮编：250002　电话：(0531)82098071
印刷者：山东鸿杰印务有限公司
　　　　地址：山东省淄博市桓台县
　　　　邮编：256400　电话：(0533)8520001

开本：889mm×1194mm　1/16
印张：25.5
版次：2013年3月第1版第1次印刷

ISBN 978-7-5331-5453-0
定价：140.00元